dr. C. Spreeuwenberg
dr. D.J. Bakker
dr. R.J.M. Dillmann
dr. G.H. Blijham
drs. S. Teunissen
dr. Z. Zylicz

Handboek palliatieve zorg

Onder redactie van:
dr. C. Spreeuwenberg
dr. D.J. Bakker
dr. R.J.M. Dillmann
(eindredactie)
dr. G.H. Blijham
drs. S. Teunissen
dr. Z. Zylicz

Handboek palliatieve zorg

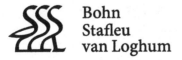

Bohn
Stafleu
van Loghum

Houten, 2016

Eerste druk, Elsevier gezondheidszorg, Maarssen 2002
Tweede druk, Elsevier gezondheidszorg, Maarssen 2005
Derde, ongewijzigde druk, Reed Business, Amsterdam 2012
Vierde (ongewijzigde) druk, Bohn Stafleu van Loghum, Houten 2016

ISBN 978-90-368-1164-4

NUR 870
Basisontwerp binnenwerk en omslag: Martin Majoor, Arnhem

Bohn Stafleu van Loghum
Het Spoor 2
Postbus 246
3990 GA Houten

www.bsl.nl

Medewerkers

Dr. D.J. Bakker
chirurg n.p., medisch directeur Academisch Medisch Centrum/Universiteit van Amsterdam

Prof. dr. G.H. Blijham
internist, voorzitter raad van bestuur Universitair Medisch Centrum, Utrecht; Orde van Medisch Specialisten Domus Medica, Utrecht

Prof. dr. T.A. Boon
uroloog, Universitair Medisch Centrum, Utrecht

Prof. dr. J. van den Bout
klinisch psycholoog en psychotherapeut Vakgroep Klinische Psychologie Universiteit Utrecht

Dr. J.J.M. van Delden
verpleeghuisarts, verpleeghuis Rosendael, Utrecht; programmaleider medische ethiek, Centrum voor Bio-ethiek en Gezondheidsrecht, Universiteit Utrecht

Dr. R.J.M. Dillmann
directeur Orde van Medisch Specialisten Domus Medica, Utrecht

Dr. M.A. van Eijkeren
gynaecoloog, Universitair Medisch Centrum, Utrecht

Dr. J. Festen
longarts, Universitair Medisch Centrum St. Radboud, Nijmegen

Drs. W.L. Gianotten
seksuoloog, Universitair Medisch Centrum, Utrecht

Prof. dr. G. Glas
psychiater, afdeling psychiatrie Academisch Ziekenhuis Utrecht

N. de Goeijen
verpleegkundige, Universitair Medisch Centrum, Utrecht

Drs. G.C.G. Goes
pastor, afdeling Geestelijke Verzorging Academisch Medisch Centrum,
Amsterdam

Dr. A. de Graeff
internist, Universitair Medisch Centrum, Utrecht

Mr. E.J.C de Jong
advocaat, Kramer Bijkerk & Steenberghe advocaten, Utrecht

Dr. E.M.H.A. de Kleijn
internist, afdeling Medische Oncologie Universitair Medisch Centrum,
St. Radboud, Nijmegen

Drs. F.A.M. Klijn
psychiater, Universitair Medisch Centrum, Utrecht

Dr. C.D.D. van der Rijt
internist-oncoloog, Academisch Ziekenhuis Rotterdam/Daniel den Hoed
Kliniek, Rotterdam

Dr. E.A. Sijmons
gynaecoloog, Universitair Medisch Centrum, Utrecht

Dr. P.A.E. Sillevis Smitt
neuroloog, Academisch Ziekenhuis Rotterdam/Daniel den Hoed Kliniek,
Rotterdam

Prof. dr. C. Spreeuwenberg
huisarts n.p., Cluster Zorgwetenschappen, Universiteit Maastricht

Dr. M.J.B. Taphoorn
neuroloog, Universitair Medisch Centrum, Utrecht

Drs. S.C.C.M. Teunissen
oncologieverpleegkundige en gezondheidswetenschapper; verpleegkundig
hoofd zorgeenheid Medische Oncologie Universitair Medisch Centrum,
Utrecht en programmacoördinator Centrum voor Ontwikkeling van Palliatieve
Zorg, Utrecht

Dr. Ch.J. Vecht
neuroloog, Ziekenhuis Haaglanden, Den Haag

Dr. C.A.H.H.V.M. Verhagen
Medisch oncoloog, Universitair Medisch Centrum St. Radboud, Integraal Kankercentrum Oost en Palliatief consultteam Nijmegen (OPZ)

Drs. E.H. Verhagen
huisarts IMKN, Utrecht

Prof. dr. G. van de Wal
hoogleraar sociale geneeskunde, Vrije Universiteit, EMGO-instituut, Amsterdam

Dr. W.C.M. Weijmar Schultz
gynaecoloog, afdeling Obstetrie en Gynaecologie Academisch Ziekenhuis Groningen

Prof. dr. H.B.M. van de Wiel
psycholoog, afdeling Medische Psychologie Academisch Ziekenhuis Groningen

Dr. D.L. Willems
huisarts, filosoof/ethicus, universitair hoofddocent Instituut voor Huisartsgeneeskunde, Academisch Medisch Centrum/Universiteit van Amsterdam

Dr. E. Witteveen
internist-oncoloog, Universitair Medisch Centrum, Utrecht

Dr. J. Wouda
voorlichtingskundige, Stichting Ahmas, Groningen

Dr. Z. Zylicz
internist, Hospice Rozenheuvel, Rozendaal

Woord vooraf bij de eerste druk

AANLEIDING

De aanleiding voor het samenstellen van dit handboek is vooral het belang van een adequate zorg voor patiënten in het eindstadium van hun ziekte, voor wie er geen zinvolle levensverlenging meer mogelijk is, en wier bestaan steeds meer in het licht komt te staan van een aanstaand overlijden. In dit boek gaat het dus om zorg die niet meer op genezing is gericht, maar op een zo goed mogelijke kwaliteit van de laatste maanden van het leven. Een boek met een dergelijke inhoud bestond nog niet in het Nederlandse taalgebied.

De laatste jaren is er meer en meer aandacht ontstaan voor palliatieve zorg. Dit heeft onder andere geleid tot een stimuleringsprogramma voor palliatieve zorg, zowel gericht op de inhoudelijke ontwikkeling van het vakgebied, als op de organisatorische randvoorwaarden. Voor deze ontwikkeling zijn – zonder uitputtend te zijn – verschillende oorzakelijke factoren aan te wijzen. Ten eerste de veranderde rol van de patiënt, die – ook in de laatste fase van zijn of haar bestaan – steeds nadrukkelijker aangeeft wat hij of zij wenst. Ten tweede de gegroeide aandacht voor kwaliteit van leven binnen verschillende disciplines zoals de oncologische zorg voor patiënten. Ten derde de ontwikkeling van de mogelijkheden om pijn en andere symptomen adequaat te kunnen bestrijden. Ten vierde de profilering en verdieping van de verpleeghuisgeneeskunde als medische discipline.

Voor het verder vormgeven van deze vorm van zorg voor patiënten is het nodig om voor de eerste maal een bundeling van inzichten en opvattingen bij elkaar te brengen. Daarmee is tevens gezegd dat dit boek vanuit een bescheiden invalshoek is gemaakt. Toename van de kennis over en de ervaring met palliatieve zorg zal hopelijk leiden tot nieuwe versies van dit boek.

PALLIATIEVE ZORG

Palliatieve zorg is niet te beschouwen als een nieuw medisch specialisme. Veelmeer gaat het om een invalshoek voor de zorg aan patiënten in de laatste fase van hun leven. Dat wil zeggen dat ook terminale zorg onder het bredere begrip palliatieve zorg valt. In dit verband is de WHO-definitie vermeldenswaard:

> *Palliatieve zorg is actieve, integrale zorg voor patiënten wier ziekte niet meer reageert op curatieve behandeling. Behandeling van pijn en andere symptomen, bestrijding van psychologische en sociale problemen en aandacht voor zingevingsaspecten zijn van cruciaal belang. Het doel van palliatieve zorg is het bereiken van de best mogelijke kwaliteit van leven, zowel voor de patiënt, als voor diens gezin. In de palliatieve zorg wordt het sterven als een proces inherent aan het leven beschouwd.*
> *Palliatieve zorg:*
> 1   *is niet gericht op uitstel of versnelling van de dood;*
> 2   *is gericht op verlichting van pijn en andere symptomen;*
> 3   *biedt ondersteunende zorg aan patiënten gericht op een zo actief mogelijk bestaan;*
> 4   *biedt ondersteunende zorg aan familieleden in hun verwerking van en omgang met de ziekte van de patiënt. (WHO 1990)*

In het kader van dit handboek is palliatieve zorg omschreven als het geheel van maatregelen om het lijden te verlichten van mensen die het sterven als een realiteit onder ogen moeten zien. Lijden omvat naast lichamelijke en functionele ook psychische, sociale en existentiële/spirituele aspecten. Er is in het handboek gekozen om het accent op het procesmatige en integrale karakter van palliatieve zorg te leggen. De persoonlijke wensen en de situatie van zieke en stervende mensen staan daarbij voorop, teneinde een maximale kwaliteit van leven en/of sterven te bereiken. Levensverlenging of levensbekorting zijn dus secundair: de levenskwaliteit staat voorop.

DE FILOSOFIE VAN DIT HANDBOEK

Palliatieve zorg is geen nieuwe medische discipline, maar veel meer een accent dat men wil leggen in de zorg voor patiënten. Daarmee is palliatieve zorg zowel een vorm van kritiek op de gangbare zorgverlening als een nieuwe ontwikkeling in medische en organisatorische zin.

De kritiek die somtijds binnen het spectrum van de palliatieve zorg kan worden beluisterd betreft bijvoorbeeld de wijze waarop patiënten worden tegemoet getreden. Een voorbeeld daarvan is de positieve wijze waarop invulling wordt gegeven aan het begrip 'uitbehandeld', dat op een machteloze manier het eindpunt van een in opzet curatief behandelingstraject markeert. In deze zin is palliatieve zorg te begrijpen als een oproep om de wensen en de mogelijkheden van de patiënt centraal te stellen, en niet alleen de mogelijkheden in medisch-technische zin.

Ook de relatie tussen euthanasie en palliatieve zorg wordt soms in kritische zin gelegd. De beslissing om tot euthanasie over te gaan wordt dan geplaatst binnen het onvermogen van de arts en de angst van de patiënt. De meest vergaande uitwerking van deze redenering is dat euthanasie en palliatieve zorg elkaar zouden moeten uitsluiten, zoals in het buitenland nogal eens wordt gesteld.

Wie evenwel de kwaliteit van zorg vooropstelt en daarin de wensen van patiënten als uitgangspunt neemt, heeft van deze schijnbare tegenstelling geen last. Palliatieve zorg en euthanasie zijn geen concurrenten, en binnen een goede palliatieve zorg kan euthanasie als mogelijkheid zeker aan de orde zijn.

Belangrijk is echter te blijven zien dat de groep patiënten die behoefte heeft aan palliatieve zorg kwantitatief veel groter is dan de groep patiënten waarbij euthanasie eventueel aan de orde is.

Naast deze aspecten van palliatieve zorg zijn er de medisch-inhoudelijke en organisatorische. Palliatieve zorg is immers ook voor artsen een wezenlijk andere invalshoek, die leidt tot andere afwegingen en medische keuzen. De dynamiek van de situatie waarin de patiënt verkeert, het precaire evenwicht en de persoonlijke wensen van patiënten maken dat van de arts een andere manier van kijken en handelen wordt gevraagd. Hierboven is al aangegeven dat een procesmatige benadering, gericht op een maximale kwaliteit van leven en sterven, centraal staat. Dat betekent dat het voor goede palliatieve zorg belangrijk is om anticiperend te denken en te handelen: in eerdere fases kunnen problemen in een latere fase voorkomen worden, als men althans daarop voldoende alert is. Kernbegrip daarbij is symptoommanagement: het ten gunste beïnvloeden van het voorkomen, de beleving en het ervaren ongemak van symptomen.

Een specifieke uitwerking van deze procesmatige benadering is het denken in 'scenario's': ondanks het feit dat er vele ziekten zijn die tot de dood leiden, is in het traject van de patiënt naar diens overlijden een beperkt aantal scenario's te onderscheiden. Wie daarmee enigszins vertrouwd is, kan beter anticiperen op wat komen kan. Uiteindelijk leiden deze scenario's tot de laatste levensdagen en -uren. Dan maken mensen veelal op elkaar gelijkende fysieke en psychische problemen mee: de zogenoemde 'common terminal pathway'.

Vanwege het belang van een goede procesmatige benadering en begeleiding van patiënten, is evenzeer aandacht voor de organisatorische kant van de palliatieve zorg nodig. De situatie van de patiënt vraagt om maatwerk: de juiste zorg, door de juiste hulpverlener, op de juiste plaats en op de juiste tijd. Omdat de tijd zo'n belangrijke factor is, vraagt dat om een precieze afstemming van de verschillende zorgprocessen, goede samenwerking tussen hulpverleners en een goede communicatie met de patiënt en diens omgeving. Het is belangrijk om deze eisen te stellen aan alle vormen van hulpverlening waar een patiënt mee te maken heeft, en niet een aparte instelling daarvoor op te richten. Palliatieve zorg betreft immers zowel patiënten thuis als in het ziekenhuis, het verpleeghuis en het hospice.

VOOR WIE IS DIT BOEK BEDOELD?

Het *Handboek palliatieve zorg* is bedoeld voor hulpverleners die in de dagelijkse praktijk betrokken zijn bij de begeleiding van patiënten in hun laatste levensfase. Het heeft een brede opzet en richt zich op huisartsen, verpleeghuisartsen, medisch specialisten en op hen die daarvoor in opleiding zijn. Ook voor andere hulpverleners die betrokken zijn bij palliatieve zorg, zoals verpleegkundigen, fysiotherapeuten en psychologen, is dit boek hopelijk van waarde. Bij palliatieve zorg gaat het niet alleen om de juiste medische handeling maar ook om de begeleiding van de patiënt en diens familie en de organisatorische aspecten van de geboden zorg. Gezien de veelvormigheid van de problemen waarmee patiënten in de laatste fase van hun leven te maken krijgen, is samenwerking tussen de verschillende disciplines noodzaak. Het is een van de doelstellingen van dit boek om de veelvormigheid van die problemen te laten zien, om daarmee het belang van samenwerking te benadrukken.

OPZET

De opzet van dit boek weerspiegelt zoveel mogelijk de filosofie die hierboven is geschetst.

In hoofdstuk 1 wordt door Van den Bout een overzicht gegeven van de cultuurhistorische context waarbinnen de zorg voor stervenden zich afspeelt. De wijze waarop deze momenteel binnen de Nederlandse gezondheidszorg plaatsvindt, heeft immers in hoge mate een ritueel karakter. In die riten wordt weerspiegeld wat mensen in een bepaald tijdvak beweegt en wat zij vrezen.

In hoofdstuk 2 wordt door Teunissen en Willems een uitgebreid overzicht gegeven van hetgeen we onder palliatieve zorg moeten verstaan.

In hoofdstuk 3 worden door Zylicz de verschillende stervensscenario's omschreven. Onderscheiden worden: dyspneu en verstikking, gastro-intestinale obstructie, cachexie en uitdroging, infectie, lever- en nierinsufficiëntie, dood door pijn, cardiale dood, dood door cerebrale metastasen en dood door bloeding. Ook wordt ingegaan op de laatste 24 uur, in het kader van de 'common terminal pathway'.

In hoofdstuk 4 worden door verschillende auteurs de belangrijkste symptomen die palliatieve zorg zoveel mogelijk moet kunnen bestrijden, behandeld. Achtereenvolgens komen aan de orde: vermoeidheid (Van der Rijt), pijn (Sillevis Smitt en Vecht), maag-darmklachten en gewichtsverlies (De Graeff), hoesten, kortademigheid en verstikking (Festen), urologische klachten (Boon), jeuk (Zylicz), geur (De Goeijen), koorts (De Kleijn), neurologische klachten en bewustzijnsstoornissen (Taphoorn), psychische symptomen (Klijn), depressie (Verhagen). In de laatste paragrafen wordt aandacht besteed aan problemen rondom seksualiteit en intimiteit (Gianotten, Sijmons & Van Eijkeren) en geven Van de Wiel, Weijmar Schultz en Wouda praktische richtlijnen bij seksuele problemen.

In dit hoofdstuk worden per onderdeel de therapeutische mogelijkheden samengevat in tabellen. Deze tabellen verwijzen zowel naar de tekst van hoofdstuk 3 als van hoofdstuk 4.

In hoofdstuk 5 wordt ingegaan op de problemen met de psychologische begeleiding in het kader van terminale zorg door Van der Wiel & Wouda.

In hoofdstuk 6 zet Glas uiteen welke de existentiële en geloofsproblemen zijn waarmee stervenden en hun hulpverleners geconfronteerd kunnen worden. Goes ten slotte laat zien wat de plaats en betekenis van rituelen is bij het sterven van patiënten met verschillende culturele en religieuze achtergronden.

De aard en het voorkomen van deze beslissingen (niet aanvangen van behandelingen, staken ervan en hulp bij zelfdoding en euthanasie) worden door Spreeuwenberg, Van Delden en Van der Wal systematisch uiteengezet in hoofdstuk 7. Ze schetsen hoe de palliatieve zorg georganiseerd is, en hoe dat idealiter zou moeten zijn.

In hoofdstuk 8 van Teunissen en Witteveen staan beslissingen rond het levenseinde centraal. Palliatieve zorg vergt immers beslissingen aan het ziekbed. Beslissingen om door te gaan met behandelen en beslissingen om daarvan af te zien.

In hoofdstuk 9 zet De Jong de betekenis en waarde van de schriftelijke wilsverklaring uiteen.

In hoofdstuk 10 worden door dezelfde auteur de juridische aspecten van het overlijden van patiënten belicht. Hij behandelt de constatering van de dood, de lijkschouw, de meldingsprocedure rondom euthanasie, orgaan- en weefseldonatie, de lijkbezorging, gegevensverstrekking, en het testament.

In hoofdstuk 11 wordt door Willems ingegaan op de mogelijkheden voor en vormen van wetenschappelijk onderzoek met betrekking tot palliatieve zorg. Het zal immers niet verbazen dat het verrichten van wetenschappelijk onderzoek naar palliatieve zorg specifieke problemen met zich meebrengt. Als laatste treft u een glossarium aan waarin de belangrijkste begrippen die in dit handboek worden gebruikt, gedefinieerd worden.

voorjaar 2002
namens de redactie
R.J.M. Dillmann
D.J. Bakker

Woord vooraf bij de tweede druk

Het heeft de redactie van *Handboek palliatieve zorg* enigszins verrast dat al zo spoedig na het verschijnen van de eerste druk een tweede noodzakelijk bleek. Het is voor ons goed te constateren dat het boek kennelijk voldoet aan een behoefte.

Aangezien deze tweede druk de eerste zo snel opvolgt, hoefde aan de inhoud van deze uitgave niet veel gewijzigd te worden. De diverse hoofdstukken hebben nog niet aan waarde voor de praktijk van alledag ingeboet.

Eén belangrijke aanvulling is wel doorgevoerd, namelijk een hoofdstuk over palliatieve sedatie in de terminale fase (hoofdstuk 8). De ontwikkelingen op dit gebied zijn de afgelopen jaren zo snel gegaan dat een handboek als dit pas compleet is wanneer aan dit onderwerp ruim aandacht wordt geschonken.

We zijn blij een bij uitstek deskundige op dit gebied, dr. C.A.H.H.V.M. Verhagen, bereid te hebben gevonden dit onderwerp helder, grondig en uitermate praktisch in een hoofdstuk samen te vatten. Dr. Verhagen is als oncoloog verbonden aan het UMC St. Radboud in Nijmegen, en hij is tevens werkzaam als medisch coördinator palliatief consultteam Nijmegen (OPZ) en consulent palliatieve zorg Integraal Kankercentrum Oost (IKO).

De redactie hoopt – is er eigenlijk van overtuigd – dat ook deze tweede druk zijn weg naar de praktijk snel zal vinden. Eventuele op- en aanmerkingen als feedback en als input voor de toekomst zijn welkom.

Namens de redactie,
dr. D.J. Bakker, chirurg n.p

Inhoud

1 Angst voor de dood en kwaliteit van sterven

J. van den Bout

Niet de dingen schokken de menschen maar de meening omtrent de dingen. Zo is bijvoorbeeld de dood niets verschrikkelijks, anders zou hij ook Socrates verschrikkelijk moeten zijn voorgekomen.
De meening dat de dood verschrikkelijk is, dát is het eigenlijk verschrikkelijke.
Uit: Epictetus, Enchiridion (Zedekundig Handboekje). Martinus Nijhoff, 's-Gravenhage 1915 (p. 84).

1.1 ACHTERGRONDEN VAN DE VERANDERENDE HOUDING JEGENS DE DOOD

Alhoewel de situatie bij de volgende millenniumwisseling radicaal veranderd kan zijn, geldt de navolgende banale zekerheid voor de mensen die nu leven: eens zullen zij sterven. Slechts het tijdstip waarop en de wijze van sterven zijn onbekend. Met deze zekerheid, algemeen als een platitude beschouwd, gaan niet-zieke mensen merkwaardig om. In de beleving van veel jongvolwassenen is er letterlijk geen einde aan hun leven: hun leven is letterlijk 'einde-loos'. Mensen die 40 jaar zijn en op de helft van hun leven zijn, zijn niet of nauwelijks met de dood bezig. Pas rond het vijftigste levensjaar wordt de naderende eindigheid een belangrijk thema. (Mogelijk heeft de lezer de fout in de voorlaatste zin niet opgemerkt. Mensen van 40 zijn niet op de helft van hun leven; er is hoogstens een aanmerkelijke kans dat dat zo is. De lezer wordt uitgenodigd bij zichzelf na te gaan waarom hij deze fout niet opmerkte.)

Voor de gemiddelde Nederlander is doodgaan geassocieerd met oudere ouderen. En met recht: het leeuwendeel van de Nederlanders sterft pas na het 65e levensjaar. Eenieder van ons gaat er dan ook vanuit dat zijn of haar leven – en ook het leven van onze dierbaren – lang zal duren, en vooral ook *behoort* te duren. We menen daar ook recht op te hebben. En dat lange leven moet ook nog in goede gezondheid worden doorgebracht. Hoe anders was het wat dit betreft een eeuw geleden in Nederland. Toen stierf in ons land 28% van de pasgeborenen in het eerste levensjaar. Bijna 40% van de kinderen haalde het vijfde levensjaar niet. Ietwat gechargeerd gezegd: sterven was iets wat kinderen overkwam, en niet – zoals tegenwoordig – ouderen. Zoals Munnichs (1998) het zegt: 'Vroeger begroeven ouders hun kinderen, nu, in onze tijd, begraven kinderen hun ouders' (p. 112). Onze onwrikbare overtuiging dat onze kinderen ons zullen overleven en dat we recht hebben op een lang leven, is een recente verworvenheid. Het zou interessant zijn te weten hoe onze voorouders hier tegenaan keken. Met een dergelijke 'psycho-historie' dient echter nog een begin te worden gemaakt.

In overeenstemming met de opvatting dat doodgaan alleen betrekking heeft op oudere ouderen, was de westerse cultuur tot voor kort een cultuur die alles wat met de dood te maken heeft maar het liefst terzijde schoof. Ernest Becker's invloedrijke boek over deze thematiek heette niet voor niets *Denial of Death* (1973). Dat de dood in onze samenleving was weggebannen valt op meerdere manieren te illustreren. Een profaan maar tekenend voorbeeld: in het voetspoor van de opkomst, enkele decennia geleden, van het professionele uitvaartwezen is het eerste wat er gebeurt als iemand thuis overlijdt dat de dode uit huis wordt gedragen. Het is verleidelijk dit voorbeeld ook overdrachtelijk te zien: niet alleen de dode maar ook de dood werd daarmee uit huis gehaald. De dood werd uit het dagelijkse leven gebannen. Ook ruimtelijk is de dood verbannen. Begraafplaatsen en crematoria zijn gewoonlijk gesitueerd op anonieme stukken grond, zoals op een kruispunt van (snel)wegen of in de buurt van een spoorlijn.

Toch lijkt er de laatste jaren sprake te zijn van een kentering. Sterven, dood en rouw zijn de laatste paar jaar in toenemende mate maatschappelijke thema's geworden. Sterven en dood zijn onderwerpen die in het nieuws bijna elke dag aandacht krijgen. Uitvaartondernemers en uitvaartvernieuwers halen bij voortduring de kranten. Het percentage thuisopbaringen is weer stijgende en schommelt nu rond de 7%. Euthanasie en hulp bij zelfdoding zijn onderwerp van hevig publiek debat. Terminale en palliatieve zorg zijn onderwerpen die brede belangstelling krijgen. Publieke herdenkingen, bijvoorbeeld op begraafplaatsen of crematoria, worden druk bezocht. Stille tochten komen telkens meer voor. In het lager en middelbaar onderwijs zijn reguliere leercycli over sterven, dood en rouw ontstaan. In het hoger onderwijs verheugen deze onderwerpen zich eveneens in een toenemende belangstelling, getuige bijvoorbeeld de aandacht hiervoor bij leergangen van het Studium Generale.

Men kan speculeren over de achtergrond van deze culturele verandering. De vernieuwende manieren van omgaan met het eigen komende sterven door aids-getroffenen en van rouw door hun vrienden en kennissen zijn ongetwijfeld van betekenis geweest. Nu het geïndustrialiseerde westen telkens meer een multi-etnische samenleving wordt, wordt onze samenleving sterker geconfronteerd met allochtone rouwrituelen, zoals na de Bijlmerramp in 1992. Daarnaast staat Nederland aan de vooravond van een sterke vergrijzing, waardoor het aantal overlijdens de komende decennia aanmerkelijk zal stijgen. Zijn het er anno 2000 circa 135.000 per jaar, in het jaar 2010 zullen er naar verwachting 220.000 mensen overlijden. Alleen al op grond van deze demografische ontwikkelingen kan men verwachten dat de komende jaren de belangstelling voor sterven, dood en rouw toe zal nemen.

Een andere factor vormt de generatie van de 'babyboomers' die anno 2001 net vijftigplus is. Zij krijgt nu en zeker de komende jaren nadrukkelijk te maken met sterven, dood en rouw (van ouders, van vrienden en bekenden, en ook van zichzelf). Maar wellicht belangrijker: uit de levenslooppsychologie is bekend dat mensen zo rond hun vijftigste levensjaar zich meer bezig gaan houden met de eindigheid van hun eigen leven. Voor die leeftijd blijft de dood en doodgaan vooral iets van oudere anderen. Het besef van de eigen sterfelijkheid en eindigheid wordt telkens concreter. Kenmerkend voor deze babyboomgeneratie is geweest dat zij erin slaagden tamelijk spraakmakend te zijn in termen van het trekken van publieke aandacht voor zaken die hen bezighielden (denk aan de jeugdcultuur van de jaren zestig en zeventig), en dat is één mogelijke cultuursociologische reden waarom de maatschappelijke aandacht momenteel sterk in deze richting verschuift. Dat er in de eerste decennia van het nieuwe millennium meer Nederlanders zullen gaan overlijden heeft tevens rechtstreeks betrekking op die naoorlogse babyboomgeneratie.

1.2 PALLIATIEVE ZORG

Als onderdeel van de toenemende belangstelling voor sterven en dood is er bij de 'inner circle' van patiënten die niet meer lang te leven hebben, meer aandacht voor afscheid en de naderende dood. Parallel hieraan groeit de aandacht voor de kwaliteit van het leven van mensen die kort voor hun dood staan. Ook voor en door hen wordt een menswaardig bestaan verlangd. De opkomst van de palliatieve zorg is hier nadrukkelijk een uiting van. Deze ontwikkeling is niet anders dan positief te waarderen: een cultuur kan onder meer afgerekend worden op de mate waarin en de wijze waarop zij omgaat met mensen die op het punt staan die cultuur te verlaten. Op een goede wijze sterven heeft een inherent culturele waarde.

Gedurende enkele decennia is het stadiamodel van sterven van Kübler-Ross (1970) richtinggevend geweest voor een juiste manier van sterven. Kübler-Ross onderscheidde de volgende stadia: *ontkenning* ('Het kan niet waar zijn'); *kwaadheid* ('Waarom gebeurt dit mij, terwijl ik toch een fatsoenlijk leven heb geleid'); *onderhandelen* (met name met het Opperwezen, zoals: 'Ik ga weer geloven als ik genees'); *depressie* en ten slotte als laatste stadium *aanvaarding*, waarvoor vaak kenmerkend is dat de patiënt zich sterk in zichzelf keert. Langzamerhand zijn velen minder enthousiast geworden over dit model. Daar zijn verschillende redenen voor. Een eerste is dat er weinig evidentie is voor de bewering dat stervensprocessen zich op deze manier voltrekken. Bedacht moet worden dat het model van Kübler-Ross niet onderbouwd is door empirisch onderzoek. Een andere reden is dat haar beschrijving van het stervensproces mogelijk in het geheel niet geldig is voor de grootste groep stervenden: oudere mensen. Marshall (1986) heeft laten zien dat veel ouderen min of meer vanzelf in het reine komen met hun naderende einde, waarbij 'vanzelf' wil zeggen dat intense emoties als verbijstering, ontkenning, woede en depressie vrijwel ontbreken. Een derde reden is ietwat paradoxaal van aard. Hoewel Kübler-Ross als oogmerk had meer dan goed te luisteren naar stervende mensen en in haar invloedrijke boeken neerschreef wat zij gehoord had, lijkt het erop dat zij daarmee aan veel hulpverleners de middelen in handen gaf om juist niet te hoeven luisteren. In de formulering van Walter (1994): 'The stages are a lot neater than the reality of dying for many people, and it can be easier to imagine the person is going through the stages rather than to listen to what they are actually saying' (p. 73). Mogelijk is deze laatste reden ook te zien als de verklaring voor de immens grote populariteit van haar model bij allerlei opleidingen. Haar model verschafte een handreiking – een alibi, zo men wil – om emotioneel afstand te nemen van een terminale patiënt, hetgeen een begrijpelijke reactie is omdat het voor de meeste mensen niet prettig is zich te moeten inleven in de gevoelens die voortvloeien uit het besef van de eindigheid van het leven van de patiënt en ook dat van de hulpverlener zelf. Veelgehoorde opmerkingen zoals 'deze patiënt is in de ontkenningsfase' of 'deze patiënt vertoont agressief gedrag omdat hij nu in het volgende stervensstadium komt' fungeerden wellicht voor velen als een middel om zich niet te hoeven verdiepen in het emotionele wel-en-wee van de patiënt.

Wat aan de patiënt verteld mag en kan worden over zijn/haar eigenlijke medische toestand, lijkt onderhevig aan een slingerbeweging. Veertig jaren geleden was in West-Europa en de USA de norm dat patiënten niet werden ingelicht over het feit dat ze binnen afzienbare tijd zouden gaan sterven (Glaser 1965). Een van de redenen was dat patiënten de hoop op genezing niet mochten verliezen. Sindsdien is er een sterke omslag in het denken opgetreden; volstrekte openheid werd de norm. Als men van mening is dat patiënten er recht op hebben om zelf te beslissen wat ze nog in de hun toebedeelde tijd met hun leven willen doen, dan is het uiteraard noodzakelijk dat hun hun feitelijke (medische) situatie wordt duidelijk gemaakt. Toch lijkt er wat dit betreft sprake van een zekere kentering. Ontkenning is niet altijd en voor elke patiënt slecht: het kan de kracht en de motivatie geven om door te gaan. Ook kan het wezenlijk aanvaard en doorgewerkt hebben van de eigen naderende dood onvermoede gevolgen hebben in het geval het lichaam het onverwacht vele maanden langer volhoudt dan door eenieder verwacht. Dergelijke patiënten hebben hun einde voorbeeldig verwerkt; hun lichaam draait hen echter een loer, want het geeft het tegen alle verwachtingen in niet op. Als zombies zitten zij wezenloos hun afgeronde bestaan uit. In overeenstemming hiermee is er de bevinding uit recent onderzoek uit India en Polen dat patiënten die niet ingelicht zijn over de aard van hun ziekte een substantieel lagere psychiatrische morbiditeit vertonen dan patiënten die een meer accuraat inzicht hebben in hun medische situatie (Wilson 2000). Het komt kennelijk aan op een subtiel evenwicht tussen hoop en acceptatie.

Palliatieve zorg dient gericht te zijn op meerdere dimensies. De World Health

Organization (who) zegt het als volgt: 'Palliative care is the active total care of patients whose disease is not responsive to curative treatment. Control of pain, of other symptoms, and of psychological, social and spiritual problems is paramount. The goal of palliative care is the achievement of the best possible quality of life for patients and their families' (who 1990). Idealiter zou palliatieve zorg zich dus dienen te richten op lichamelijke, psychologische, sociale en spirituele problemen. De stellige indruk bestaat echter dat feitelijk de nadruk tot op heden vooral valt op het opheffen en verzachten van lichamelijke problemen. Erg verwonderlijk is dat niet. Lichamelijke problemen (naast hevige pijn valt daarbij te denken aan verschijnselen als benauwdheid, misselijkheid, braken, jeuk, moeheid) zijn gewoonlijk het meest manifest, ze zijn doorgaans in groten getale aanwezig en patiënten hebben er veel last van. Kwaliteit van sterven heeft echter niet alleen betrekking op de aan- of afwezigheid van pijn. Als de lichamelijke problemen enigszins onder controle zijn, zal en kan er bij de patiënt ruimte en aandacht zijn voor andere zaken. Het zou wenselijk zijn dat er dan ook een passend aanbod voor die andere dimensies zou zijn. In het volgende worden enkele ontwikkelingen geschetst met betrekking tot het behandelingsaanbod voor terminale patiënten die noden hebben op psychisch gebied (en in mindere mate op spiritueel gebied).

1.3 CLASSIFICATIESYSTEMEN VAN PSYCHISCHE PROBLEMEN BIJ TERMINALE PATIËNTEN: EEN TWEESNIJDEND ZWAARD

Het recent verschenen *Handbook of Psychiatry in Palliative Medicine* (Chochinov & Breitbart 2000) handelt voornamelijk over de psychische complicaties die kunnen ontstaan bij terminale patiënten. De denktrant in dat handboek – die kenmerkend is voor veel andere publicaties over dit onderwerp – is als volgt. Op soortgelijke wijze als bij reguliere patiënten met psychische problemen of stoornissen dient bij terminale patiënten eerst nagegaan te worden of er sprake is van een psychische stoornis volgens dsm-iv-criteria. Pas als zo'n stoornis (veelal zal dat een angststoornis of een depressieve stoornis zijn) is aangetoond, dient een behandeling te volgen. Als zo'n stoornis niet is aangetoond, volgt geen behandeling. Wat is er tegen op deze zo plausibel ogende redenering?

Binnen de psychiatrische epidemiologie is een aantal jaren geleden een sterke beweging ontstaan om te komen tot eenduidige omschrijvingen van psychische of psychiatrische stoornissen. Deze ontwikkeling is zeer begrijpelijk, omdat onderzoekers eenduidige criteria nodig hadden voor psychische stoornissen, bijvoorbeeld in het kader van vergelijkende onderzoeken tussen landen. Daartoe zijn meerdere classificatiesystemen opgesteld. In Nederland wordt de dsm (Diagnostic and Statistical Manual of Mental Disorders) gebruikt. Deze ontwikkeling in de richting van het gaan hanteren van eenduidige criteria voor psychische stoornissen is de laatste paar jaar met kracht overgenomen en doorgezet binnen instellingen voor (geestelijke en somatische) gezondheidszorg. De voordelen van een classificatiesysteem als de DSM zijn evident: beroepsbeoefenaren weten nu exacter waar ze het over hebben, als ze bepaalde termen voor psychische stoornissen hanteren. Maar er zijn ook nadelen, waarover veel minder geschreven wordt. Een classificatiesysteem als de DSM leidt, zo is mijn indruk en mijn ervaring, nogal eens tot de situatie dat de klachten en symptomen van een patiënt op een zodanige wijze worden vertekend, dat er weliswaar een helder classificatie-etiket uitrolt, maar waarin de problemen van deze patiënt maar zeer ten dele herkenbaar zijn. Het klachtenbeeld van een patiënt is op het procrustesbed van de DSM overleden, zo zou men kunnen zeggen.

Het invoeren van dergelijke classificatiesystemen gebeurt niet in de eerste plaats vanuit belangen die met de directe hulpverlening te maken hebben. Bedacht moet bijvoorbeeld worden dat er maar een zeer magere relatie bestaat tussen aard van de classificatie en de behandelingsaanpak. In andere woorden: alle energie en moeite die gestoken worden in het komen tot de vaststelling van een bepaalde classificatie, leiden zeker bij de lichtere stoornissen niet tot specifieke behandelingsconsequenties. Andere belangen lijken belangrijker, zoals het management dat eenduidige input- en outputcijfers wil zien, of sommige behandelaars die met echte psychische stoornissen bezig willen zijn, en een passende DSM-IV-classificatie lijkt hun daarvoor het bewijs te verschaffen.

Is het voorgaande betoog ook relevant voor de palliatieve zorg? Er zijn tekenen die erop wijzen dat zulks wel degelijk het geval is. Bij het begin van deze paragraaf releveerde ik al de aanpak in het *Handbook of Psychiatry in Palliative Medicine*, een aanpak die redelijk lijkt te sporen met de aanpak in sommige instellingen waar palliatieve zorg wordt gegeven. Als een patiënt heel erg angstig (of depressief) is, wordt gepoogd na te gaan waar de patiënt bang voor is. Relatief vaak zal de patiënt bang zijn voor toenemende pijn. Gepoogd wordt dan de patiënt gerust te stellen en hem/haar te verzekeren dat alles gedaan zal worden om de pijn zoveel mogelijk te verzachten. Maar sommige patiënten blijven angstig (of depressief). Een psychiater of psychodiagnosticus wordt vervolgens in consult geroepen, waarna een angststoornis of een depressieve stoornis kan worden vastgesteld op grond van een aantal in de DSM-IV vastgestelde criteria, waarna behandeling in de vorm van psychotherapie, medicatie of zelfs elektroshockbehandeling (!) (Wilson 2000) kan volgen. Bij een dergelijke gang van zaken wordt van zekere vooronderstellingen uitgegaan, terwijl tevens de neiging zal bestaan zich te conformeren aan handelingsrichtlijnen die hieruit voortspruiten. Allereerst wordt ervan uitgegaan dat de diagnostische criteria die gelden bij reguliere psychische problemen of stoornissen naadloos aansluiten bij de dito psychische problemen van terminale patiënten, een tamelijk boude veronderstelling, omdat de aard van de levenssituatie van de terminale patiënt (de naderende dood) eerder angstsymptomen en depressieve verschijnselen met zich mee zal brengen. Ook is er het gevaar dat alleen na de vaststelling van een psychische stoornis er een behandelingsaanbod volgt, en anders niet. Toegegeven, zo'n vaart zal het mogelijk in Nederland op de korte termijn nog niet lopen, maar daar staat tegenover dat zulks in de USA momenteel al wel degelijk het geval is. De stoornis 'gecompliceerde rouw' is in dit verband een sprekend voorbeeld. 'Gecompliceerde rouw' is geen term binnen de DSM, en derhalve is het geen officiële psychische stoornis. Dat heeft gevolgen, omdat in de USA een DSM-classificatie vereist is alvorens men verzekeringstechnisch tot behandeling mag overgaan. En dus was er in 1997 in de USA op een internationaal rouwcongres een lezing waarin tien tips (lees: trucs) werden gegeven om er als hulpverlener voor te zorgen dat iemand met overduidelijke rouwproblematiek toch een behandeling kan krijgen.

Goede zorg betekent dat we de patiënt behandelen, niet de diagnose of de classificatie. In de woorden van de psychiater Tucker: '[By using DSM...] we are not looking at or studying the patients' phenomenology anymore, but are looking for the symptoms needed to make the diagnosis' (Tucker 1998, p. 161). Centraal dient te staan de patiënt of het verhaal van de patiënt, en niet de vraag hoe een patiënt past binnen een vaststaande classificatie, die blind is voor antecedente omstandigheden zoals de situatie van een terminale patiënt die kort voor de dood staat. Ooit was het werkelijkheid dat er hulp gegeven werd zonder een DSM-classificatie, en het is niet evident dat hulp met een dergelijke classificatie betere hulp is.

Het is niet te hopen dat de medicalisering en psychiatrisering van psychische problemen die zich in de geestelijke gezondheidszorg al voor een groot deel voltrokken heeft, zich ook gaat aftekenen bij de palliatieve zorg. Uiteraard is het belangrijk dat er meer aandacht en kennis komt om de met name psychische problemen van terminale patiënten te lenigen. Maar laat dat gebeuren op een manier die recht doet aan de eigen aard van de situatie van de terminale patiënt. De DSM is daarbij niet alleen onnodig, maar leidt in een aantal gevallen tot onjuiste beslissingen. Op soortgelijke wijze als het gebruiken van Kübler-Ross' stadia-model onbedoeld leidde tot het niet meer echt luisteren naar terminale patiënten, zo is er het gevaar dat het hanteren van het diagnostische DSM-classificatiesysteem ertoe zal leiden dat de terminale patiënt niet meer gehoord wordt. Het kan fungeren als een alibi om niet meer echt te hoeven luisteren naar het verhaal van de patiënt.

1.4 ANGST VOOR DOOD EN STERVEN: EEN TE BEWERKEN OPGAVE?*

Westerse mensen zijn over het algemeen bang voor de dood. Het is dus niet verwonderlijk dat terminale patiënten en hun hulpverleners dat ook zijn. Toch ligt hier een enorme valkuil voor veel hulpverleners (artsen, verpleegkundigen, maar ook maatschappelijk werkers, psychologen en psychiaters). Omdat eenieder het zich uit eigen ervaring goed kan voorstellen dat een patiënt bang is voor de dood c.q. om dood

---

* Deze paragraaf is sterk geïnspireerd op de beginselen van de cognitieve therapie (Beck 1995) en de Rationeel-Emotieve Therapie (Walen 2001).

te gaan, denken we dat we de patiënt voldoende begrijpen als we horen of bemerken dat hij/zij bang is voor die naderende dood. Dit is echter een fundamentele misvatting die er vaak toe leidt dat er niet doorgevraagd wordt omdat we menen te weten wat er bedoeld wordt. We weten echter nog niets; we weten alleen dat hij/zij bang is voor iets wat met het naderende sterven of de naderende dood te maken heeft.

Terminale patiënten kunnen angstig zijn voor een veelheid van zaken. Behalve dat ze desgevraagd kunnen aangeven bang te zijn voor de toenemende pijn, kunnen ze daarnaast ook aangeven bang te zijn voor verdere lichamelijke achteruitgang. Als ze dit laatste verwoorden, is het goed te bedenken dat we bij dit antwoord nog niet goed weten waar ze eigenlijk bang voor zijn. Gaat het om het geleidelijke proces van achteruitgaan? Om controleverlies? Om hoe anderen hen zullen bejegenen tijdens dat proces van lichamelijke verwording? Of zijn ze voor iets heel anders bang, bijvoorbeeld bang dat hun nabestaanden het niet zullen redden of – weer een heel andere variant – dat hun nabestaanden hen spoedig zullen vergeten? Het antwoord is dat we niet weten waar ze bang voor zijn, en dat het onze taak is dat uit te zoeken. De meest voor de hand liggende strategie daartoe is om empathisch te vragen naar de achtergronden van hun angst. Dat doorvragen heeft een tweetal functies. De eerste is dat de patiënt letterlijk 'gehoord' wordt, waarbij de patiënt dingen zal kunnen (en mogen!) zeggen die tot dan toe mogelijk onbesproken zijn tussen hem/haar en alle anderen. De tweede functie van dat doorvragen is dat alleen daardoor een hulpverlener de betekenistoekenningen kan achterhalen, die maken dat de patiënt zo angstig is. Het achterhalen van die betekenistoekenningen is essentieel omdat deze de belangrijkste bouwstenen vormen voor mogelijke interventies. Bijvoorbeeld: als een patiënt vooral angstig blijkt te zijn (en mogelijk ook somber is) over de vraag of zijn of haar nabestaanden het alleen zullen redden, dan kan met hem/haar doorgesproken worden hoe reëel die angstgevoelens zijn. Welke aanwijzingen zijn er voor de opvatting dat die nabestaanden het niet zullen redden? Wat betekent 'het niet redden' eigenlijk? Maar ook: kan er op praktisch niveau nu al iets gedaan worden om de kans te maximaliseren dat zij het wel 'redden'?

Desgewenst kan men deze angstverschijnselen classificeren als een angststoornis, maar niet goed valt in te zien wat het doel van zo'n classificatie is voor de behandeling van deze patiënt. De achterliggende opvattingen dienen onderkend en bewerkt te worden, waarbij het betrekkelijk irrelevant is te vernemen of het wel of niet een angststoornis betreft.

Bij een stervensproces zijn behalve de patiënt ook de sociale omgeving (het gezin, de familie, vrienden en bekenden) en hulpverleners betrokken. De manier waarop zij emotioneel reageren op dood en sterven kan – evenzo als dat het geval is bij patiënten – sterk verschillen. Veel hulpverleners houden de dood verre van zich. Voor hen is de dood een vijand die tot het laatst toe bestreden moet worden. Als de kanker 'wint', is er een nederlaag geleden. De communicatie met kankerpatiënten geschiedt dan ook nogal eens versluierend. Aan de ene kant wordt gezegd dat de ziekte ongeneeslijk is, maar aan de andere kant worden telkenmale positieve kortetermijnperspectieven geboden die door de patiënt en zijn omgeving dankbaar worden overgenomen. Aldus resulteert nogal eens een 'conspiracy of silence'. Mogelijk is deze handelwijze ook voor nogal wat hulpverleners zelf (waaronder artsen en verpleegkundigen) een strategie om hun werk vol te houden en te rechtvaardigen.

Naast hulpverleners kan ook de sociale omgeving (die na enige tijd ook voor een deel kan gaan bestaan uit diezelfde hulpverleners) sterk verschillend reageren op het naderende overlijden van hun dierbare. Hoe kunnen we die verschillen begrijpen? Betekenisgeving lijkt ook hier het sleutelwoord. Luisteren we nogmaals naar de Griekse wijsgeer en slaaf Epictetus, die meer dan twee millennia voor ons leefde:

> *Zeg nimmer van iets: 'ik heb het verloren', maar: 'ik heb het teruggegeven'. Is uw*
> *kind gestorven: het is teruggegeven. Is uw vrouw gestorven: zij is teruggegeven.*
> *Werd uw akker weggenomen: ook die werd slechts teruggegeven.*
> *'Maar die hem nam, is toch een booswicht?'. Wat gaat het u aan door wien de gever*
> *het van u terugeischte? Zoolang het u gelaten wordt hebt gij het te beschouwen als*
> *andermansgoed, gelijk de reizigers de herberg.*
> Uit: Epictetus, **Enchiridion** *(Zedekundig Handboekje). Martinus Nijhoff,*
> *'s-Gravenhage 1915. (p. 90).*

Een doorleefde levensfilosofie oftewel levensoriëntatie zoals in dit citaat verwoord zal zowel in het geval van de naderende dood (bij de patiënt) of het komende of al plaatsgehad hebbende overlijden van een dierbare (bij de nabestaanden) tot andere emotionele reacties leiden dan bijvoorbeeld een levensfilosofie die gekenmerkt wordt door de opvatting dat er recht bestaat op een voorspoedig, lang en gelukkig leven. Iemand die de laatste opvatting omarmt, zal zonder twijfel intensere en meer langdurige emotionele reacties hebben. Dat stervensprocessen – en rouwprocessen – dus geen uniform verlopende, vaste processen zijn, wordt begrijpelijk als we oog hebben voor dergelijke betekenistoekenningen. Betekenistoekenningen zijn in principe beïnvloedbaar, en daarmee zijn die processen ook beïnvloedbaar.

Ook in de palliatieve zorg dienen hulpverleners de klachten en het verhaal van patiënten centraal te stellen, omdat goed hierop ingaan juist impliceert dat we zicht kunnen krijgen op de meer fundamentele betekenistoekenningen (waaronder spirituele zaken) bij een patiënt. Bij een patiënt die als klachten hevige angst en intense somberheid rapporteert, kan men bij goed doorvragen als vanzelf terechtkomen bij existentiële thema's zoals 'als ik nu dood ga, dan is het allemaal voor niets geweest' of 'ik heb in mijn leven geen betekenis gehad voor anderen'. Door uit te gaan van de aanmeldingsklacht kan men juist heel wel de diepte ingaan. Het onderscheid tussen klachtgericht werken en inzichtgericht werken is dan ook een verwarrend onderscheid.

Soms zal dat bewerken en veranderen van problematische betekenistoekenningen lukken en soms ook niet. Met een terminale patiënt die lijdt aan het leven en die van mening is dat zijn leven geen zin meer heeft (waarbij het goed denkbaar is dat laatstgenoemde opvatting er sterk toe bijdraagt dat hij aan het leven lijdt), kan geëxploreerd worden in hoeverre zijn leven inderdaad geen zin meer heeft. Daartoe kan nagegaan worden wat 'zin hebben' voor hem in feite betekent, waarna kan blijken dat hij daar in feite mee bedoelt 'productief zijn' en 'voor anderen van betekenis zijn'. Vervolgens kunnen deze opvattingen bewerkt worden (bijvoorbeeld: 'Wat is productief zijn?', en: 'Hoe zeker is het dat u niet meer voor anderen van betekenis bent?'). Uiteindelijk is het echter de patiënt die al dan niet in staat is c.q. er al dan niet voor kiest om mee te gaan met andere betekenistoekenningen. 'Ondraaglijk en uitzichtloos (somatisch en/of psychisch) lijden' is dan ook *in ultimo* een begrip dat nimmer geheel objectiveerbaar is.

LITERATUUR

Beck, J., *Cognitive therapy – Basics and beyond.* Guilford, New York (1985).

Becker, E., *The denial of death.* Free Press, New York (1973).

Chochinov, H.M. & W. Breitbart, *Handbook of psychiatry in palliative medicine.* Oxford University Press, Oxford (2000).

Glaser, B. & A. Strauss, *Awareness of dying.* Aldine, Chicago (1965).

Kübler-Ross, E., *On death and dying.* London: Tavistock, London (1970).

Marshall, V., 'A sociological perspective on ageing and dying'. In: V. Marshall (ed.), *Later life: the social psychology of ageing.* Sage, Beverley Hills (1986).

Munnichs, J., *Sterven.* Bohn Van Loghum Slaterus, Houten (1998).

Tucker, J., 'Editorial'. In: *American Journal of Psychiatry* (1998), 155, pp. 159-161.

Walen, S., R. DiGiuseppe, W. Dryden met I. Kienhorst, P.A. Boelen & J. van den Bout, *Theorie en praktijk van de Rationeel-Emotieve Therapie.* Elsevier gezondheidszorg, Maarssen (2001).

Wilson, K., H. Chochinov, B. de Faye & W. Breitbart, 'Diagnosis and management of depression in palliative care'. In: H.M. Chochinov & W. Breitbart, *Handbook of psychiatry in palliative medicine.* Oxford University Press, Oxford (2000).

World Health Organization, *Technical Report Series 804, Cancer and Palliative Care.* WHO, Geneva (1990).

2 Het eigene van palliatieve zorg

S. Teunissen en D.L. Willems

2.1 INLEIDING

De palliatieve fase is de fase van het ziekte- en behandelingsproces vanaf het moment dat de levensbedreigende ziekte niet meer reageert op curatieve behandeling (zie figuur 2.1).

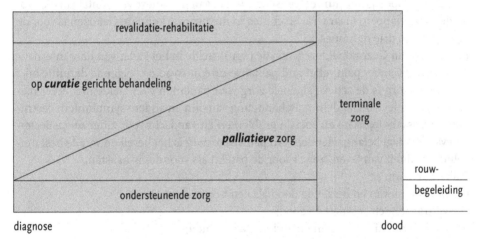

Figuur 2.1   *Continuüm van zorg bij levensbedreigende ziekte*
Bron: Aangepast WHO-model. Centrum voor Ontwikkeling van Palliatieve Zorg Utrecht (1998).

De palliatieve fase kan enkele weken tot soms jaren in beslag nemen. In de palliatieve fase is er ruimte voor een scala van mogelijkheden van zorg en behandeling mits deze op basis van de uitgangspunten voor goede palliatieve zorg aan de zieke mens worden aangeboden. De terminale fase betreft het allerlaatste deel van de palliatieve fase waarin de kenmerken van het sterven zichtbaar en onafwendbaar zijn.

Om meer inzicht te verwerven in de eisen die gesteld worden aan goede palliatieve zorg wordt in dit hoofdstuk aandacht besteed aan definities, verwante begrippen en aan de specificiteit van de zieke mens in de palliatieve fase. Vervolgens wordt, als een concretisering van de begrippen en definities, het zorgconcept beschreven en worden rollen en verantwoordelijkheden van betrokken zorgverleners belicht. Het hoofdstuk wordt besloten met criteria voor goede palliatieve zorg.

2.2 WAT IS PALLIATIEVE ZORG?

De term palliatie is afgeleid van het Latijnse woord 'pallium' dat 'mantel' betekent. Deze historische mantel is in de laatste 35 jaar een symbool geworden voor 'bescherming, verwarming en koestering' van patiënten in hun laatste levensfase. Hulpverleners in de Angelsaksische landen legden zich vanaf de vroege jaren zestig toe op de ontwikkeling van de aloude plicht tot barmhartigheid en weldoen. 'Tender love and care', afgekort tot TLC, werd door medisch specialisten in het dossier genoteerd als vervolgbeleid indien curatie niet meer mogelijk was. Maar palliatieve zorg is meer dan louter tedere zorg en liefde in een huiselijke omgeving.

2.2.1 Definities

De afgelopen jaren zijn veel omschrijvingen van palliatieve zorg ontstaan die grotendeels overlappen, maar wel verschillen in nuancering kennen. Gekozen is voor de weergave van drie definities.

1   De Wereld Gezondheidsorganisatie (WHO) stelde in het kader van haar internationale beleid Cancer pain relief and palliative care in 1990 de volgende definitie op. 'Palliatieve zorg is de actieve algehele zorg voor patiënten wier ziekte niet meer reageert op curatieve behandeling. Behandeling van pijn en andere symptomen, bestrijding van psychologische en sociale problemen en aandacht voor zingevingaspecten zijn van cruciaal belang. Het doel van palliatieve zorg is het bereiken van de best mogelijke kwaliteit van leven, zowel voor de patiënt als voor diens naasten.

Palliatieve zorg:

- bevestigt leven en beziet de dood als een normaal proces;
- vertraagt noch versnelt de dood;
- biedt verlichting van pijn en andere symptomen;
- integreert psychologische en spirituele aspecten van de zorg;
- creëert ondersteuning voor patiënten om tot aan de dood zo actief als zij zelf wensen te leven;
- biedt ondersteuning aan naasten in het omgaan met de ziekte, daaraan gerelateerde problemen en rouwbegeleiding.'

2   In Nederland werd in 1997 door de werkgroep 'Palliatieve Zorg in de Terminale Fase' van ZorgOnderzoek Nederland (ZON) een beknopte werkdefinitie van palliatieve zorg opgesteld. 'Palliatieve zorg is alle zorg die gericht is op het verlichten van het lijden van mensen in hun laatste levensfase.' Een eenregelige definitie die kernachtig uitdrukt waar het om gaat in de palliatieve zorg. De ZON-werkgroep licht de definitie als volgt toe: 'Palliatieve zorg betreft naast de bestrijding van lichamelijke symptomen

ook aandacht voor emotionele, spirituele en sociale aspecten. Uit de definitie vloeit voort dat het verlichten van lijden belangrijker is dan het verlengen van de levensduur van de patiënt. Palliatieve zorg probeert te bereiken dat de laatste levensfase zoveel mogelijk overeenkomt met de realiseerbare wensen en behoeften van de patiënt. Om dit te bereiken worden de naasten bij de zorg betrokken en zal de zorg zich ook tot hen uitstrekken. Palliatieve zorg wordt continu, actief, integraal en persoonlijk gegeven.'

3   Palliatieve zorg wordt door de redactie van dit boek omschreven als 'alle maatregelen die worden genomen om het lijden te verlichten van mensen die het sterven als een realiteit onder ogen moeten zien. Lijden wordt breed opgevat en omvat derhalve lichamelijke en functionele, psychische en emotionele, sociale en existentiële (spirituele) aspecten'.

2.2.2 Verwante begrippen

Behalve de genoemde definities bestaan er andere begrippen die raken aan palliatieve zorg, zoals ondersteunende zorg, palliatieve benadering, palliatieve geneeskunde, hospicezorg en terminale zorg. Om verwarring te voorkomen volgt een korte omschrijving van genoemde begrippen.

1   Ondersteunende zorg wordt omschreven als 'het geheel van activiteiten dat wordt ontplooid – naast de op de ziekte gerichte zorg en follow-up – om de patiënt te ondersteunen in zijn streven naar behoud en verbetering van de kwaliteit van leven op lichamelijk, psychisch, sociaal en levensbeschouwelijk terrein' (definitie Daniel den Hoed Kliniek 1992). Ondersteunende zorg heeft een plaats in de bestrijding van bijwerkingen van behandeling, zoals de bestrijding van misselijkheid en braken ten gevolge van chemotherapie. Het begrip ondersteunende zorg heeft in Nederland gefungeerd als een 'voorloper' van de palliatieve zorg, maar beperkt zich niet tot de palliatieve fase van het ziekteproces.

2   De 'palliatieve benadering' is een begrip dat gebruikt wordt om de zorgfilosofie te omschrijven die gebruikmaakt van kennis en vaardigheden voortkomend uit de elementen zoals beschreven in de definitie van palliatieve zorg (bijvoorbeeld multidimensionaliteit), zonder dat die zorg zich speciaal richt op patiënten die zich in de palliatieve fase van het ziekte- en behandelingsproces bevinden. Het omgaan met verlies en het in de eigen context plaatsen van 'verlieservaringen' staat in deze benadering centraal. In Nederland is dit begrip nog helemaal niet ingeburgerd, alhoewel kenmerken van de zorg nadrukkelijk in bepaalde aandachtsgebieden terug te vinden zijn (bijvoorbeeld in de kindergeneeskunde, psychogeriatrie en de zorg voor mensen met een chronische ziekte).

3   De term 'palliatieve geneeskunde' verwijst naar een deelgebied van de geneeskunde dat zich specifiek richt op patiënten met een ongeneeslijke en progressieve levensbedreigende ziekte, waarin gecombineerde expertise van symptoombestrijding en psychische begeleiding kenmerkend zijn. Er zijn zowel voor- als tegenstanders

van de ontwikkeling van palliatieve geneeskunde tot een zelfstandig (sub-)specialisme. Voorstanders vinden dat specialisatie nodig is voor de verdere wetenschappelijke ontwikkeling van palliatieve geneeskunde, terwijl tegenstanders menen dat palliatieve geneeskunde zozeer dwars door alle bestaande specialismen heengaat dat specialismevorming ongewenst is. Wat wél steeds meer gebeurt, is de vorming van experts binnen bepaalde gebieden van de geneeskunde (zoals binnen de huisartsgeneeskunde, verpleeghuisgeneeskunde of interne geneeskunde). Ook zijn er ontwikkelingen zichtbaar waarin bijvoorbeeld anesthesiologen een leeropdracht hebben betreffende specifieke aspecten van pijnbestrijding in de palliatieve fase.

4   De term 'hospicezorg' heeft een ruimere en een smallere betekenis. In ruime zin wordt de term als synoniem voor palliatieve zorg gebruikt, waarbij de nadruk ligt op een geïntegreerd zorgaanbod aan de patiënt in de terminale fase en aan diens naasten door artsen, verzorgenden, informele zorgverleners, verpleegkundigen en pastorale zorgverleners. Hospicezorg is in de ruime omschrijving niet gebonden aan het hospice als materiële voorziening, maar kan zowel in als buiten een hospice worden aangeboden. In de smallere betekenis verwijst de term hospicezorg naar een specifieke zorgsetting: het hospice. Zorg in hospices heeft alle kenmerken van palliatieve zorg, maar onderscheidde zich oorspronkelijk van andere palliatieve zorg door een religieuze of andere specifiek levensbeschouwelijke signatuur (bijvoorbeeld antroposofie of christelijke levensovertuiging) die geacht werd (en wordt) een 'extra dimensie' toe te voegen aan de sfeer en cultuur waarin de zorg (in en/of vanuit het hospice) wordt geboden. De laatste jaren zijn echter ook hospices zonder zo'n signatuur opgericht. Bovendien bestaat bij vele betrokkenen bij zorg in hospices de overtuiging dat goede hospicezorg de vraag om euthanasie vermindert. In sommige hospices is toepassing van euthanasie niet mogelijk. Wensen daartoe worden dan wel gerespecteerd en waar mogelijk wordt ondersteuning geboden door overplaatsing naar een andere zorglocatie. Vrijwel alle hospices hebben het uitgangspunt dat nooit patiënten uitgesloten worden van opname en zorg vanwege een niet-overeenkomstige geloofsovertuiging of levensbeschouwing.

5   Terminale zorg of palliatief terminale zorg verwijst naar het laatste deel van de palliatieve fase, waarin kenmerken van het sterven zichtbaar worden en het sterven onafwendbaar is. Meestal wordt daarbij gedacht aan een periode van maximaal zes weken tot drie maanden. In de terminale zorg staan een optimale bestrijding van symptomen en ondersteuning van patiënt en naasten met betrekking tot vragen rondom het levenseinde centraal. Het begrip anticiperende rouw en rouwbegeleiding wordt in dit verband ook vaker genoemd. Zorg voor veiligheid (kleinschaligheid), continuïteit in persoon en open communicatie zijn van het grootste belang voor de patiënt teneinde zijn leven naar eigen wens af te kunnen ronden. Voor de naasten is het van belang ruimte te krijgen voor afscheid en rouw.

2.2.3 Perspectief van palliatieve zorg

Palliatieve zorg kan het karakter hebben van toegewijde zorg in een huiselijke omgeving, maar kan ook bestaan uit een breed scala van al dan niet invasieve en/of technische interventies die gericht zijn op het bestrijden van symptomen. Zo hebben radio- en chemotherapie onomstreden indicaties in de palliatieve fase. Daarbij staat niet het verlengen van het leven voorop maar het verbeteren van de kwaliteit ervan. De zorg wordt actief aangeboden en mensen worden waar nodig ondersteund bij het maken van afwegingen en het nemen van beslissingen.

Het perspectief van waaruit palliatieve zorg wordt verleend, wordt bepaald door het feit dat gebeurtenissen enerzijds voorspelbaar en anderzijds onverwacht zijn. Perioden van relatieve rust (een 'glijvlucht naar de dood' om een beeld van Bert Keizer te gebruiken) kunnen plotseling overgaan in de hevige turbulenties van een crisissituatie. Herkenbaar zijn onverwacht veranderende situaties waarin zich een reeks van aan elkaar gerelateerde problemen manifesteren. Gedegen crisismanagement is dan vereist. Voor patiënt en naasten is het van belang dat de zorg aansluit bij de complexiteit, beleving en zorgen van dat moment. Het leven van alledag gaat immers ook door. Begrip voor de wisselende behoefte aan het voorkomen van en anticiperen op problemen, het zoeken naar de oorzaak van een nieuw optredend symptoom en een inzichtelijke aanpak ervan zijn van even groot belang als het uiteindelijke doel van verzachting.

Kanker is veruit de meest voorkomende diagnose bij patiënten in de palliatieve zorg. Daarnaast wordt palliatieve zorg verleend aan mensen met eindstadia van COPD, hart- en/of nierfalen, neurologische problematiek of aids. De problemen waarmee behandelaars worden geconfronteerd in de palliatieve zorg, lijken minder afhankelijk van de diagnose dan in de curatieve zorg. In de literatuur wordt het proces van achteruitgang met overeenkomstige symptomen en problemen aangeduid door de 'common terminal pathway'; daarom zal hier geen onderscheid gemaakt worden naar diagnose. Hoewel het bestaan van een 'common terminal pathway' de laatste jaren genuanceerd wordt, hebben de meeste patiënten, onafhankelijk van de primaire diagnose, toch een aantal symptomen die tegelijkertijd optreden: pijn, gastro-intestinale problemen, angst, vermoeidheid en krachtsverlies, gewichtsverlies, kortademigheid, slaapstoornissen en somberheid of depressiviteit.

2.3 DE ZIEKE MENS IN DE PALLIATIEVE FASE: ACHTERUITGANG EN VERLIES

Het (zeer) beperkte levensperspectief, een voortdurende achteruitgang en een toekomst met als enige zekerheid de dood, maken dat de patiënt in de palliatieve fase zich onderscheidt van andere zieken. Voor deze patiënten en hun naasten zijn andere dingen belangrijk dan voor zieken die een kans hebben te genezen of gedurende langere tijd een periode van remissie te beleven. Ze kampen met andere, complexe problemen. De rol van het sociale-steunnetwerk is nog belangrijker (of op een andere manier belangrijk) dan bij patiënten die worden behandeld vanuit een curatief perspectief.

De symptomen van de voortschrijdende ziekte en de daardoor ontstane zorgtekorten bepalen tezamen de zorgvraag waarop vervolgens het aanbod moet worden afgestemd. De kwaliteit van leven van patiënten in de palliatieve fase staat onder invloed van de voortdurend veranderende situaties, toenemende complexiteit van problemen en het groeiend aantal verliezen: verlies van mobiliteit, van eetlust, van sociale contacten, om maar enkele algemene categorieën te noemen.

In zorg en behandeling moet steeds opnieuw een balans tussen een patiëntgeoriënteerde benadering en het symptoomgeoriënteerde perspectief worden gevonden. Diagnostische procedures die medisch of verpleegkundig geïndiceerd zijn, kunnen achterwege gelaten worden omdat de patiënt ze niet meer belangrijk vindt. Hetzelfde geldt voor medische en verpleegkundige behandeling. Kort gezegd betekent het dat patiënt en hulpverlener samen de doelstelling van zorg en behandeling bepalen. Alle inspanningen zijn erop gericht de patiënt en naasten te ondersteunen en te versterken bij verliesverwerking, bij aanpassing aan nieuwe situaties en bij voorbereiding op nieuwe klappen die gaan komen.

Palliatieve zorg richt zich op alle patiënten met een chronische ziekte in de laatste fase. In de zorg voor patiënten in de palliatieve fase is het van het allergrootste belang onderscheid aan te brengen in de problemen waarmee patiënt en naasten worden geconfronteerd. Alleen op basis van een goede probleemanalyse kan passende zorg worden geboden. Het is niet eenvoudig goed en volledig inzicht in de steeds wisselende situatie te verwerven. Het kan daarbij nuttig zijn om een tweedeling te maken in enerzijds verschijnselen en symptomen en anderzijds zorgproblemen en zorgbehoeften.

2.3.1 Verschijnselen en symptomen

De progressieve ziekte uit zich door verschijnselen en symptomen. Symptomen zijn subjectieve fenomenen die zich bij de patiënt manifesteren. Pijn, misselijkheid en moeheid zijn symptomen. Uitgangspunt is dat het symptoom datgene is dat de patiënt zegt dat het is en zo hevig is als de patiënt zegt dat het is. Verschijnselen zijn waarneembaar en veelal objectiveerbaar door meetinstrumenten of laboratoriumonderzoek; bijvoorbeeld koorts, oedeem, icterus of anemie. Dit ogenschijnlijk heldere onderscheid is in de palliatieve fase moeilijk omdat 'signs' en 'symptoms' vaker tegelijkertijd optreden (bijvoorbeeld icterus en jeuk, veranderd gedrag en pijn, anemie en moeheid) en omdat de beleving van de klacht een complexe rol speelt bij de interpretatie van de observeerbare informatie.

Voor patiënten met een onbehandelbare ziekte hebben symptomen een andere betekenis dan bij mensen bij wie er nog hoop op genezing of langdurige remissie is. Pijn kan bij de laatste groep nog de betekenis hebben van de laatste drempel, van 'je moet iets over hebben voor het goede doel'. Maar patiënten in de palliatieve fase ervaren ieder symptoom ofwel als zinloos ofwel als een teken dat het einde nabij is (waaruit verzet en soms premature verzoeken om levensbeëindiging kunnen voortvloeien). Iedere klacht die voortkomt uit de ziekte, of deze nu somatisch, functioneel, emotioneel, cognitief, spiritueel of sociaal van aard is, wordt door de patiënt ervaren als vermindering van de kwaliteit van leven. Soms wordt de aanwezigheid van symptomen gezien als inlossing van schuld. Veel patiënten krijgen een totale berusting over zich (die door hulpverleners soms wordt overgenomen) en accepteren ieder nieuw probleem als onvermijdelijk en horend bij de ziekte. Ze brengen zulke symptomen dan ook niet meer of te laat naar voren. Alertheid en regelmatige probleemanalyse is van groot belang. Behulpzaam daarbij is het onderscheiden van symptomen in drie dimensies:

1   het feitelijk optreden, het voorkomen (locatie, frequentie, begeleidende verschijnselen);
2   de beleving (omschrijving, intensiteit);
3   het ervaren leed, de 'zorg' (invloed op de kwaliteit van leven).

Het is vooral de (niet-lineaire) optelsom van symptomen die kan leiden tot een voor de patiënt ondraaglijk lijden en een onaanvaardbare situatie. Of symptomen nog draaglijk zijn voor een patiënt is niet alleen afhankelijk van het soort symptomen, maar vooral van de duur ervan en het lijden dat erdoor wordt veroorzaakt.

Aandacht hierbij moet overigens uitgaan naar het gebrek aan overeenstemming in de aanwezigheid van symptomen en ongemak tussen patiënten en hulpverleners. Onderzoek naar de beoordeling van symptomen en ongemak na chemotherapie (Tanghe 1997) wijst uit dat verpleegkundigen de aanwezigheid en het ongemak onderschatten in vergelijking met de beleving van de patiënt en dat artsen een onderschatting maken ten opzichte van de verpleegkundige. Er bestaat significant meer overeenstemming tussen verpleegkundigen en patiënten dan tussen artsen en patiënten. Verpleegkundigen scoren in de genoemde studie overigens ook meer symptomen dan artsen.

Gesteld kan worden dat patiënten in de palliatieve fase vaak andere symptomen of symptoomcombinaties (syndromen) hebben dan in andere fasen. In de klinische setting blijkt dat het merendeel van de patiënten meer dan tien symptomen tegelijk heeft. Recent onderzoek in een academisch centrum in de Verenigde Staten voor palliatieve zorg (Donelli 2000) liet zien dat bij patiënten met kanker pijn (84%), vermoeidheid (69%), gewichtsverlies (50%) en verzwakking (66%) de meest voorkomende *symptomen* waren.

In een vergelijkbaar onderzoek in Groot-Brittannië werden de drie meest voorkomende *syndromen* onderscheiden: het pijnsyndroom, anorexie/cachexiesyndroom en het vermoeidheidssyndroom (Coyle 1994). Er bestaat geen goed onderzoek naar de

De 12 meest voorkomende symptomen (Donelli 2000)
Pijn 84%
Vermoeidheid 69%
Algehele zwakte en anorexie 66%
Gebrek aan energie 61%
Droge mond 57%
Obstipatie 52%
Gewichtsverlies 50%
Dyspnoe 50%
Hoesten 49%
Angst 48%
Slaapproblemen 47%
Somberheid 40%

prevalentie van symptomen bij patiënten buiten dergelijke specialistische settings.

In de hoofdstukken 3 en 4 wordt uitgebreid ingegaan op de meest voorkomende symptomen in de loop van de palliatieve fase en op de problemen in de laatste 24 uur voor het overlijden.

2.3.2 Zorgproblemen en zorgbehoeften

Problemen, tekorten en zorgbehoeften geven de noodzaak tot (professionele) zorg en ondersteuning aan. Problemen en tekorten zijn objectief vast te stellen aspecten van het ziekteproces (bijvoorbeeld klachten) ofwel datgene waarin de patiënt ondersteund moet worden door derden dan wel (professionele) hulpverleners. De term zorgbehoefte verwijst naar datgene waarin de zieke mens gehoord wil worden door (professionele) hulpverleners teneinde problemen en bedreigingen van de kwaliteit van leven te kunnen hanteren. De Stuurgroep Toekomstscenario's Gezondheidszorg onderscheidt zorgtekorten op vier terreinen (1992):

1 op medisch terrein;
2 op het gebied van de psychische redzaamheid (acceptatie en coping);
3 op het gebied van de mantelzorg;
4 op het gebied van de dagelijkse lichamelijke verzorging.

De complexiteit van zorg is af te leiden uit het aantal gebieden waarop een zorgtekort bestaat. Er zijn verschillende dimensies van zorgbehoeften te onderscheiden:
- preventie van verlies; denk aan: anticiperende zorg door informatie en voorlichting, functionele ondersteuning en aanbieden van controle-instrumenten;
- behandeling en therapie: interventies van somatische of psychosociale aard;
- existentiële ofwel spirituele zorg: emotionele ondersteuning en begeleiding.

Het is niet mogelijk om in dit bestek alle genoemde zorgtekorten en -behoeften te bespreken. Als voorbeeld wordt hierna ingegaan op het tweede type zorgtekort: psychische redzaamheid.

2.3.3 Psychische redzaamheid

De psychische redzaamheid van ernstig zieken wordt bepaald door velerlei factoren. De mate van acceptatie van het onomkeerbare ziekteproces, de persoonlijkheid en narratieve identiteit (levensgeschiedenis) bepalen het ontstaan van zorgtekorten en zorgvragen. We gaan hier kort in op de aandachtspunten rondom acceptatie, afhankelijkheid en autonomie, sterfelijkheid en existentiële vragen. In hoofdstuk 5 en 6 wordt meer aandacht aan deze problematiek besteed.

Acceptatie

Het is voor patiënten vaak moeilijk te accepteren dat ze niet meer zullen genezen. In onderzoek blijkt minder dan de helft van de respondenten in de laatste weken voor het overlijden het sterven te hebben geaccepteerd (Hinton 1999). Reacties van patiënten op de mededeling dat ze niet meer beter worden, kunnen bestaan uit boosheid op artsen, andere hulpverleners en familie. Angst is, zeker in de eerste tijd na het slechte nieuws een belangrijk probleem. Dit kan angst zijn voor pijn of andere symptomen, angst voor lichamelijke achteruitgang en daarmee gepaard gaande afhankelijkheid en het verliezen van het eigen lichaamsgevoel en daardoor ontstaan van gebrek aan zelfrespect. Maar ook angst voor verlies van controle en autonomie, angst voor verlies van de partnerrol, verlies van sociale contacten en angst voor wat er na de dood komt, spelen een rol. Er zijn vanzelfsprekend periodes met meer en minder sterk verdriet. Soms leidt verdriet tot depressiviteit.

Acceptatie is geen alles-of-niets-fenomeen. Veel patiënten wisselen perioden van berusting af met perioden van hevig verzet. Het acceptatieproces kan bemoeilijkt worden door veranderingen die optreden in het zelfbeeld, bijvoorbeeld als gevolg van de behandeling en afhankelijkheid, of als gevolg van anorexie/cachexie, uiterlijke veranderingen of onaangename lichaamsgeuren. Lichamelijke achteruitgang kan voor sommige mensen, vooral mensen in een jongere leeftijdsgroep, onacceptabel zijn. De aard en intensiteit van persoonlijke relaties spelen een nadrukkelijke rol in de mogelijkheden voor acceptie en verliesverwerking. Een belangrijke vraag is of mensen met een ongeneeslijke ziekte altijd alles moeten weten.

Ontkenning van de ongeneeslijkheid van de ziekte komt veel voor en het kan in eerste instantie wel degelijk een functie hebben. Mensen kunnen door ontkenning tijd winnen om het slechte nieuws te accepteren. Ontkenning is vaak wederzijds: de patiënt wil de familieleden sparen door voor ze te verbergen dat hij/zij gaat sterven, en andersom. Hieruit ontstaan in families soms indrukwekkende samenzweringen van stilte. In *De dood van Iwan Iljitsj* geeft Tolstoj een klassieke beschrijving van het leed dat door 'de leugen' kan ontstaan: 'Wat Iwan Iljitsj nog het meest kwelde was de leugen. De leugen, die om een of andere reden door allen aanvaard werd, dat hij alleen ziek was, maar niet zou sterven, dat hij zich alleen rustig moest houden en laten behandelen en dat alles dan wel weer in orde zou komen. Maar hij wist dat wat zij ook zouden doen, het toch geen ander gevolg zou hebben dan nog meer kwellingen en de dood. En deze leugen kwelde hem; het kwelde hem, dat zij niet wilden erkennen wat iedereen wist en wat ook hij wist, dat zij zijn ontzettende toestand voor hem verborgen wilden houden, en dat zij ook hem deel deden hebben aan deze leugen. De leugen, deze leugen, die hem werd opgedrongen aan de vooravond van zijn dood, de leugen, die het plechtige, vreselijke moment van zijn dood naar beneden moest halen tot het niveau van al hun visites, gordijnen, visgerechten bij hun maaltijd... die leugen was ontzettend voor Iwan Iljitsj.' (Tolstoj 1970)

Soms is het zinvol om een dergelijke samenzwering te doorbreken, maar het is daarbij essentieel dat men zich afvraagt wie er eigenlijk gediend is bij het doorbreken ervan: de hulpverlener, de familie of de patiënt. In het eerste geval is het mogelijk beter de samenzwering te laten voortbestaan.

Het valt vaak te begrijpen dat patiënten met een ongeneeslijke ziekte minder over hun ziekte wilden weten dan mensen die een curabele ziekte hebben. Voor veel patiënten is bijvoorbeeld de informatie dat hersenmetastasen kunnen leiden tot epileptische insulten, alleen maar angstwekkend. Patiënten zijn vaak minder geïnteresseerd in de precieze problemen die ze nog te wachten staan dan in de vraag of hun hulpverlener op de hoogte is van alle mogelijkheden voor pijn- en symptoombestrijding en bereid zal zijn die ook te gebruiken. Mensen hebben niets aan de loze belofte dat alle problemen oplosbaar zullen zijn (zelfs in de beste gespecialiseerde instellingen voor palliatieve zorg is dat niet altijd zo), maar ze willen er wel van op aan kunnen dat de beste zorg beschikbaar is. Mensen zijn geïnteresseerd in behoud van controle op de punten die voor hen belangrijk zijn, hetgeen het belang onderstreept van anticiperen op een manier die past bij de patiënt en naasten.

Gevoelens van angst en hoop gaan vaak tot aan het overlijden hand in hand. Hoop lijkt in strijd met de realiteit maar hoeft dat niet te zijn. Hoop is steeds aan verandering onderhevig: hoop op een goede laatste periode, op een goede dood, op een leven na de dood, nemen de plaats in van de hoop op genezing in de periode ervoor. De hoopvolle gedachten die de patiënt heeft, zijn nodig om de angsten enigszins te kunnen blijven controleren. Er wordt wel gezegd 'wanneer we iemand zijn hoop ontnemen, rest hem alleen nog angst' (Kessler 1999).

Afhankelijkheid en autonomie

Patiënten in de palliatieve fase zijn doorgaans sterker afhankelijk van anderen (waaronder professionele hulpverleners) dan ze tot dan toe gewend waren. Die afhankelijkheid kan gaandeweg toenemen. Ze hebben de hulp van anderen nodig, ook voor wat ze vroeger zelf deden: lopen, eten, naar het toilet gaan. Vaak ook voor het nemen van ingrijpende beslissingen, vooral wanneer ze ten gevolge van ziekte of behandeling periodiek minder goed kunnen denken. De functionele autonomie van patiënten in deze fase is vaak beperkt door wat er geestelijk en lichamelijk nog mogelijk is.

Naarmate patiënten dichterbij de dood komen, groeit in het algemeen de afhankelijkheid. Dit ervaren velen als een zware last. Onderzoek onder nabestaanden laat zien dat die groeiende afhankelijkheid voor veel mensen een reden was te wensen dat ze eerder waren overleden (Seale 1994). Veel patiënten hebben er behoefte aan om hun sociale netwerk in de loop van hun ziekte in te perken tot wat ze als echt belangrijke contacten beschouwen. Aan de andere kant komen er, naarmate de ziekte voortschrijdt, meer 'verplichte kennissen' bij: artsen, verpleegkundigen, gezinsverzorgenden en vrijwilligers. Wanneer er vrijwel voortdurend informele of formele hulp aanwezig is, kan de privacy een belangrijk probleem worden. Patiënten en naasten geven soms aan dat zij door het grote aantal hulpverleners dat 'in en uit loopt' hun huis niet meer als hun eigen huis kunnen zien.

Ook de autonomie in de zin van het zelfstandig nemen van beslissingen is vaak ingeperkt: vermindering van de cognitieve functies (door de progressie van de ziekte en/of de medicamenteuze symptoombestrijding) is een van de meest voorkomende problemen in de palliatieve en vooral de terminale fase. Dit kan bij het nemen van ingrijpende beslissingen met betrekking tot de zorg (zoals het niet instellen van een behandeling bij een intercurrente infectie, of het starten van sederende medicatie) grote problemen opleveren, vooral wanneer niet duidelijk is wie voor de patiënt kan spreken. Zolang er nog perioden van helderheid zijn, kunnen degenen die dat willen een wils- of zorgverklaring opstellen (verkrijgbaar via de Nederlandse Vereniging Vrijwillige Euthanasie of de Stichting MAIA), een vertegenwoordiger aanwijzen en eventueel een testament opmaken.

De verhouding tussen zieke ouder en kinderen kan in de palliatieve fase volledig veranderen. Dit kan bevrijdend werken of zorgen voor een versterking van de saamhorigheid, maar ook reden zijn voor schaamte en afwerend gedrag bij ouder of kind. Eerdere onopgeloste conflicten in een gezin kunnen zich juist in deze fase sterk doen gelden.

Autonomie en (functionele) afhankelijkheid zijn in deze fase geen tegenpolen: met steun van anderen kan een patiënt, ook in de terminale fase, vaak nog de dingen doen waar hij belang aan hecht. De ondersteuning moet erop gericht zijn een klimaat te creëren waarin de patiënt zich vrij voelt de eigen grenzen en verlangens te bepalen en te benoemen. Het concretiseren van de behoefte aan controle of het beschrijven van gevoelens van onzekerheid in bijvoorbeeld een dagboek wordt door sommige mensen als behulpzaam ervaren.

In de verhouding tot hun hulpverleners zijn patiënt en familie vaak afhankelijker dan wat, in een wereld waar onafhankelijkheid en mondigheid de sleutelwoorden zijn, meestal wordt bepleit. Weinig patiënten zullen bijvoorbeeld in de palliatieve fase nog de mogelijkheid hebben om van huisarts of van specialist te veranderen. Ook kritiek op artsen wordt moeilijker te geven, wanneer die zich zichtbaar inspannen voor de patiënt en het gezin.

Sterfelijkheid en existentiële vragen

Vaak beseffen mensen in de palliatieve fase hun sterfelijkheid sterker dan voorheen. Ze leven meer bij het moment, ze kunnen het uitvoeren van bepaalde plannen of het realiseren van wensen niet meer uitstellen tot later. Daarbij is bijna altijd de kwaliteit van het resterende leven belangrijker dan de verlenging ervan. Voor veel patiënten is verlenging van het leven zelfs ongewenst, vooral wanneer zij gehinderd worden door ernstige lichamelijke symptomen. Het is een fase waarin mensen zich vooral bezighouden met de zin die hun leven al dan niet gehad heeft, met de dingen die ze anders hadden gewild, waar ze spijt van hebben, die ze nog willen zeggen.

In deze fase hebben patiënten vaak ruimte nodig om over existentiële en spirituele vragen na te denken. Het is ook de periode waarin mensen zich afvragen hoe ze zouden willen sterven; van wie ze nog afscheid willen nemen, waar ze zouden willen sterven, wie er wel en niet bij moet zijn. Er lijkt zich een trend voor te doen om meer zeggenschap te hebben over het eigen sterven (al is nog onduidelijk hoe algemeen die trend is). Duidelijk is wel dat er, meer dan vroeger, grote verschillen zijn in de manier waarop mensen dood willen gaan. Bij sommigen leidt dat tot een strakke regie, waarin het moment van het sterven en wie erbij aanwezig zijn geheel van tevoren geregeld is. Een deel van de euthanasieverzoeken vloeit voort uit de in de bevolking toenemende behoefte om zeggenschap te hebben over het eigen sterven. Anderen hechten minder waarde aan het voeren van de regie en meer aan het sterven in een vertrouwde omgeving, waarbij zij erop kunnen vertrouwen dat de mensen om hen heen tot het eind voor hen zullen zorgen.

2.3.4 Kinderen

Palliatieve en terminale zorg bij kinderen stelt de hulpverlener voor specifieke problemen ten aanzien van de bestrijding van pijn en symptomen, omdat het kan gaan om specifieke diagnosen (zoals cystische fibrose, aangeboren hartafwijkingen). Op de medisch-technische eisen die palliatieve zorg aan kinderen onderscheidt van die aan volwassenen wordt elders in dit boek ingegaan.

Een indringend probleem in de palliatieve en terminale zorg voor kinderen is de vraag in hoeverre hun verteld moet worden wat hun prognose is, dus of er met kinderen over de dood kan worden gesproken. Op grond van onderzoek in de jaren zeventig en tachtig van de vorige eeuw onder ongeneeslijk zieke kinderen tussen de zes en tien jaar wordt aangenomen dat de meesten van hen 'door hebben' dat ze ongeneeslijk ziek zijn of gaan sterven, ook al is ze dat niet expliciet verteld (Waechter 1971, Clunies-Ross 1988). Mede daarom wordt ervan uitgegaan dat kinderen in die leeftijdsgroep hun prognose verteld kan worden, maar op een aan hun leeftijd aangepaste manier: door ze de gelegenheid te geven hun emoties te uiten en om, soms op symbolische wijze, hun gedachten over doodgaan uit te drukken. Het is van belang om de informatie aan kinderen op deze symbolische uitingen te laten aansluiten.

Peter was bijna zeven jaar oud toen bij hem een dubbele hersentumor werd ontdekt. Hij was van meet af aan inoperabel en er werd vrijwel meteen afgezien van behandeling. Hij kwam thuis. De kinderneuroloog verwachtte dat hij nog hooguit drie maanden zou leven. De eerste weken was hij nog helder en reageerde goed op dexamethason als behandeling van het hersenoedeem. Zijn ouders en de school kwamen overeen dat geprobeerd zou worden om hem zo lang als hij dat wilde zijn schoolwerk te laten doen. Hij vroeg vaak wanneer hij weer naar school zou kunnen, maar liet soms ook merken dat hij wist dat hij daar niet meer zou komen. Op zijn vraag wanneer hij weer beter zou worden zeiden zijn ouders dat hij waarschijnlijk niet meer beter zou worden. Soms leidde dat tot kortdurende uitingen van verdriet, soms tot een nauwelijks merkbare reactie of verandering van onderwerp. In tekeningen beeldde hij zichzelf steeds meer in bed af en soms in de hemel.
Hij vroeg steeds minder of hij nog beter zou worden, maar soms hoorden zijn ouders hem met zijn jongere zus van vijf praten over zijn dromen, waarin steeds andere leden van de familie dood waren. Na enkele weken werd Peter steeds minder aanspreekbaar en twee maanden na zijn thuiskomst overleed hij rustig. Zijn jongere zusje had na het overlijden enkele maanden last van hoofdpijn, maar wilde niet over haar overleden broer praten. Met de kinderpsycholoog van het ziekenhuis waar Peter behandeld was vonden enkele gesprekken plaats; deze adviseerde niet aan te dringen en af te wachten tot zij er zelf over zou beginnen. Na een half jaar kwamen de gesprekken over het overlijden op gang en werden de problemen op school langzaam minder.

Hoewel er met Peter door zijn ouders en hulpverleners nauwelijks expliciet over sterven was gesproken, leek hij toch wel te weten dat hij ging sterven en vooral zijn zus als gesprekspartner te zien. Hoewel achteraf ouders en hulpverleners eraan twijfelden of dit voor Peters zus niet een te zware belasting was, overheerste toch het gevoel dat er voldoende openheid was geweest en dat dit voor hem de beste manier was geweest. Het is wel van groot belang om te zorgen dat gevoelens van wederzijdse schuld tussen patiënt, ouders en broers of zusters tot uiting kunnen komen en besproken worden. De broers en zussen van het patiëntje kunnen geplaagd worden door angst dat hun dezelfde ziekte boven het hoofd hangt of juist door schuldgevoel dat zij de ziekte niet hebben. Een groot aantal broers en zussen van ongeneeslijk zieke kinderen krijgt voorbijgaande en soms zelfs blijvende problemen in het sociale functioneren en in het functioneren op school. Hiervoor is gerichte aandacht nodig. Bij ouders bestaat vaak een sterke wens om een kind dat gaat sterven thuis te verzorgen. Met goede thuiszorg en een betrokken huisarts is dat zeer vaak mogelijk. Dikwijls is het nodig dat er geregeld contact is met kinderartsen of verpleegkundigen in het ziekenhuis. Ook consulten aan huis door gespecialiseerde artsen of verpleegkundigen zijn bij deze groep patiënten vaak een goede mogelijkheid. Wanneer de belasting voor het gezin te groot wordt, moet de mogelijkheid van een tijdelijke opname veelal van tevoren worden geregeld. In sommige situaties is het echter onmogelijk om de zorg voor kinderen thuis te laten plaatsvinden. Dan is zorg op een kinderafdeling van een ziekenhuis (of in een Nederlandse hospice voor kinderen) een goed alternatief.

Rouwverwerking na het sterven van een kind kan bijzondere eisen stellen aan zowel de ouders als aan de andere kinderen in een gezin. Het verlies van een kind kan de relatie tussen de ouders onder druk zetten, vooral wanneer voordien al problemen bestonden en wanneer de ene ouder van de ander verwacht dat deze het verlies op dezelfde manier verwerkt. Er zijn aanwijzingen voor een verhoogde kans op scheiding na het verlies van een kind, maar dit lijkt vooral te gelden voor relaties met preëxistente problemen.

2.3.5 Verminderde wilsbekwaamheid

Palliatieve zorg voor mensen die verminderd wilsbekwaam zijn door een aangeboren geestelijke handicap of een later verworven cognitieve problematiek kent nauwelijks uitwerking in de literatuur. Zorginstellingen voor geestelijk gehandicapten, comapatiënten of psychogeriatrische patiënten zijn in Nederland nauwelijks betrokken bij de actuele discussies over palliatieve zorg, terwijl in veel verpleeghuizen een specifieke expertise op dit gebied bestaat. Dat het zorg betreft voor een aanzienlijke groep mensen met een grote variatie aan problemen in de palliatieve fase is duidelijk, hoe ermee om te gaan veel minder. Het referentiekader van de algemene gezondheidszorg en reguliere organisaties die specifieke palliatieve zorg aanbieden, is hiervoor te beperkt.

De veertigjarige Natalie is zwakbegaafd en doof. Korte voor haar bekende zinnen kan zij liplezen, ze spreekt in woorden met veel non-verbale uitingen. Wanneer ze in de palliatieve fase van haar mammacarcinoom met long-, lever- en skeletmeta's door een spontane fractuur in het ziekenhuis terechtkomt heeft ze erg veel pijn, is ze benauwd en misselijk, slaapt ze slecht en is het nauwelijks mogelijk contact met haar te maken. Ze krijgt subcutaan continu morfine toegediend. Wanneer verpleegkundigen tijdens bezoek van haar moeder en broer op de kamer komen, geven zij vaker aan dat de situatie voor Natalie niet langer kan blijven voortbestaan. Tijdens gesprekken kijken zowel moeder en broer als de verpleegkundigen steeds vaker naar Natalie die al dagen met een van pijn vertrokken gezicht in bed ligt. In de teambespreking komt het verhogen van de dosis morfine aan de orde. Na een week van nauwelijks contact komt een begeleider uit het zorgcentrum waar ze woont op bezoek. Natalie en de begeleider lachen samen. Natalie spreekt tijdens het verwisselen van de spuit met morfine ineens de verpleegkundige aan. Lachend. 'Nog niet dood, weer eten, nog boek lezen, uit bed, vogels kijken, mensen kijken, lachen. Ik Natalie blijven. Niet pijn. Denken'. De begeleider lacht ook. De verpleegkundige kan wel huilen. Na overleg met alle betrokkenen wordt de morfine afgebouwd, een mobilisatieplan gemaakt en activiteitenbegeleiding ingeschakeld. Nathalie leeft nog vijf maanden waarin veel gelachen wordt.

Zo kunnen belangrijke beslissingen op een onjuiste manier totstandkomen. De noodzaak begeleiders uit de woonsituatie van patiënten met cognitieve beperkingen te betrekken bij belangrijke beslissingen is groot.

2.4 ZORGCONCEPT PALLIATIEVE ZORG

Een zorgconcept beschrijft de essentiële elementen waaraan de zorg voor een bepaalde patiëntencategorie moet voldoen. Het is een concretisering van de definitie van palliatieve zorg; het geeft aan wat we met palliatieve zorg willen bereiken en geeft daarmee een kader voor zowel de inrichting als de toetsing van de zorg. Bovenal vraagt de centrale doelstelling 'verlichten van het lijden' om een adequate specificering van die eisen. Symptoombestrijding en ondersteuning bij het omgaan met het lijden moeten enerzijds van elkaar worden gescheiden. Anderzijds moeten interventies parallel aan elkaar vorm krijgen in integrale zorg door een multiprofessioneel team. De zorgbehoeften van patiënt en naasten zijn daarbij richtinggevend. De persoonlijke beleving van de situatie in het verleden, heden en de toekomst is daardoor sturend voor al het professionele handelen. Palliatieve zorg is belevingsgerichte zorg: het gaat minder om objectieve uitkomsten dan om uitkomsten die door de patiënt en diens naasten als zinvol beleefd worden. In de palliatieve zorg zijn daarom traditionele uitkomstmaten als de prevalentie van symptomen en mortaliteit van relatieve waarde.

In de volgende paragrafen wordt een aantal mogelijke uitkomsten van palliatieve zorg besproken. We maken daarbij gebruik van gegevens uit jarenlang onderzoek naar gewenste uitkomsten op patiëntniveau in de Engelse hospices (zie tabel 2.1). Het gaat er hier niet om voor eens en altijd het zorgconcept vast te stellen, maar om te laten zien hoe de nogal ruime definities uit paragraaf 2.2.1 concreet gemaakt kunnen worden in specifieke doelstellingen.

Tabel 2.1   Uitkomstmaten in de palliatieve zorg

Algemene uitkomsten	Specifieke uitkomsten
• kwaliteit van leven • kwaliteit van sterven • behoeften van de naaste(n) • verlies- en rouwbegeleiding	• beheersing van symptomen • verlichting van angst • verlichting van depressie • informatieverstrekking en communicatie zoals patiënt en familie wensen • realisatie van 'laatste wensen' voor overlijden • realisatie van wensen over de plaats van overlijden • praktische en financiële ondersteuning • tevredenheid over de aangeboden zorg

Bron: National Council for Hospice and Specialist Palliative Care Services (1995).

Een uitkomstmaat wordt hier gedefinieerd als 'het resultaat van de zorg en behandeling op een bepaald moment' (voor evaluatieonderzoek zie hoofdstuk 11). Hier komt kort aan de orde hoe de elementen kunnen worden uitgewerkt. In de overige hoofdstukken van het boek wordt het hier geschetste zorgconcept verder uitgewerkt.

2.4.1 Kwaliteit van leven

Kwaliteit van leven in de palliatieve fase betekent zoveel mogelijk leven overeenkomstig de eigenheid en wensen van de patiënt. In tabel 2.2 is een gangbare indeling in domeinen van kwaliteit van leven in de palliatieve fase weergegeven.

Tabel 2.2   Domeinen van kwaliteit van leven

Lichamelijk welbevinden; symptomen
Functionele mogelijkheden; zelfzorgvermogen en activiteitenniveau
Emotioneel welbevinden; verwerkingsstrategieën
Psychisch functioneren; emotioneel (respect) en cognitief (autonomie)
Sociaal welbevinden en functioneren
Existentialiteit; religie en spiritualiteit
Uiterlijke verzorging en 'body image'
Tevredenheid over zorg en behandeling; hulpverleners en bereikbaarheid
Financiële situatie
Toekomstoriëntatie; hoop en planning
Welbevinden van naasten; emotioneel en fysiek

Bron: Doyle (1998).

Wat opvalt is dat vrijwel alle domeinen terug te vinden zijn in tabel 2.1 met de uitkomstmaten van palliatieve zorg. Het concept kwaliteit van leven dat al veel langer bestaat vormt logischerwijs de belangrijkste basis voor het zorgconcept palliatieve zorg. De patiënt heeft idealiter de mogelijkheid zorg te krijgen in alle genoemde domeinen. Hulpverleners kunnen de genoemde domeinen gebruiken als 'checklist' voor hun zorgplan.

Het meten van de kwaliteit van leven is uitermate moeilijk in de palliatieve fase vanwege de snelheid waarmee veranderingen in verschillende domeinen kunnen optreden. Tot op heden is er nog geen gevalideerde vragenlijst met een brede toepasbaarheid voor gebruik in de palliatieve fase. Veel studies van de afgelopen jaren bevestigen de bruikbaarheid van de EORTC QLC-C30 als algemene kwaliteit-van-leven-lijst voor kankerpatiënten ook in de palliatieve fase.

Recent onderzoek door Detmar (2001) en anderen laat zien dat ondanks toenemende interesse voor kwaliteit van leven als uitkomstmaat, de expliciete rol ervan in de klinische praktijk beperkt is.

2.4.2 Kwaliteit van sterven

Kwaliteit van sterven is een veel minder uitgewerkt begrip dan kwaliteit van leven. Vaak wordt kwaliteit van sterven gelijkgesteld met 'waardig sterven'. Aandacht voor een goede dood is in de medische literatuur van recente datum.

Mensen kunnen zeer verschillende opvattingen hebben over wat ze als een goede (of niet al te slechte) dood beschouwen. Dat geldt voor patiënten en hulpverleners: de een wil kalm thuis overlijden, de ander zou liever plotseling wegvallen. Het is belangrijk om je als hulpverlener te realiseren welke rol de eigen opvatting over een goede dood speelt in de hulpverlening aan patiënten. Niet dat dergelijke opvattingen uitgeschakeld kunnen of moeten worden, maar het is van belang je te realiseren dat ze een rol kunnen spelen in de houding van de hulpverlener ten opzichte van wat een patiënt en diens naasten willen.

Enkele jaren geleden publiceerde het tijdschrift *Palliative Medicine* een artikel over de verschillen in opvattingen tussen stafleden in een Brits hospice en patiënten over de goede dood (Payne 1996). De meeste patiënten omschreven een goede dood als sterven in de slaap. Verder werden genoemd: rustig sterven, plotseling sterven, sterven zonder angst en sterven zonder pijn. Stafleden noemden het vaakst de afwezigheid van pijn, gevolgd door acceptatie van de familie, een vredige dood. Het uitoefenen van controle kwam bij de patiënten niet voor en bij de stafleden op de negende plaats.

Op de vraag van de onderzoekers wat een slechte dood is, noemden dezelfde hulpverleners een paar kenmerken: oncontroleerbare symptomen, bloedingen, gebrek aan acceptatie, jong overlijden en ten slotte niet te kunnen sterven op de plaats van voorkeur.

Begin 2000 stond in het *British Medical Journal* een editorial over de goede dood die, zo verklaarde de hoofdredacteur, een belangrijk doel van de gezondheidszorg vormt (Smith 2000). In navolging van een commissie van een van de grootste Britse organisaties van ouderen somt hij een lijst van twaalf principes van een goede dood op, die samen te vatten zijn als: controle, autonomie en onafhankelijkheid.

Principes van een goede dood:

- weten wanneer de dood komt en begrijpen wat eraan komt;
- in staat te zijn vat te hebben op wat er gebeurt;
- waardigheid en privacy;
- controle over de bestrijding van pijn en andere symptomen;
- te kunnen kiezen waar je sterft (thuis of elders);
- toegang te hebben tot ieder benodigd soort kennis en expertise;
- toegang te hebben tot emotionele en spirituele steun;
- toegang te hebben tot palliatieve zorg waar je ook bent;
- te kunnen bepalen wie aanwezig is bij het sterven;
- in staat te zijn een wilsbeschikking op te stellen;
- tijd te hebben om afscheid te nemen, en controle over andere tijdsaspecten;
- te kunnen gaan als het tijd is, en het leven niet zinloos te rekken.

Opvallend is het grote belang dat blijkbaar in Engeland (althans in de onderzochte populatie, die voor een groot deel bestond uit zeer mondige ouderen) gehecht wordt aan beheersbaarheid en zeggenschap. Overigens is de waarde van dit soort lijstjes natuurlijk beperkt en geeft het aan hoeveel moeite het kost (althans in de westerse wereld) om te komen tot een theorie over sterven.

Het Amerikaanse Institute of Medicine formuleerde zijn omschrijving van de goede dood als volgt: 'Een goede dood is vrij van vermijdbare zorgen en lijden voor patiënt, familie en hulpverleners; in overeenstemming met de wensen van patiënt en familie; en in overeenstemming met klinische, culturele en ethische standaarden'. Deze definitie werd onlangs geciteerd door de Amerikaanse ethici Ezekiel en Emanuel, in een artikel in de Lancet en bekritiseerd omdat het weinig handreikingen aan hulpverleners zou geven (Emanuel 1998). Volgens Emanuel moeten hulpverleners op de volgende aspecten letten wanneer zij hun patiënten willen helpen om op een geëigende manier te sterven: op lichamelijke symptomen, op psychische en cognitieve symptomen, op sociale relaties en steun, op financiële aspecten, op verwachtingen en wensen en ten slotte op spirituele en existentiële problemen.

In zijn beschouwingen geeft Emanuel terecht aan dat er nog veel te weinig bekend is over wat mensen als een goede dood beschouwen, welke achtergrondfactoren daarbij van belang zijn en hoe dat samenhangt met sociaal-culturele en biografische elementen in het leven van patiënten.

Tot nu toe ontbreekt in Nederland een maatschappelijke discussie over de goede dood, vergelijkbaar met het project 'Death in America' dat sinds enkele jaren in de Verenigde Staten wordt uitgevoerd. Deze discussie is in ons land de afgelopen decennia vooral gevoerd rond de euthanasieproblematiek. Dit is enerzijds een belangrijke stimulans geweest voor het denken over de terminale fase en over de in die fase benodigde zorg, maar heeft anderzijds dat denken wel sterk geconcentreerd op ethische en juridische aspecten van levensbeëindiging ten koste van een breder perspectief op sterven. In zekere zin is de maatschappelijke discussie bij het actief beëindigen van het leven begonnen, en is het zaak nu ook de eerdere en latere fasen van de zorg rond het einde van het leven in de discussie te betrekken.

Voorlopig kan men als omschrijving van het in Nederland dominante ideaal zeggen dat voor de goede dood evenwicht en rust nodig zijn. Zo kan de conditie van de stervende achteruitgaan, maar de situatie verder in evenwicht blijven. In zo'n 'ideaalsituatie' zijn de symptomen goed onder controle, voelt de patiënt de naderende dood en is hij in staat hierop te anticiperen door goed afscheid te nemen, het leven af te sluiten en zijn zaken te regelen. De stervende heeft het gevoel dat hij mag sterven, naasten wachten in rust op wat komen gaat.

Het sterven kan als onwaardig worden ervaren als er sprake is van sterk wisselende symptomen, incontinentie, onrust, verwardheid en bijwerkingen van behandeling. Maar ook wanneer zoveel medicatie gegeven moet worden dat de patiënt zijn bewustzijn tegen zijn wil verliest. Sterven wordt onwaardig wanneer de patiënt hevige dorst heeft, niet kan drinken, zijn mond niet wordt verzorgd, wanneer hij pijn heeft en niemand hem te hulp komt, wanneer hij ontlasting kwijt wil en onrustig is, maar de behandelaar slechts de morfinedosis verhoogt in de hoop dat de onrust afneemt en de dood sneller intreedt.

2.4.3 Behoeften van naasten

De heer Kokke, die grotendeels verlamd was ten gevolge van amyotrofische lateraalsclerose, moest nu toch echt in een hoog-laagbed, zei de wijkverpleegkundige tegen zijn vrouw. Het was gemakkelijker hem voortaan op bed te wassen in plaats van dat gesjouw naar de badkamer iedere dag. Mevrouw moest ook aan de rug van de verpleegkundigen denken! Daar had zij niet van terug, ze had haar man beloofd dat hij hoe dan ook thuis zou sterven. Het bed werd snel geregeld. Het tweepersoonsbed werd door vrienden weggehaald, een eenpersoonsbed werd voor mevrouw aangeschaft. Beide bedden stonden naast elkaar op de plaats waar eerder het tweepersoonsbed stond; zijn kille, brede, elektrische bed naast haar smalle, altijd lager blijvende bed. Ze keken elkaar niet meer in de ogen wanneer beiden stil wakker lagen in de nacht. De functionaliteit had gewonnen van de intimiteit. De vanzelfsprekende afstemming tussen de partners was doorbroken.

Behoeften van de naasten van een patiënt in de palliatieve fase zijn nog onvoldoende in kaart gebracht. Bekend is dat de behoeften zich centreren rondom functionele ondersteuning en erkenning van de rol van centrale verzorger.
Het is voor de hulpverlener niet altijd even gemakkelijk een juiste invulling te geven aan de aandacht voor de naasten van de patiënt. Belangrijk is een attitude waaruit

blijkt dat de naasten er onvoorwaardelijk bij horen, dat zij als een sociale eenheid worden beschouwd met de patiënt; daarbij is het van belang na te gaan in hoeverre de naasten betrokken willen en kunnen zijn bij de zorg. Hulpverleners kunnen een belangrijke ondersteunende rol hebben in het omgaan met de veranderingen in het rol- en relatiepatroon. Patiënt en partner kunnen door attente aandacht, gerichte en concrete vragen ondersteund worden in het handhaven van de door hen gewenste partnerrelatie.

Hulpverleners moeten alert zijn op tekenen van overbelasting bij (een deel van) de informele zorgverleners. Familieleden (met name partners en kinderen in de puberleeftijd) hebben vaak de overtuiging dat zij de zorg in hoge mate zelf moeten uitvoeren en gaan daarin soms zeer ver. Het is goed om in besprekingen met de familie op het optreden van 'burn-out' te anticiperen. Als tekenen van overbelasting optreden kunnen oplossingen gezocht worden in een herverdeling van taken tussen naasten of, als dat niet mogelijk is, kan een tijdelijke opname in een verzorgings- of verpleeghuis ('respijt') worden geregeld. Ook de maatschappelijke consequenties van intensieve mantelzorg kunnen voor een familielid ingrijpend zijn. Hierop moet geanticipeerd worden om crisissituaties (bijvoorbeeld een zoon die plotseling weer aan het werk moet of kleinkinderen die regressief gedrag vertonen ten gevolge van voortdurende afwezigheid van hun moeder die voor oma zorgt) te vermijden, bijvoorbeeld door het betreffende familielid te adviseren hier in een vroeg stadium met de huisarts of bedrijfsarts over te spreken.

In veel situaties is het zinvol een familiegesprek te organiseren. Dit is een samenkomst van de naasten rondom de patiënt onder leiding van een van de betrokken hulpverleners, waarin de gelegenheid wordt gecreëerd om onuitgesproken zorgen, verlangens, angsten en verdriet met elkaar te delen. Op basis van de uitkomsten van een dergelijk gesprek kunnen concrete afspraken worden gemaakt over de wijze van ondersteuning van de patiënt enerzijds en de naasten anderzijds. Een goede verslaglegging en daarop volgende taakverdeling tussen betrokken hulpverleners is een voorwaarde voor het slagen van de begeleiding.

2.4.4 Verlies- en rouwbegeleiding

Rouwen is het verwerken van verlies – er gaat heel wat verloren voor patiënten en hun naasten. Anders dan vaak gedacht wordt, begint de rouwperiode al wanneer de patiënt nog in leven is (anticiperende rouw); men wordt met verlies op verlies geconfronteerd.

Zowel bij patiënt als naasten kent rouw veel uitingsvormen; angst, piekeren, somberheid of depressiviteit, boosheid, zich afsluiten of het juist extreem uiting geven aan intens verdriet.

De taak van de hulpverlener in de verlies- en rouwbegeleiding bestaat uit het herkennen van en reageren op uitingen van onmachtsgevoelens en verdriet over het toenemend verlies van zowel patiënt als naasten. Dat is niet eenvoudig. Patiënt en naasten hebben, weliswaar afhankelijk van de aard van het verlies, andere behoeften. Voor beiden geldt dat meerdere factoren van invloed zijn op de psychische gevolgen van het verlies. Onderscheiden worden demografische factoren (leeftijd, geslacht, culturele achtergrond, geloof en religie), individuele factoren (persoonlijkheid, de progressie van de ziekte, eerdere verlieservaringen), de aard van relaties, de aard van het verlies of overlijden en de omstandigheden waarin gebeurtenissen plaatsvinden (Van den Bout 1997).

De vraag is in hoeverre (en voor welke periode) het team dat de zorg draagt voor de patiënt ook een taak heeft in de rouwbegeleiding van naasten na overlijden van de patiënt. In die begeleiding gaat het erom normale en gecompliceerde rouw te onderscheiden. Er wordt gesproken van normale rouw wanneer mensen het overlijden kunnen verwerken zonder dat zij gedurende lange tijd door rouw belemmerd worden in hun dagelijks functioneren. Er is sprake van gecompliceerde rouw wanneer mensen blijvend problemen ondervinden bij de verwerking van verlies en de rouw gedurende lange tijd op de voorgrond aanwezig is (Van den Bout 1996). Verwijzing naar een gespecialiseerde professional is dan meestal nodig.

2.4.5 Beheersing van symptomen

Voor patiënt, naasten en hulpverlener is het van belang onderscheid te maken tussen de aanwezigheid van een symptoom en de totaal ervaren 'symptoomlast', het door het symptoom veroorzaakte lijden. Een nieuw symptoom kan op zichzelf mild zijn, maar kan, juist omdat het misschien de zoveelste nieuwe klacht is of omdat het in een emotioneel moeilijke fase optreedt, een grote betekenis krijgen, bijvoorbeeld die van voorbode van de dood. Ook kan een symptoom als bijzonder zwaar worden ervaren, omdat het nu juist de druppel is die de emmer doet overlopen.

Bij de diagnostiek en behandeling van symptomen in de palliatieve fase gaat het om de combinatie van kennis en kunde; methodiek en inventiviteit.

Symptoomcontrole is in de palliatieve zorg vooral symptoommanagement. Dat wil zeggen dat er sprake is van een voortdurend proces van analyse, diagnostiek, interventie, observatie en registratie, effectmeting, evaluatie en bijstelling.

Anticiperen op het ontstaan van nieuwe symptomen of de verergering van bestaande symptomen is noodzaak. Symptoommanagement heeft tot doel het lijden te verlichten, de situatie draaglijker te maken voor patiënt en naasten. Het bestrijden en voorkomen van bestaande en/of nieuwe klachten en het geven van begrijpelijke informatie en voorlichting zijn onlosmakelijk met elkaar verbonden. Het proces moet inzichtelijk zijn voor alle betrokken hulpverleners teneinde optimaal gebruik te kunnen maken van elkaars kennis en expertise. Het 'spreken van dezelfde taal' kan worden bevorderd door concrete afspraken over een methodisch denkproces. Daarbinnen hanteert iedere discipline waar zinvol en nodig de domeinspecifieke werkwijze en/of wordt gebruikgemaakt van protocollen. Tabel 2.3 geeft een voorbeeld voor een geza-menlijke methodiek.

Tabel 2.3 Voorbeeld methodisch denkproces in symptoommanagement

1	Analyse volgens PES-structuur: P: Benoem probleem. E: Identificeer (voorzover mogelijk en gewenst) etiologie: oorzaken en beïnvloedende factoren. S: Beschrijf verschijnselen en symptomen.
2	Stel (werk)diagnose of werkhypothese vast.
3	Formuleer samen met patiënt en/of naasten een doelstelling voor interventie. Maak gebruik van de RUMBA-eisen om de haalbaarheid in te schatten. R(elevance): wordt de patiënt er echt beter van? U(nderstandable): beoordeel de mate waarin de keuze begrijpelijk is voor de patiënt en naasten; wat is de invloed van (on)begrip op therapietrouw en welke zijn daarvan de consequenties? M(easurable): is het gewenste effect meetbaar? voor de patiënt en naasten of alleen voor de behandelaar? Is zelfmonitoring mogelijk? B(ehaviour): is de doelstelling vertaalbaar in termen van gedrag? Wat wordt er van de patiënt verwacht om de doelstelling te realiseren? A(ttainable): wat is de haalbaarheid van de doelstelling? Hoe groot is de kans op succes of desillusie voor de patiënt en naasten?
4	Maak een overzicht van mogelijke farmacologische en niet-farmacologische interventies: bepaal keuze op basis van doelstelling en tijdspad; wegen de voordelen op tegen de nadelen?
5	Maak een actie- of zorgplan: wie doet wat (verantwoordelijkheid)? Wanneer (tijdspad en tijdstip) en hoe (protocol)?
6	Voer uit en meet/registreer; gebruik systeem van dagelijkse (zelf)monitoring.
7	Evalueer stapsgewijs op basis van doelstelling.
8	Stel bij op basis van actuele situatie: nieuwe feiten, wensen en verwerking.

Een dergelijke werkwijze lijkt arbeids- en tijdsintensief, maar frustratie en tijdsverlies door verkeerde keuzen en dubbeling van activiteiten treedt op deze wijze veel minder frequent op.

Bij symptoommanagement is het vaak nuttig om eenvoudige meetinstrumenten te gebruiken, zoals numerieke of visuele analoge (pijn)schalen. Dit vergroot voor de patiënt het controlegevoel en voor de hulpverlener de overdraagbaarheid van de zorg. Het bijhouden van een 'klachtendagboek' kan de patiënt stimuleren om zelf aan te geven waar zijn prioriteiten liggen. Wanneer de patiënt hier niet meer zelf toe in staat is, kan een partner eventueel optreden als vervanger door gebruik van terugkerende non-verbale uitingen.

De heer Van Dalen die vanwege een acute dwarslaesie bij een niercarcinoom in contact kwam met de consulent palliatieve zorg, omschreef zichzelf in het eerste contact: 'ik ben een pietluttig mannetje, ik wil alles zoveel mogelijk in de hand houden en ik bepaal dus zelf wat ik wel of niet vertel, ik wil zelf de baas blijven.' Het klachtendagboek met numerieke schalen gaf hem de gelegenheid om het verlies van zijn mobiliteit en functionele mogelijkheden en zijn cognitieve vermogens zichtbaar te maken en daardoor aan emotionele zelfstandigheid te winnen. 'Nu bepaal ik tenminste wanneer ik ergens over wil praten en ben ik niet afhankelijk van de vragen die me gesteld worden. Ik laat als de specialist komt gewoon het overzicht van vandaag en gisteren zien en geef aan wat ik wil bespreken. Ik ken me zelf nu weer beter terug, ik ervaar weer enige controle over mijn eigen situatie.'

Een klachtendagboek kan 'op maat' gemaakt worden op basis van bijvoorbeeld de Edmonton Symptom Assessment System (ESAS). In hoofdstuk 12 wordt dieper op het gebruik van dergelijke instrumenten ingegaan.

Alle zorg is erop gericht ruimte te scheppen voor een zo positief mogelijke beleving van de persoonlijke situatie, door de patiënt te informeren en anticiperend en coördinerend op te treden in de zorg rondom symptoomcontrole. Eventueel zal de verpleegkundige ADL-activiteiten overnemen zodat de patiënt zijn energie kan sparen voor andere activiteiten. Dat complementariteit en continuïteit van aangeboden interventies hierin van belang zijn spreekt voor zich, maar gemakkelijk te realiseren is dat niet altijd. Vooral de overdracht van de zorg van de ene locatie naar de andere vraagt veel aandacht, waarvoor een heldere schriftelijke weergave van het beloop en de symptomen en problemen van de patiënt en diens naasten onontbeerlijk is.

2.4.6 Verlichting van angst en depressie

In de laatste fase van een ziekte houden mensen zich vaak bezig met de zin die hun leven gehad heeft; ze staan bijvoorbeeld stil bij de dingen die ze anders hadden gewild. De zorg richt zich op het bieden van ondersteuning bij het beantwoorden van vragen rondom het levenseinde. Mensen ervaren het vaak als prettig wanneer dit op indirecte wijze gebeurt, bijvoorbeeld door een toegewijde lichamelijke zorg, aandacht voor de naasten en het naleven van gemaakte afspraken, het creëren van een sfeer van 'kleinschaligheid en veiligheid'. Patiënten hebben vaak ruimte nodig om over existentiële en spirituele vragen na te denken. Als ze dat al niet eerder gedaan hebben, gaan mensen zich nu afvragen hoe en waar ze zouden willen sterven, wie daarbij zou moeten zijn en van wie ze nog afscheid willen nemen. Zoals gezegd kiezen sommigen voor een strakke regie, waarin het moment van het sterven en wie erbij aanwezig zijn geheel van tevoren geregeld is, anderen doen dat niet. Zeggenschap over het eigen sterven is de laatste decennia een belangrijk maatschappelijk thema geworden, onder andere in de discussie rond euthanasie. Persoonlijke kenmerken en karaktertrekken, ook onprettige, worden in deze fase vaak uitvergroot en veel sterker voelbaar, soms als reactie op de toenemende afhankelijkheid. Ook ingrijpende gebeurtenissen en ervaringen uit het leven worden als 'krassen op de ziel' meer zichtbaar of merkbaar. De 'krassen' zijn soms erg diep en vertonen de neiging om juist in de laatste levensfase een grotere, soms dominerende rol te spelen. Oude wonden gaan open doordat mensen niet langer de energie hebben ze 'dicht' te houden. Bij confrontatie met 'krassen op de ziel' is het van belang te proberen deze te verkennen en te begrijpen. Daardoor ontstaat vervolgens de mogelijkheid tot het maken van betere afwegingen in die laatste fase. Gespecialiseerde psychosociale of geestelijke hulp kan nodig zijn wanneer onverwerkte ervaringen een belemmering vormen nieuwe problemen te hanteren.

De persoonlijke levensovertuiging van de patiënt en naasten verdient gerespecteerd te worden; de eigen levensovertuiging van de hulpverlener daarentegen zou idealiter zo weinig mogelijk van invloed moeten zijn op de zorg. Als dat niet haalbaar is – zoals vaak in de palliatieve zorg – dan behoort de hulpverlener die overtuiging expliciet met patiënt en naasten te bespreken. Als hierdoor niet de zorg kan worden gegeven die de patiënt wenst, zal deze tijdig moeten worden overgedragen aan een collega. Ondersteuning in de vorm van geestelijke (pastorale en/of spirituele) zorg is in dit soort situaties onontbeerlijk.

Wanneer de eigen kennis niet toereikend is om de patiënt te ondersteunen of wanneer de zorgverlener van mening is dat de problematiek met collega's moet worden gedeeld, zal zij/hij de patiënt om toestemming vragen zijn problemen te bespreken in het multidisciplinaire team. De doelstelling is dan altijd te zoeken naar de voor de patiënt juiste professionele ondersteuning, bijvoorbeeld door (gespecialiseerd) maatschappelijk werkende, psycholoog, psychiater of geestelijk verzorger. Dit is vooral van belang wanneer cognitieve vermogens beperkt zijn door de progressieve ziekte of de emotionele conditie vertekend wordt door een behandelbare depressie. Het grootste deel van de behandelbare depressies in de palliatieve fase wordt niet als zodanig herkend maar geïnterpreteerd als 'voor de hand liggende somberheid'. Evenmin wordt onrust in de terminale fase herkend als een terminaal delier dat goed en snel behandelbaar is wanneer adequaat wordt ingegrepen (zie hiervoor hoofdstuk 4). De eerdergenoemde familiegesprekken hebben een belangrijke plaats in het zoeken naar het passende ondersteuningsaanbod.

2.4.7 Informatieverstrekking en communicatie

Het geven van informatie vormt een voortdurende activiteit in de zorg en ondersteuning. Dagelijks informeren hulpverleners de patiënt over afspraken, zorg en behandeling. De hoeveelheid informatie en de manier waarop de informatie gegeven wordt, moet worden afgestemd op de patiënt. Waar mogelijk wordt geanticipeerd op veranderingen. Cognitieve vermogens en emotionele conditie vormen het uitgangspunt. Soms moeten creatieve benaderingen worden gezocht vanwege de beperkte energie en/of wisselende cognitieve vermogens van de patiënt. De voorkeur gaat uit naar een gecombineerde vorm van mondelinge en schriftelijke informatie aan zowel patiënt als naasten. Het gebruik van het eerdergenoemde 'klachtendagboek' met visuele of numerieke schalen, ruimte voor tekening, verhaal en vragen kan ondersteuning bieden aan de patiënt, naasten en hulpverleners in het onderscheiden van hoofd- en bijzaken. In complexe situaties waarin veel klachten met fluctuerende intensiteit bestaan, is zo'n dagboek een aanbeveling. Een goede rapportage over datgene wat patiënt en naasten al dan niet is verteld en de manier waarop zij hebben gereageerd, is essentieel voor de continuïteit en afstemming van zorg. Voor die rapportage zijn inmiddels verschillende soorten zorgdossiers ontworpen waarover meer te vinden is in hoofdstuk 9.

2.4.8 Lichamelijke verzorging

Communicatie is de bindende factor in de zorg, zowel tussen patiënt, naasten en hulpverlener als tussen hulpverleners onderling. Elke vorm van communicatie bestaat uit een combinatie van verbale en non-verbale signalen. Er zijn aanwijzingen dat verbale signalen veel minder goed beklijven dan de non-verbale (30 versus 70%) (Van den Bout 1996). De non-verbale signalen die de hulpverlener uitzendt, ondersteunen of weerspreken zijn woorden.

Goede afspraken over voorkeuren, mogelijkheden en onmogelijkheden zijn bepalend voor de waarde en kracht van de communicatie. In hoofdstuk 5 wordt dieper op dit onderwerp ingegaan. Hier gaan we nog in op de lichamelijke verzorging als belangrijkste instrument voor communicatie in de laatste periode.

Lichamelijke verzorging behoort ten onrechte tot de 'dagelijkse routineklussen'. Ze verdient tijd, aandacht en zorgvuldigheid. Aandacht voor specifieke wensen, gebruiken, rituelen en concrete afspraken in het zorgplan kan de patiënt enorm steunen in het behoud van de eigen waardigheid. Lichamelijke verzorging van mensen die toenemend afhankelijk zijn, pijn en andere klachten ervaren, hun lichaam niet langer als 'eigen' beschouwen en niet meer vertrouwen, vraagt om zorgvuldigheid en werkelijke aandacht. De patiënt zal zich gestimuleerd moeten weten in de mogelijkheid zijn eigen wensen kenbaar te maken. Tijd en toegewijde aanraking kunnen hiertoe een uitnodiging zijn; het tegenovergestelde, haast en louter functionele aanraking tijdens bijvoorbeeld het wassen of wondverzorging, kan daarentegen als een afwijzing ervaren worden. Het maken van ruimte in tijd en omgeving voor culturele gebruiken en rituelen zal de patiënt en naasten bevestigen in gevoel van waardigheid. Belangrijk daarbij is het om goede afspraken te maken over hetgeen partner, kinderen en eventuele andere naasten daadwerkelijk aan zorg uitvoeren en welke motieven er bestaan om zorg wel, niet of gedeeltelijk uit te voeren.

Voor de niet meer wilsbekwame of terminale patiënt is lichamelijke verzorging veelal de enige communicatie die mogelijk is. De verzorging van de niet meer aanspreekbare patiënt in het bijzijn van een naaste, vraagt om aandacht voor de vaak ongemerkte non-verbale signalen van de hulpverlener. Het geringste spoor van afkeer, tegenzin of haast wordt opgemerkt evenals betrokkenheid, aandacht en rust.

De lichamelijke zorg is primair gericht op de verhoging van comfort maar is ook belangrijk voor de symptoombestrijding. Masserende bewegingen tijdens het wassen en gebruik van prettig geurende zeep of lotions kan plaatselijke pijn of stijfheid verlichten, ontspanning of troost geven. Dat het opdringen ervan leidt tot het tegenovergestelde effect is duidelijk.

Woordkeuze en de wijze van gebruik van persoonlijke bezittingen spelen overigens ook een belangrijke rol.

> Mevrouw De Haes is na een periode van verwardheid (delier) weer helder. Tijdens de dagelijkse verzorging geeft zij aan prijs te stellen op een aantal extra's. Ze geeft de verpleegkundige aan: 'Ik ben het contact met m'n zieke lijf, maar ook met m'n gezonde deel helemaal verloren, ik moet erin terugkomen'. De verpleegkundige geeft – terwijl ze de toilettas van mevrouw De Haes leegt op haar sprei – aan geen tijd meer te hebben, maar op zoek te gaan naar een collega met meer tijd. Mevrouw De Haes hoort de verpleegkundige op de gang tegen een collega zeggen: 'Joh, heb jij een paar minuutjes tijd om wat prutskarweitjes te doen voor dat verwarde mensje? Alle rotzooi die je nodig hebt ligt al voor je klaar'. 'Laat maar, het hoeft niet meer, ik zal zelf wel wat warrig prutsen', zegt mevrouw De Haes als de tweede verpleegkundige bij haar komt. Geen van beide verpleegkundigen komt er later op terug. Mevrouw De Haes was liever verward gebleven, vertelt ze haar buurvrouw later.

De professionele ondersteuning is erop gericht de lichamelijke integriteit zoveel mogelijk in stand te houden. In de palliatieve fase treden vaak veranderingen op in het lichaamsbeeld die voor veel patiënten en hun naasten moeilijk te verwerken zijn. Zo kan toenemende cachexie ertoe leiden dat kleding, gebit en bril niet meer passen. Patiënten en familie vinden dit vaak erg naar, maar treden het soms met een zeker fatalisme tegemoet ('hoort er nu eenmaal bij'). Soms kunnen relatief eenvoudige maatregelen (een goede crème, gebits- of brilaanpassing, nieuwe kleding) een kleine, maar belangrijke verbetering geven. Bovendien zijn er steeds meer schoonheidsspecialisten die zich gespecialiseerd hebben rondom het thema 'goed verzorgd, beter gevoel'. Zij zijn te consulteren bij specifieke problemen en vragen (adressen via Integrale Kankercentra). Ook het optreden van onaangename geuren ten gevolge van fistels, zweren, decubitus of incontinentie kan voor patiënt en naaste een groot probleem vormen en de kwaliteit van het resterende leven zeer negatief beïnvloeden. Een onwelriekende adem kan evenzeer naar zijn voor patiënt en omgeving. Een combinatie van optimale oorzakelijke behandeling (bijvoorbeeld antibiotica en/of antimycotica, adequate mondverzorging en decubitusbehandeling), frisse lucht, geurneutraliserende sprays, etherische oliën en/of geurabsorberend incontinentie- en verbandmateriaal kan tot een bevredigend resultaat leiden. Goede afspraken over de toepassingsfrequentie in relatie tot andere omgevingsfactoren (bijvoorbeeld nooit een geurneutraliserende spray en geen wondverzorging vlak voordat de maaltijd wordt geserveerd) zijn bepalend voor de kans op succes.

Het is van belang om aan deze problemen aandacht te besteden en ze bespreekbaar te maken voor patiënt en familie. Patiënt en naaste(n) willen elkaar niet krenken en zullen een beladen onderwerp ('ik kan haar toch niet zeggen dat ze stinkt, dat het afstotelijk is') niet snel grondig bespreken, terwijl een en ander van enorme invloed kan zijn op gevoelens van intimiteit die vervolgens bepalend zijn voor het gevoel van welbevinden.

Van 'aanvullende zorgvormen' zoals eenvoudige voet-, hand- of hoofdmassage of ontspanningsoefeningen is het effect nooit wetenschappelijk bewezen, maar ze kunnen wel behulpzaam zijn en als prettig ervaren worden. Het aanboren van de eigen inventiviteit en creativiteit is een voorwaarde voor de hulpverlener om binnen de beschikbare tijd, met beschikbare middelen en ruimte datgene aan te reiken wat de patiënt ondersteunt.

2.4.9 Realisatie wensen rondom overlijden

Het is goed om al in de palliatieve fase de realiseerbaarheid van wensen over de plaats en omstandigheden van overlijden in te schatten. Daarvoor is het van belang dat de hulpverlener de patiënt en naasten zo goed mogelijk informeert over de wijze van overlijden en het karakter van de zorg daaromheen. Patiënten geven meestal goed aan tot welke mate van gedetailleerdheid zij zaken willen bespreken. Van belang is dat de hulpverlener (bij voorkeur, wanneer het gaat om multidisciplinaire hulpverlening, de zorgcoördinator) met patiënt en naasten bespreekt wat hun concrete wensen zijn betreffende de gang van zaken en de zorg rondom en na het moment van sterven. Wie moeten erbij aanwezig zijn, aan welke religieuze of niet-religieuze rituelen bestaat behoefte, enzovoort.

Voor wensen met betrekking tot het opbaren en de uitvaart is het zinvol een uitvaartleider te raadplegen; mogelijkheden en onmogelijkheden worden dan snel duidelijk. Op basis daarvan kunnen dan tijdig voorbereidingen worden getroffen. Alle afspraken en eventueel zelfs een concrete taakverdeling met betrekking tot de gewenste gang van zaken worden vastgelegd voor de patiënt en naasten en voor betrokken collega's. De wetenschap dat er ruimte is voor uitvoering van de eigen vertrouwde rituelen en gebruiken geeft de rust die nodig is om te kunnen sterven.

Ook het met naasten bespreekbaar maken waaruit het aanbod van nazorg kan bestaan is in een vroeg stadium van belang. Er kunnen voorlopige afspraken worden gemaakt zodat er geen irreële verwachtingen ontstaan of beloftes worden gedaan die niet kunnen worden nageleefd. Nabestaanden hebben een verhoogde kans op het ontstaan van gezondheidsklachten na het overlijden van de geliefde. Hulpverleners die intensief betrokken zijn geweest bij de zorg voor de overledene kunnen een bijdrage leveren aan de rouwverwerking door het proces samen nog eens helemaal door te spreken, aandacht voor details (bepaalde woorden of reacties van de patiënt, non-verbale uitingen of rustige momenten) wordt vaak erg op prijs gesteld. Troostend is het om een afspraak te maken voor een 'nagesprek' enkele weken na het overlijden.

Tot slot is het ook voor de hulpverlener van belang dat hij zelf de tijd krijgt en neemt om het overlijden van een patiënt te verwerken.

2.4.10 Praktische en financiële ondersteuning

Patiënt en naasten kunnen in de laatste levensfase geconfronteerd worden met belemmeringen in wet- en regelgeving en in het functioneren van instanties, bijvoorbeeld bij de keuze voor medicatie, voor specifieke hulpverleners en de aanschaf van praktische hulpmiddelen. De beperkte tijd die nog rest, staat soms in schril contrast met de tijd die nodig is om in discussie te gaan met bijvoorbeeld gemeentelijke instanties en verzekeraars. Veel hulpverleners kennen de schrijnende voorbeelden van voorzieningen die arriveren wanneer de patiënt al geruime tijd overleden is. Boosheid, frustratie en onnodig verlies van energie kunnen worden voorkomen door vroeg in de palliatieve fase een inventarisatie te maken van mogelijkheden en belemmeringen. Maatschappelijk werkenden kunnen vrijwel altijd ondersteuning bieden door het geven van concrete informatie, directe begeleiding of verwijzing. Het is de taak van de coördinator in de zorg om mogelijke problemen (en tijdverlies) te onderkennen en contact met het maatschappelijk werk tot stand te brengen.

2.4.11 Tevredenheid over de aangeboden zorg

Het zorgconcept palliatieve zorg biedt het kader voor toegewijde, gespecialiseerde zorg die actief, continu en integraal wordt aangeboden. Interdisciplinaire samenwerking over en door muren heen en voortdurende afstemming zijn noodzakelijk. De dagelijkse realiteit is vaak anders. Aan goede wil en inzet geen gebrek, aan tijd en mogelijkheden vaak wel.

Waarop patiënten in de palliatieve fase hun tevredenheid over de aangeboden zorg baseren is nog onvoldoende onderzocht. Determinanten zijn gedeeltelijk afhankelijk van de locatie waar de patiënt zorg ontvangt (Bosanquet 1999); te noemen zijn: de wijze van informeren en communiceren, de frequentie van het contact, beschikbaarheid van de centrale hulpverlener(s), symptoombestrijding, privacy en coördinatie van de zorg. De omvang en kwaliteit van de feitelijk aangeboden zorg lijken in beschikbare casuïstiek ondergeschikt aan de kwaliteit van persoonlijke relaties met hulpverleners. Desondanks verdient de mate van tevredenheid aandacht van hulpverleners omdat de reflectie van patiënt en naasten bij kan dragen aan de verbetering en ontwikkeling van de zorg en het zorgconcept. De enkelvoudige vraag 'hoe gaat het met u vandaag?' geeft de patiënt en naasten de mogelijkheid (on)tevredenheid te uiten zonder directe componenten te benoemen. De attente luisteraar is vervolgens in staat tot het stellen van verduidelijkingsvragen aangaande mogelijk tekortschietende zorg.

2.5 ZORGVERLENERS IN DE PALLIATIEVE ZORG

Patiënten overlijden op allerlei verschillende locaties, hetgeen impliceert dat veel hulpverleners geconfronteerd worden met palliatieve (terminale) zorg. Bij de palliatieve zorg zijn dan ook vaak veel hulpverleners betrokken. De aard en het aantal hulpverleners dat betrokken is, wordt bepaald door enerzijds de problemen, vragen en behoeften van de patiënt en naasten en anderzijds de beschikbaarheid en bereikbaarheid van hulpverleners.

Bij aanvang van de palliatieve fase hebben patiënten veelal alleen een of meer medische problemen, mogelijk bestaat er een probleem met de acceptatie. Complexe zorg is niet nodig; regelmatig contact met de (huis)arts volstaat meestal. Bij patiënten met medische problemen en zorgtekorten op het gebied van coping en lichamelijke verzorging is een meer intensieve vorm van zorg nodig, die echter doorgaans nog thuis kan worden gegeven. In de terminale fase kan het bij deze drie tekorten blijven en kan de zorg thuis onder de regie van de huisarts of de wijkverpleegkundige goed mogelijk blijven. Wanneer echter dan ook de mantelzorg tekortschiet, is intensieve (opnamevervangende) thuiszorg nodig of moet de patiënt worden opgenomen in een zorginstelling.

2.5.1 Kerndisciplines

De medische en verpleegkundige discipline en de mantelzorg vormen de kerndriehoek van het palliatieve zorgsysteem. Thuis nemen directe naasten, de huisarts en wijkverpleegkundige de belangrijkste plaats in. Gezinsverzorgenden en vrijwilligers zijn bij intensieve zorg thuis ondersteunend. De betrokkenheid en inzet van medisch specialisten, instellingsverzorgenden en -verpleegkundigen, maatschappelijk werkenden, pastores en paramedici zijn afhankelijk van specifieke problematiek, van de vragen en mogelijkheden van de kerndisciplines en het ontstaan van acute situaties.

2.5.2 Informele zorg

Met informele zorg wordt zorg aangeduid die wordt geboden door directe naasten van de zieke (mantelzorg) en door vrijwilligers.

Mantelzorg

Een belangrijk verschil tussen ziekenhuis- en verpleeghuiszorg enerzijds en thuiszorg anderzijds is het grote beroep dat thuis gedaan wordt op de mantelzorg. Etymologisch is palliatieve zorg niets anders dan mantelzorg. Hulpverleners in de thuiszorg hebben daardoor vooral in deze fase veel te maken met familieleden, vrienden en soms buren die deel uitmaken van de organisatie van de zorg, en die soms tot semi-professionele hulpverleners worden. De aanwezigheid van niet-professionele steun vanuit familie en vrienden is vaak bepalend voor de vraag of een patiënt thuis kan blijven of niet. Ook wanneer de patiënt niet meer thuis verblijft, is de steun van niet-professionele hulpverleners vaak onontbeerlijk. Voor de 'mantelzorgers' zelf kan een periode van intensieve zorg bij een stervend familielid naast emotionele ook belangrijke sociale gevolgen hebben. Ondanks het recht op zorgverlof zijn niet alle werkgevers bereid of in staat hiervoor verlof te verlenen. Ook de sociale relaties kunnen lijden onder een periode van voortdurende beschikbaarheid voor een familielid. Artsen en andere hulpverleners moeten alert zijn op symptomen van overbelasting bij een partner of bij kinderen, en dan moet snel tijdelijke extra zorg te regelen zijn, hetzij in de vorm van een respijtopname in een verzorgings-, verpleeghuis of hospice, hetzij in de vorm van extra professionele hulp thuis.

Zoals al eerder gezegd, kan een familiebespreking onder leiding van een onafhankelijke derde (zoals de huisarts of wijkverpleegkundige) een goede manier zijn om de informele hulpverlening op elkaar af te stemmen, om te zorgen dat familieleden niet overbelast raken en dat ook aan hun behoeften tegemoet kan worden gekomen. Misverstanden en niet-uitgesproken veronderstellingen ('x heeft het vast te druk om geregeld voor vader te zorgen') kunnen tijdens zo'n bespreking worden opgehelderd. Dit kan voor familieleden en hulpverlener een opluchtende, maar ook bedreigende ervaring zijn: er kunnen belangrijke, tot dan toe soms niet bekende conflicten tussen familieleden of tussen kinderen en patiënt naar boven komen, er kan verschil van mening bestaan tussen patiënt en familie over beslissingen rond het sterven. Een familiebespreking kan ertoe leiden dat zulke problemen worden opgelost of in ieder geval geen belemmering meer zijn voor goede zorg, maar dat lukt niet altijd. Ook kan er verschil van mening tussen de hulpverlener en patiënt en familie ontstaan, bijvoorbeeld rond verzoeken om euthanasie.

De heer en mevrouw Veenstra, beiden 74 jaar, wonen al enkele jaren in een verzorgingshuis als bij de heer Veenstra een pancreascarcinoom wordt vastgesteld. De eerste maand na de diagnose blijft het heel redelijk gaan, maar dan gaat zijn conditie achteruit. Mevrouw Veenstra lijdt aan een tamelijk ernstige reumatoïde artritis en kan weinig voor hem doen. Behalve op de thuiszorg en de hulp in het verzorgingshuis moet steeds vaker een beroep worden gedaan op de alleenstaande en op dat moment werkloze dochter Riekje, die in hetzelfde dorp woont. De drie andere kinderen wonen op meer dan een uur rijden. De dochter heeft al diverse malen bij de huisarts geklaagd dat alle hulp van haar moest komen, dat ze zich overbelast begint te voelen maar dat niet tegen haar ouders wil zeggen. De wijkverpleegkundige stelt een familiegesprek voor waarbij zijzelf, de huisarts, het echtpaar Veenstra, en drie van de vier kinderen aanwezig zijn. Nadat de huisarts uitleg heeft gegeven over de prognose en de te verwachten problemen, komt het gesprek op de overbelasting van Riekje. De aanwezige broer en zus zijn hiervan niet op de hoogte. Riekje heeft hen nooit ingelicht, omdat zij dacht dat ze partij hadden gekozen in een al jaren sluimerend conflict tussen haar en de afwezige broer; daarnaast hebben de ouders veel moeite met het vragen van hulp van de kinderen 'die het toch al zo druk hebben.' Het gesprek duurt ongeveer 45 minuten en zorgt volgens de aanwezigen voor een verbeterd onderling begrip, en ook voor meer inzicht in de werkelijke situatie van de heer Veenstra. Er worden afspraken gemaakt over de inzet van meer professionele zorg ter ontlasting van Riekje, en in het weekend en 's avonds zullen ook de twee andere kinderen vaker inspringen. Het conflict met de afwezige broer wordt als een fait accompli beschouwd.

Vrijwilligers

Kenmerkend voor de palliatieve zorg zoals die is ontwikkeld in de Angelsaksische landen is de grote betrokkenheid van vrijwilligers in de zorg. Het grootste deel van de hospices in Engeland en Frankrijk draait naast een handjevol professionals dankzij en door de meestal zeer deskundige en goed opgeleide vrijwilligers. In Nederland zijn vrijwilligers voor zorgondersteuning in de palliatieve en terminale fase soms georganiseerd in speciale 'buddy-projecten', via het Rode Kruis of speciaal voor de terminale fase in Stichtingen Vrijwilligers Terminale Thuiszorg. Ongeveer 80% van de vrijwilligers is georganiseerd in de landelijke Stichting Vrijwilligers Terminale Zorg (VTZ) die sinds het begin van de jaren tachtig bestaat. De VTZ is een door professionals bemande organisatie die ondersteuning (in de vorm van leermiddelen, cursussen en consultatie) biedt aan plaatselijke vrijwilligersprojecten op het terrein van terminale zorg.

Vrijwilligers kunnen worden ingezet om de zorgende familieleden tijdelijk te ontlasten, zodat die enige tijd per dag het huis kunnen verlaten. Ook kunnen zij helpen bij het uitvoeren van lichte huishoudelijke werkzaamheden zoals strijken; voor de echte huishoudelijke taken kan geen beroep worden gedaan op vrijwilligers van de VTZ. Deze vrijwilligers zijn speciaal getraind voor mantelzorgvervangende taken zoals het verschonen van een bed, het vinden van een comfortabele houding en het bieden van een luisterend oor. De praktijk leert dat vrijwilligers vooral worden ingezet voor het 'waken' gedurende nachtelijke uren. Vrijwilligers kunnen op die manier de sluitende schakel vormen die het mogelijk maakt zorg voor de stervende thuis te realiseren. Tegenwoordig kan bijna in iedere stad of gemeente een beroep worden gedaan op diverse groepen van vrijwilligers.

Omdat vrijwilligers soms geruime tijd met de patiënt doorbrengen, is het van belang dat zij van alle voor hen relevante afspraken rond de patiënt op de hoogte zijn. Dat wil zeggen dat zij op de hoogte zijn van de (mogelijk acute) problemen die zich kunnen voordoen en van de bereikbaarheid van de verschillende professionals in probleemsituaties.

De inzet van vrijwilligers in de zorg voor ernstig zieken thuis is al jaren een algemeen gerespecteerd en geaccepteerd fenomeen. De laatste jaren krijgt de vrijwillige zorgverlening, ofwel vervangende mantelzorg, steeds meer aandacht vanwege de semi-professionele taken die soms door hen worden uitgevoerd.

Buddy's, letterlijk maatjes, zijn (vaak relatief jonge) vrijwilligers die specifiek worden ingezet voor de zorg voor mensen met aids die geen partner of directe verzorger hebben. Recentelijk wordt buddyzorg ook ingezet voor de emotionele en spirituele ondersteuning van mensen met andere terminale ziekten. De buddy gaat veelal een overeenkomst aan met de patiënt om hem gedurende de resterende laatste levensfase door middel van lichamelijke zorg, functionele en emotionele ondersteuning terzijde te staan. Mensen kunnen reeds vroeg in de palliatieve fase op zoek gaan naar een buddy in hun persoonlijk netwerk of een beroep doen op organisaties die zich hiermee bezighouden. Deze zorg is vooral in de grote steden goed ontwikkeld. Informatie over mogelijkheden van deze zorg kan worden verkregen bij de grotere gemeenten of GG&GD's.

Op de 'vrijwilligers terminale zorg' kan pas in de terminale fase een beroep worden gedaan. Meestal verloopt dit via de huisarts en thuiszorgorganisatie. De intake voor het maken van een juiste inschatting van de zorg en de daarbij passende inzet van vrijwilligers wordt, afhankelijk van de plaats in het land, gedaan door de intaker van de thuiszorgorganisatie of door de coördinator van de plaatselijke vrijwilligersorganisatie. Integratie met de professionele zorg is verzekerd. Verwacht wordt een groeiende vraag naar terminale thuiszorg van ongeveer 5% per jaar.

Gepaard met deze groei groeit ook de behoefte aan toetsing van vrijwilligershulp. Voor de vrijwilligers, die in leeftijd variëren tussen de 20 (studenten) en 80 jaar (de grootste groep heeft een leeftijd tussen 45–65 jaar), bestaat een selectieprocedure waarbij aandacht wordt besteed aan motivatie, eventueel eigen verlieservaringen en de mate waarin dit verlies is verwerkt. Kandidaten zijn verplicht een cursus (inclusief praktische training) te volgen waarin theorie en praktijk van de palliatieve zorg, maar ook tiltechnieken, mondverzorging en gespreksvaardigheden worden geleerd. De cursussen kennen weliswaar een regionale en plaatselijke variatie, maar zijn allemaal vanuit dezelfde bouwstenen samengesteld.

Wanneer vrijwilligers zijn betrokken in het zorgproces is het van belang dat de zorgcoördinator de vrijwilligers ook hoort en betrekt in bijstellingen van het zorgplan. Miscommunicatie tussen professionals en vrijwilligers komt regelmatig voor, hetgeen de patiënt en naasten uiteraard dupeert. Het kennen en onderkennen van verantwoordelijkheden door de verschillende betrokkenen in de zorg verdient veel aandacht.

2.5.3 Medische zorg

Een belangrijk element van de palliatieve en terminale zorg voor de arts is dat de afwegingen tussen de te verwachten voordelen van een behandeling en de nadelen anders zijn dan in de curatieve zorg. In de curatieve zorg is het te verwachten voordeel altijd verlenging van het leven. Tegen dat voordeel worden nadelen, kosten en risico's afgewogen. In de palliatieve zorg is verlenging van het leven per definitie geen doel en is het zelfs een van de mogelijke nadelige uitkomsten. Het enige wat telt is de verbetering van de kwaliteit van het leven en het sterven; beide zijn moeilijker in maat en getal uit te drukken dan de te verwachten levensverlenging in de curatieve zorg. Dat maakt afwegingen in de palliatieve zorg moeilijker en intuïtiever dan in de curatieve zorg. De arts kan minder dan in de curatieve zorg varen op professionele standaarden, ten eerste omdat die op veel terreinen nog in ontwikkeling zijn, en ten tweede vanwege het allesoverheersende belang van de wensen van patiënt en naasten.

Naarmate de ziekte in een verdergevorderd stadium verkeert, komt de balans ook anders te liggen. In de palliatieve fase zal de afweging wanneer de patiënt nog actief is, sneller doorslaan in de richting van diagnostiek en behandeling. Daarbij spelen in die fase hinderlijke bijwerkingen zoals versuffing een belangrijker rol dan in de terminale fase: voor een patiënt met een onbehandelbaar longcarcinoom met pijnlijke wervelmetastasen die nog een goede eetlust heeft en wiens sociale leven nog niet ernstig belemmerd is, is palliatieve bestraling vaak een zeer goede optie, vooral omdat de gevreesde sufheid ten gevolge van analgetica kan uitblijven.

Voor deze patiënt kan in de terminale fase nog steeds gelden dat palliatieve bestraling een goede optie is, maar alleen wanneer het vervoer naar en van het ziekenhuis snel en comfortabel is, de wachttijden kort en bij de behandeling van de patiënt rekening gehouden wordt met het feit dat deze terminaal is. De vrees voor versuffing is minder groot; alhoewel dat soms door patiënt en familie zelfs gewenst wordt. Dus het kan evengoed zijn dat de patiënt of zijn familie, ook wanneer zij weten dat aan bovenstaande voorwaarden voldaan wordt, besluiten dat de gang naar het ziekenhuis niet meer gemaakt gaat worden. Het is van groot belang dat deze keuze op goede gronden gemaakt wordt en dat de (huis)arts niet nalaat om familie en patiënt goed te informeren over hoe het werkelijk gaat wanneer de patiënt in de terminale fase nog naar het ziekenhuis zou moeten.

2.5.4 Verpleegkundige zorg

Vanaf 1999 bestaat er een nieuwe kwalificatiestructuur van deskundigheid voor verplegenden en verzorgenden. In de somatische gezondheidszorg wordt bekwaamheidsniveau 1 tot en met 5 onderscheiden. Niveau 1, 2 en 3 includeert de VIG-ers: Verzorgenden Individuele Gezondheidszorg. Niveau 4 (mbo) en 5 (hbo) heeft betrekking op verpleegkundigen, waarbij de verpleegkundige van niveau 5 de meest complexe beroepsvaardigheden en verantwoordelijkheid bezit. Om verwarring te voorkomen worden in dit boek nog de 'vertrouwde' begrippen verzorgenden en verpleegkundigen zonder niveau-aanduiding gehanteerd.

Van alle professionele hulpverleners die betrokken zijn bij het zorgproces zijn het vaak de verzorgenden en verpleegkundigen die het meest frequent contact hebben met de patiënt. Door de lichamelijke zorg ontstaat er een zeker mate van intimiteit die soms ook leidt tot heel intensieve relaties. Vooropstaat bijna altijd de 'laagdrempeligheid' die de verplegenden voor de patiënt hebben. Verplegenden die het vertrouwen van patiënt en naasten genieten, zijn vaak hun vraagbaak bij uitstek voor allerlei zaken waarmee men in die laatste levensfase wordt geconfronteerd. Daarin schuilt een aantal gevaren voor de verplegenden: het op meerdere manieren overschrijden van de eigen grenzen. Grenzen die betrekking hebben op de mate van betrokkenheid: sympathie (persoonlijke betrokkenheid) wordt dan verward met empathie (betrokkenheid met behoud van professionele distantie). Maar vooral grenzen die betrekking hebben op de professionele deskundigheid, bijvoorbeeld waar het de inschatting van klachten of symptomen, medicatievoorschriften of psychosociale begeleiding betreft.

De zorg voor de patiënt in de palliatieve fase onderscheidt zich voor de verplegenden en verzorgenden van de zorg voor andere patiënten vanwege de steeds verder toenemende afhankelijkheid. Wanneer de wijkverpleegkundige bij de palliatieve zorg voor een patiënt thuis betrokken wordt, betekent dat vrijwel altijd dat er sprake is van een situatie waarin de patiënt toenemend afhankelijk is van de (lichamelijke) zorg van anderen. Een complex van problemen bepaalt de relatie tussen de patiënt, naasten en wijkverpleegkundige. De mate waarin patiënt en naasten steeds afhankelijker worden, wordt zichtbaar in de persoon van de wijkverpleegkundige. Naarmate zij vaker komt, neemt de afhankelijkheid toe. De wijkverpleegkundige wordt voor sommige patiënten, om het sterk uit te drukken, de verpersoonlijking van de achteruitgang.

De verpleegkundige in een ziekenhuis ontmoet eenzelfde toenemende afhankelijkheid bij patiënten in de palliatieve fase. Voor patiënten die behandeld worden met palliatieve chemotherapie verworden bijwerkingen die in de curatieve fase acceptabel waren ineens tot bijna onoverkomelijke problemen, hetgeen vaak het sterkst in de avond- en nachturen tot uitdrukking komt. In geval van sterk progressieve ziekte wordt de verpleegkundige in de klinische situatie geconfronteerd met een patiënt die ten behoeve van noodzakelijke (vaak farmacologische en technische) interventies opgenomen moet worden. De effectiviteit van de nieuw ingezette interventies is niet altijd voorspelbaar, soms gewoon nattevingerwerk. De verpleegkundige moet de patiënt informeren, motiveren en instrueren over interventies of maatregelen waarvan niemand weet wat het zal opleveren, terwijl er tegelijkertijd zoveel andere dingen gebeuren. Opnameperiodes dienen zo kort mogelijk te blijven, de patiënt wordt geconfronteerd met een afhankelijkheid van nieuwe medicijnen of technologie die er eerder nog niet was, maar waar hij zich wel razendsnel in moet verdiepen en aan moet passen; hij moet er immers mee naar huis.

De verplegenden en verzorgenden in een verpleeghuis of hospice ontmoeten de patiënt vrijwel altijd pas wanneer hij grotendeels afhankelijk is van de verpleegkundige zorg die in de instelling geboden wordt.

Verplegenden en verzorgenden zijn eerder geneigd gesprekken rondom het levenseinde te beginnen vanwege de dagelijkse confrontatie met het lijden van de patiënt en naasten. De palliatieve zorg is voor veel verplegenden en verzorgenden een gebied bij uitstek om zich verder in te ontwikkelen. Met name de mogelijkheid voor de vele niet-farmacologische interventies in de verlichting van klachten biedt de verpleegkundige een mogelijkheid om het eigen domein verder te ontwikkelen. Complementaire ofwel aanvullende vormen van zorg (zoals ontspanningsmassage, muziek- of kunstzinnige therapie) vinden met name in de palliatieve zorg hun toepassing.

Op grond van onderzoek onder familieleden van overleden patiënten worden zes dimensies van verpleegkundige zorg onderscheiden (Bosanquet 1999):

- signalering van (potentiële) problemen;
- het leggen van relaties tussen patiënt, naasten en hulpverleners;
- bekrachtiging van de eigen vermogens van de patiënt;
- vervangende zorg;
- ondersteuning bij zingeving;
- ondersteuning bij behoud van integriteit.

Veel kennis, vaardigheden en ervaring zijn nodig om aan dergelijke eisen te voldoen. Het is van belang dat de professionaliteit van de verplegenden zichtbaar wordt in de combinatie van toegewijde zorg en aandacht en een systematische, methodische werkwijze enerzijds en kennis van zaken, een analytisch en coördinerend vermogen anderzijds. In de palliatieve zorg is ruimte voor verschillende niveaus van verpleegkundige zorgverlening door generiek opgeleide en gespecialiseerde verpleegkundigen. Ook zijn er mogelijkheden voor advanced nursing practice (de verpleegkundig specialist).

2.5.5 Paramedische zorg

De verzamelnaam 'paramedici' staat voor een grote heterogene groep van professionals die veelal aanvullend betrokken zijn op reeds ingezette zorg en behandeling door medici. In de palliatieve fase bijvoorbeeld maatschappelijk werkenden, psychologen, geestelijk verzorgers, fysio- en ergotherapeuten en diëtisten. De specifieke therapeutische of ondersteunende mogelijkheden worden vaak beperkt door de situatie waarin men de patiënt weer of voor de eerste keer ontmoet. De mogelijkheden die paramedici hebben, zullen sterk bepaald worden door omgevingsfactoren; betrokkenheid thuis of in een instelling leidt tot uiteenlopende mogelijkheden van ondersteuning. In de beslotenheid thuis is een intensiever contact denkbaar, bovendien bestaat de mogelijkheid de naasten heel direct te betrekken. In een ziekenhuis of verpleeghuis is het gebrek aan privacy en tijd soms belemmerend voor de inzet en continuering van goede therapie, begeleiding of ondersteuning. Daarentegen is gebruik van speciale materialen (bijvoorbeeld een vlinderbad) thuis niet of moeilijker haalbaar. Dieetmaatregelen worden in een instelling zonder moeite uitgevoerd terwijl daartoe thuis extra inspanningen moeten worden geleverd door de toch al belaste mantelzorger(s). Voor de inzet van sommige paramedici thuis is toestemming van de verzekeraar nodig (die vaker lang op zich laat wachten), terwijl in een instelling vrijwel alle beschikbare paramedische zorg is inbegrepen in het totale zorgpakket.

> Kees van 25 jaar heeft een sterk progressief melanoom. Hij heeft een 'negen-maanden-buik' van de enorme tumormassa, waardoor een vena-cava-inferiorsyndroom met veel stuwing in het onderlichaam. Door de stuwing in het scrotum kan hij nauwelijks meer zitten. Door de dikke buik en dikke voeten heeft hij balansproblemen. Hij is cachectisch maar heeft wel trek, hij is benauwd, kan slecht ophoesten en raakt daardoor regelmatig in paniek. Hij heeft allerlei verschillende soorten pijn. Zijn wens is dat in behandeling en begeleiding 'het onderste uit de kan wordt gehaald'. Op de dagbehandeling in het ziekenhuis waar hij komt voor een bloedtransfusie vindt een gesprek plaats met het palliatieteam. Zij adviseren een gesprek met de diëtist om te bekijken welke voedingsupplementen mogelijk zijn. Geadviseerd wordt een gesprek met de ergotherapeut voor hulpmiddelen in huis: een leesstandaard, een aangepaste stoel en andere ergonomische handigheden die Kees kunnen helpen de dingen te blijven doen die hij graag doet. Verder worden fysiotherapie geadviseerd voor ontspanningsmassage, behandeling van de pijnlijke oedemen in het onderlichaam, oefeningen om beter te leren ophoesten en wat met de ademhaling te doen bij paniekaanvallen. Een psycholoog wordt aangeraden om Kees en zijn ouders te begeleiden bij het omgaan met de toenemende verliezen. Allen worden ingeschakeld. Na een eerste ontmoeting tussen Kees en diverse paramedici is hij onverwacht snel overleden. De betreffende paramedici hebben 'alles uit de kast gehaald' zonder concreet wat te hebben kunnen doen. Deze situatie kwam hen niet onbekend voor bij patiënten in de palliatieve fase.

Voor paramedici onderscheidt de palliatieve fase zich vooral door de vaak kortdurende contacten waarin veel druk bestaat om snel heel veel te doen (soms het onmogelijke) in tegenstelling tot de zorg voor andere groepen patiënten waarin zij vaak langdurig betrokken zijn. Kortdurende contacten nopen tot het nemen van snelle en juiste beslissingen hetgeen een extra druk oplevert en niet altijd een bevredigend resultaat en gevoel. Het is daarom voor paramedici van belang goed geïnformeerd te worden over het verloop van de situatie van de patiënt om de betrokkenheid te behouden.

Paramedici kunnen een belangrijke rol spelen door medici, verplegenden feedback en reflectie te geven. Zij zijn – ieder vanuit zijn eigen domein – vaak in staat op verfrissende wijze een vastgelopen situatie open te breken.

2.5.6 Samenwerking

De rol van de betrokken artsen verandert gedurende het ziekteproces. In de curatieve fase speelt de huisarts een rol op de achtergrond en is de specialist in het algemeen de behandelend arts. De rol van de huisarts kan in die fase wel zeer belangrijk zijn voor het ondersteunen van familie en patiënt. Veel huisartsen houden in de curatieve fase uit zichzelf contact met de patiënt of spreken af wanneer deze contact zoekt. Goede en tijdige informatie van de specialist is in deze fase voor de huisarts cruciaal om de vertrouwensrelatie met de patiënt en naasten in stand te houden.

In de palliatieve fase is de rol van de huisarts vrijwel altijd groter dan in de curatieve en neemt die van de specialist navenant af. Pijn- en symptoombestrijding worden doorgaans door de huisarts ingesteld en geëvalueerd, waarbij de specialist zo nodig een consultatieve functie heeft in geval van bijvoorbeeld specifieke technieken zoals radiotherapie of spinale pijnbestrijding. Ook bij de psychosociale begeleiding speelt de huisarts in deze fase meestal een centrale rol. Vaak is er in het begin van de palliatieve fase nog geen wijkverpleging betrokken bij de patiënt, zodat de huisarts dan de enige hulpverlener is. Wel komt het vaker voor dat patiënt en familie nog contact onderhouden met gespecialiseerde verpleegkundigen of maatschappelijk werkenden in het ziekenhuis ter afronding van een periode van intensieve behandeling. De ziekenhuisverpleegkundigen nemen voor de patiënt en naasten vaak de positie in van een laagdrempelige informatiebron. Voor deze verpleegkundigen verandert hun rol van direct ondersteunend in en bij de klinische en poliklinische medische behandeling naar die van 'brugfunctionaris'. Het doel is patiënt en naasten te helpen de band met het veelal technische team uit het ziekenhuis te ruilen voor een hernieuwde band met hulpverleners in de thuissituatie. Het is belangrijk voor verpleegkundigen zich bewust te zijn van de noodzaak tot loslaten. Met name in de relatie met jonge patiënten komt het vaker voor dat er op initiatief van het ziekenhuisteam enige vorm van contact blijft bestaan om de eigen machteloosheid hanteerbaar te maken. Er is nog weinig onderzoek bekend naar het effect dat dit contact heeft op de patiënt en naasten.

Wanneer de patiënt meer symptomen en problemen krijgt, worden in de thuissituatie doorgaans thuiszorg en wijkverpleging ingeschakeld. Doordat zij dagelijks bij de patiënt komen, kan de rol van de huisarts in deze fase soms wat minder belangrijk worden, vooral wanneer er op medisch gebied niet veel verandert en het accent op de verzorging ligt. Dat verandert weer wanneer de terminale fase begint. Meestal neemt dan het aantal medische problemen toe en is frequent bezoek van de arts noodzakelijk, soms meerdere keren per dag. In de allerlaatste periode hebben zowel arts als verpleegkundige een belangrijke taak bij het bestrijden en verlichten van verschijnselen en symptomen. In deze periode zijn dan vaak velen betrokken. Directe naasten worden omringd door professionele hulpverleners van alle 'soorten en maten'. De ervaring leert dat mensen wel met zes of meer hulpverleners (huisarts, gezinsverzorgende, wijkverpleegkundige dag en avond, fysiotherapeut, vrijwilligers) per 24 uur geconfronteerd kunnen worden. De vraag rijst dan in hoeverre dit past bij belevings-gerichte zorg en in welke mate er door de betrokken hulpverleners rekening wordt ge-houden met de uitgangspunten (zorgconcept) van palliatieve zorg.

Palliatieve zorg is bij uitstek een gebied waarin hulpverleners hun plek in de zorg soms bevechten, louter om erin te participeren. Zorg voor de ernstig zieke en sterven-de patiënt vraagt een soort nobelheid in zich, waar veel hulpverleners (professioneel of niet) zich graag in willen herkennen. Het is van belang elkaar in alle oprechtheid over dit fenomeen (ofwel de noodzaak van de betrokkenheid van iedere hulpverlener) te bevragen. Het durven nemen van beslissingen over 'inkrimping' van het betrokken team in de individuele situatie moet dan een volgende stap zijn.

In crisissituaties, die in de terminale fase frequent voorkomen, speelt de arts meestal een centrale rol. Doorgaans worden ook medische beslissingen rond het le-venseinde door patiënt, familie en arts genomen, al speelt de verpleegkundige een rol bij het signaleren van wensen van de patiënt. Zij is dan een soort 'tolk' en wordt daar-om meestal in de besluitvorming betrokken. Ook een geestelijk verzorger speelt va-ker een rol in deze situaties. Het komt echter regelmatig voor dat de geestelijk verzor-ger niet expliciet deel uitmaakt van het betrokken team en dat contacten geïsoleerd van elkaar plaatsvinden hetgeen niet altijd leidt tot wenselijke situaties. Het is de taak van de coördinator in de thuiszorg (verpleegkundige of huisarts) hier alert op te zijn.

Samenvattend: samenwerking in de palliatieve fase is interdisciplinair en transmu-raal van aard. Interdisciplinaire verstandhoudingen worden bepaald door de beheer-sing van het zorgproces. Rol, taken, verantwoordelijkheden en bevoegdheden resulte-ren in een werkwijze per discipline die inzichtelijk is voor elke andere discipline. Aje-mian (1993) benoemt de kenmerken van interdisciplinaire samenwerking als volgt:
1   De identiteit van het behandelend team als team is groter dan die van de individu-ele professionals in het team.
2   De teamleden gaan altijd met elkaar in gesprek over vergaarde informatie en de waarde daarvan voor het team.
3   Het team formuleert gezamenlijk doelstellingen van zorg.
4   De coördinatie van zorg rondom een patiënt berust bij de meest aangewezen pro-fessional.
5   De interactie in het team is essentieel voor de kwaliteit van de zorg.

Samenwerking in de palliatieve zorg vraagt om concrete en heldere afspraken die al-leen totstandkomen wanneer dezelfde uitgangspunten worden gehanteerd en een voor allen herkenbare taal wordt gesproken. Het in de vorige paragraaf beschreven zorgconcept kan een gids zijn voor goede samenwerking.

2.5.7 Attitude en deskundigheid

Attitude betekent voor velen iets ongrijpbaars, een moeilijk te definiëren houding tegenover de patiënt en zijn familie. Het is iets zeer persoonlijks waarover de hulpverleners niet graag met anderen praten. De professionele attitude hoort bij het karakter van de hulpverlener, de ontwikkeling hiervan gebeurt bij aanvang van de opleiding. Gebeurtenissen vroeg in het professionele leven kunnen een belangrijke invloed hebben op de toekomstige attitude. Omgekeerd, bepaalde karaktertrekken hebben een belangrijke invloed op de keuze voor een specialistisch deelgebied. Er zijn een aantal 'mijlpalen' te noemen die van invloed zijn op de ontwikkeling van de attitude in de zorg voor patiënten in de palliatieve fase:

- het sterven van een geliefde in de eigen directe omgeving;
- de eerste 'vastgelopen' terminale zorg;
- het eerste 'geval' van euthanasie;
- normen, waarden, gebruiken en rituelen vanuit de eigen opvoeding en levensbeschouwing;
- voorbeeldgedrag van oudere collega's.

In het algemeen is er in de twintigste eeuw in de geneeskunde een attitude van vechters geschapen. Dankzij de stormachtige ontwikkeling in de wetenschap kwam er veel techniek en deskundigheid in de gezondheidszorg. Artsen werden tijdens hun studie erop voorbereid een oneerlijke en ongelijke strijd te leveren met de ziektes. Alles stond in de geest van het niet aanvaarden van sterven en dood. De 'niet-aanvaarden-attitude' is een hoeksteen van veel beslissingen in de overwegend curatieve zorg. Binnen deze attitude is er weinig plaats voor de 'slachtoffers', die ondanks of soms dankzij de curatieve behandeling fysiek in leven zijn, maar niet in staat zijn om aan dat leven deel te nemen, of anders gezegd bij wie de kwaliteit van leven veel te wensen overlaat. Artsen is geleerd vooruit te kijken, niet te lang stil te blijven staan bij deze 'gevallen', zelfbescherming is hiervoor een van de motieven.

Toch halen de demografische ontwikkelingen deze attitude in. Absoluut en relatief komen er steeds meer oudere mensen. Men leeft langer, men krijgt steeds minder kans om aan 'eenvoudigere' acute ziektes zoals infecties of cardio-vasculaire problemen te overlijden. Men krijgt ook meer kans om chronische ziektes te ontwikkelen (zoals kanker) die vaak gepaard gaan met veel pijn en lijden in de terminale fase.

Niet de eigen normen, waarden, gebruiken en gewoonten van de hulpverlener staan centraal, maar die van de patiënt en naasten. Het belang van autonomie van en respect voor de patiënt heeft gevolgen voor de houding die de hulpverlener aanneemt in het zorgproces. Dat wil zeggen dat zij of hij, rekening houdend met persoonlijke wensen en verlangens, de patiënt en de naasten het gevoel geeft hen te accepteren met al hun eigenaardigheden. Samen met de patiënt zal de hulpverlener bekijken hoe het best rekening gehouden kan worden met diens ervaringen, gebruiken, normen en waarden. Afspraken hierover worden bij voorkeur vastgelegd in een zorgplan of persoonlijk dossier. De zorgverlener ondersteunt hierbij de patiënt door een situatie te helpen creëren waarin ruimte is voor een voor haar of hem zinvolle invulling van het resterende leven. Dit betekent bijvoorbeeld dat de patiënt de gelegenheid krijgt tot het zoveel mogelijk bepalen van een bij zijn veranderende situatie passend dagritme. Voor de autonomie van de patiënt is de ondersteuning van het zelfrespect erg belangrijk.

> Een oudere dame met rectovaginale fistels vanuit een cervixcarcinoom zei eens: 'Doordat ik weet dat hulpverleners in het ziekenhuis in het weekend meer tijd kunnen nemen voor uiterlijke verzorging durf ik ze te vragen make-up op te doen en mijn hoofd te masseren. Ik vergeet de fixatie op mijn onderbuik en de angst die ik heb voor het openspringen ervan. Het effect is voor mij weldadig: ik krijg aandacht, wanneer ik in de spiegel kijk herken ik mijn oude zelf weer, zonder dat ik mijn huidige zelf meteen ruik. Van die afschuwelijke geur walgen ze zelf ook, ik zie het aan ze, ze kunnen er niks aan doen. Maar door de tijd die ze aan me besteden geven ze me het gevoel dat ik nog de moeite waard gevonden word.'

Als nadat alle kansen benut zijn en na een langere of kortere periode van remissie een recidief optreedt, is er veel kans op teleurstelling en wanhoop. Niet alleen bij de patiënten en hun familieleden maar ook bij de hulpverleners, artsen en verpleegkundigen. Tegen beter weten in houden sommigen zich in een dergelijke situatie vast aan de attitude van het 'niet aanvaarden'. Men gaat door met behandelingen die gericht zijn op stabilisatie van de ziekte. Er zijn patiënten die baat hebben bij een dergelijke benadering, in de medische literatuur verwerven zij een prominente plaats. Toch is er een grote groep patiënten in de terminale fase die een ander lot te wachten staat. Deze groep vereist een andere benadering en attitude, die van aanvaarding van datgene wat onvermijdelijk en natuurlijk is. Die aanvaarding kleurt alle beslissingen in de palliatieve zorg. Om sterven en dood te kunnen aanvaarden moet men van het voetstuk afstappen en de onmacht om te genezen aanvaarden en de uitdaging om de kwaliteit van leven en sterven te verbeteren aangaan.

Op dit moment bestaat er nog geen specifieke opleiding voor hulpverlening in de palliatieve zorg. De eisen die gesteld worden aan de deskundigheid van hulpverleners zijn in de Nederlandse situatie derhalve nog onvoldoende geëxpliciteerd. Aangezien de basis van de 'palliative approach' wordt gevormd door aandachtspunten die voortvloeien uit de uitwerking van de definitie, gelden in ieder geval ten aanzien van kennis en kunde de volgende algemene uitgangspunten (National Council for Hospice and Specialist Palliative Care Services 1995):

■ respect hebben voor de autonomie van de patiënt en naaste(n);
■ een luisterende houding naar de patiënt en naasten aannemen;
■ rekening houden met de visie op kwaliteit van leven van de patiënt;

- de dood niet onnodig willen uitstellen of bespoedigen;
- onzekerheden en kwetsbaarheden durven uiten.

Ten aanzien van basisvaardigheden kan gesteld worden dat ieder lid van een team in staat moet zijn tot:
- het uitdragen en toepassen van een integrale benadering van en een brede oriëntatie op zorg;
- het tonen van specifieke deskundigheid op het gebied van palliatieve zorg in het eigen professionele en specialistische domein/aandachtsgebied;
- het afnemen van multidimensionele anamneses en probleeminventarisaties;
- het analyseren van multidimensionele problemen en het werken met waarschijnlijkheidsdiagnosen;
- het zoeken naar adequate oplossingen voor problemen van lichamelijke, psychische, sociale of spirituele aard, afhankelijk van de professie, indien nodig samen met anderen;
- het op een adequate wijze informatie geven over de behandeling en prognose;
- het openstaan voor meningen van anderen, een teamworker te zijn, als partner van andere leden van het team;
- het kunnen geven van ondersteuning aan naasten, teamleden en zorgverleners;
- coachen (consultatieve vaardigheden) in plaats van de zorg over te nemen;
- het geven van onderwijs en (vaardigheids)training;
- te participeren in onderzoek en het initiëren op basis van generaliseerbare problemen.

Vanwege het ontbreken van een internationaal specifiek curriculum palliatieve zorg is er nog geen concrete toetsbare opleidingseis te formuleren. De kennis en kunde van de hulpverlener komen tot uiting door de samenwerking in het team; er zal in principe geen sprake zijn van individuele advisering maar van 'teamadvisering', hetgeen leidt tot integrale adviezen waarin de som meer is dan het geheel der delen. Tot slot gaat het erom dat iedere hulpverlener in staat is om 'lerend te zijn' als uiting van bovengenoemde attitude en vaardigheden.

2.5.8 Zorg voor de zorgenden

Onderzoek in gespecialiseerde instellingen voor palliatieve zorg heeft laten zien dat de belasting van hulpverleners, vooral in de terminale fase, gemakkelijk kan leiden tot burn-out, maar dat in andere gevallen de stress juist minder groot is dan in vergelijkbare vormen van hulpverlening. Er lijkt een relatie te bestaan met kenmerken van de organisatie, zoals openheid en het bestaan van strategieën om met overbelasting om te gaan.

Toch kan palliatieve zorg in de terminale fase emotioneel zeer belastend zijn, ook voor doorgewinterde hulpverleners. Dat is niet alleen een gevolg van de confrontatie met de dood, maar ook van gevoelens van machteloosheid: soms is ook met de beste zorg niet te voorkomen dat de terminale fase gepaard gaat met onbehandelbare en mensonterende problemen. Ook schuldgevoelens van de arts (bijvoorbeeld wanneer de huisarts de kanker pas in een ongeneeslijk stadium ontdekt heeft) kunnen de palliatieve en terminale zorg emotioneel belasten. Bovendien worden hulpverleners hier zowel persoonlijk als professioneel vaak onontkoombaar op hun beperkingen gewezen. Het is belangrijk dat zij hun emotionele en professionele beperkingen kennen en daarmee om kunnen gaan door dit te bespreken met patiënt en familie of met collega-hulpverleners. Regelmatige intervisie in het samenwerkingsverband is hiervoor een goed instrument gebleken.

Palliatieve zorg is vaak ook zeer vermoeiend, met name wanneer de patiënt thuis gaat overlijden. Veel hulpverleners voelen zich die laatste fase persoonlijk verantwoordelijk voor de zorg en willen continu bereikbaar zijn voor de patiënt en diens familie. Er is een reëel gevaar van overmatige betrokkenheid van hulpverleners die kan leiden tot een burn-out.

Daar staat tegenover dat palliatieve zorg vrijwel altijd tegelijk als erg lonend wordt ervaren. Voor alle betrokkenen is het contact met patiënten in deze fase ingrijpender en essentiëler dan in eerdere fasen van de ziekte. Het is bovendien zorg die een groot beroep doet op de creativiteit en eigen persoonlijkheid van hulpverleners.

Zorg voor de zorgenden verdient ook aandacht voor teams die werkzaam zijn in projecten gericht op 'palliatieve zorg'. Het belang van het project is vaak zo veelzijdig en groot dat de kwetsbare positie die hierdoor voor de hulpverlener ontstaat vaak over het hoofd wordt gezien.

LITERATUUR

Ajemian, I., 'The interdisciplinary team'. In: E. Doyle, G.W.C. Hanks & N. MacDonald (eds), *Oxford Textbook of Palliative Medicine*. Oxford University Press, New York (1993), p.18

Doyle, E. e.a., 'Quality of life'. In: Oxford Textbook of Palliative Medicine. Oxford University Press, Oxford (1998).

Bosanquet, N. & C. Salisbury, In: *Providing a Palliative Care Service*. Oxford University press, Oxford (1999).

Bout, J. van den, In: *Rouwsluiers*. De Tijdstroom, Utrecht (1996).

Bout, J. van den & E. van der Veen, *In Helpen bij rouw*. De Tijdstroom, Utrecht (1997).

Clunies-Ross, C. & R. Landsdown, 'Concepts of death, illness and isolation found in children with leukemia'. In: *Child: Care, Health, Development*, (1988), 14, pp. 373-386.

Coyle, N., J. Adelhardt, K.M. Foley & R.K. Portenoy, 'Character of terminal illness in the advanced cancer patient. Pain and other symptoms during the last four weeks of life'. In: *Journal Pain Sympt Man* (1994), 9(7), pp. 454-461.

Detmar, S.B. *The rol of quality of life in dayly clinical practice*. Proefschrift. Amsterdam 2001.

Emanuel E. & L. Emanuel, 'A good death'. In: *Lancet* (1998), 351(SII), pp. SII21-SII29.

Hinton, J., 'The progress of awareness and acceptance of dying assessed in cancer patients and their caring relatives'. In: *Palliat Med* (1999), 13(1), pp. 19-35.

Kessler, D., *Het recht om waardig te sterven*. Ankh Hermes, Deventer (1999).

National Council for Hospice and Specialist Palliative Care Services. *Specialist Palliative Care: A Statement of Definitions*. Occasional Paper 8. London (1995).

Payne, S.A., A. Langley-Evans & R. Hillier, 'Perceptions of a 'good' death: a comparative study of the views of hospice staff and patients'. In: *Palliat Med* (1996), 10, pp. 307-312.

Seale, C. & J. Addinton-Hall, 'Euthanasia: why people want to die earlier'. In: *Soc Sci Med* (1994), 39(5), pp. 647-654.

Singer, P.A., D.K. Martin & M. Keiner, *Quality-end-of-live care: patient's perspectives*. JAMA (1999), 218, pp. 163-168.

Smith R., 'A good death: an important aim for health services and for us all'. In: *British Medical Journal* (2000), 320, pp. 129-130.

Stuurgroep Toekomstscenario's Gezondheidszorg. *Toekomstscenario's voor eerstelijnszorg en thuiszorg*. Bohn Stafleu Van Loghum, Houten/Zaventem (1992).

Tanghe, A., *De beoordeling van symptomen en ongemakken na chemotherapie*. Proefschrift. Leuven (1997).

Teunissen, S. & D. Willems, *Algemene inleiding palliatieve zorg*. Pallium cahier. Bohn Stafleu Van Loghum. Houten/Diegem (1999).

Tolstoj, L.N., *De dood van Iwan Iljitsj*. Vertaald door Bessie Schadee. Van Oorschot, Amsterdam (1970).

Vainio, A. & A. Auvinen, 'Prevalence of symptoms among patients with advanced cancer: an international collaborative study'. In: *Journal Pain Sympt Man* (1996), 12(1), pp. 3-10.

Waechter, E.H., 'Children's awareness of fatal illness'. In: *American Journal Nursing* (1971) 71, pp. 1168-1172.

Walsh, D., Donelli, S. & L. Rybicki. 'The symptons of advanced cancer. Relationship to age, gender and performance status in 1000 patients'. In: *Supp Care Cancer* (2000) 8, pp. 175-179.

3 Keuzen maken aan het sterfbed

Z. Zylicz

3.1 INLEIDING

Symptoombestrijding neemt een belangrijke plaats in in de palliatieve zorg. Toch is het niet juist om te denken dat palliatieve zorg zich slechts tot dit aspect beperkt. Een belangrijk deel van de palliatieve zorg, door sommigen daarom palliatieve geneeskunde genoemd, is de kunst van het nemen van de beslissingen aan het sterfbed. De meeste van deze beslissingen vallen onder de verantwoordelijkheid van de behandelende arts. Het doel van deze beslissingen is niet slechts wegnemen of verzachten van de symptomen, maar vooral het proces van sterven voor de patiënt en zijn omgeving zoveel mogelijk aanvaardbaar te maken.

Om goede keuzen te kunnen maken is het nodig om naast de gedegen kennis over symptoombestrijding ook te kunnen beschikken over de volgende elementen:
- inzicht in de werkelijke behoeften van de patiënt (zie hoofdstuk 2);
- kennis van het natuurlijke beloop van de ziekte;
- kennis van potentiële interventies en hun gevolg voor de patiënt en zijn familie;
- het vermogen om tot de keuze van de beste behandelingsmethode te komen;
- attitude binnen het concept van waardig sterven.

In dit hoofdstuk zullen deze elementen expliciet aan de orde komen. Naast de verschillende stervensscenario's zal ook het proces van sterven, dat vaak geobserveerd wordt in de laatste 24 uur van het leven, besproken worden. Palliatieve zorg betekent meer dan het vinden van de juiste medicatie voor ieder symptoom. Het is daarom ook noodzakelijk om dit nauwe symptoomgeoriënteerde perspectief uit te breiden naar patiëntgeoriënteerde benadering. Het vastlopen van het proces dat resultaat kan zijn van steeds maar uitstellen of niet (willen) nemen van beslissingen, kan soms desastreuze effecten hebben, niet alleen voor de patiënt maar ook voor de naaststaanden en hulpverleners. De beslissingen over levensbeëindigend handelen worden in andere hoofdstukken besproken.

3.1.1 De waarschijnlijkheidsdiagnose

Het proces van beslissen begint met de diagnose. In tegenstelling tot de diagnosen gesteld in klinische omstandigheden wordt in de palliatieve zorg vaak gewerkt met het begrip waarschijnlijkheidsdiagnose. Bij een terminale patiënt is het vaak minder belangrijk om een zekerheidsdiagnose te stellen zoals 'pneumonie, veroorzaakt door Haemophilus influenzae'. Voldoende is om een diagnose te stellen als 'dyspnoe, waarschijnlijk op basis van pneumonie'.

Het eerste is nodig als de patiënt nog behandeld zal moeten worden met antibiotica. In de terminale fase, waar het doel van de behandeling kan zijn om de dyspnoe te bestrijden zonder de dynamiek van de ziekte te beïnvloeden, kan men volstaan met een waarschijnlijkheidsdiagnose. Deze is gebaseerd op anamnese, grondig lichamelijk onderzoek en klinisch denken. Bijkomend voordeel van de waarschijnlijkheidsdiagnose is dat deze ter plaatse, zonder dat de patiënt zijn bed behoeft te verlaten, gesteld kan worden.

3.1.2 Het stellen van doelen en het evalueren daarvan

Een aandachtspunt in de palliatieve zorg is het stellen van doelen en continue evaluatie van de resultaten van interventies. Staan de bijwerkingen die de patiënt ervaart in verhouding tot de baten die de interventie oplevert? Niet de hulpverleners moeten deze doelen stellen maar de patiënten. De leidraad is hierbij het zoeken naar de balans.

Een 74-jarige vrouw wordt naar een hospice overgeplaatst voor terminale zorg. Na zeven jaar ziekte is het mammacarcinoom nu uitgezaaid naar de botten en naar de lever. Patiënte heeft geen pijn maar wordt steeds zwakker. Ze eet heel weinig, drinkt nog wel goed. Ze zegt: 'Het is voor mij te vroeg om het bijltje erbij neer te leggen'. Ze krijgt in het ziekenhuis een neussonde en wordt gevoed met 2 liter sondevoeding. Het gaat niet goed met haar. Ze wordt benauwd, hoest veel en productief, maar bovenaan staat de pijn bij slikken. 'Net alsof iemand met een mes snijdt'. Ze wordt depressief, trekt zich in zichzelf terug. Wordt verwezen naar een hospice voor terminale zorg. Bij opname wordt haar gevraagd wat ze nog in haar leven zou willen bereiken en waar ze nog op hoopt. Ze vertelde toen dat ze zeer goed weet wat er met haar gebeurt en dat ze gaat sterven, maar dat ze nog graag een paar stappen zelfstandig zou willen lopen en dat ze graag nog een wandeling in het park (desnoods in de rolstoel) zou willen maken. Er wordt met haar gesproken over het uithalen van de sonde en de consequenties daarvan. Tegelijkertijd wordt haar zorg aangeboden. Een goede mondverzorging en vitamine-B1- en B6-tabletten, dit in verband met het vermoeden van vitaminedeficiëntie hetgeen pijnlijke en atrofische tong-slijmvliesontstekingen kan veroorzaken. Daarnaast kan het mond- en keelslijmvlies behandeld worden met sucralfaat. Patiënte stemt met dit voorstel in. De sonde wordt verwijderd. Binnen enkele dagen begint ze weer met smaak te eten, de pijn bij slikken is weg. Zij kan nu grapjes maken en is vrolijk. Ze is trots als ze zegt dat ze een paar stapjes naar het toilet heeft gedaan. Later vertelt zij ons dat haar man haar in de rolstoel voor een prachtige wandeling in het park meegenomen heeft. Ze overlijdt in alle rust enkele dagen daarna.

Beslissingen die genomen moeten worden, moeten proportioneel zijn ten opzichte van reële doelen die samen met de patiënt worden gesteld. In dit geval werd in het ziekenhuis niet precies vastgesteld wat de patiënte nog graag wilde bereiken en er werd niet stilgestaan bij het feit dat de plannen niet of nauwelijks correspondeerden met de realiteit. Bovendien wordt er niet naar het lichaam geluisterd. De voors en tegens van de sondevoeding bij terminale patiënten zullen verder in dit hoofdstuk behandeld worden.

De klinische situatie kan in de terminale fase snel veranderen. Ook de diagnose kan snel veranderen en evolueren. Daarom is het ook na het stellen van de diagnose en het opstellen van een zorgplan van belang om de situatie regelmatig te evalueren. Pas het bereiken van de gestelde doelen maakt de waarschijnlijkheidsdiagnose zeker. Vaak is het echter nodig om, naar aanleiding van dat wat de patiënt en zijn omgeving zegt, de diagnose en het zorgplan bij te stellen. Ook hier is veel flexibiliteit nodig.

In de palliatieve zorg worden de doelen van de interventies anders gesteld dan in de curatieve zorg (zie figuur 3.1). Het doel van de interventies is niet de 'levenscurve' om te buigen en een nieuwe gezondheidstoestand te vinden. Wel is het de bedoeling om de disbalans op te heffen. Zeer veel symptomen, snel veranderende medicatie, opkomende bijwerkingen kunnen ervoor zorgen dat de terminale patiënt slechts met medicatie en bezoeken aan de dokter bezig is, maar geen tijd vindt om zich aan de situatie aan te passen, te communiceren met zijn naasten en rust te vinden om afscheid van zijn leven te nemen. Het doel van de beslissingen is daarom een stuk stabiliteit te brengen dat tegelijkertijd rust en veiligheid betekent voor de stervende.

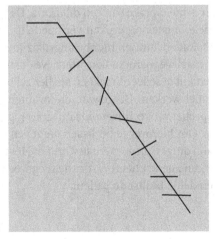

Figuur 3.1 Dalende levenscurve

3.1.3 Mogelijke interventies

Interventies hebben als doel het verstoorde evenwicht te doen terugkeren of de gevolgen van een symptoom voor het functioneren van de patiënt en zijn/haar familie te verminderen. Deze interventies kunnen we in vier typen indelen: curatieve, revalidatieve, palliatieve en symptomatische interventies.

Curatieve interventies

Gemakkelijk wordt verondersteld dat in de palliatieve fase slechts zelden curatieve interventies worden overwogen. Curatief wordt hier opgevat als het wegnemen van de oorzaak van de ziekte of een symptoom. Zo kan door het toepassen van antibiotica de ziekte worden gemodificeerd en hinderlijke symptomen indirect worden weggenomen. Levensverlenging ten gevolge van curatie kan soms welkom zijn, maar soms ook niet. Door patiënten die naar het einde en rust verlangen, kan verdere verlenging van het leven als zeer storend worden ervaren, zeker als tegelijk andere symptomen bestaan zoals pijn. In de volgende casus worden deze afwegingen duidelijk.

> Een 76-jarige dokwerker die zijn hele leven veel alcohol dronk en veel sigaretten rookte, lijdt aan een tumor in het hoofd-halsgebied. Na operatie en bestraling is er nu sprake van een lokaal recidief en regionale metastasen. Dit gaat gepaard met veel pijn en stuwing van het gelaat vooral aan de linkerkant. Deze symptomen waren enkele weken goed onder controle, maar sinds 24 uur is er toename van de scherpe pijn. De patiënt heeft ook een temperatuurverhoging tot 39,6 graden Celsius en de omgeving van de tumor is rood, gezwollen en pijnlijk. Een abces wordt niet gevonden. Uit de huiddefecten komt een troebel, stinkend vocht. Patiënt heeft reeds eerder aangegeven dat hij erg bang voor pijn is en hij alles zal willen doen om van de pijn af te komen, zelfs het ondergaan van euthanasie. Tegelijkertijd wil hij absoluut niet dat zijn leven gerekt wordt.

Er is hier sprake van een dilemma. De pijn is waarschijnlijk afkomstig van een bacteriële ontsteking en kan vermoedelijk succesvol met antibiotica behandeld worden. Opioïden kunnen hier belangrijk zijn, maar vermoedelijk kunnen ze de pijn niet helemaal wegnemen. Een effectieve dosis opioïden zal tot gevolg kunnen hebben dat de patiënt gesedeerd raakt en sneller zal overlijden. Antibiotica daarentegen kunnen curatief werken. De gewonnen kwaliteit van leven is dan betrekkelijk omdat het perspectief van recidiverende infectie en pijn niet verandert en de tijdwinst vaak heel kort is. Om hierover te beslissen dient een goed gesprek met de patiënt en de mensen in zijn omgeving gevoerd te worden. Het zou wel eens zo kunnen zijn dat de patiënt zijn eigen agenda heeft en dat de toegevoegde dagen voor hem heel belangrijk zijn. Uiteindelijk beslist de patiënt.

Revalidatieve interventies

Revalidatieve interventies lijken evenmin frequent voor te komen in de palliatieve zorg. Dat zou niet zo moeten zijn. In de centra voor palliatieve zorg zijn ze zelfs niet weg te denken. Het is zo gemakkelijk om de ongeneeslijk zieke in bed te laten en de hele zorg over zijn lichaamsfuncties over te nemen. Veel moeilijker is het echter om dezelfde patiënt actief en mobiel te houden, zelfs met het risico van complicaties. Hoe hoog mag dat risico zijn? Wie bepaalt dat? Moet iedereen gerevalideerd worden of kunnen we in sommige situaties van revalidatie afzien?

Een 46-jarige alleenstaande laborante leed reeds 19 jaar aan mammacarcinoom. In de laatste twee jaar kan de ziekte ondanks veel therapeutische inspanningen niet meer in bedwang gehouden worden. Er is sprake van metastasering in het skelet en in de lever. Dit uit zich in toename van pijnklachten. Zij heeft het meeste last van haar rechterheup. Door de pijn kan ze niet slapen, maar ook overdag is ze weinig beweeglijk. Haar huisarts behandelt haar, gezien de aanstaande terminale fase, met alleen analgetica. Dit helpt onvoldoende. Op advies van de consulent palliatieve zorg worden in het ziekenhuis röntgenopnamen van de rechterheup gemaakt. Deze tonen ernstige afwijkingen aan. Na de bestraling wordt de pijn minder, maar de heup kan niet belast worden.

Ook hier is sprake van een dilemma. Wel of niet patiënte laten opereren en totale heupprothese implanteren en revalideren? De vragen die hier beantwoord moeten worden zijn de volgende. Hoe lang zal patiënte nog leven? Loopt de patiënte risico's peri- en postoperatief? Zal ze nog genoeg wil en kracht hebben om te gaan lopen? Zal een eventueel later optredende pathologische fractuur niet een ondraaglijke situatie veroorzaken?

De patiënte wordt besproken op de oncologievergadering. Er wordt een operatie voorgesteld. Patiënte stemt met dit voorstel in. De operatie geschiedt zonder complicaties. Daarna echter is de wond ernstig geïnfecteerd en blijft wondgenezing wekenlang uit. Patiënte is echter in staat om de heup goed te belasten. Ze wordt naar huis ontslagen en kan daar enkele weken blijven. Daarna verhuist ze naar het hospice omdat ze zichzelf thuis niet kan redden. Bij opname aldaar vertelt ze dat ze steeds meer pijn in de rug ervaart. Onderzoek toonde aan dat er geen sprake is van metastasering aldaar maar dat het geopereerde been 3 cm korter is geworden en dat de rugklachten daaraan gerelateerd kunnen worden. Een hakverhoging veroorzaakt afname van de rugklachten binnen enkele dagen. Na een aanvankelijke opleving wordt de patiënte steeds meer moe en minder valide. Ze wordt ook erg mager. Bij een poging om op de po te komen breekt ze haar linkerbeen, waarschijnlijk net boven de knie. Er werd met haar reeds eerder afgesproken om in dit soort situaties geen operatie meer na te streven. Ze wordt in bed gelegd met haar been in tractie. Morfine in relatief hoge dosering wordt i.v. gegeven. De pijn neemt af. Haar familie wordt op tijd gewaarschuwd en ze kan nog met ze praten en afscheid van ze nemen. Ze raakt daarna in coma en overlijdt drie dagen later.

Revalidatie – ook in de terminale fase – voorkomt dat de patiënten (te) snel hun zelf-standigheid en daarmee ook hun kwaliteit van leven verliezen. Patiënten kunnen ook, als ze daartoe in staat zijn, leren om te gaan met hun handicap door zich aan te passen en te zoeken naar een nieuw evenwicht. Daartegenover staat dat als de patiënt lang ambulant blijft het risico van vallen en van onverwachte complicaties toeneemt. Con-tinue afweging over het wel of niet handelen en een actieve houding van de hulpverle-ners is hier van belang.

Pijn en revalidatie of activering zijn met elkaar onlosmakelijk verbonden. Bij ver-mindering van pijn kan de patiënt zich makkelijker bewegen en langer zelfstandig blijven, wat zijn kwaliteit van zijn leven zeker ten goede zal komen. Men probeert de medicijnendosering en -combinaties zodanig te kiezen dat het effect van pijnstilling direct vertaald kan worden naar een grotere activiteit van de patiënt (zie figuur 3.2). Is de dosering te hoog, of past men een weinig specifiek middel toe dat in hoge dosering gegeven moet worden om zijn doel te bereiken, dan kan men makkelijk aan de rech-terkant van deze curve geraken. De pijnstilling kan dan wel goed zijn, maar de activi-teit van de patiënt neemt af. Sommige patiënten kunnen dan zelfs het openen van de ogen te vermoeiend vinden. In de laatste dagen van het leven kan deze situatie echter ook zeer bevredigend en wenselijk zijn.

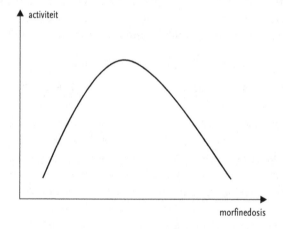

Figuur 3.2   Relatie tussen morfinedosis en activiteit

Palliatieve interventies

Het palliatief handelen beoogt verzachten van de symptomen zonder wegnemen van de oorzaak. Palliatie kan soms vertaald worden in levensverlenging, alhoewel dit niet het primaire doel van de behandeling is. Men kan tumorpalliatie alsook symptoompalliatie onderscheiden. In het eerste geval wordt getracht de dynamiek van de ziekte (tumor) te beïnvloeden en hierdoor de symptomen indirect weg te nemen zonder oogmerk van curatie. In het tweede gaat het om palliatie van de symptomen waardoor de ziekte op zich niet wordt beïnvloed. Beide aspecten van het palliatief handelen worden het best geïllustreerd door de volgende casus.

Een 70-jarige man werd drie jaar eerder geopereerd wegens een bronchuscarcinoom. Na de operatie, die zich beperkte tot lobectomie links en nabestraling heeft hij een langere periode geen klachten, wel was hij kortademig bij grotere inspanning. Een week voor opname in het verpleeghuis raakte hij ineens bewusteloos en kreeg last van trekkingen in de linker lichaamshelft. Hij werd opgenomen in het ziekenhuis waar na enig onderzoek bleek dat hij multipele hersenmetastasen heeft. Ook elders in zijn lichaam, namelijk in het skelet en in de lever zijn uitzaaiingen aangetroffen. Besloten werd om hem niet op de schedel te bestralen en te volstaan met het geven van dexamethason 12 mg per dag, samen met difantoïne. Hij werd overgeplaatst naar het verpleeghuis.

Bestralen van de hersenmetastasen kan gezien worden als tumorpalliatie. Men probeert de ziekte, en de meest bedreigende symptomen daarvan, te behandelen om tijdelijk vermindering hiervan te verkrijgen en mogelijk het leven te verlengen. Palliatieve bestraling kan wel erg ingrijpend zijn, gepaard gaan met aanvankelijke verergering van de symptomen, snelle achteruitgang en zelfs sneller overlijden. De prijs die de patiënt voor de kans op verbetering moet betalen, kan soms te hoog lijken te zijn. De tumorpalliatie is bij veel terminale patiënten daarom vaak niet (meer) uitvoerbaar. Daarentegen kan men denken aan vermindering van de hersendruk door het toepassen van dexamethason. De symptomen nemen dan als regel snel af, maar de tumorgroei verandert niet. Deze handeling kunnen we het beste symptoompalliatie noemen. Eventuele effecten op de overleving van de patiënt worden op de koop toe genomen. Alhoewel vaak niet bedoeld, kan dexamethason ook levensverlenging betekenen. Het geven van dexamethason heeft dan ook slechts zin zolang de levenskwaliteit gehandhaafd kan worden.

Symptomatische interventies

Genoemde patiënt zal zonder dexamethason zoveel pijn hebben en door braken zo snel uitdrogen dat hij sneller en op een heel andere, zeker minder gewenste manier, zal overlijden.

> Drie weken lang gaat het goed. De patiënt herstelt van de schrik. Hij is zich zeer goed bewust van de situatie. Zijn contact met de familie verloopt bevredigend. Zijn vrouw komt iedere dag in het verpleeghuis op bezoek. Ze hebben elkaar veel te vertellen. Ook praten ze over de toekomst, als hij er niet meer zal zijn. Op een dag vertelt de patiënt dat hij pijn heeft bij slikken en toenemend misselijk is. Inspectie van de mond toont zeer veel witte plekken op het slijmvlies en de plasmaglucose blijkt sterk verhoogd te zijn. Er wordt gestart met middelen tegen de schimmel en het toedienen van insuline s.c. Enkele dagen gaan voorbij in relatieve rust. Patiënt wordt echter steeds zwakker. Hij komt niet meer uit bed en heeft last van hoofdpijn, braken en bewustzijnsverlies. Het is met hem eerder besproken dat in deze situatie de dexamethason gestopt zal worden en middelen tegen de hoofdpijn, onrust en eventueel epileptische insulten toegediend zouden worden. Patiënt verzoekt nu zelf om de dexamethason te stoppen. Er wordt gestart met morfine, midazolam en levomepromazine tegen het braken. Hij wordt rustig en is niet misselijk meer. In de koelkast liggen ampullen clonazepam met de duidelijke instructie aan de verpleging om in geval van een epileptisch insult een i.m. injectie te geven. Patiënt overleed in alle rust omringd door zijn familie.

Het verhogen van de dosis dexamethason is in deze situaties vaak niet meer effectief. Daarentegen kunnen de hinderlijke bijwerkingen van dit middel de overhand krijgen. Het stoppen van dexamethason en het toedienen van middelen zoals morfine, midazolam en levomepromazine en zo nodig clonazepam kan men een symptomatisch beleid noemen. Het vaak in deze situaties gebruikte woord 'abstineren' geeft aan dat men in deze fase passief blijft, de handen van de patiënt aftrekt en het sterven aan de natuur overlaat. De boven besproken casus leert dat de houding ook in de symptomatische benadering zeer actief en anticiperend moet zijn. Zonder goede afspraken die anticiperen op de mogelijke gebeurtenissen kan een situatie doen ontstaan die zowel door de patiënt, zijn familie als ook door de professionele hulpverleners als zeer onveilig en stressvol ervaren kan worden.

Symptomatisch beleid, niet gericht op het verminderen van de tumorlast of symptoomlast, betekent vaak dat dit gepaard gaat met de mogelijkheid van levensverkorting. Dit dient met de familie en met de patiënt besproken te worden. Het verschil tussen symptomatisch handelen en euthanasie dient daarbij aan de orde te komen. Voor veel patiënten, familieleden, verpleegkundigen en artsen is dit verschil te vaag en onduidelijk. Reden waarom vaak, zeer ten onrechte, op de meest cruciale momenten wordt afgezien van symptomatisch handelen; zo poogt men niet in conflict te komen met de bestaande regels over euthanasie.

3.1.4 **Keuze van de beste methode**

Palliatieve zorg kent weinig vaste regels en protocollen. Het is ook geen kookboekgeneeskunde die voor ieder symptoom een aparte remedie kent. Het is meer een denkwijze gebaseerd op fysiopathologie van de ziekte, kennis van de werking en bij-werking van de geneesmiddelen en een individuele en creatieve toepassing van de op dat moment beste of meest geschikte behandelingsmethoden. De kwalificatie 'de beste' betekent in palliatieve zorg niet meteen de meest geavanceerde en de meest moderne of technologische oplossing. Wat in de terminale fase het beste is, kan heel iets anders zijn dan het beste in de curatieve zorg.

> Een 53-jarige vrouw met cervixcarcinoom wordt thuis verzorgd door haar man. Na de ont-beringen tijdens drie ziekenhuisopnamen geniet ze van de rust thuis. Ze heeft echter toe-nemend last van pijn in haar bekken en vaginale bloedingen. De pijn is nauwelijks onder controle te brengen met morfine en, later, met fentanylpleisters. Obstipatie veroorzaakt dat patiënte onrustig wordt en zeer somber de toekomst tegemoet ziet. De huisarts raadt een rit per ambulance naar de anesthesioloog aan. Hij denkt aan een invasieve pijnbestrij-ding door middel van epidurale infusie van morfine. Patiënte weigert echter deze behan-deling. Ze wil niet meer naar het ziekenhuis.

In deze situatie kunnen er meer 'beste' behandelingen bestaan, maar die zijn niet be-reikbaar of niet relevant als patiënte behandeling weigert of daarvoor te zwak is. En daar heeft ze altijd het recht toe. Het kan zijn dat de patiënt een negatieve ervaring heeft met de desbetreffende specialist, ingreep of ziekenhuis. Vaak zijn dat ervarin-gen die lang geleden zijn opgedaan in een andere situatie en met een andere ziekte. Wel hebben deze ervaringen zich in het geheugen gegrift. Respect voor deze erva-ringen laat niet toe om patiënt te overreden en de beslissing voor hem of haar te ne-men. Doet men dat wel, dan bestaat de kans dat 'alles misgaat'.

De keuze van 'de beste methoden' in palliatieve zorg geschiedt op grond van de verwachte effectiviteit en potentiële schade, minste invasiviteit, invloed op de autono-mie en haalbaarheid in de door patiënt gekozen setting.

Verwachte effectiviteit en potentiële schade

Uitspraken over de effectiviteit maar ook over de waarschijnlijkheid van bijwer-kingen van de gegeven behandelingsmethode kunnen in de palliatieve zorg zelden ontleend worden aan dubbelblind, placebogecontroleerde studies. Het gaat immers over overwegend terminale patiënten in slechte algemene conditie, gebukt onder de directe en indirecte gevolgen van de ziekte. Er bestaan onvoldoende wetenschappelij-ke gegevens over de therapieën bij deze doelgroep. Terminale patiënten worden als regel bij de meeste klinische studies uitgesloten. Een geneesmiddel dat klinisch is ge-toetst via een gecontroleerde studie kan bij deze doelgroep meer toxisch zijn en daar-door minder bruikbaar. De bijwerkingen die andere patiënten in de hoop op gene-zing heel dapper hebben verdragen, kunnen in de terminale fase onacceptabel zijn.

Toch blijven extrapolaties uit andere delen van de geneeskunde altijd noodzakelijk. Empirie is daarbij nooit weg te denken. Men moet echter zeer voorzichtig zijn met het invoeren van nieuwe geneesmiddelen in de terminale fase. De middelen die de voorkeur verdienen, zijn vaak oud en goed bekend in de geneeskunde. Hun profiel van werking en bijwerkingen is duidelijk. Vaak gaat het om nieuwe toepassingen van oude geneesmiddelen.

Een voorbeeld hiervan is pilocarpine dat goed bekend is als een cholinerg werkende stof. Het wordt toegepast in de oogheelkunde om de pupil te verwijden voor oog-fundusonderzoek. Systemisch toegepast veroorzaakt dit middel ernstige bijwerkingen, vooral speekselvloed. Onaanvaardbaar? Dit hangt van de situatie af. Dezelfde bijwerking kan echter als een gunstig effect worden beschouwd daar waar na de bestraling van hoofd-halstumoren (en een deel van de speekselklieren) een tekort aan speekselproductie is opgetreden.

Minste invasiviteit

In de terminale fase is het belangrijk om naast ingewikkelde invasieve methoden die bij terminale patiënten ook met veel risico's gepaard kunnen gaan, ook te beschikken over eenvoudige niet-invasieve methoden. Deze zijn als regel gemakkelijk aan het bed door een huisarts toe te passen. Deze behandelingsmethoden komen naar de patiënt toe in plaats van andersom. Het voordeel is dat de patiënt gemakkelijker met het toepassen van deze methoden zal instemmen.

Invloed op de autonomie

Naast de beperkingen van de autonomie die reeds onder het kopje 'minste invasiviteit' werden besproken, moet men zich realiseren dat iedere behandeling, hoe goed die ook is, ook afhankelijkheid en beperking van de autonomie kan inhouden. Er is geen evenredige relatie tussen effectiviteit en beperking van autonomie. Ook in het ziekenhuis is het mogelijk in plaats van ingewikkelde technologieën methoden toe te passen die meer recht doen aan de autonomie van de patiënt.

Thuis is het mogelijk effectieve methoden te gebruiken, zonder dat deze de patiënt afhankelijk maken.

Een ander probleem met betrekking tot autonomie is dat er geneesmiddelen zijn die aan de ene kant een positief effect hebben op bijvoorbeeld pijn maar aan de andere kant een negatief effect zoals verlaging van het bewustzijn of nog erger, verwardheid. Daarom moeten de keuzen van de methoden niet alleen goed van tevoren afgewogen worden, maar later ook zeer scherp geëvalueerd worden.

Haalbaarheid in de door patiënt gekozen setting

Het is belangrijk na te gaan of de gekozen methode ook daadwerkelijk kan worden toegepast in de zorg-setting. Overmatige toepassing van ziekenhuistechnologie in de thuissituatie veroorzaakt onnodige medicalisering en vertechnisering van de thuiszorg. Met het toenemen van de ingewikkeldheid van de methode stijgt ook de kans op bijwerkingen en complicaties. De praktische uitvoerbaarheid voor de (huis)arts kan dan in geding komen. Meestal zijn compromissen mogelijk. De (huis)arts die de patiënt thuis overneemt, moet ook een goed overzicht hebben, niet alleen van de toegepaste methoden maar ook van de prognose van de patiënt. Sommige behandelingen kunnen slechts enkele dagen of weken volgehouden worden. Het stoppen van een eenmaal begonnen behandeling is soms moeilijk.

3.2 VERSCHILLENDE STERVENSSCENARIO'S

In de palliatieve zorg zijn specifieke stervensscenario's te onderscheiden. Sommige van deze scenario's hebben een rustig en waardig verloop en vereisen slechts minimale medische interventie. Andere scenario's zijn daarentegen zo verschrikkelijk dat ze beter vermeden kunnen worden. Het is niet altijd gemakkelijk van tevoren te zeggen welk scenario de patiënt zal doormaken. Het ene scenario kan overgaan in een ander. Toch zijn er mogelijkheden om met anticiperend gedrag en vroege beïnvloeding van het ziekteproces de meest zware scenario's te vermijden. Kennis van de scenario's helpt om de patiënt en andere hulpverleners goed te informeren en een zorgplan op te stellen.

3.2.1 Dyspnoe en verstikking

Dyspnoe bij terminale patiënten komt vaak voor, in het bijzonder bij patiënten met bronchuscarcinoom. In principe kan iedere kwaadaardige aandoening dyspnoe veroorzaken, niet alleen door directe obstructie van de luchtwegen, maar vooral door indirecte factoren als anemie, verzwakking en toegenomen behoefte aan energie. Dyspnoe bij sterven wordt vaak in verband gebracht met stikken. Dit is voor de meeste patiënten een zeer beangstigend perspectief. In werkelijkheid kan men proberen dyspnoe te bestrijden door het toedienen van medicamenten zoals corticosteroïden, morfine of diverse anxiolytica. Veelal kunnen deze handelingen het karakter dragen van symptomatisch handelen, dat wil zeggen dat het symptoom bestreden wordt, maar niet dat het leven hierdoor bekort wordt. Doorgaans verloopt het sterven rustig, hoewel de patiënt het sputum niet goed kan ophoesten. De meeste patiënten overlijden dan doordat een pneumonie het proces versnelt.

Dit scenario kan echter, gelukkig zelden, een veel ernstiger verloop hebben. Men spreekt dan over verstikking. Acute bloeding in de trachea of het mediastinum kan optreden als late complicatie van schildklier-, oesophagus-, bronchuscarcinoom of een hoofd-halstumor. Langzame tracheacompressie door dezelfde tumoren, zonder bloeding, is een nog ernstiger variant. Veel kan worden gedaan door de tumor op tijd te bestralen of obstructie door stenting op te heffen. Aan het einde van het ziekteproces is er echter vaak geen tijd of ruimte voor deze behandelingen. Bij een patiënt die dreigt te stikken, is het belangrijk om zoveel mogelijk een veilige omgeving te creëren. Het is belangrijk om de patiënt gerust te stellen ('wij blijven bij u, wij laten u niet alleen') en om zonder paniek de juiste maatregelen te treffen. Men kan hierbij denken aan het stoppen van alle werkelijke of potentieel levensverlengende behandelingen.

Bij een arteriële bloeding is men vaak te laat met behandeling, maar indien dit nog mogelijk is kan men een snelle toediening van hoge doses diazepam, (i.v., rectaal) morfine of het nog sneller werkende midazolam overwegen. Dit geschiedt met het doel de patiënt die dreigt te stikken snel bewusteloos te maken, waardoor hij de laatste minuten van zijn leven niet bewust meemaakt.

Als men dit soort situaties ziet aankomen, kan men in de buurt van de patiënt een pakketje met morfine en midazolam met spuiten en naalden klaarzetten. In geval van nood kan een professionele hulpverlener direct tot actie overgaan zonder eerst met de dienstdoende arts te moeten overleggen of zelfs de kamer van de patiënt te moeten verlaten. Anticiperen op zulke situaties is heel belangrijk, net als een goede uitleg naar de patiënt en naar de familie toe. In situaties waarin dit soort maatregelen niet mogelijk zijn, dient men opname te overwegen. Het laten injecteren van noodmedicatie door de familie of andere niet-professionele personen is niet aan te raden. Het overlijden van de patiënt zou wel eens in direct verband met de injectie kunnen worden gebracht. Dit kan veel psychische problemen en schuldgevoelens met zich meebrengen.

3.2.2 Gastro-intestinale obstructie

Dit scenario komt in de oncologie relatief vaak voor en geldt als één van de meest verschrikkelijke. Vaak onterecht. Onbekendheid met de methoden van symptomatische behandeling van gastro-intestinale obstructie bij terminale patiënten drijft veel artsen tot (wanhoops)handelingen zoals herhaalde laparotomieën, resecties of zelfs euthanasie. In de laatste jaren is veel vooruitgang geboekt in het herkennen en behandelen van de symptomen die gepaard gaan met gastro-intestinale obstructie. Vooral misselijkheid en braken kan men nu beter dan voorheen behandelen.

Het is belangrijk om te weten dat het beeld van gastro-intestinale obstructie vaak voorkomt niet alleen als complicatie van maag-darmtumoren maar ook als een laat symptoom bij ovarium- of mammacarcinomen. Bij gastro-intestinale tumoren met enkelvoudige obstructieplaatsen kan men obstructie vaak lange tijd behandelen door middel van een omleiding of stoma. Bij een ovariumcarcinoom, waarbij obstructie zich op veel verschillende niveaus tegelijk kan voordoen, is dit vaak onmogelijk. Aan de andere kant is het ook onjuist om altijd te proberen een stoma aan te leggen 'omdat er niets anders gedaan kan worden'.

De mortaliteit van operatief ingrijpen bij een ileus veroorzaakt door een maligne aandoening bedraagt meer dan 50%. Vaak treedt na een succesvolle operatie, na enkele dagen of weken opnieuw een obstructie op. Laparotomie is dan vaak onwenselijk of onmogelijk. Daarentegen is conservatieve behandeling met subcutane morfine, haloperidol en/of butylscopolamine redelijk goed door de patiënt te verdragen, mits er veel aandacht wordt besteed aan de droge mond. Patiënten leven nog enkele dagen of weken, maar kunnen vaak wel thuis blijven, zijn in staat om te drinken of zelfs kleine hapjes te eten en hun mond goed te bevochtigen. In plaats van een hinderlijke maagsonde kan de braakfrequentie gereduceerd worden tot 1-2 keer per dag. Het verschil van benadering zit in het wel of niet aanvaarden van het aanstaande sterven.

Bij een intermitterende of onvolledige gastro-intestinale obstructie en pijn en zogenoemde obstructiediarree kan het geven van morfine het scenario veranderen in een totale obstructie door de obstiperende werking van opioïden, met als gevolg braken, uitdroging enzovoort. Dit kan voorkomen worden door het toedienen van minder obstiperende opioïde middelen zoals fentanyl.

In de oncologische praktijk wordt de incomplete gastro-intestinale obstructie veel vaker gezien dan complete of totale obstructie. In het eerste geval is het belangrijk om de hoeveelheid van het door speeksel-, maag- en pancreasklieren geproduceerde sap aan te passen aan de stenose. Dit doet men door aan de medicatie anticholinerge stoffen (butylscopolamine) of octreotide toe te voegen.

Soms wordt de partiële obstructie niet door de tumor, maar door adhesies veroorzaakt. Patiënt heeft continu last van misselijkheid, braken en luchtophoping. Het een en ander vertoont een sterk intermitterend beeld. Patiënt wordt cachectisch en droogt uit. Toch moet dit beeld onderscheiden worden van een progressieve obstructie door een tumor. Passende maatregelen, zoals laparotomie, kunnen dan tijdig worden voorgesteld.

Bij volledige (hoge) obstructie is het soms noodzakelijk om een maagsonde in te brengen. Hierdoor kan de patiënt vrij drinken en zijn mond bevochtigen ondanks progressieve uitdroging.

Een zeer belangrijke complicatie van darmobstructie is het fecaal braken. Dit is een ernstige en voor de patiënt uiterst belastende situatie waarbij alles moet worden gedaan om deze te bestrijden. Een snel ontstane obstructie in dikke darm of rectum reageert vaak op het toedienen van corticosteroïden. Hiervoor worden dexamethason-doseringen nodig tussen 12-16 mg, liefst in één keer intraveneus toegediend. Vaak kan door het verbeteren van de passage en door de intrinsieke anti-emetische werking van dexamethason een goed resultaat binnen enkele uren na de injectie worden verkregen. Dexamethason kan allerlei soorten psychiatrische beelden veroorzaken inclusief een acute psychose. Anderzijds kan dexamethason bij terminale en cachectische patiënten snel een maagperforatie of -bloeding veroorzaken. Men kan zich hiertegen wapenen door tegelijkertijd protonpompremmers zoals omeprazol i.v. toe te dienen.

Het toedienen van NSAID's tegen pijn bij een ileus moet sterk ontraden worden. Dit omdat de kans op complicaties vanuit het maagdarmkanaal sterk toeneemt. Ook is de combinatie van NSAID's en dexamethason zeer gevaarlijk.

In de laatste jaren is er een grote vooruitgang geboekt op het gebied van stents, endoprothesen en gastrostomieën. Deze worden ingebracht door de obstructie heen, bijvoorbeeld in de ductus choledochus of de oesophagus en kunnen de symptomen van obstructie gedurende langere tijd opheffen. Dit kan een zeer zinvolle (palliatieve) ingreep zijn, mits de beslissing samen met de patiënt is genomen, de indicatie goed gesteld is en de uitvoerende specialist over ruime ervaring beschikt.

Helaas verloopt dit proces niet altijd even soepel. Er worden soms endoprothesen of gastrostomieën ingebracht zonder goed overleg met de patiënt. Een aldus uitgevoerde ingreep kan een negatief effect hebben op de kwaliteit van leven. Verdere noodzakelijke ingrepen die in de toekomst uitgevoerd zouden kunnen worden, kunnen hiermee onmogelijk worden gemaakt. De patiënt heeft altijd het recht behandeling te weigeren; in dat geval moet de behandelende arts alternatieven kunnen bieden.

3.2.3 Uitdroging, cachexie en versterving

Uitdroging komt bij stervende mensen zeer vaak voor en niet altijd als complicatie van gastro-intestinale obstructie. Er wordt een niet-aflatende discussie gevoerd over wel of niet parenteraal vocht toedienen bij uitdroging. Niet alles wat kan is echter gewenst. In de palliatieve zorg is het geven van een infusie bij stervenden zelden of nooit nodig, mede omdat een infuus alleen het gevoel van droge mond en dorst niet kan voorkomen. De hoeveelheden vocht die nodig zijn om dit symptoom te bestrijden, worden vaak niet goed verdragen. Het plasma-albuminegehalte dat de oncotische druk bepaalt, is vaak te laag om het toegediende vocht in de intravasculaire ruimte te houden. Als effect van overbelasting met vocht kunnen oedemen optreden. Hierdoor kunnen de volgende klinische situaties ontstaan:

- toename van de oedemen en hierdoor meer pijn;
- toename van de dyspnoe en hoesten door meer slijmproductie;
- toename van urineproductie (incontinentie, onrust bij blaasretentie, noodzaak van het inbrengen van een blaaskatheter);
- toename van hersenoedeem, hoofdpijn en bewustzijnsdaling;
- toename van maagsapproductie en hierdoor meer misselijkheid en braken.

Er zijn auteurs die zeggen dat pijnbestrijding bij uitgedroogde patiënten effectiever is, mogelijk door de cumulatie van morfine-6-glucuronide, een zeer actieve morfinemetaboliet waarvan de uitscheiding sterk afhankelijk is van de nierfunctie. In plaats van een i.v. infuus en herstel van hydratie kan men zich beter concentreren op de mondverzorging. De stervende patiënt zegt trouwens niet 'ik ben uitgedroogd' maar 'ik heb last van een droge mond'. Mocht rehydratie toch onverhoopt nodig zijn, bijvoorbeeld bij fecale impactie, dan is subcutane toediening van vocht en elektrolyten mogelijk (zogenoemde hypodermoclyse). Tegenwoordig is het op een aantal plaatsen mogelijk intraveneuze infusen in de thuissituatie toe te passen.

Veel (kanker)patiënten lijden aan anorexie en cachexie. Subjectief ervaren ze vermindering van smaak, gebrek aan eetlust, toenemende vermoeidheid en vermindering van de mobiliteit. Niet altijd is er pijn die de toediening van morfine noodzakelijk maakt. Het sterfbed is vaak lang en psychisch voor de patiënt en zijn omgeving zeer moeilijk. Sommige patiënten verlangen dan naar een snelle dood. Hun uiterlijk lijkt onaanvaardbaar voor henzelf en voor de naasten. Door verzwakking kunnen infecties en sepsis optreden.

Kunstmatige voeding kan door een neussonde of een percutane endoscopische gastrostomie (PEG) worden toegediend. Er zijn echter twee situaties denkbaar bij de ontwikkeling van de cachexie.

In de eerste situatie kan er sprake zijn van een klein tumorproces dat zich misschien onder controle bevindt. Door tumorgroei of zelfs door de behandeling is het niet mogelijk dat patiënt voldoende calorieën tot zich neemt. Dit soort situaties ontstaat bijvoorbeeld na een succesvolle tumorresectie of -bestraling van een mondbodemcarcinoom. Als men geen actie onderneemt in de zin van chirurgisch ingrijpen zal de patiënt cachexie ontwikkelen en uiteindelijk doodgaan. De anorexie die in deze situaties wordt waargenomen, is het effect van een gezonde aanpassing aan een verminderd calorieënaanbod.

Een tweede mogelijkheid is dat de cachexie ontstaat ten gevolge van tumorgroei ergens anders in het lichaam en multipele metastasering. Cachexie die dan ontstaat, is klinisch moeilijk te onderscheiden van de vorige situatie, maar is in feite het gevolg van de gegeneraliseerde en ingewikkelde stofwisselingsproblematiek. De anorexie die hier wordt waargenomen, is het effect van het onvermogen om de exogene calorieën te gebruiken. Het lichaam zelf geeft aan hoeveel calorieën verwerkt kunnen worden.

In de eerste situatie kan het voeden door middel van een neussonde of een PEG-katheter in een eerdere fase van de ziekte succesvol zijn. De hongerende patiënt neemt de toegediende calorieën op, synthetiseert in zijn lever nieuwe eiwitten en wordt sterker. De kans dat hij in een betere conditie zal gaan verkeren is groot. Anders is de tweede situatie, waarin het lichaam niet in staat is om de exogene calorieën te verwerken. Toegediende calorieën kunnen een belasting vormen. Zo kan de toegediende voeding diarree veroorzaken. Als de voeding vanuit het maagdarmkanaal opgenomen wordt, moet die ook verbrand of uitgescheiden worden. Deze processen kosten energie, zonder dat ze iets opbrengen. Als gevolg van kunstmatige voeding kan de patiënt de volgende nadelen ondervinden:

- zoutoverbelasting met als gevolg cardiale decompensatie;
- benauwdheid als gevolg van zuurstoftekort en slijmproductie;
- oedemen en toename van pijnklachten;
- misselijkheid en braken;
- diarree.

Progestagenen in hoge doses zijn in staat om de eetlust te verbeteren en de synthese van eiwitten in de lever en de spieren te verhogen. Sommige patiënten knappen dan op en zijn in staat om langer hun dagelijkse zelfzorgwerkzaamheden vol te houden. Hun tumor profiteert waarschijnlijk van het verhoogde aanbod van calorieën en groeit sneller. Het effect kan echter vanuit functioneel oogpunt positief zijn. Corticosteroïden zijn hierbij niet geïndiceerd wegens hun overwegend katabole invloed op de stofwisseling.

Een variant op de cachexie veroorzaakt door bijvoorbeeld een hoofd-halstumor is de wil om te versterven. Patiënt beslist zelf om niet meer te eten en soms ook niet meer te drinken, om zo sneller te overlijden. Deze autonome wilsuiting van de patiënt verdient respect, advies en goede zorg. Een patiënt die zich onthoudt van eten maar wel drinkt, heeft een langere prognose dan degene die beslist om tegelijkertijd op te houden met eten en met drinken. Als het de wens is om snel te overlijden en het leven niet onnodig te rekken dan is het stoppen met drinken bij optimale mondverzorging een goed alternatief. Het is belangrijk om dit zowel met de patiënt als met de familie te bespreken. Het kan niet zo zijn dat het versterven opgelegd wordt als instellingsbeleid. Problemen komen voor bij de wilsonbekwame psychogeriatrische patiënten. Ook hier is overleg met het hele team, familie en goede observatie van de patiënt noodzakelijk.

3.2.4 Infectie

Veel terminale patiënten lijden ten gevolge van infecties. Verzwakking van het immuunsysteem en functieverlies van verschillende organen eisen hier hun tol. De infecties worden vaak niet behandeld omdat de patiënt terminaal is en de therapie niet wenst of de therapie wordt toxisch en onnodig gevonden. Er kan zo een onbeperkte bacteriële groei ontstaan gepaard gaande met productie van toxinen, interferentie met de orgaanfuncties en hypotensie tot de dood erop volgt. Onderweg kan dit scenario gecompliceerd worden door rillingen, hoge koorts, delier, rigor en insulten. Dit natuurlijke stervensproces kan wel dagen duren en gepaard gaan met kortademigheid, pijn, onrust, urineretentie enzovoort die zeer belastend zijn voor de patiënt. Behandeling van de symptomen verandert het scenario niet, maar neemt zoveel mogelijk de hinderlijke consequenties weg. Dit scenario is goed beheersbaar en behoeft slechts zelden te worden gewijzigd. Sommige infecties bij stervenden moeten echter wel tot het einde toe worden bestreden, daar ze te maken hebben met pijn en ongemak, zoals candidiasis van de mond. Naast pijn in de mond kan dit ook misselijkheid, kokhalzen en braken veroorzaken. Behandeling kan beter geschieden met nystatine dan met het op zich meer effectieve amfotericine B; dit vanwege de zeer onaangename smaak van dit laatste geneesmiddel.

Blaasinfecties als gevolg van katheterisatie of uitdroging kunnen beter bestreden worden door blaasspoelingen dan met orale of intraveneuze antibiotica. Een eventuele septikemie vanuit de urinewegen verloopt meestal rustig en met weinig symptomen.

Het feit dat men afziet van de behandeling van een pneumonie met antibiotica betekent niet dat er niets zal moeten gebeuren. Het toedienen van acetylcysteïne om de slijm te verdunnen alsook het geven van een lage dosering morfine s.c. en paracetamol hebben hun waarde bewezen. Ook wisselligging en ademhalingsoefeningen zijn van groot belang.

In het algemeen hebben bij stervenden infecties, door het ontbreken van heftige immuunreacties, de neiging chronisch en rustig te verlopen. De patiënt kan bijvoorbeeld een pussende wond of een cutane fistel hebben zonder dat hij pijn heeft, septisch wordt en daaraan acuut overlijdt.

3.2.5 Coma ten gevolge van lever- en nierinsufficiëntie

Zowel lever- als nierinsufficiëntie kunnen lijden tot coma en overlijden. Beide scenario's gelden als mild. Leverinsufficiëntie komt frequent voor als gevolg van levermetastasen en als gevolg van obstructie van de galwegen. Het klassieke hepatisch coma, met encefalopathie komt zelden voor. De patiënt en diens familie zijn vaak bang voor een coma dat weken of maanden kan duren, wat niet het geval is. Bij leverinsufficiëntie is het belangrijkste symptoom jeuk die vaak resistent is tegen behandeling. De vaak aangeprezen cholestyramine is vanwege de onaangename smaak voor terminale patiënten vaak moeilijk aanvaardbaar. Stenting van de galwegen is een goed alternatief, maar verandert het stervensscenario niet. Veel patiënten krijgen na een aanvankelijk succesvolle stenting opnieuw obstructie. De stent kan worden vervangen; als dat niet meer mogelijk is of door de patiënt niet meer gewenst wordt treedt hetzelfde scenario weer op. Dit kan dan heftiger verlopen omdat de aanwezigheid van een vreemd lichaam vaak ontsteking en sepsis veroorzaakt. De tijdspanne tussen de eerste stenting en de beslissing om af te zien van verdere desobstructie kan aanzienlijk zijn.

De meest voorkomende vorm van nierinsufficiëntie in de palliatieve fase is prerenale insufficiëntie door langzame uitdroging (zie verder). Deze is doorgaans niet voldoende om het volledige beeld van uremie te ontwikkelen. Rekening moet worden gehouden met een verlaagd plasma-albuminegehalte, een slechtere binding van verschillende farmaca en slechtere functie van de nieren.

Dialyseren wordt slechts zelden overwogen bij oncologische patiënten. Uitzonderingsgevallen zijn patiënten met de ziekte van Kahler en met amyloïdose omdat die vaak nog jaren in leven blijven.

Vaker wordt de uremie veroorzaakt door een postrenale oorzaak. Obstructie van (beide) ureter(s), bijvoorbeeld door een tumor in de retroperitoneale ruimte of in het bekken is de meest voorkomende situatie. Dit scenario verloopt doorgaans rustig. Toch kan het sterven gecompliceerd worden door langdurige misselijkheid en braken, gastro-intestinale bloedingen, geneesmiddelenintoxicatie, neuromusculaire irritabiliteit en uiteindelijk een coma, gekenmerkt door een nare urinelucht die door de stervende wordt verspreid. Aan al deze symptomen kan veel worden gedaan. Bij de zeer zieke terminale kankerpatiënten verloopt dit scenario weliswaar rustiger, vaak pijnloos en vaak duurt het niet erg lang. Kaliumbeperking in het dieet van de patiënt heeft in dat opzicht een levensverlengend effect maar is niet nodig, zeker niet als de patiënt zin heeft in fruit of vruchtensap. Daarentegen kan zoutbelasting een veel moeilijker overlijden met longoedeem met zich mee brengen.

Morfine kan bij nierinsufficiëntie toxischer zijn dan normaal. Stapeling van morfine-glucuroniden veroorzaakt snel 'pin-point pupillen', verwardheid, onrust en ademhalingsdepressie. Bij aanvang van de pijnbestrijding bij een patiënt met nierinsufficiëntie moet hiermee rekening worden gehouden. Het mag echter geen reden zijn om de patiënt niet met morfine te behandelen en hem pijn te laten lijden.

3.2.6 Dood door pijn

Pijn kan bij de terminale patiënten zeer intensief zijn en wordt veroorzaakt door diverse, soms zeer verschillende oorzaken. In het kader van de discussie over het stervensscenario kan men spreken van pijn veroorzaakt door aandoening van vitale organen. Pijn is dan een symptoom van de naderende dood. Een voorbeeld hiervan is de hoofdpijn bij hersenmetastasen. Anders is het als de pijn veroorzaakt wordt door bijvoorbeeld een lokaal recidief van rectumcarcinoom of zenuwpijn door beschadiging van of druk op de nervus ischiadicus. Patiënt kan 'doodgaan van de pijn' en toch een langere prognose hebben, zeker als de tumor recent bestraald is en de pijn het resultaat is van beschadiging door tumor en bestraling. In de eerste situatie is men ten opzichte van de patiënt verplicht om de pijn te behandelen zelfs als dit tot gevolg zou hebben dat patiënt eerder overlijdt (symptomatische behandeling). Hier zijn hoge doses opioïden vaak in combinatie met andere middelen noodzakelijk. In het andere geval moet men ook altijd de pijn bestrijden, maar met meer uitgebalanceerde, op de aard van de pijn gerichte therapie, met een minimum aan bijwerkingen en een maximale verbetering van de levenskwaliteit. Men moet eraan denken dat de patiënt ook gemobiliseerd kan worden en soms ook gerevalideerd.

Het ernstigste stervensscenario, dat helaas nog vaak wordt gezien, is de onderbehandeling van pijn en overlijden ten gevolge van verwaarlozing, anorexie, decubitus of slecht behandelde obstipatie. Pijnbestrijding betekent meer dan het geven van pijnstillende medicatie. Het houdt een heel scala van zorg in voor de patiënt en diens omgeving. Men kan denken aan tijdige bestraling, reactivering, huidverzorging en zorg voor goede ontlasting. Hiermee wordt getracht crisissituaties in de resterende periode van het leven te voorkomen.

Een 68-jarige man is zes jaar geleden geopereerd en bestraald wegens een rectumcarcinoom. Hij maakte het tot voor kort goed. Zes maanden geleden kreeg hij hevige pijn in de rug. De gemaakte CT-scan toonde een tumorrecidief aan. Na veel discussie door de oncologen werd besloten om patiënt opnieuw te bestralen. Na de bestraling is de tumor niet meer op de CT-scan waargenomen. De patiënt ontwikkelde echter een ernstige pijn in zijn onderlichaam met uitstraling naar beide benen. De pijn kwam in frequente aanvallen en reageerde niet op het geven van zelfs hoge doseringen morfine. De geraadpleegde anesthesioloog legde een spinaalblok aan. Dit hielp voor enkele weken. Bij herhaling van dit blok met een wat hogere dosering werd een iatrogene dwarslaesie veroorzaakt. Het gevolg was nog meer pijn. Door deze teleurstelling wilde de patiënt niet meer door het pijnteam behandeld worden. Er zijn ook ingewikkelde procedures door de familie aangespannen om de bewuste anesthesioloog aan te klagen. Intussen kampte de patiënt met een ernstig pijnsyndroom dat niet of nauwelijks reageerde op de medicatie. Op de CT-scan was geen teken van tumorrecidief.

Dit scenario kan beschouwd worden als één van de meest kritieke. Paradoxaal wordt tumorprogressie of recidief soms meer gezien als een verlossing of zelfs als een gewenste ontwikkeling.

De patiënt werd opgenomen in een hospice. Na enkele weken van observeren en uitproberen is duidelijk geworden dat bij de patiënt meer dan één soort pijn bestond. Naast de pijn in de rug die redelijk goed reageerde op morfine was er sprake van myogene pijn in het linkerbovenbeen en schietende pijn in zijn rechterkuit. Met een combinatie van s.c. morfine, zo nodig injecties van ketamine, lioresal, carbamazepine en hoge doseringen paracetamol werd een redelijke balans verkregen. Patiënt kon voor enkele weken naar huis ontslagen worden. Hij kwam later terug voor behandeling van ernstige obstipatie en nog later wegens verergering van de pijnklachten. Deze waren toen redelijk succesvol te behandelen met paroxetine. Hij overleed thuis, negen maanden na de eerste opname in het hospice.

In deze, niet echt zeldzame gevallen, kan men zich afvragen of er geen plaats is voor een wat agressievere pijnbenadering met acceptatie van de mogelijkheid van levensbekorting. Bovengenoemde patiënt had deze bedoeling duidelijk niet. De behandelende arts dient zich te schikken naar de wens van de patiënt en de familie.

Het voorkómen van situaties zoals boven heeft altijd de hoogste prioriteit. Een actieve bijdrage van de consulenten palliatieve geneeskunde aan de therapeutische beslissingen eerder in het ziekteproces is hier heel belangrijk.

3.2.7 Cardiale dood

De cardiale dood kan wegens het snelle verloop in de palliatieve zorg gewenst zijn. Daarom kan het stoppen van cardiale medicatie aan het einde van het leven een gunstige wending geven aan het stervensproces.

Het continueren van medicatie met als doel bescherming en ondersteuning van het myocard kan levensverlengend zijn. Overigens kunnen myocardinfarcten vooral bij anemische en cachectische patiënten heel rustig verlopen. De pijn op de borst kan makkelijk gemaskeerd worden door morfine dat voor andere doeleinden wordt gebruikt. Nadere cardiologische diagnostiek is niet aangewezen daar deze geen andere therapeutische consequenties heeft.

3.2.8 Dood door cerebrale metastasen

Het natuurlijke verloop van dit scenario is vaak zeer belastend voor de patiënt en diens omgeving. Het wordt gekarakteriseerd door ernstige hoofdpijn, epileptische aanvallen, braken en in een eerdere fase neurologische uitvalsverschijnselen en karakterologische veranderingen. Er bestaat dus een duidelijke behoefte aan gunstige beïnvloeding van dit scenario. Het logische en meest doeltreffende ingrijpen is het bestralen van de hersenen, als het kan in een vroeg stadium, direct na het stellen van de diagnose. Bij veel patiënten is het echter al te laat. De resultaten van deze behandeling zijn voor de individuele patiënt moeilijk voorspelbaar. Veel patiënten die 'te laat' worden bestraald, ervaren alleen schade: ze worden gesedeerd, depressief, soms agressief, hun haar valt uit. Ze gaan vaak eerder achteruit dan vooruit. De na de bestraling vaak geziene tijdelijke toename van de hersendruk kan hun fataal worden, ook met tegelijkertijd toedienen van dexamethason. Daarom moet men soms beslissen om de hersenmetastasen (cerebrale metastasen) niet te bestralen en te volstaan met dexamethasontoediening. In beide situaties komt een moment dat de patiënt zieker wordt, begint te braken en het bewustzijn afneemt. Dit is soms het goede moment om te stoppen met dit geneesmiddel en niet over te schakelen naar de parenterale toediening. De dood volgt dan snel ten gevolge van toenemende hersendruk en inklemming en de pijn kan het beste bestreden worden door parenterale toediening van morfine al dan niet gecombineerd met sedativa. Het is goed om van tevoren openlijk met de patiënt over dit soort situaties te praten.

Het toedienen van morfine kan bij hersenmetastasen paradoxaal resulteren in vasodilatatie, toename van hersenoedeem en als gevolg hiervan toename van hoofdpijn. Als men dan genoodzaakt is om morfine te geven is het goed om die, na overleg met de familie, vrij hoog te doseren om bovengenoemd paradoxaal effect te kunnen vermijden en tegelijkertijd een toestand van bewusteloosheid te veroorzaken. Vaak is ook sedering met midazolam of levomepromazine noodzakelijk. Bij bewusteloze, terminale patiënten is het noodzakelijk om alle infusen, sondevoedingen, pijnlijke injecties en dergelijke te stoppen.

Een 40-jarige patiënt met een hersentumor (een astrocytoom) werd geopereerd en bestraald. Nu is er al zes maanden sprake van groei van een tumorrecidief. Hij wordt nu behandeld met dexamethason en carbamazepine. Hij wordt erg dik en kan zich moeilijk zelf redden. Vooral de toiletgang wordt erg moeilijk. Hij is erg bang dat hij niet meer zal kunnen praten. Verhoging van de dexamethazondosis tot 13 mg verbetert de spraak. De angst bestaat dat deze dosering nog verder verhoogd zal moeten worden. Patiënt is blij dat hij goed met de omgeving kan communiceren. Hij maakt echter een mondschimmelinfectie door. Hij wordt behandeld met ketoconazol oraal. De symptomen van de infectie verminderen. Patiënt is aangesloten bij een baptistengemeente, is zeer gelovig en wijst euthanasie resoluut af. De huisarts en de patiënt overwegen om de dosis van dexamethason niet verder te verhogen maar te staken. Dit zal het meest op 'het volgen van de natuur' lijken. De geraadpleegde neurochirurg raadt dit echter af. Volgens hem kan het stoppen alleen een ellendige en langdurige dood als gevolg hebben. Patiënt deinst hier voor terug en raakt in paniek. De huisarts vraagt de consulent palliatieve geneeskunde om hulp. Deze vertelt dat er na het stoppen van dexamethason, zeker na langdurige toediening van dexamethason (acht maanden), slechts een kleine kans op herstel van de bijnierschorsfunctie bestaat. Ook groeit de tumor nu snel en veroorzaakt symptomen (spraakstoornissen) die wel op dexamethason reageren. Dat wil zeggen dat zich rondom de tumor waarschijnlijk oedeem bevindt en deze zal toenemen na het stoppen van dexamethason. Patiënt wordt door dit gesprek gerustgesteld. Hij beslist om de dexamethason over een week te stoppen. Hij probeert al zijn zaken af te ronden, vooral met de kinderen uit zijn eerdere huwelijk. De dexamethason wordt gestaakt. Twee dagen lang gebeurt er heel weinig. Daarna krijgt de patiënt hoofdpijn en wordt misselijk. Er wordt gestart met s.c. morfine-infuus 60 mg/24 uur samen met haloperidol, 5 mg/24 uur. Hij reageert daar goed op. De hoofdpijn en misselijkheid nemen af. Hij is goed aanspreekbaar. De pols wordt erg snel en de urineproductie neemt af. De patiënt transpireert erg veel. Hij is rustig en voorbereid op het einde. De familie wacht met spanning af. Het derde etmaal na het stoppen van de dexamethason is de urineproductie 150 ml. De vierde dag knapt patiënt duidelijk op en is meer wakker. De urineproductie neemt toe tot 600 ml/24 uur. Hij is teleurgesteld dat hij nog leeft. Een goed contact tussen de patiënt, zijn familie, de huisarts en de consulent voorkomen een drama. Patiënt drinkt weinig, maar zijn mond wordt continu nat gehouden met water-spray. Hij droogt uit en heeft last van taai slijm in de longen. De benauwdheid neemt steeds meer toe. De morfinedosering wordt verhoogd, uiteindelijk verdubbeld. Het taaie slijm wordt uit de trachea gezogen. Er wordt gestart met sederende doseringen levomepromazine s.c. Hij overlijdt één dag later, in alle rust, zeven dagen na het stoppen van de dexamethason. De familie is erg blij dat het niet langer heeft geduurd.

Een patiënt met hersenmetastasen kan na het stoppen van dexamethason nog langere tijd leven. Hij droogt uit omdat hij geen vocht meer krijgt. Als effect van deze uitdroging ziet men soms dat de situatie zich tijdelijk stabiliseert, het bewustzijn tijdelijk terugkeert, mogelijk door de afname van hersenoedeem. De patiënt wordt ineens wakker en kan zijn familieleden herkennen en afscheid van ze nemen. Het is belangrijk om deze kostbare tijd niet te verliezen. Verandering van het beleid in de zin van het herinvoeren van het intraveneuze infuus is uiteraard niet geïndiceerd. Geduld, goede uitleg naar de familie toe, maar vooral gevoel voor de patiënt en de familie dat ze niet in hun nood alleen gelaten zullen worden, is heel belangrijk.

Indien de tumor weinig of geen oedeem veroorzaakt en toediening van corticosteroïden louter en alleen nodig is tegen de angst voor bijnierschorscrisis kan een situatie ontstaan waarbij na het stoppen van dexamethason niets of nauwelijks iets zal gebeuren. Om deze situaties (eigenlijk teleurstellingen) te voorkomen dient men zich altijd af te vragen of dexamethasontoediening nog geïndiceerd is.

Langdurige toediening van corticosteroïden kan tal van complicaties veroorzaken. Het is daarom noodzakelijk om bij aanvang van deze behandeling een idee te hebben over de prognose. De meest gevreesde complicaties zijn: schimmelinfecties, spieratrofie, pneumonie en inzakking van de wervels ten gevolge van osteoporose. Daarentegen is steroïddiabetes zelden oorzaak van problemen en dit laat zich ook goed met insuline behandelen. Door het toedienen van corticosteroïden kan de patiënt wel langer leven, maar dit gaat vaak ten koste van de kwaliteit.

3.2.9 Bloeding

Veel tumoren bloeden actief en patiënten gaan dood ten gevolge van anemie (bij chronische bloeding) of hypovolemie (shock). Zorgverleners zijn al snel geneigd een bloeding te stelpen. Een bloeding in de terminale fase kan echter leiden tot een snel en pijnloos overlijden. Langzame bloedingen kunnen gepaard gaan met soms moeilijk te bestrijden angina pectoris. Daarom is het niet wenselijk om een bloeding in de terminale fase altijd te bestrijden.

Om het contrast van rood bloed op een wit laken te verminderen gebruiken we vaak bij patiënten met het risico op een bloeding groene handdoeken. Bloed lijkt dan niet rood maar bruin. Chronische anemie die vaak voorkomt bij een terminale ziekte en gepaard gaat met beenmerginsufficiëntie, wordt vaak zinloos behandeld met ijzerpreparaten. De anemie bij maligne aandoeningen heeft doorgaans meer oorzaken dan alleen bloedverlies en ijzergebrek.

Arteriële bloedingen kunnen snel tot hypovolemie leiden. Veneuze bloedingen komen vaak vanzelf tot staan omdat de perfusiedruk daalt. Dat wil zeggen dat na een hevige veneuze bloeding de situatie spontaan kan stabiliseren. Doorgaans ervaart de patiënt dan meer hinderlijke symptomen zoals angina pectoris, duizeligheid, oorsuizen, onrust en dergelijke. In deze situatie kan een bloedtransfusie wel overwogen worden. Men moet echter bedenken dat een bloedtransfusie en herstel van het intravasculaire volume een recidief van de bloeding kan bevorderen.

In de palliatieve zorg is de zin van bloedtransfusies zeer twijfelachtig. In veel gevallen hebben patiënten in het verleden veel bloedtransfusies gehad. Het is dan vaak een moeilijke zaak om een patiënt ervan te overtuigen dat continueren van bloedtransfusies in de terminale fase niet zinvol is. Het vereist veel tijd, een goede relatie en communicatie met de patiënt.

3.3 DE LAATSTE 24 UUR

De laatste 24 uur van het leven zijn soms erg moeilijk. Bij de meerderheid van de patiënten is het mogelijk om deze allerlaatste dag toch heel rustig en waardig te laten verlopen. Men dient zich er echter wel van bewust te zijn dat zich meestal in hetzelfde huis nog meerdere mensen bevinden die ook aandacht en zorg nodig hebben. Vaak sterven terminale patiënten onverwacht. Zelfs na een lang ziekbed kan de dood onverwacht komen, dat wil zeggen zonder duidelijke symptomen vooraf, bijvoorbeeld in de slaap. Aan de ene kant is dat voor iedereen een opluchting omdat de agonie (een ander woord voor doodstrijd) dan van korte duur is en zich buiten het gezichtsveld van omstanders afspeelt. Aan de andere kant heeft deze situatie zijn schaduwkanten, omdat de familieleden dan vaak niet aanwezig zijn bij het sterven en het gevoel krijgen dat ze gefaald hebben. Er zijn ook familieleden die dag en nacht waken bij de stervende om dit moment niet te missen, maar even weggaan en bij terugkomst horen dat de patiënt net overleden is. Hier is helaas geen recept voor. Sommige mensen willen duidelijk alleen sterven.

Een andere type sterven is wanneer alles conform het verwachtingspatroon verloopt. De patiënt wordt met de dag zwakker en kan steeds minder doen. Op een bepaald moment houdt hij op met eten, korte tijd later met drinken. Aan het einde kunnen er nog tal van problemen komen zoals onrust, delirium, bewustzijnsdaling, bloedingen, ernstige pijn en benauwdheid. Het doel van de zorg is om de situatie in evenwicht te brengen en te houden.

Het sterven, vooral thuis, heeft vaak een zeer intiem karakter en de behandelende arts, liefst de eigen huisarts, moet zich bewust zijn van deze situatie. Juist op deze momenten dient men af te zien van overmatige medicalisering van het sterven, nadrukkelijke aanwezigheid van de medicus, heroïsche ingrepen, vervoer naar het ziekenhuis, diagnostiek en dergelijke. De hoofdrolspeler is de patiënt zelf en hij verdient hierbij alle ruimte. De arts heeft hier slechts een faciliterende rol te spelen. Hij maakt bepaalde processen mogelijk. Zo kan hij het mogelijk maken dat de patiënt waardig, op zijn eigen manier, afscheid kan nemen van zijn dierbaren. Hij kan dat ook verstoren door het geven van geneesmiddelen die verwardheid of slaperigheid met zich mee kunnen brengen.

3.3.1 Tekenen van de naderende dood

Het lichaam van de patiënt vertoont op de laatste dag van zijn leven vaak tekenen van orgaandisfunctie. Wat het eerst opvalt is het 'langer' worden van het gezicht (facies Hippocratica). De neus wordt spits, de jukbeenderen zijn duidelijk afgetekend. Een en ander gebeurt vanwege progressieve uitdroging die bij bijna alle stervenden aanwezig is. Sommigen zien hier de onmiskenbare tekenen van de naderende dood in. Sommige hulpverleners, ervaren in deze materie, kunnen de naderende dood 'ruiken'. De uitademingslucht kan een kwalijke geur hebben.

De patiënt voelt zelf vaak dat hij doodgaat en kan soms rustig hierover praten. Hij is het ermee eens en hij verlangt ook naar de dood. Dit is vaak in schril contrast met dat wat dezelfde patiënt nog maar een dag eerder vertelde. Dit omslagpunt is soms erg duidelijk, vaak echter ook afwezig of onopgemerkt.

Voor de medicus practicus zijn andere, wat meer objectiveerbare parameters nodig om tot enige prognosticering te komen. Een van de belangrijkste is de pols en de bloeddruk in relatie tot de urineproductie. In de terminale fase zien we vaak dat de pols oploopt, wel tot waarden van 120/min en hoger. Het hart probeert nog een extra inspanning te leveren maar naarmate de polsfrequentie stijgt boven een bepaald niveau, daalt de pompfunctie van het hart. De pols is dan snel en zwak. De urineproductie daalt door de slechte nierdoorbloeding. Hier moet men altijd differentiëren tussen oligurie door ondervulling en anurie ten gevolge van blaasretentie of blaaskatheterverstopping. Eenmalig katheteriseren, ook op het sterfbed is aan te raden.

De lichaamstemperatuur kan verhoogd zijn als er sprake is van infectie. Vaker echter verlopen zelfs ernstige infecties bij terminaal zieken zonder temperatuurverhoging. Het lichaam is waarschijnlijk niet meer in staat om de hyperthermie op te wekken. Daarom kan de lichaamstemperatuur ook verlaagd zijn. Soms ziet men een beeld van wisselende doorbloeding van de ledematen. Soms worden de handen warm en de voeten koud. Een uur later kan het andersom zijn. Een duidelijk teken dat het lichaam door vasoconstrictie energie tracht 'te sparen'.

Verminderde doorbloeding van de hersenen heeft vaak een effect op het bewustzijn van de patiënt. Dit uit zich meestal door bradyfrenie, het langzaam denken, spreken en handelen. Als de terminale (kanker)patiënt in coma raakt is dit doorgaans voor een korte periode, meestal niet langer dan enkele uren tot enige dagen. Veel patiënten en hun familieleden zijn erg bang dat de periode van bewusteloosheid lang zal duren en dat het leven door alle beschikbare middelen gerekt zal worden. Het is ook daarom erg belangrijk om dit probleem met de patiënt en de familie te bespreken maar ook om alle levensrekkende therapieën te staken. Hierbij horen sondevoeding en infusen.

Reutelen

Bij veel stervenden kan men reutelen waarnemen. Het is een verschijnsel dat laat, vaak bij een sterk verlaagd of afwezig bewustzijn optreedt. De patiënt voelt dat niet meer, maar de familie heeft vaak de indruk dat de patiënt stikt of erg benauwd is. Reutelende patiënten bij vol bewustzijn vertellen vaak, hoe onwaarschijnlijk dat ook klinkt, dat ze niet benauwd zijn en ingrijpen niet nodig vinden. Als er iets moet gebeuren dan is dit het geruststellen van de familie. Als het echt nodig is kan men de morfinedosering via een continue subcutane infusie verhogen met 50%. Ook kan men butylscopolamine geven. Het plaatsen van de patiënt in zijligging is zinvol. Men moet echter niet vergeten dat bij bronchuscarcinoom zo'n verplaatsing een acuut overlijden kan veroorzaken, daar de 'gezonde' bronchus ineens afgesloten kan worden.

Uitzuigen heeft meestal geen zin, daar de slijmsecretie door de prikkeling slechts toeneemt. Wel is het nodig om af te zuigen als er ook maaginhoud omhoogkomt, en als de bronchiale secretie zeer volumineus en stinkend is (bij oesofagotracheale fistels, abcessen en dergelijke). Men zuigt dan vooral de mondholte uit en niet de trachea.

Bij droge slijmvliezen en taai slijm is het vaak aan te bevelen om in de buurt van het hoofd van de patiënt een waterverneveaar te plaatsten. Veel stervenden reageren daar goed op.

Onregelmatige ademhaling

De observatie van de ademhaling is heel belangrijk. Deze is vaak versneld. Patiënt kan angstig zijn. Men kan vermoeden dat hij het ook benauwd heeft. In deze situatie is verlaging van de ademhalingsfrequentie en anxiolyse bijvoorbeeld met morfine en midazolam s.c. infuus zeer belangrijk.

Het intreden van de dood kan men vooral constateren door het ophouden van de ademhaling. Onder invloed van de ziekte en de geneesmiddelen, vooral opioïden, is de ademhaling vooraf vaak onregelmatig en heeft het karakter van Cheyne-Stokes-ademhaling. Op de familie maken de lange pauzes tussen de ademhalingen zeer veel indruk, daarom is uitleg weer van groot belang. Na de laatste ademhaling kan na een pauze van een minuut of langer nog één adembeweging komen. Het is daarom ook belangrijk om rustig en zonder paniek met de overledene om te gaan. De arts dient zich op dit moment op de achtergrond te houden. Te vroeg uitgevoerde lijkschouwing kan soms zeer onprettig zijn voor de arts en de omgeving. Observatie van de pols op dat moment is moeilijk. Vaak kan de pols al uren lang niet meer gevoeld worden. Veel gespannen familieleden, maar ook professionele hulpverleners verwarren dit dan met de eigen pols die gevoeld wordt in de vingertoppen. Dit kan bij sommigen paniek veroorzaken of zelfs tot reanimatiepogingen leiden.

3.3.2 Intoxicatie met geneesmiddelen

In de allerlaatste fase moet men zich realiseren dat het metabolisme van de toegediende geneesmiddelen sterk kan afwijken van de norm. Zo kan morfine bij een vermindering van de nierfunctie toxisch worden zonder dat de dosering verhoogd is. Dit kan men vaststellen aan de hand van een paar objectiveerbare parameters: urineproductie, het patroon en frequentie van de onrust, maar ook de grootte van de pupillen (zogenoemde 'pin-pointpupillen'). Als er geen onrust is en geen pijn, is het beter de toediening van morfine niet te veranderen. De pijn kan immers op onvoorspelbare wijze terugkomen en het staken van morfine kan potentieel het leven ongewenst verlengen.

3.3.3 Welke geneesmiddelen stoppen en welke niet?

In principe kunnen bij de stervende patiënt veel, zo niet alle geneesmiddelen gestaakt worden. Dit geldt echter zeker voor geneesmiddelen die als doel hebben de functie van de organen te ondersteunen (bijvoorbeeld cardiale medicatie). Geneesmiddelen die wel gecontinueerd moeten worden, zijn geneesmiddelen tegen pijn en sedativa of anxiolytica.

Dexamethason kan men stoppen, omdat de werking meestal nog 24 uur aanhoudt. Er is in ieder geval geen noodzaak om corticosteroïden parenteraal te geven als een patiënt niet meer slikt en stervende is. Een uitzondering vormt hier dexamethason dat gegeven wordt als specifiek middel voor pijnbestrijding (bijvoorbeeld bij plexopathie, druk op een zenuw). In het geval van hersenmetastasen en de eerste symptomen van inklemming (hoofdpijn, misselijkheid en braken, bradycardie) doet men er goed aan om juist de dexamethason te stoppen en het stervensproces niet onnodig te verlengen door parenterale toediening. Meestal moet de morfinedosis verhoogd worden om de opkomende hoofdpijn te verzachten.

Stoppen van veel geneesmiddelen, maar ook genotmiddelen, kan onttrekkingsverschijnselen met zich meebrengen. Zo kan bijvoorbeeld plotselinge onthouding van alcohol, tabak, maar ook benzodiazepinen de oorzaak zijn van hevige onrust en niet zelden delirium. Bij alcohol gaat het mogelijk te ver om die parenteraal te geven, maar de aloude chloordiazepoxide kan zeker uitkomst bieden. Bij nicotinetekort bij zware rokers is het verstandig om een nicotinepleister (Nicotinell 30) bij de hand te hebben. Het plotselinge stoppen van de slaapmedicatie, bijvoorbeeld omdat de patiënt niet meer kan slikken, wordt opgevangen door s.c. midazolam of rectale toediening van de temazepamcapsules.

3.3.4 Als de patiënt niet meer kan slikken

Door vermindering van de coördinatie tussen diverse spieren kunnen veel patiënten niet meer slikken. Veel geneesmiddelen kunnen dan niet meer oraal gegeven worden. Worden ze toch op deze wijze toegediend dan bestaat het risico dat de tabletten achter in de keel plakken of dat de resorptie via het maagdarmkanaal niet volledig en onvoorspelbaar is. Het opplakken van een transdermaal werkende fentanylpleister (Durogesic®) als het slikken van morfinepreparaten met gecontroleerde afgifte (MS Contin®, Kapanol®) niet meer mogelijk is biedt nu ook geen oplossing, daar de transcutane resorptie sterk variabel is en er geen tijd is voor equilibrering en een fijne afstemming van de dosis. Bovendien is het twijfelachtig of fentanyl in alle situaties morfine kan vervangen.

Veel betrouwbaarder is het toedienen van geneesmiddelen intraveneus of subcutaan, vaak door middel van een continu infuus of per injectie via een subcutane naald. Subcutaan worden slechts de belangrijkste geneesmiddelen toegediend. Controle van de insteekplaats geeft de informatie of het toegediende geneesmiddel wel of niet door de subcutis wordt opgenomen (zwelling = slechte absorptie, roodheid = ontsteking, pijn = chemische prikkeling). Doorgaans is dit tot het einde toe geen probleem. Men kan voor subcutane infusie het beste middelen gebruiken met een korte halfwaardetijd. Ze zijn makkelijk instelbaar, maar ook eenvoudig te stoppen als dit nodig is. Voor intermitterende injecties worden de geneesmiddelen met een middellange halfwaardetijd gebruikt. Vaak worden twee of zelfs drie geneesmiddelen in één spuit voor een continu infuus gemengd. Van de opioïden wordt heel vaak morfine gebruikt, niet zelden in combinatie met midazolam als sedativum/anxiolyticum.

3.3.5 Onrust van de stervenden

Bij onrust en delirium moet men bedacht zijn op een aantal belangrijke zaken zoals fecale impactie, blaasretentie, droge mond, decubitus, maar ook vaak onvoldoende behandelde pijn. Sederen van stervenden bij onvoldoende demping van deze prikkels leidt vaak tot teleurstellingen. Men moet zoeken naar de eventuele aanwezigheid van prikkels. Eenvoudige diagnostiek (blaaspercussie, rectaal toucheren, eenmalig katheteriseren en mondholte-inspectie) geven antwoord op veel van deze vragen. Blaasretentie ontstaat vaak als gevolg van het verhogen van morfinedosis.

Fecale impactie kan de oorzaak zijn van onrust en zelfs delirium. Het is helaas vaak te laat om de dikke darm te reinigen. Digitaal feces verwijderen kan zeer pijnlijk zijn en dient achterwege gelaten te worden. Het is juist daarom zo belangrijk om preventief een juist laxeerbeleid te voeren.

Bij onrust, ontstaan of erger geworden na het starten van benzodiazepinen, moet men rekening houden met een paradoxale reactie. Stoppen van benzodiazepinen (vervangen heeft geen zin) en overschakelen op bijvoorbeeld barbituraten is dan noodzakelijk. Een soortgelijke reactie ziet men soms na het late starten van opioïden.

Bij angst is het belangrijk om anxiolytica te geven. Oxazepam werkt zeer goed als de orale weg nog beschikbaar is. Rectaal kan men diazepam of temazepam capsules geven. De subcutane weg wordt echter gezien als gouden standaard. Hier komt midazolam in aanmerking. Anxiolytische dosering die geen overmatige sedering veroorzaakt, is 15 mg/24 uur.

Bij verwardheid, hallucinaties en hevige onrust kan men s.c. haloperidol geven. Dit geneesmiddel werkt lang en men kan volstaan met een eenmalige s.c. toediening. De dosering is in het begin 1-3 mg, maar kan natuurlijk verhoogd worden tot 5 à 10 mg. Haloperidol werkt ook uitstekend als anti-emeticum bij misselijkheid en braken van centrale origine (onder andere bij morfinegeïnduceerd braken).

Sedering in de laatste levensuren kan men, indien gewenst, bereiken met midazolam s.c. maar ook met het veel langer werkende levomepromazine 25-50 mg i.m. Subcutane, langdurige toediening van levomepromazine is vaak pijnlijk. Diazepam rectaal is vaak beter dan i.m.

3.3.6 Onbehandelbare pijn

In de laatste dagen van het leven kan men soms nieuwe, nog onbekende pijnsymptomen tegenkomen. Het is vaak ook zeer moeilijk om goede diagnostiek uit te voeren omdat de patiënt vaak niet in staat is om de vragen te beantwoorden. Zo kan men te maken hebben met pathologische fracturen (pijn bij verzorging), dwarslaesie (paralyse), krampen in de darmen (obstipatie!) of hyperalgesie ten gevolge van morfine, of is de pijn het effect van een snelle ontwikkeling van tolerantie voor morfine. Ook komen soms zeer ernstige pijnen van centrale origine in deze fase voor. Het automatisch verhogen van de morfinedosis (onterecht genoemd 'het panacee van de terminale fase') is niet altijd het beste antwoord in deze situaties.

Bij een dwarslaesie die snel opkomt bij stervenden kan men alsnog proberen om hoge doseringen dexamethason (16 mg) en morfine i.v. toe te dienen. Vaak is morfine echter onvoldoende werkzaam en moet men overgaan op fentanyl.

Ook krampen in de buik kunnen niet met een verhoging van de morfinedosering behandeld worden. Butylscopolamine en zo mogelijk een klysma kunnen hier uitkomst bieden. Zeer zeldzaam treedt bij terminale patiënten een staat van hyperalgesie op. Men denkt dat cumulatie van morfinemetabolieten hieraan ten grondslag ligt. In zo'n situatie is onmiddellijke overschakeling op fentanyl (s.c. of i.v.) of methadon een goede en afdoende oplossing. Een ander zeldzaam verschijnsel is snelle ontwikkeling van tolerantie voor morfine. De pijn keert terug ondanks de zeer hoge doseringen morfine, en bij sommige patiënten ziet men dat er ook geen obstipatie meer is. De ervaring leert dat in dit soort gevallen vervanging van morfine door methadon gunstige effecten heeft. Methadon is in ons land moeilijk in een parenterale vorm verkrijgbaar.

3.3.7 Dyspnoe

Reutelen, dat reeds eerder besproken is, moet men onderscheiden van het gevoel van benauwdheid. De patiënt is dan onrustig, angstig, zijn gelaat is vaak grijs van kleur (cyanose is zeer zeldzaam wegens frequente anemie) en de patiënt kan 'happen naar de lucht'. Het geven van zuurstof, bij afwezigheid van cyanose, is niet afdoende. Veel beter kan men de lucht rondom de stervende in beweging brengen door bijvoorbeeld een ventilator of open raam. Luchtverfrissing door middel van een verrijdbare airco is een goed maar duur alternatief.

Bij duidelijke angst is het geven van benzodiazepinen (oxazepam, diazepam, midazolam) belangrijk. De beste resultaten kan men bereiken door een s.c. continu infuus van midazolam te starten met 0,5-1 mg/uur. Met de lage dosering van dit geneesmiddel en fijne afstemming is het mogelijk om de angst te verminderen zonder bewustzijnsdaling.

Als angst niet op de voorgrond staat is het nodig om de patiënt een s.c. infuus met morfine te geven. Bij patiënten die niet eerder met opioïden zijn behandeld, start men met 15-20 mg morfine per 24 uur, soms met een 2,5-5 mg bolus vooraf. Als de patiënt al morfine heeft gehad, bijvoorbeeld als pijnbestrijding, is het nodig om de dosering met 50% te verhogen. Men kan de dosering regelen op geleide van de ademhalingsfrequentie. Bij een zeer hoge ademhalingsfrequentie, bijvoorbeeld 40/min, voelt de patiënt sterke benauwdheid. Verlaging van de frequentie naar 25/min met s.c. morfine-infusie geeft de patiënt letterlijk en figuurlijk 'meer lucht' daar de lucht meer kans krijgt om de longblaasjes te bereiken.

Men moet de familie en de patiënt uitleggen dat deze handeling niets te maken heeft met actieve euthanasie en is bedoeld om de benauwdheid te verminderen, ook al kan dit levensbekortend werken. Bij een benauwde patiënt kan zelfs morfine 5 mg s.c. al de indruk geven van actieve levensbeëindiging.

3.4 SAMENVATTING

De behandelend arts aan het sterfbed heeft slechts een beperkte invloed op de keuze van het stervensscenario. Sommige scenario's zijn echter zo moeilijk te aanvaarden en zwaar voor de patiënt en de omgeving dat men preventief kan trachten om het scenario te veranderen. Men zal ook zeer terughoudend zijn met het veranderen van de milde(re) stervensscenario's, bijvoorbeeld longontsteking, bloeding, uitdroging, lever- en nierinsufficiëntie, omdat men door het leven te verlengen in een andere, minder beheersbare situatie terecht kan komen. Sommige zeer zware scenario's, zoals gastro-intestinale obstructie, zijn in gespecialiseerde palliatieve centra goed beheersbaar geworden. Ook de dyspnoe bij de stervenden kan redelijk goed behandeld worden, al heeft men soms de indruk dat door deze behandeling het leven bijna tastbaar wordt ingekort. Men moet veel energie steken in het verbeteren van de behandelprotocollen in deze situaties. Informatie en communicatie met de familieleden rond het sterfbed is dan ook van groot belang.

Echter bij de meeste scenario's is beheersing van de symptomen mogelijk zodat het natuurlijke karakter van het stervensproces niet verstoord wordt. Het toepassen van geneesmiddelen die het bewustzijn kunnen doen afnemen of levensverkortend kunnen werken, bijvoorbeeld morfine, dient overlegd te worden met de patiënt en diens familie. Ook verpleegkundigen dienen nauwkeurig op de hoogte gehouden te worden van de gemaakte keuzen.

Het nemen van beslissingen rond het sterfbed is een kunst apart. Het moge duidelijk zijn dat hier veel kennis en ervaring, maar ook een andere dan de gebruikelijke attitude nodig is. Geen therapeutisch fatalisme, geen passieve en afwachtende houding, maar ook geen overheersende aanwezigheid van de medicus aan het sterfbed. Vaak wordt de patiënt vergeleken met de dirigent, hulpverleners met het orkest en de (huis)arts met de solist die wel afhankelijk is van de rest van het orkest, maar vooral zijn plaats in het proces moet kennen. Zo uitgevoerde palliatieve zorg kan als goed worden ervaren, niet alleen door de patiënt en diens familieleden maar ook door de betrokken hulpverleners. Een goede palliatieve zorg is een actieve zorg tot het einde toe en behoort een uitdaging te zijn voor iedere arts.

4 Klachten en symptomen in de palliatieve zorg

G.H. Blijham, T.A. Boon, M.A. van Eijkeren, J. Festen, W.L. Gianotten, N. de Goeijen, A. de Graeff, E.M.H.A. de Kleijn, F.A.M. Klijn, C.D.D. van der Rijt, E.A. Sijmons, P.A.E. Sillevis Smitt, M.J.B. Taphoorn, Ch.J. Vecht, E.H. Verhagen, W.C.M. Weijmar Schultz, H.B.M van de Wiel, J. Wouda, Z. Zylicz

4.1 INLEIDING

In de palliatieve zorg is bestrijding van klachten en symptomen belangrijker dan bestrijding van de onderliggende ziekte. Met de ontwikkeling van deze zorg is een nieuw domein van kennis en kunde ontstaan, waarin niet de ziekte maar de klacht het ordenende principe is. Voorts is niet alleen het ordenende principe anders, maar ook de uitkomstmaat van het handelen. Deze is samen te vatten als de kwaliteit van leven, waaraan naast de effectiviteit van de interventie ook de bijwerkingen ervan en de psychosociale context van de patiënt een belangrijke bijdrage leveren. Een klacht is niet langer de afgeleide van het probleem maar het probleem zelf, een bijwerking niet langer een voor lief te nemen bijverschijnsel maar een essentieel bestanddeel van de afweging en de psychosociale context is niet de vage achtergrond van de patiënt, maar de context waarbinnen besluitvorming verantwoord moet worden.

Met deze constatering is tegelijkertijd een probleem opgeroepen. Palliatieve zorg is een relatief nieuw en onontgonnen gebied in de praktische medische zorg. Dat geldt ook voor het onderdeel dat gericht is op bestrijding van klachten en symptomen. Onderzoek op dit terrein heeft niet altijd prioriteit gehad en waar dit onderzoek wel heeft plaatsgevonden, zijn niet steeds relevante patiënten erin betrokken of relevante uitkomstmaten gehanteerd. Dit heeft niet alleen tot hiaten in kennis en kunde geleid, maar ook tot de introductie en toepassing van interventies waarvan de waarde op zijn minst discutabel is. Een hoofdstuk over klachten en symptomen zal dus enerzijds tekortschieten in het leveren van voldoende bevredigende antwoorden op voor goede palliatieve zorg belangrijke vragen, anderzijds teleurstellen door het niet ondersteunen van door sommigen als belangrijk ervaren maatregelen. We zijn ons dit bij het samenstellen van dit hoofdstuk nog eens extra bewust geworden.

Een tweede probleem is de eenzijdige oriëntatie op patiënten met kanker. Palliatieve zorg heeft betrekking op alle patiënten bij wie bestrijding van klachten voorrang heeft boven bestrijding van ziekte, ongeacht of het kanker, terminaal hart- of longlijden, progressieve neurologische aandoeningen of eindstadia van ziekten van andere organen betreft. Natuurlijk kleurt de onderliggende ziekte de aard, ernst en samenhang van klachten alsmede de ernst en aanvaardbaarheid van bijwerkingen. Toch lijkt er een 'final common palliative pathway' te bestaan; pijn, anorexia-cachexie, vermoeidheid en depressie komen in de palliatieve fase van veel ziektes voor. Het is echter bij patiënten met kanker dat het meest gestudeerd is op voorkomen, presentatie en behandeling van dergelijke klachten en symptomen. Vandaar dat in dit hoofdstuk hieraan relatief veel aandacht wordt geschonken in de verwachting, dat veel van het bij deze patiënten gevondene ook voor anderen bruikbaar kan zijn.

Dit hoofdstuk is samengesteld uit bijdragen van deskundigen op het terrein van de verschillende klachten en symptomen. Hoewel gestreefd is naar het brengen van eenheid in structuur en benadering, is enige vorm van heterogeniteit in aanpak onvermijdelijk. Ook zal hier en daar overlap en contradictie gevonden kunnen worden. Mede om deze reden en om de praktische bruikbaarheid te verhogen is door de redactie de tekst in tabellen met concrete aan te bevelen interventies samengevat. Bij de keuze van de paragrafen en de omvang daarvan is getracht aan te sluiten bij wat in de praktijk in de palliatieve zorg belangrijk is zonder dat alle problemen daarbij aan de orde komen. In die zin is dit hoofdstuk te beschouwen als 'work in progress'.

Klachten en symptomen zijn onderdeel van een breder palet aan noden en behoeften van patiënten die om palliatieve zorg vragen. Als ze in dit hoofdstuk in isolement worden besproken, is dat niet om te zeggen dat ze in de praktijk van de zorg ook als zodanig moeten worden benaderd. In andere hoofdstukken van dit leerboek wordt aandacht besteed aan het integrale karakter van palliatieve zorg en aan de samenhang van klachten en de evolutie daarvan in patronen en scenario's. Het is in deze context dat de informatie van dit hoofdstuk moet worden bezien.

4.2 VERMOEIDHEID

Voorkomen en oorzaken

Vermoeidheid behoort tot de meest frequent voorkomende symptomen bij kankerpatiënten. In heterogeen samengestelde groepen geeft 69 tot 75% van de patiënten moeheid aan (Vogelzang 1997; Foekema 1999; Portenoy 1994). Onderzoeken in verschillende centra voor palliatieve zorg laten zien dat vermoeidheid en/of zwakte bij 51 tot 75% van de patiënten voorkomt (Vainio 1996; Coyle 1990; Donnelly 1995; Stone 1999). De hoogste percentages werden gevonden in prospectief uitgevoerde studies waarin gebruikgemaakt werd van gestructureerde vragenlijsten of meetinstrumenten (Donnelly 1995; Stone 1999). Voor de meeste patiënten wordt het dagelijkse leven in belangrijke mate bepaald door moeheid. In tegenstelling tot wat artsen vaak denken, is moeheid voor het functioneren van een patiënt een belangrijker factor dan pijn (Vogelzang 1997; Foekema 1999). De vermoeidheid interfereert met werk, dagelijkse bezigheden, sociale contacten en met het mentale functioneren zoals concentratie en geheugen (Curt 1999). Vermoeidheid is dan ook één van de belangrijkste determinanten in de kwaliteit van leven van kankerpatiënten.

Vermoeidheid komt niet alleen bij patiënten met kanker voor, maar is daarbij wel het best beschreven en bestudeerd. In het vervolg wordt dan ook vooral op vermoeidheid bij kanker ingegaan waarbij een aantal aspecten ook op andere patiënten in de palliatieve fase toepasbaar zijn.

4.2.1 Wat is vermoeidheid?

Een algemeen geaccepteerde definitie van vermoeidheid bij kanker bestaat niet. Vermoeidheid is een normaal fysiologisch verschijnsel na lichamelijke of mentale inspanning. Ook wanneer men te weinig heeft geslapen, voelt men zich vermoeid. Deze zogenoemde 'acute' vermoeidheid verdwijnt met rust, in tegenstelling tot de vermoeidheid bij kanker en tal van andere chronische ziektebeelden. Piper (1993) beschreef deze chronische vermoeidheid als een 'ongewone, ongebruikelijke of excessieve vermoeidheid van het gehele lichaam, onevenredig of niet gerelateerd aan activiteit of inspanning'. Vermoeidheid bij kanker onderscheidt zich dan ook van de fysiologische, acute vermoeidheid wat betreft:

- de intensiteit: de vermoeidheid is heviger dan die men meestal na een inspanning ervaart;
- de duur: de vermoeidheid houdt aan, ook na het nemen van rust;
- de sensatie: patiënten voelen zich soms volledig uitgeput; de vermoeidheid is overweldigend in die zin dat men er niet overheen kan stappen.

Het symptoom vermoeidheid is een subjectieve beleving van het individu en dus niet meetbaar door anderen dan de patiënt zelf. Hoewel er geen algemeen geaccepteerde definitie van vermoeidheid voorhanden is, wordt onderkend dat vermoeidheid zich multidimensioneel presenteert. De verschillende dimensies die meestal onderscheiden worden, betreffen de lichamelijke aspecten (bijvoorbeeld zwakte, niet in staat tot lichamelijke inspanning), de cognitieve aspecten (bijvoorbeeld concentratiestoornissen) en de affectieve aspecten (bijvoorbeeld reductie in motivatie, verandering in stemming) (Richardson 1996). Ondanks de vele studies naar de prevalentie van vermoeidheid bij kankerpatiënten, is nog zeer weinig bekend over de bijdrage die de verschillende dimensies van vermoeidheid aan de beleving van de patiënten leveren.

Pathogenese van vermoeidheid

De pathogenese van vermoeidheid bij kankerpatiënten is grotendeels nog onbekend. Wel is het heel aannemelijk dat vermoeidheid multifactorieel wordt bepaald. Piper ontwikkelde een theoretisch model voor het ontstaan van vermoeidheid. In dit model is vermoeidheid een subjectieve beleving die wordt bepaald door een interactie van fysiologische, pathologische, psychologische en sociale factoren (Piper 1987).

Voorbeelden van deze factoren zijn slaap-waakpatronen, de stapeling van toxische metabolieten in het lichaam, reeds eerder meegemaakte levensgebeurtenissen en sociale rolpatronen. Veel van deze factoren zijn bestudeerd als verklarende variabelen voor het optreden van vermoeidheid. In vrijwel alle klinische onderzoeken naar gerelateerde factoren werd vermoeidheid unidimensioneel gemeten. Het is dan ook niet bekend of de verschillende dimensies van vermoeidheid al dan niet door dezelfde factoren worden bepaald.

Twee studies hebben een relatie aangetoond tussen leeftijd en geslacht enerzijds en de intensiteit van vermoeidheid anderzijds. In een grote studie onder 2390 kankerpatiënten uit tien verschillende EORTC-studies, werd een negatieve correlatie tussen leeftijd en de mate van vermoeidheid aangetoond. In dezelfde studie waren vrouwen meer vermoeid dan mannen (Pater 1997). De tweede studie bevestigde de rol van leeftijd en geslacht in een groep van 455 kankerpatiënten. In deze laatste studie bleek tevens dat de hoogte van de opleiding van de patiënten negatief gecorreleerd was met de vermoeidheidsscore (Akechi 1999).

Veel artsen en verpleegkundigen denken dat de mate van vermoeidheid gerelateerd is aan de hoeveelheid tumor in het lichaam. Dit is inderdaad aangetoond voor gemetastaseerde ziekte versus locoregionale ziekte, en voor locoregionale ziekte versus niet-meetbare ziekte tijdens adjuvante behandeling (Morant 1996). In een groep kankerpatiënten met gemetastaseerde ziekte werd echter geen significante relatie gevonden tussen de hoeveelheid tumor en de mate van asthenie (Bruera 1989). In deze studie werd de tumorload echter onvoldoende in detail gekwantificeerd, omdat de gebruikte score vooral door het aantal laesies werd bepaald. De grootte van de afzonderlijke metastasen werd nauwelijks in de score verdisconteerd. Verbeterde methoden voor het kwantificeren van de tumorload zijn nodig, voordat een relatie met de mate van vermoeidheid kan worden bestudeerd.

In de eerdergenoemde studie onder 2390 kankerpatiënten die participeerden in verschillende EORTC-trials bleek, dat patiënten met borstkanker minder vermoeid waren dan patiënten met ovariumcarcinoom en patiënten met longkanker (Pater 1997). In een grote internationale studie werden gegevens verzameld over de prevalentie van verschillende symptomen onder 1640 patiënten die in een hospice werden opgenomen. Vermoeidheid werd niet in het onderzoek betrokken maar zwakte wel. Vijfenzeventig procent van de patiënten met een hematologische maligniteit voelde zich verzwakt, dit was hoger dan de gemiddelde frequentie in de totale groep (51%) (Vainio 1996). De aard van de onderliggende maligniteit lijkt derhalve van invloed op het voorkomen van vermoeidheid of zwakte.

Een relatie tussen cachexie en vermoeidheid is vaak gesuggereerd maar zeker niet bewezen. In een recent gepubliceerde, goed gecontroleerde studie onder 95 kankerpatiënten die opgenomen waren in een centrum voor palliatieve zorg, bleek dat 41% van de patiënten ondervoed was. In de controlegroep die uit 98 personen be-

stond was dit 10%. Er werd echter geen correlatie gevonden tussen de voedingstoestand en de vermoeidheidsscore (Stone 1999). Ook in andere studies kon een dergelijke correlatie niet worden aangetoond (Bruera 1989; Morant 1993). In ten minste
één van deze studies verschilde de voedingstoestand van de patiënten echter niet van
die van de controles (Bruera 1989).

Vermoeidheid is een aspecifiek symptoom bij tal van acute en chronische aandoeningen, zoals virale infecties, ischemisch hartlijden en chronisch obstructieve longziekten. Bij kankerpatiënten is er vaak sprake van co-morbiditeit, al dan niet samenhangend met de onderliggende maligniteit of met de toegepaste behandeling, zoals
longembolie en cardiomyopathie. Systematisch onderzoek naar de bijdrage van co-
morbiditeit aan de mate van vermoeidheid is niet verricht. Desondanks is het heel
aannemelijk dat de vermoeidheid ernstiger is in geval van bijkomende aandoeningen.
    Stoornissen in de elektrolythuishouding van het lichaam (bijvoorbeeld hypomag-
nesiëmie, hypercalciëmie) veroorzaken een gevoel van vermoeidheid. Ook anemie,
veroorzaakt door de onderliggende maligniteit dan wel de behandeling, geeft klachten van vermoeidheid. Het hemoglobinegehalte is gecorreleerd met de mate van vermoeidheid in univariate analyses. In multivariate analyses wordt het hemoglobinegehalte vaak niet geselecteerd als een factor die bijdraagt aan de vermoeidheidsscore
(Hwang 1999).
    Vermoeidheid is een van de symptomen van depressie. Omgekeerd gaat ver-
moeidheid nogal eens gepaard met depressieve gevoelens en een slechte stemming.
Dit betekent dat een beoordeling van de relatie tussen depressie en vermoeidheid niet
eenvoudig is. In klinische studies waarin gebruikgemaakt werd van regressieanalyses
werden correlaties gevonden tussen vermoeidheid enerzijds en depressie, angst of
stemming anderzijds (Akechi 1999, Morant 1996, Bruera 1989, Blesch 1991). In
multivariate analyses nam de correlatie tussen deze factoren echter af. Depressie lijkt
geen belangrijke oorzakelijke factor in de vermoeidheid van kankerpatiënten tijdens
radiotherapie. In een prospectieve studie nam de mate van vermoeidheid namelijk
toe, terwijl de score voor depressie juist daalde (Visser 1998). Hoewel een depressieve
stemming in het algemeen dan ook geen belangrijke oorzaak van vermoeidheid bij
kanker is, kan een depressie bij een individuele patiënt natuurlijk wel vermoeidheid
geven.

4.2.2 Vermoeidheid en behandeling

    In ongecontroleerde studies treedt moeheid op bij ongeveer 50 tot 90% van de
patiënten tijdens behandeling met radiotherapie (Munro 1996, Hickok 1996, King
1985, Chin 1990). In een studie waarbij patiënten met een stadium I-II-mammacar-
cinoom werden bestraald, was moeheid zelfs het belangrijkste symptoom, zowel wat

betreft het percentage patiënten als wat betreft de intensiteit van de moeheid (Munro 1996). Moeheid neemt tijdens de bestraling in intensiteit toe. Drie tot vier weken na de laatste bestraling is de moeheid weer verminderd tot het niveau van voor de bestraling (Irvine 1998; Visser 1998; Munro 1996). De kans dat vermoeidheid optreedt, lijkt samen te hangen met de bestraalde regio van het lichaam. Bestraling op een extremiteit lijkt nauwelijks klachten van vermoeidheid te geven (Chin 1990). Deze relatie met de bestraalde lichaamsregio en het verloop van de mate van vermoeidheid in de tijd steunen een causale rol van de radiotherapie. Hoe radiotherapie vermoeidheid veroorzaakt is echter niet bekend.

Tijdens behandeling met chemotherapie geeft 86 tot 99% van de patiënten ergens in het verloop van de behandeling vermoeidheid aan (Richardson 1998; Tierney 1991; Love 1989). Studies met een controlegroep zijn echter nauwelijks verricht. Een enkele studie waarbij de mate van vermoeidheid wel werd vergeleken met een controlegroep, toonde aan dat deze 10 tot 14 dagen na de toediening van de chemotherapie significant groter was (Irvine 1994). Bij een dagelijkse meting van vermoeidheid na toediening van verschillende schema's chemotherapie, bleek het verloop van de vermoeidheid afhankelijk van het toegediende schema (Richardson 1998). Deze specifieke relatie tussen het chemotherapieschema en de moeheidsintensiteit lijkt het beste bewijs voor de causale rol van chemotherapie bij vermoeidheid.

Chemotherapie heeft langdurige effecten op de beleving van vermoeidheid. Zo blijkt 37% van de patiënten, die 1 tot 21 jaar geleden met curatieve intentie behandeld zijn vanwege de ziekte van Hodgkin, nog steeds moeheidsklachten te hebben (Fobair 1986). Ook patiënten die vanwege een mammacarcinoom met adjuvante chemotherapie werden behandeld, bleken 3 tot 36 maanden later nog steeds significant vermoeider dan gezonden (Broeckel 1998). Wanneer zelfs patiënten waarbij geen recidief maligniteit is aangetoond na eerdere chemotherapie langdurig vermoeidheid ondervinden, is het aannemelijk dat dit zeker het geval zal zijn bij patiënten met kanker in een vergevorderd stadium.

Kankerpatiënten gebruiken veel medicijnen die potentieel sederend zijn en dus aan het ontstaan van vermoeidheid kunnen bijdragen. Te denken valt aan opiaten, psychofarmaca en anti-emetica. Een zorgvuldige afweging van het gebruik van dergelijke medicatie is dus van belang, juist omdat kankerpatiënten van het symptoom vermoeidheid zoveel hinder ondervinden.

Presentatie en diagnostiek

De symptomatologie van patiënten met kanker is vaak complex. Met name bij patiënten in de palliatieve fase van hun ziekte zijn vrijwel altijd verschillende symptomen tegelijkertijd aanwezig. In een studie onder 1000 patiënten met kanker in een uitgebreid stadium varieerde het aantal symptomen zelfs van 0 tot 27 met een mediaan van 11 (Donnelly 1995). Verschillende studies onder uiteenlopende groepen kankerpatiënten hebben een correlatie aangetoond tussen de intensiteit van andere symptomen en de mate van vermoeidheid (Stone 1999; Morant 1996; Hwang 1999; Blesch 1991). Bij 95 kankerpatiënten die opgenomen waren in centra voor palliatieve zorg waren pijn en dyspnoe zelfs de belangrijkste verklarende variabelen voor vermoeidheid in een multivariate analyse (Stone 1999). Onduidelijk is of het hier een causale relatie betreft.

Omdat vermoeidheid een subjectieve beleving is, kan alleen de patiënt zelf de intensiteit ervan aangeven. Meetinstrumenten moeten dan ook gebaseerd zijn op zelfrapportage door de patiënt en niet op een beoordeling door een onderzoeker. Er worden twee soorten instrumenten voor het meten van vermoeidheid onderscheiden, te weten de unidimensionele en de multidimensionele vermoeidheidsindexen.

Tabel 4.1 Unidimensionele vermoeidheidsschalen die getest zijn bij kankerpatiënten

Meetinstrument	Groep	n	Aantal items	Cronbachs alfa	Validiteit getest
Profile of Mood States-Fatigue subscale (POMS-F) (Nederlandstalige versie)	Patiënten uit een huisartsenpraktijk	972	7	0,90 – 0,96	+
Visual-Analogue Fatigue Scale (VAFS)	Kankerpatiënten Patiënten met chronische maag-darmziekten Gezonden	20 12 30	1	n.v.t.	+
Functional Assessment of Cancer Therapy-Fatigue (FACT-F)	Kankerpatiënten	49	41/13[*]	0,95/0,93[*]	+
Vermoeidheidsschaal uit EORTC-QLQ-C30	Kankerpatiënten	2390	3	-	+
Pearson Byars Fatigue Feeling Checklist (CPBFFC)	Radiotherapiepatiënten	143	13	0,83 – 0,90	+
Fatigue Severity Scale	Patiënten met kanker in een uitgebreid stadium Gezonden	95 98	9	0,94	+
Brief Fatigue Inventory	Kankerpatiënten Gezonden	305 290	9	0,96	+

* Met betrekking tot de volledige FACT-F-schaal respectievelijk alleen de module vermoeidheid
Bronnen: Wald (1990); Glaus 1993; Yellen (1997); Pater (1997); Irvine (1998); Stone (1999); Mendoza (1999).

De meetinstrumenten met een unidimensionele index bevatten één of meerdere vragen rond de beleefde intensiteit van vermoeidheid. De uitkomsten van de verschillende vragen worden gecombineerd tot één totaalscore. Voorbeelden van unidimensionele vermoeidheidsschalen die geëvalueerd zijn bij kankerpatiënten, zijn samengevat in tabel 4.1. De visueel analoge schaal (vas) is hiervan de simpelste test. Het principe van de visueel analoge schaal is niet specifiek voor vermoeidheid, maar wordt ook gebruikt voor het meten van andere symptomen zoals pijn. Enkele unidimensionele meetinstrumenten voor vermoeidheid zijn onderdeel van een andere psychometrische test, bijvoorbeeld van de EORTC-QLQ-C30 kwaliteit van leven vragenlijst en de POMS-lijst voor de meting van de gemoedstoestand. Aan de kwaliteit van leven vragenlijst die in Amerika vaak wordt gebruikt, de FACT, is een extra module voor de meting van vermoeidheid toegevoegd. Vergelijkend onderzoek naar de bruikbaarheid van de verschillende unidimensionele vermoeidheidsschalen is niet verricht. Wil een meetinstrument bruikbaar zijn in klinisch-wetenschappelijk onderzoek, dan moet het in staat zijn bestaande verschillen tussen groepen mensen ook daadwerkelijk als zodanig te meten. Deze eigenschap noemt men constructvaliditeit. De constructvaliditeit is voor genoemde unidimensionele meetinstrumenten in onderzoeken met verschillende groepen kankerpatiënten aangetoond (Stone 1999; Wald 1990; Glaus 1993; Yellen 1997; Pater 1997; Irvine 1998).

Gedurende de laatste jaren zijn enkele multidimensionele vermoeidheidsschalen ontwikkeld (tabel 4.2). Deze schalen zijn nog nauwelijks toegepast om de verschillende aspecten van vermoeidheid bij kankerpatiënten te bestuderen. De vermoeidheidsschalen verschillen onderling nogal in de dimensies die onderscheiden worden. De Fatigue Symptom Inventory en de Revised Piper Fatigue Scale onderscheiden de intensiteit van de vermoeidheid als een aparte dimensie. De Schwartz Cancer Fatigue Scale benoemt het onderscheid tussen acute en chronische vermoeidheid apart. De meeste multidimensionele schalen onderscheiden echter lichamelijke, cognitieve en emotionele aspecten van vermoeidheid. Bij slechts drie tests is de constructvaliditeit aangetoond: de Multidimensional Fatigue Inventory (MFI), de Fatigue Symptom Inventory (FSI) en de Multidimensional Fatigue Symptom Inventory (MFSI). De FSI is niet geschikt voor follow-up onderzoek, omdat de test slecht reproduceerbaar is (Hann 1998).

Tabel 4.2 Multidimensionele vermoeidheidsschalen die getest zijn bij kankerpatiënten

Meetinstrument	Groep	n	Dimensies	Aantal items	Cronbachs alfa	Validiteit getest
Multidimensional Fatigue Inventory (MFI)	Kankerpatiënten tijdens radiotherapie	111	Algemene vermoeidheid	4	0,84	+
			Lichamelijke vermoeidheid	4	0,80	
	Patiënten met chronisch moeheidssyndroom	357	Mentale vermoeidheid	4	0,82	
			Reductie in activiteit	4	0,79	
	Psychologiestudenten	481	Reductie in motivatie	4	0,71	
	Militairen	160				
Fatigue Symptom Inventory (FSI)	Mammacarcinoompatiënten bij start behandeling	107	Intensiteit	4	0,93 – 0,95	+
			Interferentie met	7		
			Duur	-		
	Mammacarcinoompatiënten ≥ 3 mnd na behandeling	113				
	Gezonden	94				
Multidimensional Fatigue Symptom Inventory (MFSI)	Mammacarcinoompatiënten bij start behandeling	184	Algemene vermoeidheid	6	0,92	+
			Lichamelijke vermoeidheid	6	0,85	
	Mammacarcinoompatiënten ≥ 3 mnd na behandeling	92	Emotionele vermoeidheid	6	0,93	
			Mentale vermoeidheid	6	0,90	
			Kracht	6	0,88	
	Gezonden	70				
Schwartz Cancer Fatigue Scale	Kankerpatiënten en overlevenden	166	Lichamelijke vermoeidheid	11	0,93	-
			Emotionele vermoeidheid	7	0,90	
			Cognitieve vermoeidheid	5	0,85	
			Acute vs chronische vermoeidheid	5	0,82	
Revised Piper Fatigue Scale	Overlevenden van mammacarcinoom	382	Gedrag/ernst	6	0,92	-
			Emotionele betekenis	5	0,95	
			Symptomatologie	5	0,95	
			Cognitieve vermoeidheid/ stemming	6	0,93	

Bronnen: Smets (1995); Hann (1998); Stein (1998); Schwartz (1998); Piper (1998).

Van de multidimensionele vermoeidheidsschalen is de MFI het meest uitgebreid getest. Deze zal hier dan ook verder besproken worden. Omdat de test in Nederland is ontwikkeld, is hiermee een gevalideerd Nederlandstalig meetinstrument voorhanden, de Multidimensionele Vermoeidheids Index (MVI). De dimensies die in deze vermoeidheidsschaal worden onderscheiden, betreffen algemene vermoeidheid, lichamelijke vermoeidheid, mentale vermoeidheid, reductie in activiteit en reductie in motivatie. De test bestaat voor elk van deze 5 dimensies uit 4 stellingen. De respondent geeft op een 5-puntsschaal aan of de stelling voor hem al dan niet klopt. Voor patiënten kost het weinig tijd de volledige vragenlijst te beantwoorden. Dit betekent dat de test in de praktijk goed uitvoerbaar is. In een onderzoek naar de constructvaliditeit bleek de test in staat verschillende onderzoeksgroepen van elkaar te kunnen onderscheiden. Zo scoorden kankerpatiënten die bestraald werden, significant hoger dan psychologiestudenten en militairen wat betreft de mate van lichamelijke vermoeidheid, reductie in activiteit en reductie in motivatie. De score van hun algemene vermoeidheid was significant hoger ten opzichte van de militairen, maar niet ten opzichte van de studenten. Opvallend was echter dat de psychologiestudenten significant hoger scoorden dan de radiotherapiepatiënten op de schaal voor mentale vermoeidheid (Smets 1995). De Multidimensionele Vermoeidheids Index is de enige van de multidimensionele vermoeidheidsschalen waarvan de psychometrische eigenschappen in verschillende onafhankelijke onderzoeken werden bestudeerd. Onafhankelijk onderzoek bevestigde de bruikbaarheid van de Engelstalige versie (de MFI). Alleen de interne consistentie van de dimensie reductie in activiteit was onvoldoende (Cronbachs alfa 0,37-0,43) (Schneider 1998-1; 1998-2).

Behandeling

Hoewel vermoeidheid één van de belangrijkste determinanten is in de kwaliteit van leven van patiënten met kanker, bestaat er weinig aandacht voor interventies. Dit geldt zowel voor klinisch-wetenschappelijk onderzoek als voor de aandacht die in de spreekkamer aan mogelijke interventies wordt besteed. Zowel patiënten zelf als de professionals in de gezondheidszorg beschouwen vermoeidheid vaak als een niet te beïnvloeden probleem waarmee men moet leren leven. De effectiviteit van verschillende strategieën ter bestrijding van vermoeidheid is vaak niet wetenschappelijk bewezen. De behandeling van vermoeidheid is samengevat in tabel 4.3.

Tabel 4.3 Behandeling van vermoeidheid

Van onderliggende factoren: • behandeling van anemie (bloedtransfusie, erythropoietin), depressie, orgaanfalen of elektrolytstoornis • aanpassen medicatie • adequate bestrijding van andere symptomen
Doseren van activiteiten en training
Psychotherapie
Medicamenteus: corticosteroïden (?), progestagenen (?), methylfenidaat (?)

De behandeling van vermoeidheid begint met het identificeren van potentieel reversibele oorzaken ervan. Voorbeelden hiervan zijn anemie, orgaanfalen en elektrolytstoornissen. Juist bij patiënten in de palliatieve fase van het ziektebeloop bestaat er vaak meervoudige problematiek. Polyfarmacie is hierbij gebruikelijk. Vooral bij het gebruik van medicamenten met een sederende werking kan vermoeidheid als ongewenste bijwerking optreden. Vervanging van de medicamenten of sanering ervan moet dan worden overwogen. In de behandeling van reversibele oorzaken dient ook een onderliggende depressie niet over het hoofd te worden gezien. Gezien de correlaties tussen de mate van vermoeidheid en de intensiteit van andere symptomen is tevens een zo goed mogelijke symptoombestrijding aangewezen.

Bij kankerpatiënten in de palliatieve fase van de ziekte is het vinden van een balans tussen inspanning en rust een belangrijk uitgangspunt. Te veel rust zal het gevoel van vermoeidheid alleen versterken; te veel inspanning leidt eveneens tot een uitgeput gevoel. Activiteiten moeten zo goed mogelijk over de dag worden verdeeld. Wetenschappelijke onderbouwing voor dit beleid is eigenlijk niet aanwezig. Er zijn wel studies verricht naar het effect van training op de vermoeidheidsbeleving bij kankerpatiënten die behandeld werden met chemotherapie. Patiënten die een speciale training volgden, waren minder vermoeid dan controlepatiënten (Macvivar 1986). Extrapolatie van deze resultaten naar een groep patiënten waarvan de conditie duidelijk veel slechter is, is niet mogelijk.

Er zijn studies verricht naar het effect van psychotherapie op de mate van vermoeidheid. Deze studies werden voornamelijk uitgevoerd bij patiënten die behandeld werden met chemotherapie of radiotherapie (Spiegel 1981). Extrapolatie naar een patiëntengroep waarbij geen mogelijkheden meer zijn voor anti-tumortherapie is dan ook voor deze vorm van interventie niet mogelijk.

Corticosteroïden worden nogal eens voorgeschreven aan kankerpatiënten ter verbetering van het welbevinden, al dan niet na falen van anti-tumortherapie. In een onderzoek onder 204 preterminale kankerpatiënten gaf methylprednisolonnatriumsuccinaat een significante verbetering van het subjectieve welbevinden. In deze studie werd het effect op vermoeidheid echter niet gemeten. Het zwaktegevoel werd wel gemeten, maar verbeterde niet (Robustelli Della Cuna 1989). Ook in een kleine cross-overstudie naar het effect van methylprednisolon op verschillende symptomen bij preterminale kankerpatiënten was de ernst van de vermoeidheid geen uitkomstmaat (Bruera 1985). In deze studie nam de activiteit van patiënten wel toe. Een duidelijk effect van corticosteroïden op vermoeidheid is vooralsnog niet aangetoond, al verbeteren zij wel het welbevinden van de patiënten.

Ook progestagenen worden wel toegepast ter verbetering van het welbevinden van kankerpatiënten. Er zijn geen studies naar de effectiviteit van progestagenen verricht waarbij vermoeidheid de primaire uitkomstvariabele was.

Methylfenidaat, een middel uit de groep amfetamines, bleek een verbetering te geven in de activiteit van kankerpatiënten in een kleine cross-overstudie. Alle patiënten gebruikten ook morfinomimetica. Ook in deze studie was moeheid geen eindpunt (Bruera 1987).

Bloedtransfusie geeft een significante verbetering in het welbevinden en vermindert het gevoel van zwakte bij (anemische) patiënten in de palliatieve fase van hun ziekte (Gleeson 1995). Behandeling met erythropoietin geeft een significante stijging van het hemoglobinegehalte bij meer dan 50% van de kankerpatiënten lijdende aan anemie ten gevolge van chemotherapie (Glaspy 1997). Recente studies tonen aan dat dit effect van erythropoietin ook optreedt bij kankerpatiënten met chronische anemie die niet is gerelateerd aan chemotherapie (Abels 1991; Quirt 1999). In deze studies ging een stijging in het Hb-gehalte gepaard met een verbetering in het welbevinden van de patiënten. In geen van deze studies is moeheid echter een primaire uitkomstmaat geweest. Bij eventuele toekomstige studies naar de effectiviteit van erythropoietin bij patiënten in de palliatieve fase van de ziekte, is het van belang zich te realiseren dat het één tot twee maanden duurt voordat een klinisch relevante stijging van het Hb-gehalte optreedt. Toepassing van erythropoietin komt dan ook alleen in aanmerking wanneer men verwacht dat de patiënt een levensverwachting van ten minste drie maanden heeft.

4.3 PIJN

Voorkomen en oorzaken

Veel patiënten met kanker hebben pijn. Bij het begin van de ziekte heeft eenderde van de patiënten pijn, tijdens de behandeling een kwart en in een laat stadium van kanker heeft meer dan driekwart van de patiënten matige tot ernstige pijn.

Bij patiënten met kanker komen alle gebruikelijke mechanismen die aan een ziekte of aandoening ten grondslag liggen, ook als oorzaak van pijn in aanmerking: vasculair, infectieus, traumatisch, maligne. Het vaststellen van de oorzaak van de pijn is belangrijk. Bij voorkeur wordt immers causale therapie nagestreefd, zodat symptomatische behandeling van de pijn niet of niet meer nodig is. In het eindstadium van de ziekte wordt aanvullend onderzoek, gericht op de oorzaak van de pijn, vaak minder belangrijk. Dan gaat het vooral om goede symptomatische pijnbestrijding.

Bij kankerpatiënten is de oorzaak van de pijn vaak de aanwezigheid of groei van een tumor of zijn metastasen. De oorzakelijke behandeling bestaat dan uit anti-tumortherapie: chirurgie, radiotherapie, systeemtherapie, dit alles afhankelijk van het type tumor en de fase in de behandeling. Er zijn in de oncologie ook andere oorzaken voor pijn. Te denken valt aan postchirurgische pijn (fantoompijn na amputatie of een opgeofferde zenuw), infectieuze pijn (abcesvorming, geïnfecteerd ulcus of een geïnfecteerde katheter) of vasculaire pijn (trombosebeen). Ten slotte moet worden bedacht dat een patiënt met kanker ook pijn kan hebben van een aandoening, die geen verband houdt met zijn tumor of de behandeling daarvan. De kans hierop neemt als regel toe naarmate de kans op aanwezigheid of recidivering van een tumor kleiner is.

Presentatie en diagnostiek

Voor een effectieve behandeling van pijn bij kanker is een goede diagnose essentieel. Hierbij dient men drie elementen vast te stellen: het type pijn, de oorzaak van de pijn en de emotionele toestand van de patiënt. Op de mogelijke oorzaken van de pijn is in het bovenstaande al ingegaan. Bij de beoordeling van de emotionele toestand van de patiënt is het vooral van belang te onderkennen, of de patiënt angstig of depressief is. De diagnostiek hiervan wordt elders besproken. Hier zal worden ingegaan op de typen pijn waarmee de patiënt zich kan presenteren.

Voor de symptomatische behandeling van pijn is het belangrijk onderscheid te maken tussen nociceptieve en niet-nociceptieve pijn. In tabel 4.4 is deze indeling toegelicht.

Tabel 4.4   Vormen van pijn

Nociceptief	Niet-nociceptief
Focale pijn Viscerale pijn Referred pain Nociceptieve zenuwpijn	Neuropathische pijn (zenuwpijn) Sympathische pijn Idiopathische of psychogene pijn

Onder *nociceptieve pijn* wordt verstaan de 'normale' of ontstekingspijn. Hierbij wordt pijn ervaren dankzij het nociceptieve systeem. Dit systeem is verantwoordelijk voor de registratie en voortgeleiding van chemische, koude/warmte- en mechanische prikkels. Deze prikkels activeren de nociceptoren die in vele organen, waaronder huid, bloedvaten, spieren, fascie en gewrichtskapsels, voorkomen. Na stimulatie door nociceptieve (pijnlijke) prikkels ontstaan actiepotentialen die vervoerd worden naar het centrale zenuwstelsel. Afhankelijk van de geprikkelde receptoren voelt de patiënt goed lokaliseerbare pijn direct in aansluiting op het letsel of diffuus aanhoudende, brandende pijn die betrekkelijk slecht is te lokaliseren.

Met *focale pijn* wordt bedoeld dat spontaan pijn wordt gevoeld op de plek waar het proces zich bevindt. Voor een patiënt met kanker geldt dit ter plekke van een metastase of een fractuur. Tevens zullen zich daar de fenomenen van zwelling, roodheid en warmte voordoen. Deze typische kenmerken van nociceptieve pijn zijn met het blote oog en door palpatie vast te stellen. Bij focale nociceptieve pijn is er tevens sprake van lokale overgevoeligheid voor aanraking op de plek zelf (primaire hyperalgesie) en in de regio om de pijnlijke plek heen (secundaire hyperalgesie).

Viscerale pijn is de pijn die ervaren wordt in de thorax of het abdomen. Ten gevolge van het soort zenuwvezels dat prikkels uit de buik geleidt, is een accurate gevoelsmatige lokalisatie van de pijn ter plaatse van het pathologisch proces vaak niet goed mogelijk. Er is een grote mate van variabiliteit van pijnlokalisatie bij processen in de buikholte. Zo kan bijvoorbeeld pijn links hoog in de buikholte links laag worden ervaren.

Pijn op afstand (*referred pain*) is een ander voorbeeld van nociceptieve pijn. Met name een proces in de buik of borstholte leidt vaak ook tot pijn op afstand. Bekende voorbeelden zijn pijn in de rechterschouder ten gevolge van een proces rechtsonder het diafragma of pijn in de linkerbovenarm door cardiale pijn. Een proces in het mediastinum kan aan dezelfde zijde in het gelaat worden ervaren. Processen in de hals kunnen in het voorhoofd worden gevoeld. Een letsel in de thorax kan aan de thoraxwand worden ervaren. Belangrijk voor het herkennen van pijn op afstand is het ontbreken van symptomen als zwelling, warmte en roodheid op de plaats waar de pijn gevoeld wordt. Het mechanisme van een referred pain berust op convergentie van impulsen van vezels uit thorax of buikholte met neuronen in het overeenkomende ruggenmergsegment. Men veronderstelt dat deze convergentie prikkeling veroorzaakt van de neuronen met als gevolg gewaarwording van pijn in het verzorgingsgebied daarvan.

Een van de belangrijkste vormen van *niet-nociceptieve pijn* is de zenuwpijn, die van oudsher als *neuropathische pijn* wordt omschreven. Voorbeeld hiervan is de doorsnijding van een zenuw na een operatie. In al deze gevallen ontstaat gevoelloosheid (anesthesie) en pijnloosheid (analgesie) in het innervatiegebied van de betrokken zenuw. In ongeveer 10 tot 20% van de gevallen hangt dit samen met pijn in het gedenerveerde gebied. Vandaar de naam deafferentiatiepijn: de pijn zit in het gebied van waaruit geen afferente pijnprikkels naar het zenuwstelsel gevoerd kunnen worden. De oude term 'anaesthesia dolorosa' was doeltreffend: de pijn wordt ervaren in het gevoelloze gebied.

Neuropathische pijn berust niet op voortgaande weefselbeschadiging, zoals bij een lokaal ontstekingsproces, maar een pathologische vorm van pijn. De oorzaak hiervan ligt in een beschadiging van de zenuwvezels. De pijn ontstaat spontaan of reeds na lichte stimuli door een toegenomen prikkelbaarheid van de zenuw. Ook kan zich na doorsnijding of beschadiging van een zenuw een neuroom vormen. Hierbij vormen de uitlopers van de beschadigde zenuw een soort kluwen die eruitziet als bij een tumortje. In dit neuroom ontstaan spontane prikkels die als pijnlijk ervaren worden.

Neuropathische pijn wordt waargenomen over het huidgebied dat wordt geïnnerveerd door de beschadigde zenuw en soms ook daarbuiten. Meestal is er sprake van een constante oppervlakkige pijn. De helft van de patiënten heeft bovendien een intermitterende stekende pijn zoals bij messteken. Daarnaast is er vaak sprake van geprovoceerde pijn. Niet-nociceptieve prikkels als aanraken, lichte druk of gematigde temperaturen over het aangedane huidgebied leiden tot onaangename, pijnlijke of veranderde sensaties. Hyperpathie is een pijnsyndroom waarbij tast- of pijnstimuli, aan het huidgebied toegediend, als brandend of schrijnend worden waargenomen. De pijngewaarwording komt later dan normaal en treedt over een groter gebied op dan waaraan de prikkel werd toegediend.

Er komen steeds meer aanwijzingen dat er naast een niet-nociceptieve zenuwpijn ook een nociceptieve vorm bestaat. Hierbij worden de nociceptoren in het omgevende bindweefsel van de zenuw geprikkeld. Ook kan zwelling van de zenuw optreden, zoals aangetoond bij zenuwwortelcompressie door een hernia van de discus. Bij wortelcompressie door een wervelmetastase treedt dit fenomeen waarschijnlijk ook op. Klinisch wordt nociceptieve zenuwpijn gekenmerkt door een continue diepe pijn met daarbij aanvalsgewijs optredende scherpe schietende pijn in het verloop van de zenuw of zenuwwortel. Daarbij is vaak sprake van dysesthesieën (onaangename of pijnlijke prikkelingen of tintelingen) in het huidgebied dat wordt verzorgd door de betreffende zenuw. Bij een langdurige of ernstige compressie kunnen tevens motorische of sensibele uitvalsverschijnselen optreden. Het is onbekend of nociceptieve zenuwpijn tot andere sensibele stoornissen aanleiding geeft dan neuropathische zenuwpijn. Men neemt aan dat in een later stadium van voortschrijdende weefselbeschadiging beide typen van zenuwpijn samen kunnen gaan.

Een volgende vorm van niet-nociceptieve pijn is de *sympathische pijn*. Na letsel van een extremiteit, vooral fracturen, kan brandende pijn optreden, vaak in een hand of voet tezamen met oedeem en osteoporose van de aangedane ledematen. In het begin is de hand of voet vaak warm, klam en gezwollen en later ontstaat een droge, koude en gezwollen ledemaat. Lokale blokkade van het sympathische systeem geeft vaak verlichting van de pijn. Verondersteld wordt dat nociceptieve prikkeling gepaard gaat met een verhoogde sympathische activiteit waardoor vasoconstrictie en ischemie kunnen optreden, hetgeen kan leiden tot hyperalgesie. In een latere fase neemt de weefselschade toe, sensibele vezels gaan reageren op sympathische stimulatie.

In de diagnostiek van pijn is het belangrijk op een aantal punten te letten. Eén daarvan is het beloop. Acute pijn is de normale reactie op weefselschade. Deze pijn heeft een signaalfunctie en is, indien de oorzaak is behandeld, binnen enkele weken weer verdwenen. Hevige acute pijn kan gepaard gaan met autonome verschijnselen zoals een verhoogde bloeddruk, versnelde hartslag en transpiratie. Men spreekt van chronische pijn indien de normale herstelduur is overschreden, de pijn geassocieerd is met een chronisch pathologisch proces of indien de pijn een recidiverend karakter heeft. Met name voor de herkenning van specifieke pijnsyndromen is van belang te weten of de pijn aanvalsgewijs optreedt. Indien dit zo is, is het van belang de duur, de frequentie en het patroon van de aanval te analyseren alsmede het eventueel optreden van begeleidende symptomen. Van groot belang is ook na te gaan wat de plaats van de pijn is. Gaat het om focale pijn, is de pijn multifocaal of is er uitstralende pijn, al dan niet radiculair. Bij lichamelijk onderzoek kan gezocht worden naar lokale hyperalgesie en uitlokkende momenten. Aan de hand van het beloop, het al of niet aanvalsgewijs optreden, de plaats van de pijn en de begeleidende symptomen kunnen soms specifieke pijnsyndromen worden herkend. Te denken valt aan migraine, glossopharyngeusneuralgie, sympathische reflexdystrofie en postherpetische neuralgie. Ten slotte is het van belang aandacht te schenken aan verlichtende of versterkende factoren. Onderzoek hiervan kan helpen de vermoedelijke oorzaak vast te stellen, maar ook voor de behandeling van betekenis zijn. Is de pijn houdingsafhankelijk, hoe reageerde de pijn op eerder gebruikte pijnmedicatie of anti-tumortherapie?

Vooral met het oog op de behandeling is het verder van grote betekenis een indruk te hebben over de intensiteit van de pijn. Om hiervan een goede indruk te krijgen is het gebruikelijk de patiënt te vragen naar de ernst van de pijn. Hiervoor zijn gevalideerde meetinstrumenten ontwikkeld waaruit een zogenoemde pijnscore af te leiden is. De meest gebruikte zijn de zogenoemde visuele analoge schaal en de numerieke schaal. Bij de visuele analoge schaal (vas) laat men de patiënt een streepje zetten tussen 0 (geen pijn) en 10 (ondraaglijke pijn). Een alternatief is de numerieke schaal waarbij men de patiënt vraagt een kruisje te zetten in een rij hokjes van 0 tot 10. In de klinische praktijk voldoet het ook de patiënt te vragen zijn pijn door een getal tussen 0 en 10 of tussen 0 en 100 aan te geven. Er blijft een categorie patiënten, die het moeilijk vindt de intensiteit van de pijn op deze manier aan te geven. In dat geval kan men vragen naar een pijnscore op een verbale zespuntsschaal: geen – zwak – mild – lastig – hevig – ondraaglijk. Deze schaal is voor het Nederlands taalgebied gevalideerd.

Klinisch onderzoek heeft aangetoond dat een getalsmatige indruk over de ernst van de pijn, zoals door de patiënt aangegeven, over het algemeen een goede graadmeter is voor de noodzaak de pijnmedicatie bij te stellen. Voor het doen van klinisch-wetenschappelijke pijnstudies maakt men meestal gebruik van een visuele of numerieke pijnschaal, een verbale pijnscore en een verbale pijnafnameschaal.

In de praktijk kan men de pijnscore die de patiënt opgeeft, gebruiken om een indruk te krijgen over de intensiteit van de pijn en de noodzaak hier iets aan te doen. Kankerpatiënten met een score van 4 of minder vinden het vaak niet nodig om pijnstillers te gebruiken. Bij een score van 5 tot 6 zal de patiënt er meestal wel voor voelen om medicatie te gebruiken. Bij een score van 7 of meer kan de patiënt niet zonder pijnstillers. Met name bij patiënten met kanker moet men er rekening mee houden dat de patiënt soms de aanwezigheid van pijn verkiest boven het gebruik van meer pijnstillers.

Ten slotte is het van belang bij de pijnscore om ook nog een tijdsdimensie in acht te nemen. Onder de gemiddelde pijn (achtergrondpijn of baseline pain) verstaat men de gemiddelde intensiteit over de dag, zoals door de patiënt opgegeven. Incidentpijn (incidence pain) is de pijn die optreedt in bepaalde situaties, zoals bij gaan staan, bewegen of aankleden. Doorbraakpijn (breakthrough pain) is pijn met een intensiteit van 5 of meer die af en toe optreedt en minuten tot uren kan duren. Deze pijn is gesuperponeerd op de gemiddelde pijn. Een pijncrisis of emergency pain is de pijn met een intensiteit van 8 of meer gedurende minstens zes uur die bovendien over de laatste uren of dagen aan het toenemen is. Deze pijn behoeft altijd onmiddellijke behandeling.

Behandeling

Tumorpijn is een nociceptieve pijn ten gevolge van voortschrijdende weefselbeschadiging en het daarbijbehorende ontstekingsproces dat de tumor met zich meebrengt. Hierbij maakt het niet uit of we te maken hebben met actuele nociceptieve pijn, viscerale pijn, pijn op afstand of nociceptieve zenuwpijn. In al deze gevallen zal de pijn symptomatisch op dezelfde wijze behandeld worden. Hierbij passen we de pijnladder van de WHO (tabel 4.5) toe. Dit is een eenvoudig en logisch systeem waarbij de pijn eerst met gewone niet-opioïde pijnstillers (stap 1), dan met zwak-opioïde pijnstillers (stap 2) en vervolgens met een sterk opioïd (stap 3) behandeld wordt (zie tabel 4.6).

Toelichting op tabel 4.5

Stap 1 bestaat uit het geven van paracetamol of een NSAID (non-steroidal anti-inflammatory drug). Het werkingsmechanisme van paracetamol is niet precies bekend en berust mogelijk op centrale remming van prostaglandinevorming. Paracetamol heeft een pijnstillende en koortswerende werking en heeft nauwelijks bijwerkingen. In te hoge dosis kan het leiden tot ernstige levernecrose. Het wordt per os of rectaal toegediend tot een maximale dosis van 4 gr/dag. De werkingsduur is 2-3 uur en per os wordt een dosis tot 8 dd 500 mg gegeven. Rectaal suppositoria van 1 gr worden toegediend tot 4 dd.

De werking van NSAID's berust op remming van het enzym cyclo-oxygenase waardoor prostaglandinevorming als gevolg van weefselschade niet of minder plaatsvindt. Door het remmen van prostaglandinevorming treedt naast vermindering van de pijn een antiflogistisch en anti-oedeemeffect op. Het scala van NSAID's is groot en er zijn weinig verschillen in effectiviteit wanneer een equipotente dosering wordt toegediend. Bij de keuze laat men zich meestal leiden door de bijwerkingen.

Tabel 4.5   Behandeling van pijn

Medicamenteuze behandeling
Nociceptieve pijn Stap 1: paracetamol (tot 8 dd 500 mg p.o. of 4 dd 1000 mg rectaal) en/of NSAID (keuze arbitrair, dagdosis maximaal) Stap 2: paracetamol 500 mg + codeïne 20-60 mg p.o., tot 8 dd, of tramadol 3 dd 50-100 mg; tramadol CR: 2 dd 100-200 mg, of in druppelvorm toedienen Stap 3: morfine met vertraagde afgifte 1-2 dd, startdosis 20-60 mg per dag, of fentanyl transdermaal, startdosis 25 µg/uur, pleister verwisselen om de 2-3 dagen, of continue s.c. of i.v. toediening van morfine Bij nociceptieve pijn ten gevolge van metastatische myelumcompressie, zenuwcompressie of verhoogde intra-craniële druk: dexamethason 2 dd 8 mg p.o.
Neuropathische pijn amitriptyline 1 dd 50-150 mg a.n. desipramine 1 dd 25-150 mg a.n venlafaxine 2 dd 37,5-75 mg gabapentine 3 dd 600-1200 mg carbamazepine 600-1000 mg dd clonazepam 3 dd 1-3 mg ketamine 50-200 mg continu s.c./24 uur NB: medicatie insluipen over 2-4 weken
Invasieve behandeling
• Epidurale of intrathecale toediening van opioïden met of zonder Marcaïne® • Zenuwblokkades • Percutane chordotomie

De belangrijkste bijwerkingen zijn gastro-intestinaal. Chronisch gebruik kan tot een ulcus of zelfs maagperforatie leiden. Nieuwere NSAID's (nabumeton) remmen selectief het enzym cox-2 en zouden daardoor minder toxisch zijn. Ook nefrotoxiciteit is een belangrijke bijwerking waar men op bedacht moet zijn, alsmede remming van de trombocytenaggregatie.

Bij oncologische pijn geeft men vaak meteen de maximale dagdosis. Men neemt aan dat er voor NSAID's een zogenoemd plafondeffect bestaat. Hiermee bedoelt men dat verdere verhoging van de dosis geen verdere pijnvermindering geeft. Hoewel niet gebruikelijk kan men paracetamol met een NSAID combineren, omdat het farmacologisch verschillend aangrijpt.

NSAID's kunnen beter niet gecombineerd worden met glucocorticoïden (prednison, hydrocortison, dexamethason) en evenmin met antistolling wegens risico op een gastro-intestinale bloeding.

Stap 2 bestaat uit toediening van een zwak werkend opioïd, meestal codeïne, in combinatie met een middel uit stap 1. Men heeft vastgesteld dat toevoeging van codeïne in een dosering van ten minste 20 mg aan een middel uit stap 1 een additief effect heeft. Het is gebruikelijk hiervoor paracetamol 500 mg te nemen met codeïne in sterktes van 10 en bij voorkeur 20 mg. Hiervoor bestaan vaste combinaties als FNA-capsules of -tabletten. Men kan ook een NSAID combineren met codeïne. Nadeel van codeïne is dat het relatief veel slaperigheid en obstipatie geeft.

Men dient zich te realiseren dat de equipotente dosering van codeïne ongeveer 1/6 is van oraal morfine. Om die reden zal codeïne bij snel oplopende pijn gauw tekortschieten. In die situatie is het beter direct van stap 1 naar stap 3 te gaan.

Een alternatief voor paracetamol/codeïne is tramadol. Dit kan gegeven worden in een tabletsterkte van 50 mg en wordt voorgeschreven als 3 dd 50–100 mg. Met het oog op klachten van vooral hoofdpijn, misselijkheid en verwardheid is het verstandig tramadol geleidelijk in te sluipen, bijvoorbeeld een verhoging met 50 mg iedere drie dagen. Tramadol kan ook in druppelvorm of als preparaat met vertraagde afgifte (CR) worden voorgeschreven.

Bij ernstige nociceptieve pijn van benigne aard is stap 2 van de WHO-ladder ook een uitstekende vorm van analgetische therapie. Codeïne en tramadol vallen niet onder de opiumwet.

Stap 3 bestaat uit orale toediening van opioïden zoals morfine of uit transdermaal fentanyl. Men zal hiertoe overgaan als behandeling volgens stap 1 of 2 tekortschiet.

Opioïden geven in de oncologie zelden of nooit aanleiding tot verslaving of psychische afhankelijkheid. De reden hiervoor is dat persoonlijkheidseigenschappen die tot verslaving leiden, in de gewone medische praktijk een uitzondering zijn. Wel kan er weerstand en angst bij de patiënt bestaan om een opioïd te gebruiken en dit punt dient dus besproken te worden. Lichamelijke afhankelijkheid kan wel optreden. Hierom is het van belang om, indien anti-tumortherapie aanslaat, de medicatie aan opioïden geleidelijk af te bouwen om onthoudingsverschijnselen te voorkomen.

Wanneer geen anti-tumortherapie mogelijk is en het tumorproces voortschrijdt, is dit vaak een reden voor steeds hogere doseringen. Er bestaan geen maximale doseringen, aangezien deze in de praktijk afhangen van het bereikte effect en de ernst van de bijwerkingen.

De patiënt dient op de hoogte te zijn van een paar farmacokinetische principes zoals de werkingsduur van het medicament, zodat de volgende gift tijdig wordt toegediend om onnodige pijn of te grote fluctuaties in pijn te voorkomen. Ook kan men de patiënt instrueren op welke wijze de dosis te verhogen, wanneer de pijn aanhoudt. Ten slotte dient de patiënt op de hoogte te zijn van de initiële sufheid en misselijkheid, die vaak na een paar dagen overgaat en van de bijna obligate obstipatie, waarvoor vanaf het begin laxantia ingenomen dienen te worden.

Wanneer geen anti-tumorbehandeling meer mogelijk is, ook niet palliatief, is vaak een voortdurende dosisverhoging noodzakelijk. Onder zulke omstandigheden wordt het gebruik van een morfinepreparaat vaak beperkt door de bijwerkingen. Dit zijn vooral ernstige obstipatie met het gevaar van ileus en daarnaast misselijkheid, sufheid, verwardheid, hallucinaties of een delier. Onder zulke omstandigheden is vanwege de onvolledige kruistolerantie wisselen van opioïd vaak aangewezen.

Voor orale toediening wordt tegenwoordig vaak een morfinepreparaat gebruikt met vertraagde afgifte, zodat dosering twee- of driemaal, tegenwoordig zelfs eenmaal daags mogelijk is. De aanvangsdosis is 20 mg per dag, zo nodig te verhogen tot 60 mg per dag. Als vuistregel kan men stellen dat voor patiënten met ernstige pijn die geen opioïd gebruikten 60 mg/d noodzakelijk is. Uiteraard zal men op geleide van de ernst van de pijn de dosis al dan niet verder verhogen. Langwerkend morfine kan ook rectaal worden toegediend; daarbij is de dosering gelijk aan de orale.

Sinds een paar jaar kunnen opioïden transdermaal worden toegediend in de vorm van fentanyl-TTS. Dit wordt afgeleverd in pleisters met een semipermeabele membraan die op een glad stukje huid wordt geplakt (bijvoorbeeld bovenarm, rug of onder het sleutelbeen). De werkingsduur is 48-72 uur en men zal de fentanylpleister dus om de drie (soms twee) dagen moeten verwisselen. Dit gebeurt bij voorkeur 's ochtends omdat men dan overdag aan de slaperigheid al bemerkt of er een eventuele overdosis ontstaat. Vanwege de lange halfwaardetijd van ongeveer 24 uur is fentanyl-TTS niet geschikt voor postoperatieve, sterk fluctuerende of snel oplopende pijn. Bij het instellen kan men gebruikmaken van kortwerkend oraal morfine (Sevredol® 10 of 20 mg). Hiermee kan men extra doseringen toepassen als er sprake is van incidence of doorbraakpijn. Ook zijn deze kortwerkende morfinetabletten geschikt bij het instellen van de fentanyl omdat het ongeveer 12 uur duurt voordat het effect van de fentanyl begint op te treden. Na verwijderen van de pleister is de effectieve halfwaardetijd ongeveer 20 uur.

Continue intraveneuze (i.v.) of subcutane (s.c.) toediening van morfine komt in aanmerking bij:

- ernstige pijn die niet of moeilijk onder controle te krijgen is;
- falen van orale of transdermale opioïden, bijvoorbeeld door bijwerkingen als sufheid, misselijkheid, braken of door slikstoornissen;
- pijnbehandeling in de terminale fase.

Een van de grote voordelen van i.v. of s.c. toediening is de mogelijkheid tot snelle en succesvolle controle van ernstige of sterk wisselende pijn. Thuis kan niet altijd gebruik worden gemaakt van de intraveneuze toegangsweg. Als het toe te dienen volume niet meer is dan 3 ml per uur vormt s.c. toediening een praktisch alternatief. Globaal zijn i.v. en s.c. toediening equipotent ten opzichte van elkaar. Vermijd intramusculaire toediening aangezien dit pijnlijk is. Bij het begin van de behandeling kiest men een dosis die afhangt van het eerdere toegepaste opioïd en de wijze van toediening. Met behulp van een omrekeningstabel (tabel 4.6) voor de equipotente dosis van opioïden, kan de vereiste aanvangsdosering worden uitgerekend, vaak als dosis per uur.

Tabel 4.6 Equivalente doseringen opioïden

Middel	Equivalente dosis	IV/PO	Halfwaarde tijd	IV startdosis	Verpakking	PO startdosis	Verpakking
Morfine*	parenteraal 10 mg	ratio 1:3	t 1/2 2,5-3 uur	> 50 kg 1 mg/uur	ampullen 10 mg/ml (1 ml; 10 ml)	> 50 kg 2 dd 10-30 mg 4-6 dd 10-30 mg	
Fentanyl	0,1 mg (= 100 µg)		IV 1-4 uur pleister: 20 uur	10-25 µ/uur	0,05 mg/ml (= 50 µ/ml) (2 en 10 ml)		pleisters 25, 50, 75, 100 µ/uur
Sufentanil	0,01 mg (= 10 µ)	1:1	2-3 uur	1-2,5 µ/uur	5 µ/ml (2 ml; 10 ml) FORTE: 50 µ/ml (1,5 en 20 ml)		
Tramadol	100 mg	1:1	6 uur		50 mg/ml (2 ml)	1 dd 50-100 mg	vloeistof 100 mg/ml, tablet 50 mg, supp 100 mg
Hydromorfon	1,5 mg	1:5	2-3 uur	0,15 mg/uur		4-6 dd 5-10 mg	
Codeïne	130 mg	1:1,5	2,5-3 uur			6 dd 20-60 mg	
Buprenorfine	0,5 mg		3-5 uur	0,3-0,6 mg à 6-8 uur	0,3 mg/ml (1 ml)		oromucosaal (SL) 0,2 mg; 0,4 mg

* Morfine. Oraal direct werkend: morfinedrank FNA (1 mg/ml). Tabletten morfinesulfaat: (Sevredol® 10; 20 mg). Eventueel kunnen de parenterale ampullen gebruikt worden voor toediening via PEG of sonde. Rectaal: voor morfine supp. of slow-release morfine rectaal: absorptie variabel; oraal aanhouden (en niet parenteraal). Slow-release morfine: de T1/2 bedraagt effectief 8-12 uur. Bij verhoging van de dosis wordt de nieuwe steady-state bereikt na 3 x T1/2 (24-36 uur). Verhogen dus in eerste instantie met een kortwerkend morfine. Preparaten MS-Contin® (10, 30, 60, 100, 200 mg); Noceptin® (10, 30, 60, 100 mg); Kapanol® (20, 50, 100 mg). Buprenorfine (Temgesic®) is een agonist/antagonist en kan bij patiënten die reeds opioïden gebruiken onthoudingsverschijnselen uitlokken. Gebruik bij chronische pijn is niet aan te raden. Het gebruik van het langwerkend methadon is complex en dient alleen te gebeuren door artsen die met dit middel ervaring hebben.

In de praktijk begint men meestal met continue intraveneuze toediening van morfine. Als vuistregel houdt men ééénderde van de orale dosis morfine die de patiënt gebruikte aan. Zo nodig worden extra toedieningen afgesproken: rescue-doses. Dit zijn i.v. bolusinjecties van het opioïd die tussendoor worden toegediend, indien de patiënt te veel pijn houdt. Op basis van het aantal rescue-doses over een bepaalde tijdsperiode kan men de continue i.v. dosering aanpassen. Voor rescue-doses houdt men meestal 50-200% van de uurdosis aan, waarbij de extra dosis ieder half of heel uur gegeven kan worden. Indien met een rescue-dosis onvoldoende effect wordt bereikt, kan deze met stappen van 50% verhoogd worden. Wanneer vaker dan zes keer per 24 uur rescues nodig zijn, kan men de uurdosis verhogen op basis van het aantal rescues in een bepaald tijdsinterval en de i.v. onderhoudsdosis. Over het algemeen komt dit overeen met 50% verhoging van de uurdosis. Op de meeste pompsystemen kunnen deze rescue-doseringen worden ingesteld, zodat de patiënt dit zichzelf kan toedienen (PCA: patient controlled analgesia).

Bij langdurige toediening van een opioïd kan tolerantie ontstaan. Omdat er een incomplete kruistolerantie tussen verschillende opioïden bestaat, is het in die situatie zinvol om op een ander opioïd over te gaan. Hierdoor kan de effectiviteit van de behandeling toenemen en kunnen de bijwerkingen afnemen. In principe wordt begonnen met morfine. Indien bijwerkingen optreden bij onvoldoende analgetisch effect wordt overgeschakeld op fentanyl. Indien bij subcutane toediening het uurvolume groter wordt dan 3,5 ml/uur is het raadzaam over te stappen op sufentanil of Sufenta forte®. Bij onvoldoende analgetisch effect kan nog worden gewisseld naar hydromorfon. Bij omzetting begint men om veiligheidsredenenen met 50-75% van de equianalgetische dosis, die zo nodig snel kan worden aangepast indien er geen centrale bijwerkingen zijn, met name misselijkheid, braken en sufheid.

Patiënten die opioïden gebruiken, dienen als routine laxeermiddelen te gebruiken. Soms zijn tegen misselijkheid en braken anti-emetica aangewezen. Middelen en doseringen zijn samengevat in tabel 4.6.

Corticosteroïden

Glucocorticoïden zijn soms uitstekende pijnstillers. Dit geldt vooral bij neuro-oncologische complicaties als metastatische myelumcompressie of verhoogde intracraniële druk als het gevolg van een hersentumor of hersenmetastase. Vaak wordt gebruikgemaakt van dexamethason in een dosering van 2 dd 8 mg. Indien causale behandeling mogelijk is, kan de medicatie worden afgebouwd. Een frequente oorzaak van zenuwpijn is compressie of ingroei van een zenuwwortel door een wervelmetastase (maligne radiculopathie) of van de plexus brachialis of lumbalis door een lymfekliermetastase (maligne plexopathie). Indien een NSAID dan onvoldoende soelaas biedt, kan men onder die omstandigheden een glucocorticoïd voorschrijven.

De dosering is 2 dd 8 mg dexamethason in aflopende dosis. Met het oog op het vermijden van bijwerkingen bij langduriger gebruik, probeert men de medicatie geheel uit te sluipen of uit te komen op de minimaal effectieve dosis, mede afhankelijk van de verder toegepaste therapie.

Neuropathische pijn

De who-ladder is niet van toepassing bij niet-nociceptieve pijn, in het bijzonder de neuropathische pijn. De eerste keus voor de behandeling is dan amitriptyline. De werkzaamheid berust niet op het antidepressieve effect maar vermoedelijk op de modulatie van inhiberende baansystemen in het ruggenmerg door presynaptische remming van noradrenaline en serotonine-heropname. Met het oog op het vermijden van initiële bijwerkingen is het verstandig de medicatie in te sluipen, bijvoorbeeld door een aanvangsdosis van 10 mg 's avonds iedere vier dagen te verhogen tot 50 mg. De dosering kan in één keer worden ingenomen. Bij onvoldoende effect en goede verdraagbaarheid, kan zo nodig de dosis verder worden verhoogd in stappen van 25 mg tot 75-150 mg/d. Een bijkomend voordeel van het gebruik van amitriptyline is het gebruik als slaapmiddel en als antidepressivum. De belangrijkste bijwerking is een droge mond. Desipramine heeft minder anticholinerge bijwerkingen en komt in aanmerking bij ernstige klachten van een droge mond, bij glaucoom en bij prostatisme. Andere tricyclische en niet-tricyclische antidepressiva, waaronder de serotonine-heropnameblokkers, hebben over het algemeen geen effect op neuropathische pijn. Ook voor chronische benigne pijn waaronder spanningshoofdpijn, is amitriptyline het proberen waard. Van belang is de patiënt uit te leggen dat het niet als antidepressivum bedoeld is. De bijsluiter maakt namelijk geen melding van de indicatie pijn. Benzodiazepinen zijn niet werkzaam voor neuropathische pijn, afgezien van een initieel maar kortdurend gunstig effect.

Anticonvulsiva (anti-epileptica) zijn vooral aangewezen bij paroxismale typen van neuropathische pijn, zoals de trigeminus- en glossopharyngeusneuralgie die soms bij hoofd-halstumoren voorkomt. Hiervoor komen in aanmerking carbamazepine in een dosering van 600-1000 mg/d, in te sluipen over een periode van 3-4 weken. Alternatief is Neurontin® in geleidelijk oplopende dosis tot 1800-3600 mg/d.

Invasieve behandeling

Bij nociceptieve pijn die niet met de gebruikelijke orale, transdermale of intraveneus/subcutane toediening onder controle kan worden gebracht, komen vormen van invasieve behandeling in aanmerking. Het principe van invasieve behandeling berust op lokale onderbreking van het pijngeleidend systeem. De belangrijkste toepassingen in de oncologie zijn spinale (epidurale of intrathecale) katheters, chordotomie en lokale zenuwblokkades.

Door epidurale of intrathecale toediening van opioïden bereikt men remming van de nociceptieve transmissie ter hoogte van de dorsale hoorn in het ruggenmerg.

Het grote voordeel hiervan is dat met een relatief lage dosering een zeer effectieve pijnbestrijding bereikt kan worden. Hierdoor treden ook minder systemische bijwerkingen van het opioïd op. Van belang is wel dat de pijnveroorzakende laesie zich in de thorax of het onderlichaam bevindt.

Teneinde het infectiegevaar zoveel mogelijk te beperken, wordt de katheter 'getunneld' en verbonden met een aanprikplaats (injectie-'poort') onderhuids. Deze dienen op de operatiekamer onder aseptische condities te worden aangelegd. De poort dient met speciaal hiervoor bestemde naalden te worden aangeprikt. Door aansluiting op een pompsysteem kan men vervolgens net als met een intraveneus of subcutaan systeem het opioïd in de gewenste dosering en continu toedienen. Afhankelijk van het pompsysteem kan de patiënt zichzelf een rescue-dosis toedienen bij extra pijn.

Naast een opioïd kan gelijktijdig een lokaal-anaestheticum als Marcaïne® of bupivacaïne worden toegediend, waardoor de opioïdconcentratie nog lager gehouden kan worden. Bij moeilijk behandelbare pijn wordt soms ook ketamine toegepast. Het voordeel van intrathecale boven epidurale toepassing is een verdere verlaging van de dosis opioïd met een factor 5-10.

Epidurale of intrathecale toediening kan met complicaties gepaard gaan zoals infecties, zowel van de huid als in de vorm van bacteriële meningitis of epiduraal abces.

Toename van pijn bij toediening van bolus-injecties kan op een infectie wijzen. Een verstopte katheter uit zich in lokale pijntoename.

Indien een zenuwblokkade wordt overwogen dient men zich te realiseren dat dit na enige tijd kan leiden tot een nieuwe neuropathische pijn. Deze is vaak niet of slecht te behandelen. Daarom komt alleen nociceptieve pijn ten gevolge van een progressieve tumor of metastase in aanmerking voor een vorm van permanente zenuwblokkade. Tevens speelt het tijdselement een rol. Na het aanbrengen van een zenuwletsel duurt het enige tijd voor zich neuropathische pijn in het verzorgingsgebied van de met opzet beschadigde zenuw ontwikkelt. Meestal is dat een aantal weken tot maanden. Vandaar dat men als condities stelt voor het uitvoeren van een permanente zenuwblokkade de aanwezigheid van nociceptieve pijn door een maligniteit die op andere wijze niet meer te behandelen is, bij een levensverwachting van omstreeks drie maanden.

Een zenuwblokkade kan worden bereikt door middel van een thermolaesie. Via een percutaan onder röntgencontrole ingebrachte naald wordt door middel van een hoogfrequente stroom een warmtelaesie aangebracht in de zenuw die het pijnlijke gebied verzorgt. Hierbij worden vooral de dunne en ongemyeliniseerde vezels uitgeschakeld en treedt analgesie op in het verzorgingsgebied van deze zenuw. Voorbeelden hiervan zijn thermolaesies van het ganglion Gasseri van de n. trigeminus of van het ganglion van de n. glossopharyngeus bij hoofd-halstumoren. Een ganglion-stellatumblokkade kan men proberen bij pijn ten gevolge van een sympathische-reflexdys-trofie.

Men kan zenuwweefsel ook uitschakelen met alcohol of fenol, de zogenoemde chemische neurolyse. Hiervan wordt soms gebruikgemaakt bij overigens niet meer te behandelen aandoeningen in het kleine bekken. Door uitschakeling van de onder-ste zenuwwortels S3-5 in het sacrale kanaal, kan men pijn in het verzorgingsgebied van de plexus sacralis of pudendus proberen te beheersen. Vaak zal men hier pas toe overgaan, indien er reeds incontinentie bestaat, aangezien de ingreep zelf dit ook kan veroorzaken.

Coeliacusblokkade vindt plaats bij levermetastasen of een pancreascarcinoom. Hierbij wordt percutaan en onder doorlichting alcohol gedeponeerd in het ganglion coeliacum aan de voorzijde van de wervel L1.

Onder percutane chordotomie verstaat men het onder doorlichting aanbrengen van een warmtelaesie van de tractus spinothalamicus ter hoogte van het cervicale seg-ment C1-2. Het gevolg is afwezige temperatuur- en koudezin in de contralaterale lichaamshelft en daarmee het verdwijnen van de pijn. De indicatie is eenzijdige pijn ten gevolge van een maligniteit bij een patiënt met een levensverwachting van hoog-stens drie tot zes maanden.

4.4 MAAG-DARMKLACHTEN EN GEWICHTSVERLIES

Klachten van het maagdarmkanaal treden vaak op bij patiënten met kanker in de palliatieve fase van hun ziekte. De prevalentie van deze klachten, zoals die werd ge-vonden in een serie van 1000 patiënten die werden verwezen naar een centrum voor palliatieve zorg in de Verenigde Staten, staat vermeld in tabel 4.7. De klachten komen vaak in combinatie met elkaar en met andere symptomen voor.

Achtereenvolgens wordt aandacht besteed aan anorexie en gewichtsverlies, klachten van de mond, dysfagie, misselijkheid en braken, ileus, obstipatie en diarree.

Tabel 4.7   Prevalentie van gastro-intestinale symptomen

Anorexie	64%
Gewichtsverlies > 10%	60%
Xerostomie	55%
Obstipatie	51%
Snelle verzadiging	50%
Misselijkheid	36%
Braken	23%
Dysfagie	18%

4.4.1 **Anorexie en gewichtsverlies**

Voorkomen en oorzaken

Anorexie is gebrek aan eetlust. Onder cachexie wordt verstaan een toestand met extreme vermagering, spieratrofie en lichamelijke verzwakking. Wanneer anorexie en cachexie in combinatie voorkomen, wordt gesproken van het anorexie-cachexie-syndroom.

Anorexie komt voor bij 15-40% van de patiënten met kanker bij het stellen van de diagnose en bij 80% in vergevorderde stadia. Gewichtsverlies treedt op bij 36% van de patiënten met een mammacarcinoom (meestal in een laat stadium), bij 54-60% van de patiënten met een prostaat-, bronchus- of coloncarcinoom en bij 85% van de patiënten met een maag- of pancreascarcinoom (meestal in een vroeg stadium). Cachexie is de belangrijkste directe doodsoorzaak bij patiënten met kanker.

Gewichtsverlies is het gevolg van een te lage inname van nutriënten en/of een verhoogd energieverbruik ten gevolge van metabole veranderingen. De factoren die leiden tot gewichtsverlies staan vermeld in tabel 4.8. Vaak spelen meerdere factoren een rol. Anorexie en metabole veranderingen zijn de belangrijkste factoren leidend tot gewichtsverlies. In het diermodel leidt een verhoogde concentratie van serotonine en tryptofaan in de hersenen tot ernstige anorexie. Productie van 'anorexines' (tumor necrosis factor/cachectine, interferon-gamma, interleukines, alfa$_1$-glycoproteïnes) door de tumor of door de gezonde weefsels speelt mogelijk een rol, met name wanneer anorexie vroeg in het beloop van de ziekte optreedt.

Tabel 4.8 Oorzaken van gewichtsverlies

1	Verminderde inname en/of verhoogd verlies van nutriënten ten gevolge van:
	• anorexie
	• veranderde smaak
	• xerostomie
	• stomatitis/mucositis
	• dysfagie
	• snelle verzadiging bij het eten
	• misselijkheid
	• braken
	• malabsorptie
	• diarree
2	Verhoogd energieverbruik ten gevolge van metabole veranderingen

Anorexie gaat vaak gepaard met andere factoren zoals veranderde smaak, snelle verzadiging bij het eten en chronische misselijkheid en is daar niet altijd goed van te scheiden. Pijn en depressie kunnen leiden tot ernstige anorexie. Snelle verzadiging bij het eten komt voor bij 40-60% van de patiënten en berust vermoedelijk op een gastroparese ten gevolge van een paraneoplastische autonome neuropathie.

Metabole veranderingen zijn aantoonbaar bij een groot gedeelte van de patiënten, vaak al voordat er sprake is van gewichtsverlies. Deze veranderingen zijn vaak specifiek voor kanker en niet aantoonbaar bij ondervoeding of anorexie door andere oorzaken (bijvoorbeeld anorexia nervosa). Insulineresistentie, versterkte mobilisatie van vet, verminderde eiwitsynthese en verhoogde afbraak van eiwitten kunnen leiden tot vermagering, spieratrofie, asthenie en verminderde weerstand. Deze veranderingen kunnen leiden tot een verhoogd aanbod van substraat aan en verbruik door de tumor. In een gedeelte van de gevallen is er sprake van een verhoogd basaalmetabolisme.

In sommige gevallen is er een evidente oorzaak van gewichtsverlies anders dan anorexie aanwijsbaar, bijvoorbeeld slikklachten en/of passagestoornissen in de oesophagus, (sub)ileus, bijwerkingen van behandeling (bijvoorbeeld chemotherapie of radiotherapie) of malabsorptie.

Presentatie en diagnostiek

Patiënten presenteren zich met duidelijk afgenomen eetlust en/of pathologisch gewichtsverlies. Bij de anamnese moet aandacht worden geschonken aan gewichtsbeloop, asthenie, fysieke activiteit, voedingspatroon, smaakveranderingen, droge mond, slikklachten, snelle verzadiging bij het eten, misselijkheid, braken, maag- of buikpijn, diarree, obstipatie en aan medicatie. Het lichamelijk onderzoek richt zich op gewicht in relatie tot lengte, voedings- en hydratietoestand, spieratrofie, oedemen, ascites (leidend tot vertekening van het gewicht), mondholte en buik.

Soms wordt het serumalbumine gebruikt als maat voor de voedingstoestand. Deze maat is echter zeer aspecifiek en wordt door vele andere factoren beïnvloed.

Voor de besluitvorming is het van groot belang om inzicht te hebben in de fysieke conditie, de levensverwachting, de darmfunctie, de mogelijkheid en wenselijkheid van behandeling (bijvoorbeeld palliatieve chemotherapie) en de wensen en mogelijkheden van de patiënt en zijn omgeving.

Behandeling

Behandeling van anorexie en gewichtsverlies leidt niet tot levensverlenging bij patiënten in de palliatieve fase van kanker. In het dieronderzoek en bij klinisch onderzoek zijn er zelfs aanwijzingen dat 'nutritional support' soms kan leiden tot een toename van de tumorgroei. De behandeling is primair gericht op verbetering van de eetlust, het gewicht en de kwaliteit van leven. De effectiviteit is beperkt. Het beleid moet goed worden afgestemd op de wensen van de patiënt en zijn omgeving.

De behandeling kan bestaan uit aanpassing van de voeding (dieetaanpassing, gebruik van voedingssupplementen, sondevoeding of parenterale voeding) en/of eetlustbevorderende medicatie.

In sommige gevallen bestaat er een obsessie met eten en gewicht bij de patiënt en/of zijn omgeving. Zeker in de terminale fase is het van groot belang dat gewichtsverlies geaccepteerd wordt en dat eten niet als dwang wordt ervaren. Voedingsadviezen moeten meer gericht zijn op de wensen en mogelijkheden van de patiënt dan op een maximalisering van de calorie-intake. Op deze manier kan eten zijn belangrijke sociale functie behouden. Goede verzorging van mond en gebit heeft een belangrijke functie.

Sondevoeding moet alleen worden overwogen bij een redelijke levensverwachting (weken tot maanden) en een normale darmfunctie. Het heeft de voorkeur boven parenterale voeding vanwege de meer natuurlijke toedieningsweg, de geringere kans op complicaties, lagere kosten en minder belasting voor de patiënt en zijn omgeving. Sondevoeding is met name effectief bij een evidente oorzaak van het gewichtsverlies, bijvoorbeeld bij slikklachten of obstructie van de oesophagus. Sondevoeding wordt meestal toegediend met behulp van een percutane gastrostomie. Bezwaren van sondevoeding zijn de belasting voor de patiënt en zijn naasten en de kans op complicaties (aspiratie, diarree). In de palliatieve fase is er uiterst zelden plaats voor parenterale voeding.

De middelen die worden gebruikt bij de behandeling van anorexie en gewichtsverlies, zijn samengevat in tabel 4.9. Metoclopramide en domperidon worden gebruikt als er sprake is van chronische misselijkheid en/of snelle verzadiging bij het eten.

Tabel 4.9   Behandeling van anorexie en gewichtsverlies

Middel	Dosering
Metoclopramide	3-4 dd 10-20 mg p.o.
Domperidon	3-4 dd 10-30 mg p.o.
Megestrolacetaat	1-5 dd 160 mg p.o.
Medroxyprogresteronacetaat	2 dd 500 mg p.o.
Prednison	1-2 dd 20 mg p.o.
Methylprednisolon	1 dd 125 mg i.v.
Dexamethason	1-2 dd 4 mg p.o.

Progestativa (megestrolacetaat en medroxyprogesteronacetaat) leiden tot verbetering van de eetlust en gewichtsstijging c.q. een afremming van de gewichtsdaling. Het effect van progestativa op eetlust en gewicht is in meerdere gerandomiseerde, placebo-gecontroleerde studies aangetoond. De optimale dosering van megestrolacetaat is onzeker. Hoewel er enige relatie is tussen dosis (tot 800 mg) en effect, wordt een startdosis van 160 mg geadviseerd met mogelijkheid van dosisescalatie tot maximaal 800 mg dd bij onvoldoende effect. In Nederland zijn alleen tabletten van 160 mg verkrijgbaar. De belangrijkste bezwaren van de behandeling zijn de kosten; de bijwerkingen (vochtretentie met optreden van oedemen, hypertensie of decompensatio cordis; trombo-embolische complicaties) zijn gering. Progestativa zijn het middel van eerste keuze bij patiënten met een levensverwachting van weken tot maanden.

Corticosteroïden (prednison, methylprednisolon, dexamethason) toonden een snelle invloed op eetlust en welbevinden (maar niet op gewicht) in enkele gerandomiseerde, placebogecontroleerde studies. Het effect is van kortere duur dan dat van progestativa. Corticosteroïden kunnen ook een gunstige invloed op misselijkheid en pijn hebben. De kans op bijwerkingen (ulcus pepticum; diabetes mellitus; proximale myopathie; dysforie) is groter dan bij gebruik van progestativa. Corticosteroïden lijken met name aangewezen bij patiënten in de terminale fase met ernstige anorexie en asthenie, maar hun toepassing moet zorgvuldig tegen de nadelen worden afgezet.

Cyproheptadine is een antihistaminicum met antiserotonerge eigenschappen. In één gerandomiseerde studie gaf het middel een lichte verbetering van de eetlust, maar had geen invloed op het gewicht. Het middel heeft een sterk sederende werking. De serotonine-antagonisten (ondansetron, granisetron en tropisetron) hebben geen bewezen invloed op anorexie of gewichtsverlies.

4.4.2 Klachten van de mond

Voorkomen en oorzaken

Onder xerostomie wordt verstaan een abnormale droogte van het mondslijmvlies. Stomatitis is een ontsteking van het mondslijmvlies (ongeacht de oorzaak). Xerostomie komt voor bij 40-55% van de patiënten met een vergevorderd stadium van kanker. Het voorkomen van stomatitis is sterk afhankelijk van de situatie en de oorzaak. Het treedt op bij 40% van de patiënten die behandeld worden met chemotherapie en bij vrijwel 100% van de patiënten die bestraald worden wegens een tumor in het hoofd-halsgebied. Xerostomie en stomatitis kunnen in combinatie met elkaar voorkomen.

De oorzaken van xerostomie zijn vermeld in tabel 4.10. Het optreden van xerostomie na radiotherapie is sterk afhankelijk van het volume van de speekselklieren dat opgenomen is in het bestralingsveld. Medicatie is een belangrijke oorzaak van xerostomie, vooral bij oudere patiënten en bij gebruik van meer medicamenten. In de terminale fase spelen factoren als ademen met open mond en dehydratie vaak een belangrijke rol bij het ontstaan van xerostomie.

Tabel 4.10   Oorzaken van xerostomie

1	**Verminderde speekselproductie door:** • radiotherapie in hoofd-halsgebied • chirurgie van speekselklieren • aandoeningen van speekselklieren (infectie, obstructie, tumor) • medicamenten (o.a. middelen met anticholinerge werking, morfine, bètablokkers, diuretica) • neurologische uitval (hersentumor, encefalitis, na neurochirurgie) • andere aandoeningen (hypothyreoïdie, sarcoïdose, ziekte van Sjögren)
2	**Uitgebreide aantasting van het mondslijmvlies door:** • tumor • infecties • radio- of chemotherapie
3	**Bijkomende factoren:** • dehydratie • ademen met open mond • trismus • depressie • angst

De meest voorkomende oorzaken van stomatitis staan vermeld in tabel 4.11. Verschillende factoren zoals slechte mondverzorging, een slecht passend kunstgebit, cariës, gingivitis en xerostomie bevorderen het optreden van stomatitis.

Infecties van de mondholte worden met name gezien bij diabetes mellitus, gebruik van antibiotica, steroïden of andere immunosuppressiva, slechte voedingstoestand en stomatitis door chemotherapie of radiotherapie. Candida albicans en herpes simplex zijn de meest voorkomende verwekkers.

Tabel 4.11   Oorzaken van stomatitis

1	**Infecties:** • Candida albicans • Herpes simplex • Stomatitis aphthosa • CMV
2	Radiotherapie
3	Chemotherapie (met name 5-fluorouracil, methotrexaat, antracyclines)

Presentatie en diagnostiek

De anamnese bij patiënten met klachten van de mond is gericht op het vaststellen van de aard en de ernst van de klachten en op het achterhalen van oorzakelijke of verergerende factoren. Hierbij moet aandacht worden besteed aan slechte adem, problemen met het gebit, kauwfunctie, gebitsverzorging en mondhygiëne, problemen bij eten en drinken, smaakverandering, taai speeksel, bloedend tandvlees of mondslijmvlies, slikklachten, gewichtsverlies en medicatie.

Bij het lichamelijk onderzoek moet aandacht worden besteed aan de voedings- en hydratietoestand. Een goede inspectie van de lippen, de mondholte (gingiva, gebits-elementen, tong, mondbodem, binnenzijde wang en gehemelte) en de pharynx is van groot belang; hierbij moet een gebitsprothese worden uitgedaan.

Een stomatitis veroorzaakt door Candida albicans geeft meestal het beeld van pijnloze geelwitte plaques die zich gemakkelijk laten verwijderen van het mondslijm-vlies; er kan echter ook sprake zijn van erytheem en/of ulceratie zonder plaquevor-ming. Herpeslaesies zijn vaak vesiculair en gelokaliseerd op de lip ('koortslip'); ook kan er sprake zijn van extreem pijnlijke gele laesies van het mondslijmvlies. Bij sto-matitis aphthosa bestaan er multipele pijnlijke uitgeponste ulceraties van het mond-slijmvlies. Stomatitis ten gevolge van een CMV-infectie wordt met name gezien bij pa-tiënten met aids, meestal in combinatie met oesofagitis.

Stomatitis ten gevolge van chemo- of radiotherapie ontstaat 1-2 weken na (start van de) behandeling. Het beeld is dat van diffuus erytheem en soms ulceraties van lip-pen en mondslijmvlies. De laesies kunnen secundair infecteren.

Bij verdenking op een infectie kunnen schimmel- of viruskweken worden inge-zet. Als aan een CMV-infectie wordt gedacht kan een oesofagoscopie met biopten wor-den verricht.

Behandeling

Regelmatige mondverzorging (vier keer per dag) (tabel 4.12) is van groot belang voor de preventie en behandeling van stomatitis. Dit geldt met name bij patiënten in de terminale fase, patiënten met xerostomie en tijdens behandeling met chemo- of ra-diotherapie. Het doel van mondverzorging is om:

- het gebit schoon en intact te houden;
- de lippen en het mondslijmvlies schoon, vochtig en intact te houden;
- de tong vrij van beslag te houden;
- overvloedige secretie of korstvorming tegen te gaan;
- de lippen soepel te houden;
- de voedselopname te vergemakkelijken;
- eventuele pijn en xerostomie te bestrijden.

Ter preventie van stomatitis na chemotherapie kan orale cryotherapie (zuigen op ijs-blokjes gedurende 5 minuten voorafgaande aan de chemotherapie) worden overwo-gen; het effect hiervan is in één vergelijkende studie aangetoond bij patiënten die be-handeld werden met 5-fluorouracil. Bij stomatitis of oesofagitis ten gevolge van radio-therapie kan sucralfaat worden voorgeschreven. De behandeling van infecties staat vermeld in tabel 4.13.

Tabel 4.12 Mondverzorging

• lippen invetten met vaseline;   • mondspoelen met fysiologisch zout (bereiding: één afgestreken theelepel zout op een flinke beker lauw kraanwater);   • poetsen van tanden, kiezen en kaakwallen met schone, zachte tandenborstel en fluoridehoudende tandpasta;   • afspoelen van gebitsprothese na iedere maaltijd en reiniging met protheseborstel en ongeparfumeerde huishoudzeep/handzeep; éénmaal per week 's nachts de prothese bewaren in een oplossing van natuurazijn (bereiding: één theelepel natuurazijn op een bakje water);   • eenmaal per dag interdentaal reinigen door middel van tandenstoker;   • tong vrij van beslag maken met behulp van een tandenborstel.
Bij xerostomie: • tandvlees, wangzakken en gehemelte schoonmaken en bevochtigen met zacht vochtig gaas;   • kauwen/zuigen op ijsblokjes, verse ananas, suikervrije zuurtjes of xylitol bevattende kauwgom;   • eventueel mucinespray 10-30 x daags (effect vaak teleurstellend).
Bij pijn: • Xylocaïne® 2% viskeus 3 dd 10 ml of Xylocaïne® 10% spray 6 dd 10 mg (cave aspiratie);   • Orahesive® op gelokaliseerde afteuze laesie 30 minuten voor het eten aanbrengen (blijft 1-24 uur zitten).

Tabel 4.13 Behandeling van infecties van de mondholte

Verwekker	Behandeling
Candida albicans	Nystatine suspensie 4 dd 0,5-1 10^5 E Fluconazol 1 dd 50 mg gedurende 7 dagen
Herpes simplex	Valacyclovir 3 dd 1000 mg gedurende 7 dagen
Stomatitis aphthosa	Aanstippen met zilvernitraat 1 dd
CMV	Ganciclovir 2 dd 5 mg/kg i.v. gedurende 14-21 dagen

4.4.3 Dysfagie

Voorkomen en oorzaken

Onder dysfagie wordt verstaan problemen (niet uitsluitend pijn) bij het slikken. Dysfagie komt voor bij 12-23% van patiënten met een vergevorderd stadium van kanker, met name bij tumoren van de pharynx, oesophagus en bronchus. De oorzaken van dysfagie staan vermeld in tabel 4.14.

Tabel 4.14 Oorzaken van dysfagie

1	**Tumorgerelateerd:** • mechanische obstructie van pharynx, oesophagus of cardia: – intraluminaal – compressie van buiten • neurologische uitval: – tumor of metastasen in cerebrum of hersenstam – meningitis carcinomatosa – paraneoplastische neuropathie – zenuwbeschadiging door tumoringroei
2	**Therapiegerelateerd:** • na chirurgie van tong, pharynx of larynx • mucositis of fibrose ten gevolge van radiotherapie • mucositis ten gevolge van chemotherapie
3	**Infecties van pharynx en/of oesophagus** (onder andere Candida, herpes, CMV)
4	**Medicamenteus** (extrapiramidale bijwerkingen bij neuroleptica of metoclopramide; xerostomie bij morfine of anticholinergica)
5	**Andere aandoeningen** (refluxoesofagitis, benigne strictuur, m. Parkinson, ALS, myasthenia gravis, multiple sclerose, CVA)

Presentatie en diagnostiek

Afhankelijk van de oorzaak kunnen slikklachten zich zeer verschillend presente-ren. Bij de anamnese moet aandacht worden besteed aan de lokalisatie van de passa-geklachten, pijn bij het slikken, de invloed van de consistentie (vast/vloeibaar) van het voedsel op de klachten, het niet kunnen verwerken van speeksel c.q. kwijlen, het op-treden van verslikken, klachten van de mond (droge mond, pijn), spraakproblemen, regurgitatie/braken, het gewichtsbeloop, neurologische problematiek, medicatie en eerdere behandeling.

Bij het lichamelijk onderzoek moet aandacht worden besteed aan inspectie van de mondholte en de pharynx, palpatie van de hals en de bovenbuik en neurologische evaluatie. In veel gevallen is aanvullend onderzoek door middel van röntgenonder-zoek met contrast en/of oesofagogastroscopie noodzakelijk.

Behandeling

Waar mogelijk is de behandeling gericht op de oorzaak van de dysfagie. In opzet curatieve behandeling blijft hier buiten beschouwing. In de meeste gevallen is er sprake van obstructie of compressie door een tumor. Bij recidief plaveiselcelcarcino-men van mondholte, pharynx of larynx is uitwendige radiotherapie de behandeling van eerste keuze; indien dit niet mogelijk is vanwege eerdere radiotherapie kan pallia-tieve chemotherapie worden overwogen. Bij het inoperabel of gerecidiveerd oesopha-guscarcinoom is intraluminale radiotherapie de behandeling van keuze, soms in combinatie met uitwendige radiotherapie; bij een carcinoom in het middelste of onderste deel van de oesophagus is endoscopische plaatsing van een stent een alternatief. Bij compressie van buitenaf kan zowel uitwendige radiotherapie als plaatsing van een stent worden overwogen. Endoscopische dilatatie bij obstructie of compressie geeft in het algemeen slechts een kortdurende palliatie. Het kan wel worden toegepast bij benigne stricturen. Bij dysfagie op basis van neurologische problematiek (al dan niet tumorgerelateerd) kan een in slikproblemen gespecialiseerde logopedist worden ingeschakeld voor adviezen ten aanzien van eten en slikken. Voor de behandeling van faryngitis/oesofagitis ten gevolge van infecties, chemotherapie of radiotherapie wordt verwezen naar het onderdeel 'klachten van de mond'. Indien medicatie de oorzaak is van dysfagie moet deze worden gestaakt.

Enterale voeding kan worden overwogen als tijdelijke ondersteuning bij radiotherapie of chemotherapie of als blijvende behandeling indien behandeling gericht op de oorzaak niet mogelijk is. Hiervoor wordt verwezen naar het onderdeel 'anorexie en gewichtsverlies'. In de palliatieve fase is slechts uiterst zelden plaats voor parenterale voeding.

4.4.4 Misselijkheid en braken

Voorkomen en oorzaken

Misselijkheid is een subjectieve gewaarwording die moeilijk valt te definiëren. Het is een onaangenaam gevoel in de buik, vaak gepaard gaande met ziektegevoel en aandrang tot braken. Braken is het krachtig uitstoten van de maaginhoud via de mond.

Misselijkheid en/of braken komen voor bij 40-70% van de patiënten met een vergevorderd stadium van kanker. De gradering van de klachten (door de patiënt zelf) is mild in 40%, matig in 25% en (zeer) ernstig in 35% van de gevallen. Misselijkheid en braken treden vaker op bij vrouwen en op jongere leeftijd. De klachten komen vaker dan gemiddeld voor bij patiënten met een mammacarcinoom of een maagcarcinoom en relatief minder vaak bij patiënten met een bronchuscarcinoom of hersentumor.

Het optreden van misselijkheid en braken wordt gereguleerd door het braakcentrum, gelokaliseerd in de hersenstam. Het braakcentrum bevat vooral morfine-, histamine-, serotonine- en acetylcholinereceptoren. De belangrijkste afferente banen zijn afkomstig van:

- de chemoreceptor trigger zone, eveneens in de hersenstam; deze zone bevat vooral dopamine- en serotoninereceptoren;
- het evenwichtsorgaan (histamine- en acetylcholinereceptoren);
- hogere corticale centra (GABA- en serotoninereceptoren);
- de nervus vagus (serotoninereceptoren).

Perifere stimulatie van chemo- en mechanoreceptoren in maag, darm, lever en peritoneum kan via de nervus vagus aanleiding geven tot activatie van het braakcentrum. Medicamenten, elektrolytstoornissen (hypercalciëmie, hyponatriëmie) en metabolieten (bijvoorbeeld bij nierinsufficiëntie) kunnen via centrale stimulatie van de receptoren in de chemoreceptor trigger zone het braakcentrum activeren. Bij deze processen spelen verschillende neurotransmitters (onder andere serotonine, dopamine, histamine en acetylcholine) een belangrijke rol. Vestibulaire en psychogene factoren oefenen hun invloed uit via de afferente banen vanuit respectievelijk het evenwichtsorgaan en de hogere corticale centra.

De oorzaken van misselijkheid en braken staan vermeld in tabel 4.15. Metabole afwijkingen, afwijkingen van het centrale zenuwstelsel, vestibulaire stoornissen, psychische factoren en de meeste medicamenten leiden tot misselijkheid en braken door centrale stimulatie van het braakcentrum; in de overige gevallen is er sprake van stimulatie van perifere receptoren. Stase van de maag kan optreden als gevolg van obstructie door een tumor, gastritis, medicatie (middelen met anticholinerge werking, opioïden) of als uiting van een paraneoplastische autonome neuropathie ('floppy stomach syndrome').

Levermetastasen kunnen leiden tot misselijkheid en braken door rekking van het leverkapsel of als gevolg van obstructie van de maag ten gevolge van hepatomegalie ('squashed stomach syndrome'). Voor de oorzaken van ileus wordt verwezen naar het desbetreffende onderdeel van dit hoofdstuk.

Misselijkheid en braken ten gevolge van chemotherapie kan acuut (binnen 24 uur na toediening) en/of vertraagd (later dan 24 uur na toediening) optreden. Chemotherapie kan zowel door perifere (via de nervus vagus) als centrale (via de chemoreceptor trigger zone) stimulatie van het braakcentrum leiden tot misselijkheid en braken. Het betreft een primair farmacologisch (serotoninegerelateerd) effect waarbij psychogene factoren mede een rol kunnen spelen.

Misselijkheid en braken kunnen ook anticipatoir (voorafgaande aan de toediening) optreden. Dit is geheel psychogeen bepaald; conditionering, angst en spanning (mede in de hand gewerkt door slechte ervaringen bij eerdere toedieningen) spelen hierbij een belangrijke rol. Houdingsafhankelijke misselijkheid en braken kunnen optreden door stase van de maag, infiltratie van het mesenterium of als zeldzame bijwerking van opioïden.

Verschillende mechanismen kunnen aanleiding geven tot misselijkheid en braken bij gebruik van opioïden. Meestal is er sprake van passagère klachten door prikkeling van de chemoreceptor trigger zone. Er kan echter ook sprake zijn van stase van de maag of van houdingsafhankelijke klachten door overprikkelbaarheid van het vestibulair apparaat. Andere medicamenten kunnen op verschillende wijze leiden tot misselijkheid en braken: door irritatie van het maag-darmslijmvlies (NSAID's, ijzer, anti-

Tabel 4.15 Oorzaken van misselijkheid en braken

1	**Tumorgerelateerd:** • stase van de maag ten gevolge van obstructie van het duodenum of de maag of ten gevolge van autonome neuropathie • levermetastasen • ileus • infiltratie of tractie van mesenterium of peritoneum • hersenmetastasen of primaire hersentumor met verhoogde intracraniële druk • meningitis carcinomatosa • tumor ten gevolge van binnen- of middenoor • hypercalciëmie
2	**Therapiegerelateerd:** • chemotherapie • radiotherapie van wervelkolom, buik, kleine bekken of hersenen • postoperatief
3	**Medicamenteus:** • onder andere opioïden, antibiotica, NSAID's, middelen met anticholinerge werking, antidepressiva, anticonvulsiva, digoxine, theofylline, ijzerpreparaten
4	**Bijkomende aandoeningen:** • ulcus pepticum, gastritis • infecties van het maagdarmkanaal (onder andere Candida), labyrinthitis, otitis media • ileus door 'benigne' oorzaken • obstipatie • pijn • hoesten met reflectoir braken • nierinsufficiëntie • elektrolytstoornissen • angst, spanning en/of conditionering

biotica), door het induceren van een gastroparese (tricyclische antidepressiva, anticholinergica, fenothiazines), door stimulatie van $5\text{-}HT_3$-receptoren (selectieve serotonineheropnameremmers) of stimulatie van de chemoreceptor trigger zone (digoxine, antibiotica).

Presentatie en diagnostiek

Misselijkheid en braken gaan vaak gepaard met autonome symptomen zoals bleekheid, zweten, speekselvloed, tachycardie en diarree.

Bij de anamnese moet worden gevraagd naar:

- duur, beloop en ernst van misselijkheid;
- frequentie en hoeveelheid van braken;
- uitlokkende factoren (voeding, houdingsverandering, recente radiotherapie of chemotherapie);
- maagklachten (maagpijn, pyrosis), buikpijn;

- opgezette buik;
- ontlastingspatroon;
- klachten ten gevolge van hypercalciëmie (obstipatie, polyurie, dorst);
- neurologische klachten (hoofdpijn, loopstoornissen, visusstoornissen, parese, gevoelsstoornissen);
- medicatie.

Bij het lichamelijk onderzoek moet worden gelet op het bestaan van dehydratie. Bij onderzoek van de buik moet aandacht worden besteed aan inspectie (omvang van de buik, zichtbare tumor), auscultatie (peristaltiek), percussie (ascites) en palpatie (tumor, hepatomegalie). Het onderzoek moet worden gecomplementeerd met een rectaal toucher. Bij verdenking op neurologische problematiek dient een neurologisch onderzoek (inclusief fundoscopie) plaats te vinden.

Op indicatie kan aanvullende diagnostiek worden verricht:
- laboratoriumonderzoek (nierfunctie, elektrolyten, calcium, leverfuncties);
- röntgenonderzoek (buikoverzicht, echografie of CT-scan buik; CT-scan of MRI-scan hersenen);
- gastroscopie.

Behandeling

Waar mogelijk moet de behandeling gericht worden op de oorzaak:
- behandeling van obstipatie, gastritis, ulcuslijden, hoestklachten, pijn en infecties;
- maagsonde bij floppy stomach syndrome of obstructie van de maaguitgang;
- gastrojejunostomie bij obstructie van de maaguitgang;
- aanpassing van medicatie;
- behandeling van hypercalciëmie;
- corticosteroïden en eventueel radiotherapie bij primaire hersentumoren of hersenmetastasen;
- sedatie en anxiolytica bij psychogene factoren.

Voor de behandeling van misselijkheid en braken ten gevolge van een ileus wordt verwezen naar het desbetreffende onderdeel van dit hoofdstuk. Indien behandeling gericht op de oorzaak niet mogelijk of niet effectief is, worden de klachten symptomatisch behandeld. Als anti-emetica worden gebruikt dopamine-antagonisten (metoclopramide, domperidon, haloperidol, chloorpromazine, levomepromazine), prokinetica (metoclopramide, domperidon, cisapride), serotonine-antagonisten (ondansetron, granisetron, tropisetron), corticosteroïden (dexamethason), antihistaminica (cyclizine, levomepromazine), anticholinergica (butylscopolamine, levomepromazine) en octreotide. De meest gebruikte middelen staan vermeld in tabel 4.16. Ze worden

oraal, rectaal of parenteraal toegediend. Anti-emetica moeten volgens een vast schema worden toegediend. In eenderde van de gevallen is een combinatie van verschillende middelen noodzakelijk. Prokinetica en anticholinergica mogen niet worden gecombineerd.

Tabel 4.16 Behandeling van misselijkheid en braken

Middel	Dosering
Metoclopramide	3-4 dd 10-20 mg p.o. of rectaal 40-100 mg/24 uur s.c. of i.v.
Domperidon	3-4 dd 10-30 mg p.o. 3-4 dd 60 mg rectaal
Cisapride	3-4 dd 10 mg p.o. 3-4 dd 30 mg rectaal
Haloperidol	1-2 mg a.n./2 dd 1-2 mg p.o. 5 mg/24 uur s.c. of i.v.
Chloorpromazine	3 dd 25-100 mg p.o. of rectaal
Levomepromazine	3 dd 1,25-6,25 mg p.o. (druppelvloeistof verdund uit ampul) 6,25-25 mg/24 uur s.c. of i.v.
Ondansetron	2 dd 8 mg p.o. 1 dd 16 mg rectaal 16-32 mg/24 uur s.c. of i.v.
Granisetron	2 dd 1 mg p.o. 1-3 dd 3 mg i.v.
Tropisetron	1 dd 5 mg p.o. of i.v.
Dexamethason	2 dd 4-10 mg p.o. of i.v.
Cyclizine	3-4 dd 50 mg p.o. 3 dd 100 mg rectaal 100-150 mg/24 uur s.c. of i.v.
Butylscopolamine	4 dd 10-20 mg p.o. of rectaal 1,5-3 mg/72 uur transdermaal 60-200 mg/24 uur s.c. of i.v.
Octreotide	300-600 μ/24 uur s.c. of i.v.

De keuze van de middelen is afhankelijk van de mechanismen die leiden tot misselijkheid en braken, en de betrokken receptoren:

■ metoclopramide, domperidon of cisapride bij stase van de maag;
■ serotonineantagonisten bij misselijkheid en braken ten gevolge van chemotherapie of radiotherapie; de rol van deze middelen bij andere oorzaken van stimulatie van
de nervus vagus is onduidelijk;

- metoclopramide of haloperidol bij misselijkheid en braken door stimulatie van de chemoreceptor trigger zone;
- cyclizine bij vestibulaire oorzaken van misselijkheid en braken.

In therapieresistente gevallen kan een combinatie van metoclopramide of haloperidol met dexamethason worden overwogen. Indien de combinatie geen effect sorteert kan monotherapie met levomepromazine oraal of parenteraal worden overwogen.

4.4.5 Ileus

Voorkomen en oorzaken

Onder ileus wordt verstaan een opgeheven passage van het maagdarmkanaal. Een mechanische ileus wordt veroorzaakt door een mechanische obstructie, een paralytische ileus door opgeheven darmperistaltiek. Men spreekt van pseudo-obstructie indien er sprake is van een verminderde of opgeheven motiliteit van een darmsegment door tumorinfiltratie van darmmusculatuur, mesenterium of plexus coeliacus of ten gevolge van een paraneoplastische autonome neuropathie. Een ileus komt voor bij 3% van de patiënten met een vergevorderd stadium van kanker. Een ileus komt met name voor bij patiënten met een ovariumcarcinoom (25-42%) of colorectaal carcinoom (10-28%), maar kan ook het gevolg zijn van metastasen van maligniteiten elders (mamma, long, maligne melanoom).

De meest voorkomende oorzaken van ileus bij patiënten met kanker staan vermeld in tabel 4.17. Vooral bij het ovariumcarcinoom kunnen obstructies op meerdere plaatsen tegelijkertijd voorkomen. Het voorkomen van 'benigne' oorzaken van een ileus (bijvoorbeeld adhesies of fecale impactie) bij patiënten met kanker wordt in verschillende series zeer wisselend opgegeven (3-48%); vooral bij het colorectale carcinoom moet aan deze mogelijkheid worden gedacht.

Tabel 4.17   Oorzaken van ileus

1	Obstructie door tumor:
	• intraluminaal
	• tumor of metastase in de darmwand
	• compressie van buiten
2	Pseudo-obstructie:
	• infiltratie van darmmusculatuur, mesenterium of plexus coeliacus door tumor
	• paraneoplastische autonome neuropathie
3	Ten gevolge van radiotherapie
4	Andere oorzaken:
	• adhesies
	• fecale impactie
	• medicamenteus (opioïden, loperamide, vinca-alkaloïden)

Presentatie en diagnostiek

De diagnose ileus wordt gesteld op anamnese en lichamelijk onderzoek, eventueel aangevuld met een liggend en staand buikoverzicht. De klachten van een ileus bij een maligniteit ontstaan vaak geleidelijk (weken tot maanden). Meestal is er sprake van continue (92%) en/of koliekachtige buikpijn (72-76%). Koliekachtige buikpijnklachten ontstaan door spasmen van het maagdarmkanaal, continue pijn door uitzetting van de darmen of door lokale doorgroei van tumor. Braken treedt op in 68-100%, vroeg in het beloop van een hoge ileus en in een later stadium bij een lage ileus. Zowel obstipatie als (paradoxale) diarree kunnen voorkomen.

Bij het lichamelijk onderzoek is de buik meestal opgezet met soms zichtbare en zonder stethoscoop hoorbare peristaltiek. Bij auscultatie is er sprake van gootsteengeruisen (mechanische ileus) of een stille buik (paralytische ileus). In de praktijk wisselen periodes met gootsteengeruisen en een stille buik elkaar af en is het onderscheid tussen mechanische en paralytische ileus vaak niet duidelijk te maken. Vaak is er sprake van ascites en/of palpabele tumoren in de buik. Bij het rectaal toucher is de ampul meestal leeg; bij een volle ampul bestaat verdenking op obstipatie.

Een liggend en staand buikoverzicht geeft informatie over het bestaan van obstipatie, de mate van uitzetting van darmen en soms over de lokalisatie van de afsluiting. Soms is retrograad of anterograad onderzoek met waterig contrast, CT-scan van de buik of endoscopisch onderzoek geïndiceerd.

Behandeling

De behandeling bestaat in eerste instantie vaak uit maagzuigdrainage, vasten, parenterale toediening van vocht en soms toediening van klysma's. Bij een klein gedeelte van de patiënten blijkt de ileus met deze maatregelen reversibel. Indien dit niet het geval is zijn er twee therapeutische opties: chirurgie of conservatieve behandeling.

Chirurgie kan bestaan uit:

- resectie en reanastomose;
- het aanleggen van een bypass (bijvoorbeeld gastro-enterostomie);
- decompressie door aanleggen van ileo- of colostoma;
- adhesiolyses.

De resultaten van chirurgie in deze situatie zijn matig. Het percentage postoperatieve complicaties bedraagt 10-50%, de postoperatieve mortaliteit 12-33% en de mediane overleving na operatie 2-7 maanden. Er zijn geen eenduidige criteria in het individuele geval om al dan niet te opereren.

Argumenten voor chirurgie zijn:

- levensverwachting > 2 maanden;
- vermoeden op een benigne oorzaak;
- verdenking op een gelokaliseerde obstructie;
- mogelijkheden tot systemische behandeling.

Argumenten tegen chirurgie zijn:

- leeftijd > 65 jaar;
- slechte voedingstoestand;
- langzaam ontstaan van de klachten;
- peritonitis carcinomatosa en/of ascites;
- eerdere radiotherapie van de buik;
- multipele obstructies;
- palpabele tumor in de buik;
- dunnedarmileus.

De beslissing om te opereren moet genomen worden na afweging van deze factoren en in overleg met de patiënt en zijn naasten. 'A surgeon is a doctor who can operate and knows when not to' (Theodor Kocher, 1841-1917).

Indien besloten wordt tot conservatieve behandeling kan in veel gevallen maagdrainage achterwege worden gelaten. Alleen bij medicamenteus onbehandelbaar braken is er een plaats voor maagdrainage of -hevelen met behulp van een maagsonde of een percutane gastrostomie. Symptomatische behandeling is met name gericht op misselijkheid, braken en pijn. Van deze symptomen zijn misselijkheid en braken het moeilijkst te behandelen. Prokinetica (metoclopramide, domperidon, cisapride) kunnen koliekachtige buikpijn veroorzaken. Medicamenten worden meestal rectaal, transdermaal of subcutaan toegediend. Voor dit laatste kan gebruik worden gemaakt van continue intraveneuze of subcutane toediening met behulp van een infuuspomp. Vaak kunnen hierbij meerdere middelen worden gecombineerd (bijvoorbeeld morfine en metoclopramide; morfine, butylscopolamine en haloperidol). Prokinetica en spasmolytica moeten niet worden gecombineerd.

De middelen ter behandeling van misselijkheid en braken bij patiënten met een ileus staan vermeld in tabel 4.16. Gegeven het gebrek aan vergelijkende studies kan een keuze op basis van resultaten van onderzoek niet worden gedaan. Het gebruik van metoclopramide is omstreden. Volgens sommige auteurs is het onwerkzaam en zouden koliekachtige pijnklachten erdoor verergeren. In de praktijk lijkt het een bruikbaar en effectief middel. Er bestaat nog weinig ervaring met het gebruik van serotonineantagonisten (ondansetron, granisetron of tropisetron) in deze situatie en de rol hiervan is onzeker; het optreden van obstipatie als bijwerking van deze middelen is een bezwaar. Octreotide (een somatostatine-analoog) lijkt effectief bij de behandeling van braken en is één van de middelen van eerste keuze. De hoge kosten en de noodzaak tot subcutane toediening drie keer daags zijn echter wel een bezwaar. Inmiddels is een depotpreparaat voor toediening eenmaal per maand beschikbaar; hiermee worden echter pas na 14 dagen stabiele plasmaspiegels bereikt.

Met name in Engeland worden corticosteroïden (dexamethason of prednison) gebruikt bij ileus met de bedoeling oedeem van de darmwand en daarmee de obstructie te verminderen. Klinische data hierover ontbreken en in de Nederlandse situatie worden corticosteroïden zelden toegepast. Als anti-emeticum kunnen corticosteroïden in deze situatie goed worden gebruikt.

De middelen ter behandeling van koliekachtige buikpijn staan vermeld in tabel 4.18. Butylscopolamine wordt zowel bij de behandeling van misselijkheid en braken als bij koliekachtige pijnklachten toegepast. Bijwerkingen zijn droge mond en sedatie of juist agitatie en hallucinaties. In resistente gevallen kan blokkade van de plexus coeliacus worden overwogen. Voor de behandeling van continue pijn wordt verwezen naar de paragraaf over pijn.

Tabel 4.18   Behandeling van koliekachtige buikpijn bij ileus

Middel	Dosering
Butylscopolamine	4 dd 10-20 mg rectaal 60-200 mg/24 uur s.c.
Morfine	6 dd 10-20 mg rectaal 25-50 mg/24 uur s.c. (startdosis)
Scopolamine TTS	1,5-3 mg/72 uur transdermaal
Blokkade plexus coeliacus	met alcohol

Indien er sprake is van obstipatie bij een lage ileus kan gelaxeerd worden met behulp van klysma's. Bij een partiële obstructie kunnen orale osmotische laxantia worden gebruikt. Peristaltiekstimulerende laxantia zijn gecontraïndiceerd, aangezien deze kunnen leiden tot (verergering van) koliekachtige buikpijn.

Bij een patiënt met een ileus in de palliatieve fase is parenterale voeding uiterst zelden aangewezen. Aangezien de obstructie zelden totaal is, is regelmatige toediening van een kleine hoeveelheid vocht per os vaak mogelijk. Indien dit niet het geval is, kan subcutane of intraveneuze toediening van vocht worden overwogen. In de terminale fase kan ervoor worden gekozen om parenterale vochttoediening achterwege te laten. In de praktijk is dit soms zowel voor de familie als voor hulpverleners moeilijk te accepteren. In deze situatie moet besproken worden dat dehydratie niet hoeft te leiden tot dorst en ongemak voor de patiënt en dat het achterwege laten van vochttoediening voordelen kan hebben: de noodzaak tot gebruik van infusen valt weg, er is geen onnodige verlenging van het lijden, en urineproductie en secretie in bronchus en maagdarmkanaal nemen af.

4.4.6 Obstipatie

Voorkomen en oorzaken

Onder obstipatie wordt verstaan een niet-frequente, moeizame defecatie, waarbij steeds een kleine hoeveelheid, vaak harde, ontlasting wordt geloosd. Ter operationalisatie van obstipatie worden gehanteerd een defecatiefrequentie van < 3 x per week, een defecatieduur van > 10 minuten en/of noodzaak tot persen bij > 25% van de defecaties. Men spreekt van fecale impactie indien er sprake is van een zodanige indikking van de feces (meestal in het rectosigmoïd) dat spontane lozing niet mogelijk is. Obstipatie komt bij circa 10% van de normale bevolking voor, met name bij vrouwen. Van de patiënten opgenomen in een verpleeghuis gebruikt 53% laxantia. Exacte cijfers over het voorkomen bij patiënten met kanker ontbreken, maar het is aannemelijk dat obstipatie bij meer dan de helft voorkomt. Indien er sprake is van opioïdgebruik treedt obstipatie in 80-90% van de gevallen op.

De oorzaken van obstipatie staan vermeld in tabel 4.19. Secundaire tumorgerelateerde factoren en medicatie (met name opioïden) zijn de meest voorkomende oorzaken. Vaak komen meer oorzaken in combinatie voor.

Tabel 4.19 Oorzaken van obstipatie

1	**Tumorgerelateerd:**
	• obstructie of compressie door tumor
	• peritonitis carcinomatosa
	• neurologische uitval (ruggenmerg, cauda of plexus)
	• hypercalciëmie
	• secundaire factoren: verminderde inname van voedsel, vezels en/of vocht, inactiviteit, zwakte, suboptimale toiletfaciliteiten, verwardheid, depressie
2	**Medicamenteus:**
	opioïden, middelen met anticholinerge werking (atropine, tricyclische antidepressiva, fenothiazines, anti-Parkinsonmiddelen), chemotherapeutica (vinca-alkaloïden), antacida, ijzerpreparaten, diuretica, anticonvulsiva
3	**Bijkomende aandoeningen:**
	diabetes mellitus, hypothyreoïdie, hypokaliëmie, irritable bowel syndrome, rectokèle, prolaps, anusfissuur/stenose, hemorroïden

Presentatie en diagnostiek

In de meeste gevallen kan volstaan worden met anamnese en lichamelijk onderzoek.

Bij de anamnese moet gevraagd worden naar:

- tijdstip van de laatste defecatie;
- defecatiefrequentie;
- consistentie van de ontlasting;
- bijmenging van bloed en/of slijm;
- incontinentie voor urine en/of feces;
- loze aandrang;
- pijn en/of noodzaak tot persen tijdens defecatie;
- genomen maatregelen ter bevordering van de defecatie;
- buikpijn;
- misselijkheid en braken.

Bij het lichamelijk onderzoek moet specifieke aandacht worden besteed aan het onderzoek van de buik: inspectie (toegenomen omvang, littekens), auscultatie (ileus of afwezige peristaltiek), percussie (ascites) en palpatie (tumor, feces). Het onderzoek moet altijd worden gecompleteerd met inspectie van de anus en een rectaal toucher.

Aanvullend onderzoek is zelden geïndiceerd. Bij verdenking op een hypercalciëmie dient laboratoriumonderzoek plaats te vinden. Een buikoverzichtsfoto kan gemaakt worden ter uitsluiting van een obstructie.

Behandeling

Obstipatie dient zoveel mogelijk voorkomen te worden door het zorgen voor voldoende en regelmatige inname van voedsel, vocht en vezels, het stimuleren van lichaamsbeweging, het streven naar defecatie op een postoel of toilet met zoveel mogelijk behoud van privacy en het aanpassen van de medicatie. In de palliatieve fase zijn deze maatregelen vaak niet voldoende of niet goed mogelijk. Het gebruik van vezels is gecontraïndiceerd bij patiënten die onvoldoende vocht tot zich kunnen nemen. Behandeling met laxantia moet dan tijdig worden gestart. Bij gebruik van opioïden is altijd profylactisch laxantiagebruik geïndiceerd. Er kan een onderscheid worden gemaakt tussen zachtmakende laxantia (glijmiddelen (paraffine), emollientia (natriumdocusaat, natriumlaurylsulfoacetaat), osmotische laxantia (lactulose, magnesiumsulfaat, magnesiumoxide, natriumfosfaat), volumevergrotende middelen (psyllium, sterculiagom) en peristaltiekbevorderende laxantia (anthraceenderivaten (sennosiden) en difenylmethanen (bisacodyl)). Er is weinig vergelijkend onderzoek gedaan naar de effectiviteit van de verschillende laxantia. Een specifieke keuze kan dan ook niet worden gemaakt op basis hiervan, maar uitsluitend op grond van klinische ervaring, voorkeur van de patiënt en kosten. Indien de ontlasting hard van consistentie is zal bij voorkeur worden gekozen voor een zachtmakend laxans. In veel gevallen bestaat bezwaar tegen het gebruik van volumevergrotende middelen bij patiënten in de terminale fase, aangezien hierbij voldoende inname van vocht (>1500 ml/dag) een voorwaarde is. Bij een volle ampulla recti en zeker bij fecale impactie zal mede of uitsluitend worden gekozen voor een rectaal laxans of klysma. Bij een (dreigende) ileus zijn orale laxantia (relatief) gecontraïndiceerd.

De toedieningsvorm, tijdsduur tot werking en dosering van een aantal veelgebruikte laxantia staan vermeld in tabel 4.20. Laxantia moeten volgens een vast schema worden voorgeschreven. In de praktijk worden magnesiumoxide, lactulose, sennosiden A+B en bisacodyl veel gebruikt. In therapieresistente gevallen kan de combinatie van lactulose en sennosiden A+B in een 1:1 mengsel worden overwogen. Magnesiumoxide wordt meestal goed verdragen; de grootte van de tabletten is in de praktijk soms een bezwaar en het kan niet worden gegeven bij ernstige nierfunctiestoornissen. Lactulose heeft een voor sommigen onaangename smaak en kan leiden tot een opgeblazen gevoel en flatulentie. Sennosiden en bisacodyl geven soms aanleiding tot buikkrampen. Bisacodyl mag niet in combinatie met antacida of melk worden ingenomen.

Tabel 4.20 Tijdsduur tot werking en dosering van een aantal veelgebruikte laxantia

Middel	Toedieningsvorm	Tijdsduur tot werking	Dosering
Magnesiumoxide	Tablet	1-3 uur	4 dd 500-1000 mg
Lactulose	Stroop	24-48 uur	1-2 dd 15-30 cc
Sennosiden A+B	Stroop	4-6 uur	1 dd 10-20 cc a.n.
Bisacodyl	Tablet	5-10 uur	1 dd 10-20 mg a.n.
	Zetpil	15-60 min	10 mg 's morgens

Indien klysma's zijn aangewezen (met name indien het rectum gevuld is met harde feces) kan in eerste instantie een mini-klysma met natriumlaurylsulfoacetaat worden toegediend. Indien dit onvoldoende effect sorteert is een natriumfosfaatklysma de eerste keuze, eventueel voorafgegaan door een klysma met natriumdocusaat. In ernstige gevallen is manuele evacuatie of rectale lavage met fysiologisch zout noodzakelijk.

4.4.7 Diarree

Voorkomen en oorzaken

Onder diarree wordt verstaan het frequent lozen van dunne ontlasting. Ter operationalisatie van diarree wordt een defecatiefrequentie van meer dan drie keer per 24 uur gehanteerd. Er moet onderscheid gemaakt worden tussen het acuut optreden van diarree (meestal self-limiting) en chronische diarree (meer dan drie weken bestaand). Onder paradoxale of fausse diarree wordt verstaan het optreden van schijnbare diarree bij obstipatie; diarree ontstaat hierbij door lekkage van dunne ontlasting langs een ingedikte fecesprop. Het verschijnsel diarree moet worden onderscheiden van incontinentie voor ontlasting. Diarree komt voor bij 6-10% van de patiënten met kanker, die worden opgenomen in een verpleeg- of ziekenhuis.

De oorzaken van diarree bij patiënten met kanker staan vermeld in tabel 4.21. Diarree bij malabsorptie kan ontstaan door steatorroe of verhoogde uitscheiding van galzure zouten. Acute diarree is meestal het gevolg van een gastro-intestinale infectie. Gebruik van laxantia of andere medicamenten en paradoxale diarree zijn de meest voorkomende oorzaken van chronische diarree bij patiënten met kanker.

Tabel 4.21   Oorzaken van diarree

1	Tumorgerelateerd: • paradoxale diarree bij obstructie of compressie of obstipatie door andere oorzaken (onder andere opioïden) • malabsorptie bij pancreascarcinoom en/of cholestase • ten gevolge van productie van humorale factoren bij endocriene tumoren van de pancreas (VIPoom, gastrinoom) en carcinoïde tumoren

2	Therapiegerelateerd:
	 • radiotherapie
	 • chemotherapie (met name 5-fluorouracil)
	 • chirurgie
	 - malabsorptie na resectie van maag of ileum:
	   – na colectomie met aanleggen van ileostoma
	   – bacteriële overgroei bij blind loop syndrome

3	Medicamenteus: laxantia, antacida, antibiotica, NSAID's, ijzerpreparaten, bètablokkers, diuretica
4	Ten gevolge van voeding: • excessief gebruik van vezels en fruit • sondevoeding
5	Bijkomende aandoeningen: diabetes mellitus, hyperthyreoïdie, colitis, irritable bowel syndrome, gastro-intestinale infecties

Presentatie en diagnostiek

Bij de anamnese moet worden gevraagd naar:

- consistentie van ontlasting;
- defecatiefrequentie;
- bijmenging van bloed of slijm;
- duur/beloop in de tijd;
- obstipatieklachten;
- moeilijk wegspoelen van feces in toilet;
- buikpijn;
- koorts;
- medicatie;
- voedingspatroon;
- eerdere therapie in verband met maligniteit;
- bijkomende aandoeningen.

Bij het lichamelijk onderzoek moet aandacht besteed worden aan tekenen van dehydratie en aan onderzoek van de buik, met name auscultatie en palpatie. Het onderzoek moet worden gecomplementeerd met een rectaal toucher (ter uitsluiting van fausse diarree bij obstipatie). Voorts moeten de feces worden geïnspecteerd.

In de meeste gevallen kan volstaan worden met bovengenoemde diagnostiek. Een buikoverzichtsfoto kan worden gemaakt ter beoordeling van obstipatie of een ileus. Eventueel kunnen feceskweken worden ingezet. Bij verdenking op een pseudo-membraneuze colitis ten gevolge van antibiotica kan een bepaling van het Clostridium difficile-toxine in de feces worden verricht.

Bij onverklaarde chronische diarree moet aanvullende diagnostiek worden verricht:

- ter uitsluiting van steatorroe: vetuitscheiding in de feces;
- bij verdenking op endocrien actieve tumoren: bepalingen in bloed (gastrine, VIP, serotonine in trombocyten) of urine (5-HIAA).

Behandeling

Diarree bij patiënten met kanker leidt zelden tot dehydratie. Indien dit wel het geval is, moet orale rehydratie met oral rehydration solution (ORS) of parenterale toediening van vocht worden overwogen. In veel gevallen is er sprake van acute, self-limiting diarree of is de oorzaak met een eenvoudige handeling (bijvoorbeeld staken van diarree veroorzakende medicatie, aanpassen van (sonde)voeding of laxatie bij paradoxale diarree) te corrigeren. Specifieke antibiotische behandeling van bacteriële gastro-intestinale infecties is slechts zelden geïndiceerd.

In een beperkt aantal gevallen is specifieke therapie aangewezen:

- pancreatine bij steatorroe ten gevolge van pancreasinsufficiëntie;
- cholestyramine bij verhoogde uitscheiding van galzure zouten (wordt meestal slecht verdragen);
- H_2-antagonisten of protonpompremmers bij gastrinoom (syndroom van Zollinger-Ellison);
- bij carcinoïdsyndroom of vipoom:
    - □ octreotide s.c.;
    - □ cyproheptadine p.o.;
- octreotide s.c. bij ileostomie, short bowel syndrome of ileus;
- tetracyclines of metronidazol bij bacteriële overgroei;
- vancomycine of metronidazol bij pseudomembraneuze colitis.

Bij chronische diarree waarbij specifieke therapie niet mogelijk of niet effectief is, is loperamide 2 à 4 maal 2 mg dd de behandeling van keuze. Overmatig gebruik van loperamide kan leiden tot ileusverschijnselen, sufheid of prikkelbaarheid. Indien er tevens sprake is van pijnklachten door andere oorzaken, kan behandeling met codeïne of andere opioïden worden overwogen.

4.5 HOESTEN, KORTADEMIGHEID EN VERSTIKKING

Voorkomen en oorzaken

Kortademigheid komt vaak voor bij patiënten in de laatste levensfase van een maligne aandoening. Volgens sommigen heeft ongeveer 70% van de patiënten hier last van. Bij 50% van de patiënten komen hoestklachten voor; bij longkanker bedraagt dit zelfs 80%.

De ademhaling heeft als doel te zorgen voor zuurstofopname en koolzuurafgifte. Onder normale omstandigheden is men zich niet bewust van het ademproces. Zodra men zich dit bewust wordt, wordt dit ervaren als kortademigheid of als buiten adem zijn. Dit kan fysiologisch optreden, zoals na een forse inspanning. Treedt dit gevoel echter steeds op na geringe inspanning of in rust, dan is er sprake van een pathologische toestand die als onaangenaam wordt ervaren. Daarbij is het mogelijk dat de ademhaling als zodanig goed functioneert, maar dat men toch de sensatie heeft van kortademigheid of benauwdheid.

Voor een onbelemmerde ademhaling en een goede gaswisseling zijn een goed functionerend skelet en spierstelsel nodig, luchtwegen met normale doorgankelijkheid en longen van normale consistentie die zich vrij kunnen bewegen. Afwijkingen hierin die kunnen leiden tot kortademigheid of benauwdheid, zijn in tabel 4.22 aangegeven. Daarnaast kan kortademigheid ontstaan door afwijkingen in de circulatie, zoals problemen van het hart of van de bloedvaten in de longen. Ten slotte kan de sensatie van benauwdheid voortkomen uit problemen die buiten het gebied van hart en longen liggen, zoals bloedarmoede, pijn en angst.

Tabel 4.22 Oorzaken van problemen met de ademhaling bij patiënten met een kwaadaardige aandoening

1 Skeleto-musculair:
• aandoeningen thoraxwand
• diafragmaparalyse
2 Pulmonaal:
• luchtwegobstructie
• verlies van longweefsel
• infecties
• pneumonitis
• pleuravocht
• lymphangitis carcinomatosa
• pneumothorax
• longfibrose
3 Cardiaal:
• pericarditis
• decompensatio cordis
• cardiomyopathie
• ritmestoornissen
4 Vasculair:
• longembolie
• vena-cava-superiorsyndroom

5 Andere oorzaken:
• anemie
• neurologisch lijden
• pijn
• angst

Ook hoesten kan verschillende oorzaken hebben. Vaak is het een uiting van een proces waarbij de luchtwegen betrokken zijn. Te denken valt aan een metastase in de luchtweg zelf of een tumorproces net buiten de luchtweg dat deze vernauwt. Hoesten kan ook het gevolg zijn van aandoeningen van het longweefsel, zoals stugheid van de long na radiotherapie of bij lymphangitis carcinomatosa.

Presentatie en diagnostiek

Naast de symptomen kortademigheid of hoesten komen soms andere symptomen voor die wijzen in de richting van een specifieke oorzaak. Zo wijst een stridoreuze ademhaling op een proces gelokaliseerd hoog in de luchtweg, dat wil zeggen in de hoofdbronchus of trachea. Kortademigheid op basis van overvulling met vocht of doorwoekering van de long met een tumor geeft tevens een snelle, oppervlakkige ademhaling. Als het hoesten gepaard gaat met het opgeven van bloed, wijst dit op een proces in de luchtweg zelf.

In het algemeen zou nadere diagnostiek nodig zijn om achter de oorzaak van kortademigheid of hoesten te komen. Daarbij moet wel bedacht worden dat dergelijke diagnostiek – zeker indien ze invasief is – alleen aan de orde komt als daaruit therapeutische consequenties getrokken zullen worden. Bovendien zijn niet zelden bij patiënten in de laatste levensfase belangrijke andere afwijkingen aanwezig die een contra-indicatie voor bepaalde vormen van diagnostiek vormen. In dit licht moet de bijdrage van een arteriële bloedgasanalyse, ct-scan, bronchoscopie en longfunctie-onderzoek worden gezien. Zeker bij patiënten in de laatste levensfase dient met deze onderzoeken terughoudend te worden omgesprongen; veel informatie, zoals aanwezigheid van een belangrijke hoeveelheid pleuravocht, een longontsteking of een belangrijke mate van overvulling is al te verkrijgen middels een thoraxfoto.

Ten slotte is van belang te vermelden dat door een algemene anamnese en lichamelijk onderzoek factoren als angst, koorts en pijn kunnen worden opgespoord die het gevoel van dyspneu kunnen versterken.

Behandeling

Obstructie van de luchtwegen door een proces in de luchtweg zelf of compressie van buitenaf zijn belangrijke oorzaken van kortademigheid en hoesten. Bij de bespreking van de therapeutische mogelijkheden wordt ervan uitgegaan dat behandeling met chirurgie, externe radiotherapie of chemotherapie niet (meer) tot de mogelijkheden behoort.

De in de luchtweg gelokaliseerde processen komen in aanmerking voor resectie met behulp van een forceps biopteur, cryochirurgie (in Nederland niet vaak gebruikt), elektrocoagulatie of laserresectie. Belangrijk hierbij is dat het proces zich in het lumen van de luchtweg uitbreidt en zich niet over een te groot traject uitstrekt en dat er achter de obstructie functionerend longweefsel is. Deze ingrepen kunnen zowel onder plaatselijke verdoving als onder algehele anesthesie worden uitgevoerd. De effecten zijn beter naarmate de obstructie meer in de centrale luchtwegen is gelokaliseerd, zoals in de trachea en de beide hoofdbronchiën. In sommige gevallen kan aansluitend endobronchiale radiotherapie (brachytherapie) gegeven worden om het bereikte resultaat te bestendigen. Brachytherapie kan de behandeling van eerste keus zijn in geval van niet direct bedreigende endobronchiale obstructies. Sinds de introductie van high-dose-rate-apparatuur duurt de behandeling slechts 15 tot 20 minuten en is dus poliklinisch goed te geven. Mogelijke complicaties zijn pneumothorax, bloeding na langere tijd en obstructie van de luchtweg door littekenvorming.

Berust obstructie op compressie door een proces buiten de luchtweg, dan zijn endobronchiale resecties niet mogelijk. Palliatieve mogelijkheden zijn dilatatie van de luchtweg of plaatsen van een stent. Beide ingrepen geven direct effect. De keuze van het type stent wordt bepaald door de plaats, de lengte en de aard van de vernauwing. De stent zal meestal geplaatst worden met behulp van een bronchoscoop onder algehele anesthesie. Complicaties zijn obstructie van de stent door secreet, granulatieweefsel aan de rand van de stent, dislocatie en bloeding. In figuur 4.1 is een behandelschema bij bronchusobstructie ten gevolge van een maligne proces aangegeven.

Kortademigheid kan ook veroorzaakt worden door pleuravocht. Hier is een causale therapie mogelijk door het uitvoeren van een ontlastende punctie. Hiermee kan worden beoordeeld of verwijdering van het vocht leidt tot vermindering van kortademigheid. Om het effect te bestendigen kan vervolgens een pleurodese worden uitgevoerd. Hiervoor wordt een thoraxdrain ingebracht om het vocht te evacueren, waarna een scleroserende stof in de thoraxholte wordt ingebracht. Hiervoor komen tetracycline, talk en chemotherapeutica als bleomycine en mitoxantron in aanmerking. Tot pleurodese wordt alleen besloten als de te verwachten overleving meer dan drie maanden is.

Als een vorm van causale therapie kan ten slotte de behandeling met corticosteroïden worden genoemd in gevallen van lymphangitis carcinomatosa of bestralingspneumonitis. Effectiviteit van deze behandeling is nooit aangetoond, maar er kan een poging gedaan worden met prednison. Bij bestralingspneumonitis wordt 0,5 tot 1 mg/kg lichaamsgewicht, meestal 40 tot 60 mg, per os in één dagdosis gegeven gedurende twee tot drie weken. Als de klachten afnemen, wordt de dosis langzaam met 5 mg per week verminderd. Vooral het langzaam dalen van de dosis is belangrijk, omdat dit bij te snel dalen ongunstig kan zijn. Bij lymphangitis carcinomatosa wordt een proefbehandeling met 40 mg per dag in één dosis geadviseerd gedurende een week,

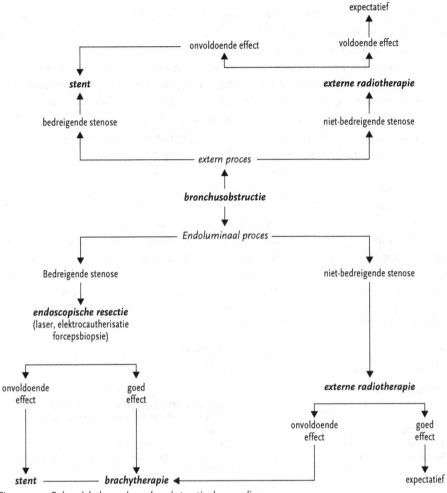

Figuur 4.1   Behandelschema bronchusobstructie door maligne proces

en daarna geleidelijke daling van de dosis. Indien geen verbetering optreedt, wordt de behandeling met prednison weer snel gestaakt.

Hinderlijk hoesten kan ontstaan als een patiënt niet in staat is het geproduceerde slijm op te hoesten. Hierin kan verbetering worden gebracht door de patiënt een betere hoesttechniek aan te leren, zoals het huffen. Hierbij wordt geleerd met open glottis geforceerd uit te ademen, waardoor voorkomen wordt dat de luchtwegen snel worden dichtgedrukt zoals bij het hoesten. Het huffen wordt gebruikt om het slijm te mobiliseren naar de grotere luchtwegen. Is dit niet mogelijk omdat de patiënt onvoldoende kracht kan ontwikkelen, dan kunnen ondersteunende maatregelen door een fysiotherapeut helpen. Soms helpt een proefbehandeling met mucolytica, bij voorkeur als verneveling. In principe zal men afzien van endoscopisch bronchiaal toilet, omdat dit geen blijvende oplossing biedt.

In veel gevallen van kortademigheid en hoesten is behandeling gericht op de oorzaak niet mogelijk. Er is dan nog een heel scala van symptoombestrijding mogelijk. Voor het symptoomhoesten kan men antitussiva gebruiken, zoals dextromethorfan (6-8 maal daags 15 mg of 1-3 daags 29,5 mg en retard per os) of codeïne (5 maal daags 10-60 mg per os). Belangrijk is adequaat te doseren. Vrees voor verslaving speelt in deze situatie geen rol. Bij klachten van kortademigheid of benauwdheid heeft zuurstoftoediening zelden een gunstig effect. In de meeste gevallen is geen duidelijke hypoxemie aanwezig en zelfs indien dit wel het geval is, is de rol van zuurstof onduidelijk. Meer kan worden verwacht van de toediening van morfine, hetzij oraal, hetzij in de vorm van inhalatie. Aangezien de toediening van morfine vaak ook wordt gedaan ter bestrijding van pijn, is het belangrijk te weten dat de pijnbestrijder fentanyl geen verlichting van kortademigheid geeft. Ten slotte moet worden vermeld dat angst vaak een rol speelt bij de beleving van klachten van kortademigheid en hoesten. Anxiolytica zullen daarom niet zelden onderdeel uitmaken van de symptoombestrijding. De belangrijkste onderdelen van symptoombestrijding zijn in tabel 4.23 samengevat.

Tabel 4.23 Symptoombestrijding bij pulmonale klachten

Oorzaak	Behandeling
Ten gevolge van de tumor:	
Luchtwegobstructie	In- en/of uitwendige radiotherapie
	Interventie bronchoscopie (resectie, stenting)
	Chemotherapie (alleen bij kleincellig carcinoom)
Metastastasering in de long	Geen
Lymphangitis carcinomatosa	Prednison 1-2 dd 20 mg p.o.
Pleuritis carcinomatosa	Pleurapunctie/pleurodese (met talk of andere sclerose- rende stof)
Diafragmaparalyse	Geen
Ten gevolge van de behandeling:	
Resectie longweefsel	Revalidatie
Bestralingspneumonitis	Prednison 1 dd 0,5-1 mg/kg gedurende 2-3 weken of tot klachten verbeteren
Longfibrose ten gevolge van chemo- of radiotherapie	Geen
Cardiomyopathie	Furosemide 1 dd 40-80 mg p.o. of i.v.
Ten gevolge van het ziek zijn:	
Anemie	Bloedtransfusie
Longembolie	Antistolling
Angst	Oxazepam 3 dd 10 mg
Pijn	Adequate pijnstilling
Hoesten	Codeïne 4 dd 10-60 mg p.o.

Oorzaak	Behandeling
Ten gevolge van onderliggende ziekte:	
Chronisch obstructief longlijden	Ipratropium 4 dd 40 μ per inhalatie
	Salbutamol 1-6 dd 200-400 μ per inhalatie
Cardiale ritmestoornissen	Anti-aritmica (afhankelijk van type ritmestoornis)

Ten slotte verdient dreigende verstikking aparte aandacht. Dreigende verstikking berust op obstructie van de bovenste luchtwegen, in het bijzonder de trachea. Het komt zelden voor maar is een zeer bedreigende en angstaanjagende toestand. Snelle bestrijding van de symptomen is aangewezen. Verschillende methoden zijn hiervoor aangewezen, zoals toediening van midazolam 5 tot 15 mg bij voorkeur intraveneus tot de patiënt het bewustzijn verliest, morfine 2 mg intraveneus en na elke minuut 1 mg tot 10 mg totaal (eventueel herhalen na 5 à 10 minuten), diazepam 20 mg intraveneus, midazolam 45 mg in combinatie met morfine 50 mg intraveneus, morfine in zeer hoge dosis (100 tot 500 mg) intraveneus. Gezien de ernst van de situatie en de vooruitzichten van de patiënt is adequate en directe medicamenteuze bestrijding van de symptomen geïndiceerd.

4.6 UROLOGISCHE KLACHTEN EN SYMPTOMEN

Voorkomen en oorzaken

Op urologisch terrein kan een aantal belangrijke klachten voorkomen, waarvan in het kader van palliatieve zorg bestrijding overwogen moet worden. De belangrijkste daarvan zijn bloedverlies met urine (hematurie), urine-incontinentie en andere mictieklachten en obstructie van urineafvloed.

Hematurie geeft in het bijzonder aanleiding tot klachten als er stolselvorming optreedt. De mictie kan dan pijnlijk zijn en er kan obstructie optreden. Tot de oorzaken behoren onder meer een bloedende tumor in de blaas, maar ook de gevolgen van voorafgaande radiotherapie, het gebruik van anticoagulantia of irritatie door een blaaskatheter.

Mictieklachten kunnen optreden door ingroei van de tumor in de blaas en het sfinctercomplex in de bekkenbodem. Andere lokale oorzaken betreffen de vorming van fistels, zoals een vesico-vaginale fistel of een vesicorectale fistel. Daarnaast bestaan er oorzaken van meer algemene aard zoals een sterke remming in de mobiliteit, waardoor de wc niet op tijd wordt gehaald. Hierdoor ontstaat ook een grotere kans op urineweginfecties die mictiestoornissen en incontinentieverschijnselen kunnen bevorderen. Andere oorzaken betreffen onder meer innervatiestoornissen en het gebruik van bepaalde medicamenten.

Obstructie van de urinewegen kan op diverse niveaus optreden. Compressie van één of beide ureters wordt in het algemeen veroorzaakt door tumoren of recidieftumoren van in het bekken gelegen organen met metastasen naar lymfeklieren in het retroperitoneum. Daartoe behoren de cervixtumoren en in mindere mate tumoren van de blaas en de prostaat. Bij tumoren van het rectum, de vulva en de penis komt dit minder voor. In meer zeldzame gevallen kan ureterobstructie ook het gevolg zijn van maligne lymfomen of metastasen van testistumoren. Tot de zeldzame oorzaken van ureterobstructie behoort ook uitwendige radiotherapie op tumoren gelegen in het bekken. Fibrosering kan dan leiden tot stenose in de distale ureters. Obstructie van de blaas wordt meestal voorafgegaan door een periode van mictiestoornissen en incontinentie.

Presentatie en diagnostiek

Hematurie is als zodanig een symptoom dat geen aanleiding geeft tot hinder. Dit is pas het geval als er stolsels ontstaan. Deze kunnen leiden tot verschijnselen van obstructie en koliekachtige pijnen. In het kader van palliatieve zorg is pas op dat moment nadere diagnostiek noodzakelijk. Bij anamnese en lichamelijk onderzoek kan een indruk verkregen worden over de mogelijke oorzaak van de hematurie. Van belang is daarbij te weten of de patiënt leed aan een tumor van het kleine bekken waarbij een lokaalrecidief kan zijn opgetreden. Voorts kan worden gevraagd naar het gebruik van een katheter, het gebruik van anticoagulantia en symptomen van een urineweginfectie.

In geval van urine-incontinentie dient aandacht te worden geschonken aan de mogelijkheid van een vesicovaginale of, zeldzamer, een vesicorectale fistel. Een goede anamnese kan hierover uitsluitsel bieden. Niet altijd berust een mictieklacht op de gevolgen van tumorgroei of de behandeling daarvan. Bij oudere mannen kan een prostaatvergroting manifest worden of blijkt een vrouw nauwelijks een detrusorfunctie te hebben, maar kon zij tot voor kort met behulp van abdominale persmictie de blaas legen. Een goede anamnese en lichamelijk onderzoek kunnen deze oorzaken van mictieklachten aan het licht brengen.

Wanneer obstructie van de urinewegen geleidelijk optreedt, met name van de ureters, dan zal zich dat in het algemeen nauwelijks met klachten uiten totdat symptomen ontstaan die passen bij uremie. In sommige gevallen is een zeurende pijn in de flank aanwezig.

Er zijn een aantal vormen van diagnostiek die inzicht kunnen geven in de vraag of urologische symptomen als hematurie, mictieproblemen en obstructie berusten op een lokale oorzaak en zo ja, welke deze is. Daartoe behoort de echografie, een intraveneus pyelogram, een CT-scan met contrast, een renogram en cystoscopie. Zoals steeds in de palliatieve zorg is het al of niet toepassen van deze diagnostische hulpmiddelen afhankelijk van de vraag of aan de uitslag therapeutische consequenties verbonden worden.

Behandeling

Tabel 4.24 Symptoombestrijding bij urologische klachten

Symptoom	Behandeling	Opmerking
Pijnloze hematurie	Geen	Bij dreigende urineretentie door stolsels: spoelkatheter Bij anemie: bloedtransfusie en coagulatie (blaas) tumor
Pijnlijke hematurie	Analgetica	Bij (koliek)pijn door nierstuwing een percutane nefrostomie overwegen
Dreigende urineretentie	Blaaskatheter	Voorkeur voor suprapubische katheter
Urine-incontinentie	Blaaskatheter	Niet bij blaasfistels, dan dubbelzijdige nefrostomie overwegen
Blaaskrampen	Spasmolytica	Oxybutynine 3 dd 5 mg of Detrusitol® 2 dd 4 mg
Flankpijn door nierstuwing	Analgetica	Dubbel-J-katheter of percutane nefrostomie overwegen

Indien de hematurie berust op bloedende blaastumoren, kan een transuretrale resectie van bloedend exofytisch blaastumorweefsel met uitgebreide coagulatie zinvol zijn. Als er meer uitgebreide beschadigingen van het blaasslijmvlies aanwezig zijn, bijvoorbeeld na bestraling, dan kan lasercoagulatie van de gemakkelijk bloedende, afwijkende bloedvaten overwogen worden. Indien de hematurie wordt veroorzaakt door het gebruik van anticoagulantia, kunnen met het inbrengen van een driewegspoelkatheter de stolsels uit de blaas worden gespoeld. Het staken van anticoagulantia is dan wel nodig, omdat een katheter op zich door irritatie en beschadiging van het blaasslijmvlies een bloeding kan onderhouden.

Bij mictieklachten is het soms nodig de blaasdrainage te verzekeren via een urinekatheter. Daarbij kan gekozen worden tussen een uretrale katheter of een suprapubische katheter. De voorkeur gaat daarbij uit naar een suprapubische katheter. Deze geeft over het algemeen minder blaaskrampen, de infectiekans is kleiner, er is minder risico op hematurie en de kans op een uretritis of prostatitis is minimaal. Spoelen van de blaas met fysiologische zoutoplossing is bij langdurig gebruik nodig en bij chronische infectie kan worden overgegaan op het inbrengen van een zure blaasvloeistof zoals solutio-G. Dit veroorzaakt een milieu in de blaas waarin de meeste bacteriën niet gedijen. De katheter moet regelmatig worden verwisseld om verstopping en steenaanslag te voorkomen. De Silastic-katheter die tegenwoordig wordt gebruikt, kan over het algemeen twee tot drie maanden in de blaas blijven. Deze katheter is door de huisarts in te brengen en te verwisselen.

Niet in alle gevallen is continue blaasdrainage nodig. In sommige gevallen kan een zogeheten 'stopjesbeleid' worden toegepast. Dit wil zeggen dat iedere dag gedurende ongeveer 1 tot 2 uur een stopje op de katheter wordt geplaatst; de blaas kan zich dan vullen en enige blaascapaciteit blijft behouden. Een andere mogelijkheid is intermitterende zelfkatheterisatie. Wanneer voldoende zorg rond het bed georganiseerd kan worden, verdient deze vorm van urinedrainage de voorkeur. Continue blaasdrainage zal uiteindelijk leiden tot een schrompelblaas, vaak met blaaskrampen en hematurie. In de laatste levensfase kan dit bij de patiënt een ernstige handicap vormen.

Bij patiënten met een vesicovaginale fistel heeft het plaatsen van een verblijfskatheter meestal geen zin. Afhankelijk van de prognose van de patiënt valt dan een dubbelzijdige nefrostomie te overwegen. Van groot belang is ook om smetplekken van de huid en vulva zorgvuldig te behandelen en waar mogelijk te voorkomen.

Ten slotte het beleid bij stuwing van één of beide nieren. De eerste vraag die men hier stelt is of moet worden getracht de stuwing op te heffen. Het antwoord op deze vraag hangt af van het verwachte verdere beloop van de ziekte, de wens van patiënt en familie en de consequenties van een eventuele behandeling met katheters. Belangrijk daarbij is te bedenken dat overlijden door uremie met de palliatieve zorg die daarbij gegeven kan worden, in sommige gevallen de voorkeur verdient boven andere vormen van overlijden.

Bij compressie van één of beide ureters is het meestal mogelijk om via de blaas over een voerdraad een katheter op te schuiven tot in het nierbekken. Na verwijdering van de voerdraad ontrolt de katheter zich, waarbij een krul ontstaat zodat de dunne katheter blijft hangen in het nierbekken; ook ontstaat er een krul in het uiteinde van de katheter in de blaas. Door gaatjes in de katheter kan urinetransport vanuit de nier naar de blaas plaatsvinden. Het inbrengen van deze zogenoemde dubbel-J-katheter kan in principe bij de vrouw zonder anesthesie plaatsvinden; bij de man is het inbrengen pijnlijker en is (spinaal)anesthesie noodzakelijk. Dubbel-J-katheters kunnen in principe twee tot drie maanden aanwezig zijn; hierna treedt steenvorming op en kan de katheter verstopt raken. De onderste krul van de katheter kan in de blaas irritatie geven dat zich uit in een voortdurend aandranggevoel. Een middel om deze klachten te verminderen, is oxybutynine dat een tot drie keer daags in tabletten van 5 mg gegeven wordt. Potentiële bijwerkingen van dit middel zijn een droge mond, obstipatie en visusstoornissen.

Een alternatief voor een dubbel-J-katheter is een percutane nefrotomie. Daarbij wordt met behulp van echografie het gestuwde nierbekken gevisualiseerd. Door de nier wordt het nierbekken aangeprikt en over een voerdraad gedilateerd, zodat de katheter in het nierbekken is op te schuiven. Deze behandeling vindt plaats onder lokale anesthesie van huid en buikspieren. Wanneer deze vorm van urineafleiding gedurende vele maanden moet blijven bestaan, moet de katheter iedere twee tot drie maanden worden verwisseld om verstoppingen en steenvorming te voorkomen. In de thuiszorgsituatie is het regelmatig spoelen van de katheter met fysiologisch zout van belang. De wisseling van de katheter is relatief simpel omdat na verloop van tijd een kanaaltje ontstaat tussen het huidoppervlak en de betreffende nier. Incidenteel is het nodig om rond de katheterwisseling antibiotica toe te dienen.

Gezien de noodzaak van verzorging en infectiekans heeft het, als de urinedrainage lang lijkt te moeten duren, de voorkeur dubbel-J-katheters in te brengen. Als er obstructie is bij de blaasuitgang, bijvoorbeeld door een groot prostaatcarcinoom, is het met succes inbrengen van een dubbel-J-katheter vaak een illusie. Er moet dan een percutane nefrotomie worden uitgevoerd. Een alternatief vormt dan een suprapubische katheter of een palliatieve transuretrale resectie van de prostaat.

4.7 JEUK

Voorkomen en oorzaken

Jeuk (prurigo) is zeldzaam bij kankerpatiënten. In grote studies was de prevalentie van jeuk minder dan 1%. De lage prevalentie zegt echter niets over de ernst van de klachten. De meeste patiënten zeggen dat jeuk veel erger is dan pijn.

De pathogenese van jeuk bij maligne aandoeningen kan zeer verschillend zijn (tabel 4.25). Met uitzondering van dermatosen is de huid niet primair aangetast. Jeuk ontstaat niet alleen in de oppervlakkige delen van de huid, maar ook in de slijmvliezen inclusief conjunctivae en de luchtwegen. De mechanismen van het ontstaan van bijvoorbeeld de prikkelhoest zijn nauw gerelateerd aan jeuk. Jeukimpulsen worden geleid door de ongemyeliniseerde C-vezels, anatomisch niet te onderscheiden van de vezels voor de pijngeleiding. Veel lichaamseigen stoffen zijn in staat om deze zenuwuiteinden en de daarop aanwezige jeukreceptoren te prikkelen en jeuk te initiëren. Het meest bekend is histamine dat reageert met de histamine H_1- en H_2-receptoren in de huid. Histamine kan echter slechts het acute deel van de jeukreactie verklaren en het is bekend dat in de meeste gevallen van jeuk bij kanker antihistaminica niet werkzaam zijn. De laatste jaren is er veel belangstelling ontstaan voor serotonine als mediator van de jeuk. Specifieke $5HT_3$-antagonisten zijn in staat om de jeuk te modificeren. Mogelijk werken deze middelen ook in het ruggenmerg waar de transmissie van de jeuksignalen wordt geremd.

Een andere belangrijke groep factoren die jeuk kan veroorzaken wordt gevormd door de endogene opioïden. Ze hebben de eigenschap om pijn te onderdrukken, maar jeuk te bevorderen. Dit mechanisme van jeuk is vooral bekend bij cholestase.

Behandeling

De laatste jaren is er veel ervaring opgedaan met het behandelen van jeuk met $5HT_3$-antagonisten. Deze middelen, zoals ondansetron of tropisetron, die oorspronkelijk zijn geregistreerd voor behandeling van misselijkheid en braken, zijn werkzaam bevonden bij het bestrijden van jeuk ten gevolge van uremie, cholestase en ten gevolge van opioïden. Recentelijk is gerapporteerd dat ondansetron niet alleen intra-

Tabel 4.25 Oorzaken en behandeling van jeuk bij kanker

Oorzaak	Pathomechanisme	Behandeling
Cholestase	Retentie van pruritogenen, onder andere galzouten en endogene opioïden	Colestyramine en actieve kool zullen de meeste pruritogenen binden en verwijderen. Bij terminale patiënten niet erg praktisch wegens onprettige smaak. Naltrexon oraal 5HT$_3$-antagonisten Paroxetine
Lymfoproliferatieve aandoeningen	Specifieke ontsteking (?)	Corticosteroïden, bijvoorbeeld prednisolon
Solide tumoren	Paraneoplastisch fenomeen	Paroxetine, mogelijk ook 5HT$_3$-antagonisten
Neuropathie	Zenuwbeschadiging en centrale sensitisatie	Capsaïcine-crème 0,75%
Opioïden	Nog onbekend. Komt vooral bij spinale toediening voor, zelden als reactie op systemische toediening	Verandering van de wijze van toediening, verandering van opioïd, 5HT$_3$-antagonisten, mogelijk ook paroxetine
Uremie	Retentie van pruritogenen, onder andere vitamine A	Actieve kool, dialyse, PUVA, erythropoëtine
Anemie	IJzergebreksanemie	Ferrotherapie
Urticaria	Allergische reactie	Identificatie en exclusie van allergenen (indien mogelijk), antihistaminica
Dermatosen	Huidontsteking, vaak door schimmels	Identificatie van specifieke oorzaken van ontsteking. Behandeling bijvoorbeeld met antimycotica

veneus, maar ook oraal werkzaam is tegen de jeuk. Een veel goedkoper alternatief is het toedienen van paroxetine. Deze behandeling kan echter wel toxischer zijn (misselijkheid en braken) dan ondansetron en het effect verdwijnt na vier tot zes weken van behandeling. Een combinatie van paroxetine en ondansetron tijdens de eerste dagen wordt op dit moment onderzocht. Paroxetine is werkzaam gebleken tegen de jeuk bij solide tumoren, wat door velen gezien wordt als een paraneoplastisch fenomeen.

Jeuk ten gevolge van cholestase wordt indien mogelijk bestreden door middel van stenting van de galwegen. Veel patiënten lijden na de stenting aan relatieve pancreasinsufficiëntie en het toedienen van pancreasenzymen wordt aanbevolen. De levensduur van de stent is beperkt. Als bij herobstructie van de galwegen vervangen van de stent niet mogelijk of wenselijk is, dan is het ook waarschijnlijk dat de patiënt overlijdt nog voor de jeuk terugkeert. Bij levermetastasen en patente levergangen kan men proberen te behandelen met naltrexon, een oraal werkzame opioïdantagonist. Dit kan alleen als de patiënt geen opioïden gebruikt ter bestrijding van de pijn. Bij te snelle dosisverhoging kunnen opioïdontwenningsverschijnselen optreden, ook al heeft de patiënt geen exogene opioïden gehad. Jeuk bij lymfoproliferatieve aandoeningen reageert vaak op prednisolon.

Bij het bestrijden van jeuk zijn de aspecifieke maatregelen belangrijk. Men denkt hier aan het bestrijden van huiduitdroging (emolliens), knippen van de nagels, baden in een niet al te heet water met toevoeging van olie, maar geen zeep, en het gebruik van zachte handdoeken om de huid niet nog eens extra te irriteren.

4.8 GEUR

Voorkomen en oorzaken

Geurproblematiek treedt op bij patiënten met kanker waarbij sprake is van ulcererende tumoren. Dit kan zowel de primaire tumor als een metastase betreffen. De geur wordt veroorzaakt door necrose en infectie. Er is weinig bekend over geurproblematiek, zowel wat betreft incidentie als behandeling. Het komt het meest voor bij ulcererende mammacarcinomen. Cijfers over de frequentie variëren tussen de 5% en 68%. Deze cijfers worden voorts beïnvloed door patientdelay. Zowel somatische als psychische redenen kunnen dit delay veroorzaken; somatische omdat de ulcererende wond geen pijn geeft, psychische omdat schaamte en angst een rol spelen. Geurproblematiek komt verder voor bij patiënten met kanker in het hoofd-halsgebied, het gynaecologisch gebied, de longen en de huid.

Presentatie en diagnostiek

Er is vaak sprake van een karakteristieke, doordringende geur die veroorzaakt wordt door anaërobe bacteriën die in het necrotiserende weefsel leiden tot het afscheiden van riekende, vluchtige vetzuren. Bij een aërobe infectie is vaak sprake van purulent exsudaat en pijn. De meest voorkomende oorzaak daarvan is een Staphylococcus aureus.

Wanneer er sprake is van een ulcererende tumor zonder purulent exsudaat is speciële diagnostiek niet noodzakelijk. De geur van anaërobe bacteriën is zo specifiek dat direct gestart kan worden met de behandeling. Ook bij een secundaire infectie kan eerst empirisch worden behandeld, maar het afnemen van een kweek is daarbij voor een goede behandeling soms noodzakelijk.

Behandeling

Voor de behandeling van geurproblematiek als gevolg van een ulcererende tumor of fistel kan onderscheid gemaakt worden tussen:

- systemische antibiotica;
- lokale middelen;
- niet-conventionele middelen.

De meest gebruikte systemische antibiotica zijn metronidazol en clindamycine. Beide leiden tot een geurverminderend effect. Nadeel is dat continue therapie noodzakelijk is omdat de bacteriegroei snel weer toeneemt bij het stoppen van het antibioticum. Metronidazol heeft als bijwerking misselijkheid en braken en langdurig gebruik wordt geassocieerd met neuropathie. Clindamycine kan leiden tot pseudomembraneuze colitis. Metronidazol is effectief in een dosering van 1 x 500 mg, clindamycine is voldoende effectief in een dosering van 2 x 300 mg.

Een lokale behandeling is gebaseerd op nauwkeurige en regelmatige wondverzorging. De behandeling moet aangepast worden aan het individu omdat geen enkele ulcererende tumor gelijk is. In het algemeen remt het gebruik van antiseptische middelen verdere bacteriegroei en daardoor de geur. Voor de behandeling van ulcererende tumoren is er twijfel over de geschiktheid van deze middelen omdat ze geïnactiveerd worden door lichaamsvloeistoffen als bloed, pus en slijm.

Effectief voor geurvermindering is het gebruik van metronidazol gel 0,8% of 1%. De frequentie van de verzorging is sterk afhankelijk van de individuele patiënt en varieert tussen een- en driemaal daags. Wanneer er sprake is van fisteling in het perianale gebied, is spoelen met metronidazol 1% infusievloeistof twee- tot driemaal daags effectief. Naspoelen met NaCl 0,9% is gewenst. Indien spoelen niet mogelijk is, is een goed sluitend verband het meest efficiënt. Bij verbandwisseling kan de vrijkomende geur bestreden worden door voor de verbandwisseling enige druppels aromatherapie-olie in een kom te doen en hierover kokend water te schenken. De geparfumeerde stoom is aangenamer dan een deodorantspray. Koolstofverbanden neutraliseren de geur, maar zijn minder effectief dan lokale metronidazolgel. Koolstofverbanden kunnen als aanvulling op de behandeling met metronidazol gebruikt worden.

Als niet-conventionele middelen zijn soms effectief yoghurt, karnemelk, honing en poedersuiker, lokaal toegepast. Over werkingsmechanisme en effectiviteit bestaat echter veel onduidelijkheid. Verondersteld wordt dat yoghurt en karnemelk door de verhoogde zuurgraad of door de lactobacillen die ze bevatten, de anaërobe bacteriegroei remmen. Honing en suiker veroorzaken verhoogde osmotische druk in de wond waardoor bacteriegroei geremd wordt.

4.9 KOORTS

Voorkomen en oorzaken

Bij patiënten in de laatste fase van hun leven kan koorts een belangrijk probleem zijn. Het leidt tot algemene malaise, slechte eetlust en als gevolg van een hoger metabolisme tot gewichtsverlies. Het kan in het kader van palliatieve therapie belangrijk zijn koorts te bestrijden omdat daarmee het welbevinden van de patiënt sterk wordt verbeterd.

De oorzaken van koorts zijn, zeker bij patiënten die voor palliatieve zorg in aanmerking komen, divers. Het is belangrijk zich daarbij te realiseren dat koorts niet synoniem is aan infectie. Koorts is een verandering van de lichaamstemperatuur die veroorzaakt wordt door een hogere instelling van het thermoregulatiecentrum in de hypothalamus. Tal van endogene pyrogenen, zoals interleukine-1, interleukine-6, interferonen en tumor necrosis factor (TNF), kunnen via het thermoregulatiecentrum koorts veroorzaken. Deze cytokinen zijn zowel aanwezig in patiënten met koorts ten gevolge van infecties als in patiënten met koorts door een tumor of andere oorzaken. Hun aan- of afwezigheid heeft dus geen diagnostische waarde. Ook de hoogte en het patroon van de koorts hebben dat niet. Wel zou volgens sommigen de reactie op niet-steroïdale anti-inflammatoire middelen wijzen in de richting van tumorkoorts en daarmee kunnen differentiëren tussen deze oorzaak en infecties. De meest voorkomende oorzaken van koorts bij patiënten in de laatste levensfase zijn in tabel 4.26 aangegeven.

Tabel 4.26 Oorzaken van verhoogde temperatuur van belang in de palliatieve zorg

1	Infecties
2	Bijwerkingen behandeling • chemotherapie (bleomycine, cisplatine, interferon, interleukine-2, CSF) • radiotherapie • bloedtransfusiereacties • allergie op medicatie
3	Trombo-embolische ziekten
4	Paraneoplastisch (vooral bij niercelcarcinoom, lymfomen, levermetastasen, maar kan in principe bij iedere tumor optreden)
5	Dehydratie
6	Verhoogde intracerebrale druk • intracerebrale metastasen • intracerebrale bloeding

Het is in de palliatieve zorg een belangrijk punt van overweging of infectieuze koorts door behandeling van het onderliggend lijden bestreden moet worden. In veel gevallen wordt namelijk de prognose niet wezenlijk verbeterd. Het krijgen van infectieuze koorts wordt dan beschouwd als een onderdeel van het natuurlijk sterfproces. Het besluit wel of niet te behandelen gebeurt in overleg met de patiënt en de familie. Alleen als behandeling zinvol wordt geacht is nadere diagnostiek geïndiceerd. In andere gevallen staat symptomatische behandeling van de koorts op de voorgrond.

Longontsteking is de belangrijkste infectieuze complicatie in de palliatieve zorg. Door veranderingen in de anatomische structuur van de long (obstructie, fistel) en factoren als houding, gebrek aan beweging en uitdroging treden vaak moeilijk te behandelen infecties op. Daarbij komt nog aspiratie die het gevolg kan zijn van sedatie, lichamelijke zwakte, verminderde slikfunctie of verwardheid.

Andere veelvoorkomende infecties zijn die van de urinewegen bij patiënten met katheters en infecties van huid en slijmvliezen. Verminderde afweer, algemene verzwakking, uitdroging en lokale factoren (decubitus, lymfoedeem) spelen daarbij een belangrijke rol.

Presentatie en diagnostiek

De patiënt met koorts presenteert zich behalve met een verhoging van de lichaamstemperatuur met symptomen en verschijnselen die in sterke mate afhankelijk zijn van de onderliggende oorzaak. Reeds eerder is erop gewezen dat behoudens de reactie op de NSAID's, aan het patroon van de koorts of het meten van pyrogenen geen betekenis kan worden ontleend met betrekking tot de differentiatie tussen tumorkoorts en infectieuze koorts. Voor het overige zijn een zorgvuldige anamnese en zorgvuldig lichamelijk onderzoek de belangrijkste diagnostische instrumenten. Zeker als de therapeutische opties beperkt zijn, moet verdere diagnostiek worden vermeden. Op indicatie kan het onderzoek worden aangevuld met niet-invasieve diagnostiek. Op de betekenis van enkele daarvan wordt hier nader ingegaan.

Hoewel leukocytose in het algemeen een kenmerk is van infecties, kan deze bij patiënten in de laatste fase van het leven afwezig zijn. Soms wordt dan wel een linksverschuiving waargenomen. Omgekeerd hoeft bij deze patiëntengroepen leukocytose niet altijd te wijzen op een infectie. Langdurige leukocytose kan tevens worden veroorzaakt door een tumorproces door het gebruik van corticosteroïden of door infiltratie van het beenmerg.

De diagnostiek van een systemische candidiasis is niet gemakkelijk. Bloedkweken zijn vaak negatief en ook serologische tests hebben een relatief hoog percentage fout-positiviteit. De diagnose dient meestal te worden gesteld op grond van het klinisch beeld, de aanwezigheid van een uitgebreide candidiasis en het niet reageren van de koorts op antibiotica.

Bij patiënten die diarree ontwikkelen na gebruik van antibiotica kan pseudomembraneuze colitis de oorzaak zijn. Indien de diarree met de gebruikelijke maatregelen niet verdwijnt en verdere diagnostiek aangewezen is, kunnen kweken worden ingezet op Clostridium difficile en kan het toxine van dit micro-organisme in de feces worden bepaald. De meeste antibiotica kunnen deze complicatie veroorzaken, maar ze wordt vooral gezien na breedspectrumpenicillines, cefalosporinen of clindamycine.

Bij de microbiologische diagnostiek van een pneumonie wordt bij de patiënt in de palliatieve fase een andere flora gezien dan wanneer er geen medische voorgeschiedenis is. Zo kunnen Haemophilus influenzae of Klebsiella pneumoniae worden gevonden, terwijl er bij post-obstructiepneumonie en aspiratiepneumonie meestal sprake is van een mengflora van anaërobe en aërobe bacteriën. Bij patiënten in slechte algemene conditie of met een immuundeficiëntie, koorts en dyspneu zonder sputumproductie moet rekening gehouden worden met Pneumocystis carinii, Legionella pneumophila of Mycoplasma pneumoniae.

Steeds vaker moet in de palliatieve setting ook gerekend worden met de mogelijkheid van een reactivatie van tuberculose bij verzwakte patiënten. Deze mogelijkheid wordt nog belangrijker als er langdurig met corticosteroïden is behandeld. Diagnostiek vindt plaats door middel van specifieke kleuringen en kweken van het sputum.

Behandeling

In het voorgaande zijn enige specifieke infectieuze oorzaken van koorts bij de terminale patiënt genoemd. Indien behandeling van de koorts is aangewezen en indien één van deze infecties waarschijnlijk wordt geacht of bewezen is, is specifieke therapie aangewezen.

Bij veel meer patiënten komt symptomatische behandeling van de koorts in aanmerking. Daartoe behoort het gebruik van antipyretica als paracetamol met doseringen tot 6 dd 1 gram en acetylsalicylzuur. In een aantal gevallen verdwijnen daarmee koorts en transpireren onvoldoende en is het nodig andere NSAID's te geven (bijvoorbeeld naproxen 500 mg 2 dd 1). Het koortswerend effect kan weken tot maanden aanhouden en in sommige gevallen kan, indien het effect minder wordt, worden overgegaan naar andere NSAID's. Indien de koorts met NSAID's niet te onderdrukken valt, is in enkele gevallen behandeling met corticosteroïden geïndiceerd.

Naast antipyretica zijn er andere methoden om koorts en transpireren te onderdrukken. Daarbij kan gedacht worden aan gebruik van koude kompressen en ijs. Bij sommige patiënten kan nachtzweten een aanhoudend probleem blijven, ondanks adequaat behandelen van de koorts. Hoe deze vorm van nachtzweten ontstaat is onduidelijk. Bovendien is er weinig onderzoek verricht naar de behandeling ervan. Uit klinische ervaring blijkt dat cimetidine (400-800 mg 2 dd) effect kan hebben. Belangrijk is om de koorts continu te onderdrukken om grote temperatuurverschillen te voorkomen. Hierdoor wordt transpireren enigszins voorkomen.

4.10 NEUROLOGISCHE KLACHTEN EN BEWUSTZIJNSSTOORNISSEN

Voorkomen en oorzaken

Neurologische klachten en verschijnselen bij kankerpatiënten kunnen niet alleen bedreigend zijn voor de patiënt zelf (dwarslaesie), maar ook beangstigend voor diens omgeving (verwardheid, insulten). Deze klachten vereisen daarom snelle diagnostiek en – zo mogelijk – behandeling van de onderliggende oorzaak. Naast metastatische complicaties van kanker komen ook therapiegeïnduceerde neurologische complicaties en paraneoplastische neurologische verschijnselen bij kankerpatiënten voor. Soms is de behandeling van een neurologische complicatie eenvoudig, zoals het weglaten van een medicijn dat hinderlijke neurologische bijwerkingen heeft, of het corrigeren van een elektrolytstoornis waardoor het bewustzijn opklaart. In andere gevallen is behandeling van de onderliggende oorzaak gecompliceerder, en dient men zich af te vragen in hoeverre behandeling voor de individuele patiënt zinvol is. Desondanks kunnen veel neurologische complicaties palliatief behandeld worden, gericht op bevordering en behoud van kwaliteit van leven van de kankerpatiënt.

4.10.1 Krachtsverlies en gevoelsstoornissen

Algemene spierzwakte komt bij vrijwel alle patiënten met kanker in de laatste levensfase voor en hangt samen met factoren als langdurige bedrust, spieratrofie, cachexie, slaaptekort door pijn of angst, en depressiviteit.

Algemene spierzwakte kan echter ook een metabole oorzaak hebben die reversibel is. De meest voorkomende oorzaken zijn een stoornis in de elektrolyten of een endocriene afwijking. Zo kan hypercalciëmie gegeneraliseerde spierzwakte veroorzaken, evenals hypokaliëmie, bijvoorbeeld ten gevolge van heftige diarree en braken. Voorbeelden van endocriene stoornissen die gepaard gaan met gegeneraliseerde spierzwakte zijn: hypothyreoïdie veroorzaakt door radiotherapie of bijnierschorsinsufficiëntie door onttrekking van corticosteroïden.

Lokale uitval van spierkracht, zeker als deze gepaard gaat met gevoelsveranderingen, duidt meestal op een structurele laesie in het centrale of perifere zenuwstelsel. Voor een nadere differentiatie van de oorzaken daarvan is de verdeling van de spierzwakte of de gevoelsverandering over het lichaam van belang. De belangrijkste overwegingen zijn in tabel 4.27 samengevat.

4.10.2 Uitval van beide benen, al dan niet met uitval van de armen

Voorkomen en oorzaken

De meest gevreesde complicatie van kankerpatiënten die met uitval van kracht en gevoel gepaard gaat, is de dwarslaesie. Het is van groot belang een dwarslaesie vroegtijdig op te sporen om immobiliteit en zorgafhankelijkheid te voorkomen of ten minste uit te stellen. Een dwarslaesie ten gevolge van compressie van het ruggenmerg of de cauda equina door epidurale uitgroei van wervelmetastasen wordt bij ongeveer 5% van de patiënten in het beloop van de ziekte gezien. Dit betreft zowel solide tumoren (vooral long-, mamma- en prostaatcarcinoom) als hematologische maligniteiten. Een caudasyndroom of compressie van het ruggenmerg kan ook door leptomeningeale metastasen veroorzaakt worden. Deze ontstaan door een verspreiding van de tumorcellen in de liquorruimte. Ze worden vooral gezien bij het mammacarcinoom en het kleincellig longcarcinoom, maar ook bij hematologische maligniteiten zoals het non-Hodgkinlymfoom. Afhankelijk van de primaire tumor loopt de incidentie uiteen van < 1% tot > 15%.

Tabel 4.27 Oorzaken van uitval van kracht en/of gevoel bij kankerpatiënten

Verdeling uitval	Lokalisatie	Oorzaken
Eén lichaamshelft	Hersenen	Hersenmetastase Infarct of bloeding Infectie/abces
Beide benen +/- armen	Ruggenmerg	Metastase: • epiduraal • leptomeningeaal • intramedullair Radiatie-myelopathie Paraneoplastische myelopathie
	Cauda equina	Metastase: • epiduraal • leptomeningeaal
	Perifere zenuw	Polyneuropathie: • (para)neoplastisch • medicatie
	Neuromusculaire overgang	Lambert-Eaton-myastheensyndroom
	Spier	Steroïdmyopathie (Dermato)myositis
Eén arm of been	Wortel	Metastase • epiduraal • leptomeningeaal Herpes zoster
	Plexus	Compressie: • tumor • metastase • bloeding Radiatie-plexopathie
	Perifere zenuw	Paraneoplastische drukneuropathie

Intramedullaire metastasen die tot een dwarslaesie leiden, komen zelden voor. Overige uitzonderlijke oorzaken van dwarslaesie bij kankerpatiënten zijn de paraneoplastische myelopathie, de bestralingsmyelopathie en de lipomatose rond het ruggenmerg ten gevolge van corticosteroïden.

Spierzwakte van beide benen hoeft niet het gevolg te zijn van structurele afwijkingen in wervelkolom en ruggenmerg. Een proximale spierzwakte van met name de beenspieren kan ook het gevolg zijn van een steroïdmyopathie. Deze ontstaat onder invloed van langdurig gebruik van hoge doseringen glucocorticoïden, in het bijzonder dexametason. Hoe hoger de cumulatieve dosis steroïden, hoe groter de kans op het ontwikkelen ervan.

Een meer distaal gelokaliseerde uitval van met name het gevoel past bij een poly-neuropathie. Deze kan veroorzaakt zijn door het gebruik van cytostatica, zoals cispla-tine, vincristine en paclitaxel. Bij het gebruik van cisplatine en paclitaxel zijn er vrij-wel uitsluitend sensibele stoornissen, bij vincristine komt ook krachtsverlies voor. Andere oorzaken van polyneuropathie bij kankerpatiënten in de laatste levensfase zijn slechte voeding (deficiëntie van thiamine of vitamine B_{12}) en paraproteïnemieën.

Presentatie en diagnostiek

Patiënten met een dwarslaesie of dreigende dwarslaesie hebben in meer dan 90% van de gevallen lokale rugpijn al dan niet met radiculaire uitstraling als eerste klacht. Meestal treedt alleen zwakte van de benen op, omdat de metastasen zich in 85 tot 90% in de thoracale en lumbale wervelkolom bevinden. Bij wervelmetastasen in de cervicale wervelkolom is er kans op een hoge dwarslaesie met uitval van armen en benen. De gevoelsverandering bij patiënten met een dwarslaesie bestaat uit een ver-minderd gevoel in het onderlichaam en soms een band van een sterker of onaange-naam gevoel op het niveau van de wervelmetastasen. Elektrische sensaties in armen of benen bij flexie van de nek (teken van Lhermitte) kunnen berusten op compressie van het cervicale myelum, maar worden ook gezien als bijwerking van radiotherapie of chemotherapie (cisplatine).

Compressie van het ruggenmerg resulteert in een spastische parese: hoge spier-tonus met ontremde peesreflexen en een pathologische voetzoolreflex volgens Babin-ski. Incontinentie voor urine of ontlasting doet zich vooral voor bij caudacompressie en gaat gepaard met peri-anale gevoelsstoornissen en een slappe verlamming van de beenspieren: lage tonus met verlaagde of afwezige peesreflexen. Men spreekt dan van het caudasyndroom.

Een MRI-onderzoek van de wervelkolom met sagittale opnamen van de hele wer-velkolom en transversale opnamen op het afwijkende niveau is de beeldvormende diagnostiek van keuze. Het heeft een hoge sensitiviteit voor epidurale metastasen en is, in tegenstelling tot de contrastmyelografie weinig belastend voor de patiënt. Lepto-meningeale metastasen kunnen in ongeveer 70% van de patiënten met behulp van het MRI-onderzoek zichtbaar worden gemaakt als een aankleurende manchet rond het myelum of als kleine tumortjes op de uittredende wortels. Het aantonen van ma-ligne cellen in de liquor-cerebrospinalis maakt de diagnose definitief.

Patiënten met proximale spierzwakte ten gevolge van een steroïdmyopathie kla-gen erover dat zij niet meer zonder steun uit de stoel of van het toilet kunnen opstaan. Ook traplopen wordt moeizaam. Wanneer de proximale armspieren zijn aangedaan leidt dit tot moeite met bijvoorbeeld de haarverzorging. Het ontbreken van pijn en ge-voelsstoornissen onderscheidt de steroïdmyopathie van compressie van ruggenmerg of cauda als oorzaak van de spierzwakte. Bij lichamelijk onderzoek valt in een vroeg stadium atrofie van de proximale spieren op. Differentiaaldiagnostisch moet in geval van een proximale spierziekte bij een kankerpatiënt nog aan twee zeldzame aandoeningen worden gedacht: het Lambert-Eaton-syndroom en de (dermato)-myositis. Het is met name van belang het Lambert-Eaton-myastheensyndroom te onderscheiden van de steroïdmyopathie, omdat de behandeling van het eerste onder meer uit een hoge dosis corticosteroïden bestaat.

De patiënt met een polyneuropathie klaagt over een doof gevoel of tintelingen in handen en voeten. De uitval van het gevoel in de benen staat op de voorgrond. Als er pijn optreedt, is deze vooral distaal in armen of benen gelokaliseerd en niet in de rug. Bij de paraneoplastische polyneuropathie die het meest is beschreven bij patiënten met een kleincellig longcarcinoom, staan naast pijnklachten, stoornissen van het diepe gevoel op de voorgrond. Dit komt door aantasting van het sensibele ganglion en leidt tot ernstige loopstoornissen (sensore ataxie) en vaardigheidsstoornissen aan de handen.

Behandeling

Bij patiënten met een dwarslaesie is snelle behandeling van groot belang. Patiënten die bij aanvang van de behandeling nog ambulant zijn, blijven dat ook in 80-90% van de gevallen. Bij een niet-ambulante patiënt is de kans dat de loopfunctie weer terugkomt kleiner en, afhankelijk van de mate van motorische uitval en de snelheid waarmee deze is ontstaan, maximaal 40-50%. De behandeling bestaat uit bestraling in combinatie met corticosteroïden. Dexamethason in een oplaaddosis van 16 mg intraveneus, gevolgd door 2 dd 8 mg oraal, dient direct gegeven te worden ter bestrijding van oedeem en vermindering van pijn. Een snelle intraveneuze toediening van dexamethason kan gepaard gaan met brandende, onaangename sensaties in het perineale en genitale gebied. Epidurale metastasen worden bestraald om neurologische verslechtering tegen te gaan en verbetering van de neurologische functies te bereiken. De behandeling met dexamethason dient tijdens de periode van bestraling gecontinueerd te worden en daarna zo snel mogelijk te worden afgebouwd.

Neurochirurgische behandeling dient overwogen te worden wanneer:
- de metastase zich in de wervelboog bevindt en niet, zoals gebruikelijk, in het wervellichaam;
- de metastase zich beperkt tot een of twee aansluitende wervels, de primaire tumor weinig gevoelig is voor radiotherapie (bijvoorbeeld het melanoom) en de patiënt overigens in goede conditie is;
- de patiënt ondanks radiotherapie verslechtert.

De behandeling van leptomeningeale metastasen met als gevolg compressie van myelum of wortels bestaat uit lokale radiotherapie op het niveau dat tot symptomen aanleiding geeft in combinatie met dexamethason. Intrathecale chemotherapie, bijvoorbeeld met methotrexaat, kan worden overwogen, maar komt bij veel kankerpatiënten in de laatste levensfase niet meer aan de orde.

Er zijn belangrijke andere palliatieve maatregelen te nemen bij een patiënt met een dwarslaesie. Daartoe behoren fysiotherapie om de vorming van contracturen te voorkomen en pijn te bestrijden en het plaatsen van een suprapubische katheter in geval van mictiestoornissen. Voorts zijn maatregelen om decubitus te voorkomen van groot belang.

Indien spierzwakte het gevolg is van een steroïdmyopathie bestaat de behandeling uiteraard uit het afbouwen en staken van de behandeling met corticosteroïden, waarna gedeeltelijk of geheel herstel optreedt. Is de proximale spierzwakte het gevolg van het Lambert-Eaton-syndroom of dermatomyositis, dan dient juist behandeling met corticosteroïden te worden ingesteld.

Neuropathische pijnklachten reageren vaak slecht op de bekende pijnstillers en zijn moeilijk te bestrijden. Tegenwoordig is de eerste keuze voor behandeling van neuropathische pijn amitriptyline. Ook kan carbamazepine worden toegepast.

4.10.3 Uitval van één lichaamshelft

Voorkomen en oorzaken

Een halfzijdige verlamming of uitval van gevoel in één lichaamshelft wijst meestal op een cerebrale oorzaak. De uitval kan ook beperkt zijn tot arm of been aan één zijde of één zijde van het gelaat. Het onderscheid met een perifere oorzaak moet dan op grond van het neurologisch onderzoek worden gemaakt. Hersenmetastasen liggen bij patiënten met kanker als oorzaak van een halfzijdige uitval het meest voor de hand. Hersenmetastasen worden bij 15-20% van de patiënten met kanker in de loop van de ziekte gevonden. Vooral het longcarcinoom, het mammacarcinoom, het maligne melanoom en het niercelcarcinoom kunnen tot hersenmetastasen leiden.

Presentatie en diagnostiek

Naast uitvalsverschijnselen van kracht en gevoel kunnen hersenmetastasen aanleiding geven tot hoofdpijn, gedragsverandering en insulten. De diagnose wordt gesteld door middel van CT- of MRI-onderzoek. De metastasen worden als ruimte-innemende processen gezien die na contrasttoediening aankleuren en vaak relatief veel omringend oedeem hebben.

Behandeling

Een deel van de uitvalsverschijnselen is het gevolg van een oedeem rond de metastasen. Dit oedeem kan worden bestreden met corticosteroïden. Deze behandeling kan dan ook tot een gedeeltelijk en soms geheel herstel van de uitvalsverschijnselen leiden. In combinatie met steroïden leidt radiotherapie van de schedelinhoud bij 70% van de patiënten tot een verbetering of stabilisatie van de neurologische toestand. Of radiotherapie daadwerkelijk zinvol is, hangt samen met de toestand van de patiënt. In het algemeen zal een bedlegerige patiënt met progressieve extracraniële ziekte niet meer voor deze behandeling in aanmerking komen, maar is dit bij de nog ambulante patiënt met stabiele of verbeterende extracraniële ziekte wel het geval. Neurochirurgische behandeling van een solitaire hersenmetastase wordt overwogen als de patiënt in een goede conditie is en de toestand van de ziekte buiten de schedel een redelijke levensverwachting niet in de weg staat. Neurochirurgische behandeling kan tevens aangewezen zijn bij een afsluitingshydrocephalus door hersenmetastasen.

4.10.4 Uitval van zintuigen en hersenzenuwen

Voorkomen en oorzaken

De belangrijkste oorzaken van uitval van hersenzenuwen bij kankerpatiënten zijn leptomeningeale metastasering en epidurale uitbreiding van botmetastasen in de schedelbasis. Bij leptomeningeale metastasering zijn vooral nervus III en VI (dubbelbeelden, ptosis) en nervus VII (scheef gelaat) aangedaan. Omdat leptomeningeale metastasen diffuus door de liquorruimte optreden, wordt de hersenzenuwuitval vaak in combinatie met andere cerebrale of spinale verschijnselen gevonden. De diagnose wordt gesteld met behulp van MRI-onderzoek, waarbij toediening van intraveneus contrast essentieel is, en het aantonen van maligne cellen in de liquor cerebrospinalis.

Tabel 4.28 Oorzaken van hersenzenuwuitval bij kankerpatiënten

1	Metastasen schedelbasis (leptomeningeaal of epiduraal)
2	Tumorgroei per continuïtatem
3	Bijwerkingen van chemotherapie of radiotherapie
4	Intracraniële drukverhoging (vooral nervus VI)
5	Na lumbaalpunctie (passagère, nervus VI)

Epidurale uitbreiding van botmetastasen in de schedelbasis wordt nogal eens gezien bij prostaatcarcinoom, mammacarcinoom en ook bijvoorbeeld bij de ziekte van Kahler. In een enkel geval is er sprake van een directe doorgroei van de primaire tumor in de schedelbasis, zoals bij een nasopharynxtumor. Hersenzenuwuitval kan een bijwerking zijn van chemotherapie, zoals doofheid en oorsuizen bij het gebruik van cisplatine en acute blindheid bij de intrathecale toediening van methotrexaat. Ook radiotherapie kan acuut of na verloop van tijd uitval van hersenzenuwen veroorzaken, zoals blindheid door schade aan de nervus opticus. Bij intracraniële drukverhoging wordt nogal eens een dubbelzijdige abducensuitval gezien. Dezelfde zenuw is soms passagère uitgevallen na een lumbaalpunctie.

Smaakveranderingen of reukstoornissen hangen bij de kankerpatiënt meestal samen met een rechtstreekse invloed van chemotherapie of radiotherapie op de smaak-papillen en niet op de hersenzenuwen. Ook vermindering van het gehoor of oorsui-zen hoeft niet te berusten op een aandoening van de hersenzenuwen, maar kan ook het gevolg zijn van bijvoorbeeld een otitis media door radiotherapie. Naast uitval van nervus-ii kunnen stoornissen bij het zien bij patiënten met kanker ook berusten op andere oorzaken, zoals die in tabel 4.29 zijn samengevat.

Tabel 4.29   Oorzaken van visusklachten bij kankerpatiënten

Klacht	Lokalisatie	Oorzaak
Wazig zien		Medicatie: Corticosteroïden Amitriptyline (convergentiezwakte)
	Ooglens	Cataract door radiotherapie
Blindheid	Nervus opticus	Metastase Radiotherapie Methotrexaat
	Chorioidea	Metastase
	Retina	Radiotherapie Paraneoplastisch
Dubbelbeelden	Nervus III, IV, VI	Metastase
	Orbita	Metastase
		Medicatie: anti-epileptica
Bewegende beelden	Kleine hersenen/hersenstam	Metastase (Nystagmus) Anti-epileptica (Nystagmus) Paraneoplastisch (Opsoclonus)
Gezichtsvelduitval	Chiasma opticum	Metastase
	Occipitaalkwab	Metastase Infarct/bloeding Abces

Presentatie

Patiënten met uitvalsverschijnselen van hersenzenuwen kunnen een scala van klachten hebben: verminderde visus of blindheid, meestal beperkt tot één oog (ner-vus ii), dubbelbeelden en scheelzien (nervus iii, iv en vi) al dan niet met een han-gend bovenooglid, gevoelsstoornissen beperkt tot bijvoorbeeld de kin of één helft van het gelaat (nervus v), een scheef gelaat (nervus vii), gehoorvermindering of oorsui-zen (nervus viii), spraak- en slikstoornissen waarbij de patiënt moeite heeft met drinken en bij praten over de woorden struikelt (nervus vii, ix, x, xii), collaps (nervus ix, x), oorpijn of heesheid (nervus x), een afhangende schouder (nervus xi). Afhankelijk van de oorzaak en de uitgebreidheid van de afwijkingen zijn een of meer hersenzenuwen aangedaan, vaak unilateraal maar soms bilateraal.

Behandeling

Bij leptomeningeale en epidurale metastasen is radiotherapie van de schedelbasis in combinatie met corticosteroïden de therapie van keuze. Het doel van handelen is om verdere progressie tegen te gaan en herstel van de hersenzenuwfunctie te bevorderen. Bij leptomeningeale metastasering kan daarnaast intrathecale chemotherapie worden overwogen. Daarvoor is wel nodig dat de patiënt in goede conditie verkeert en in relatie tot andere tumorlokalisaties een goede levensverwachting heeft.

Naast deze op de tumor gerichte behandelingen is een aantal palliatieve maatregelen van groot belang. Bij hinderlijke dubbelbeelden kan een oog worden afgeplakt of een prismabril worden voorgeschreven. Indien een oog niet meer volledig kan worden gesloten, kan het 's nachts worden afgeplakt en kunnen methylcellulose-oogdruppels worden gegeven ter voorkoming van uitdroging en infectie. Is er dubbelzijdig gehoorverlies, dan kan een gehoorapparaat worden overwogen. Bij neuropathische pijnen van hersenzenuwen kan carbamazepine worden voorgeschreven.

4.10.5 Bewustzijnsstoornissen

Voorkomen en oorzaak

Stoornissen in het bewustzijn variëren van een verlaagd bewustzijn, zoals bij sufheid, tot coma. Een verlaagd bewustzijn is niet altijd gemakkelijk te onderscheiden van een taalstoornis, een afwijking van de frontale hersenkwab met traagheid en verlies van initiatief, dementie of een depressie. Bij veel kankerpatiënten in de laatste levensfase is er voorts een uitgesproken lichamelijke vermoeidheid en een verhoogde behoefte aan slaap. Ook dit moet onderscheiden worden van een echte stoornis in het bewustzijn.

Stoornissen in het bewustzijn berusten bij kankerpatiënten in meer dan de helft van de gevallen op een exogene of endogene intoxicatie. Men spreekt dan van een diffuse encefalopathie. In de andere gevallen is er een structurele laesie die het bewustzijn direct beïnvloedt (de laesie is dan in de hersenstam gelokaliseerd) of die indirect, door toename van de intracraniële druk, leidt tot gedaald bewustzijn.

Diffuse encefalopathie kan worden gezien bij stoornissen in de elektrolythuishouding, zoals een hypercalciëmie, een hyponatriëmie of een hypoglykemie en bij orgaanfalen, bijvoorbeeld van de lever of de nier. Geneesmiddelen kunnen bij overdosering, of ook bij normale dosering door interactie met andere medicijnen en bij een laag serumalbumine tot bewustzijnsstoornissen leiden. Bij kankerpatiënten gaat het dan vooral om opiaten, benzodiazepinen, anti-epileptica, antidepressiva en neuroleptica.

De meest voorkomende structurele laesies die bij kankerpatiënten tot bewustzijnsstoornissen aanleiding geven zijn hersenmetastasen, cerebrovasculaire complicaties samenhangend met kanker of de behandeling daarvan en intracraniële infecties al dan niet met abcesvorming. Bestraling van de schedelinhoud kan cerebraal oedeem induceren en daardoor leiden tot een verlaagd bewustzijn. De oorzaken van bewustzijnsstoornissen bij kankerpatiënten zijn samengevat in tabel 4.30.

Tabel 4.30   Oorzaken van bewustzijnsstoornissen bij kankerpatiënten

1	Structurele afwijkingen:	Direct (laesie hersenstam) Indirect (intracraniële drukverhoging)
2	Diffuse encefalopathie:	Elektrolytstoornis (hypercalciëmie, hyponatriëmie) Hypoglykemie
3	Intoxicatie:	Morfine Sedativa Neuroleptica Antidepressiva Anticonvulsiva
4	Orgaanfalen:	Lever Nier Hypoxie
5	Sepsis	
6	Chemotherapie:	Methotrexaat 5-FU Isofosfamide
7	Endocriene stoornis:	Hypothyreoïdie Bijnierinsufficiëntie
8	Deficiëntie:	Vitamine B_1

Presentatie en diagnostiek

In geval van een diffuse encefalopathie presenteert de patiënt zich met een bewustzijnsstoornis in combinatie met andere symptomen die met de onderliggende oorzaak geassocieerd kunnen zijn. Bij neurologisch onderzoek worden zelden focale neurologische afwijkingen gevonden, maar komen een nystagmus of dubbelzijdige pathologische voetzoolreflex volgens Babinski wel voor. Ook bewegingsstoornissen van de ogen of de extremiteiten kunnen passen bij een diffuse encefalopathie. Voorts kan deze zich klinisch uiten als een delier. Daarmee moet bedacht worden dat, hoewel minder voor de hand liggend dan een diffuse stoornis, ook een lokale afwijking in de hersenen tot een delier kan leiden. Het aanvullend onderzoek bij een vermoeden op diffuse encefalopathie bestaat uit laboratoriumonderzoek waaronder de bepaling van elektrolyten, glucose, lever- en nierfunctie, albumine, serumspiegels van medicatie en soms hormoonwaarden. Met het toedienen van naloxon kan de bewustzijnsstoornis ten gevolge van morfinomimetica worden opgeheven en de oorzaak derhalve worden vastgesteld. Een CT- of MRI-onderzoek van de hersenen is bij het ontbreken van metabole afwijkingen van belang om een structurele laesie uit te sluiten. Het EEG is bij een diffuse encefalopathie gestoord en van weinig diagnostische waarde.

Bij stijging van de intracraniële druk komen klachten voor als hoofdpijn (vooral in de ochtend), braken, slaperigheid, duizeligheid, geeuwen, dubbelzien en wazig zien. Bij onderzoek zijn er neurologische verschijnselen die passen bij intracraniële drukverhoging: papiloedeem in het oog en soms dubbelzijdige abducensuitval. Bij verdere stijging van de druk en dreigende inklemming raakt het bewustzijn gestoord en treden hersenstamverschijnselen op, zoals stoornissen in de oogbewegingen en asymmetrische pupilgrootte met het ontstaan van een eenzijdige wijde lichtstijve pupil en contralaterale hemiparese. In coma verdwijnen de compensatoire oogbewegingen bij passief draaien van het hoofd (poppenoogfenomeen) en verdwijnen de hersenstamfuncties met het ontstaan van decorticatie (flexiestand van de armen, extensiestand van de benen) en decerebratie (extensie van armen en benen). Er ontstaan ademhalingsstoornissen en de patiënt overlijdt als de intracraniële druk niet verlaagd wordt. Bij deze algemene verschijnselen van intracraniële drukverhoging voegen zich de focale neurologische uitvalsverschijnselen die door de laesie zelf veroorzaakt worden. Bij vermoeden op een structurele laesie zal, tenzij van enige behandeling zal worden afgezien, met spoed beeldvorming van de hersenen plaatsvinden.

Behandeling

Behandeling van een diffuse encefalopathie bestaat in het algemeen uit het opheffen van de onderliggende oorzaak. Behandeling van het delier komt in paragraaf 4.11 nader aan de orde. Bij het vermoeden op een structurele laesie met intracraniële drukverhoging dient eerst de vraag te worden beantwoord, of behandeling in aanmerking komt in het licht van de verdere prognose van de patiënt. Het oedeem dat aan de drukverhoging bijdraagt, kan worden bestreden met corticosteroïden, in het bijzonder dexamethason, intraveneus 16 mg, gevolgd door 2 dd 8 mg oraal of, indien orale toediening niet mogelijk is, met verdere intraveneuze toediening. Ook kan getracht worden extracellulair vocht te onttrekken door de toediening van intraveneus mannitol. Een acute afsluitingshydrocephalus kan worden verholpen door het inbrengen van een drain door de neurochirurg. In een aantal gevallen komt aanvullende radiotherapie of chemotherapie in aanmerking.

4.10.6 Epileptische aanvallen

Voorkomen en oorzaken

Een klein deel van de patiënten met kanker ontwikkelt epilepsie. De belangrijkste oorzaak daarvan is aanwezigheid van metastasen in de hersenen. Tot andere oorzaken behoren metastasering in de hersenvliezen, metabole ontregeling, zoals hypocalciëmie en hypomagnesiëmie bij het gebruik van cisplatine en hyponatriëmie in het kader van het SIADN-syndroom. De oorzaken zijn in tabel 4.31 samengevat.

Tabel 4.31 Oorzaken van epileptische aanvallen bij kankerpatiënten

1	Intracraniële metastasen:	Hersenmetastasen Leptomeningeale metastasen Durale metastasen van de schedel
2	Medicatie:	Tricyclische antidepressiva (amitriptyline) Neuroleptica (haloperidol)
3	Metabole ontregeling:	Hyponatriëmie (SIADH-syndroom, carbamazepine) Hypoglykemie (steroïddiabetes) Hypocalciëmie/hypomagnesiëmie (cisplatine)
4	Therapie van kanker:	Hersenoedeem door radiotherapie Intrathecale chemotherapie (methotrexaat) Systemische chemotherapie (cyclosporine, ifosfamide)
5	Cerebrovasculaire complicaties:	Bloeding (in hersenmetastase) Infarct (niet-bacteriële endocarditis)
6	Intracraniële infecties:	Meningo-encefalitis (Listeria, toxoplasmose) Abces

Presentatie en diagnostiek

Focale epileptische aanvallen veroorzaken ritmische trekkingen in één lichaamshelft of één extremiteit. Door prikkeling van specifieke corticale gebieden kunnen ook gevoelsveranderingen of visuele hallucinaties optreden. Ook tijdelijke uitvalsverschijnselen (bijvoorbeeld uitval van spraak) kunnen berusten op een focaal epileptisch insult. Focale epileptische aanvallen leiden meestal niet tot bewustzijnsverlies, maar kunnen snel uitmonden in secundair gegeneraliseerde aanvallen, soms zo snel dat het focale begin onopgemerkt blijft. De klassieke gegeneraliseerde aanval is het tonisch-klonisch insult waarbij de patiënt in de initiële tonische fase verkrampt raakt en blauw aanloopt door een ademstilstand, terwijl de daaropvolgende klonische fase met spierschokken en hyperventilatie gepaard gaat. Een tongbeet is pathognomonisch voor een gegeneraliseerd epileptisch insult. Vaak is er ook incontinentie voor urine.

Aanvallen van een voorbijgaand bewustzijnsverlies ('wegrakingen') kunnen berusten op een gegeneraliseerd epileptisch insult, maar ook op een hartritmestoornis, hyperventilatie of een vasovagale collaps. In al deze laatste gevallen is een tongbeet zeer zeldzaam. Echter spierschokken en incontinentie voor urine kunnen ook bij een collaps worden gezien. Na een collaps is de patiënt meestal binnen een paar minuten hersteld, terwijl de patiënt na een gegeneraliseerd epileptisch insult tot enkele uren later suf of verward kan blijven en volledig herstel minstens een dag bedraagt. Wanneer een kankerpatiënt een epileptische aanval krijgt, zal beeldvormend onderzoek (CT- of MRI-onderzoek van de hersenen) plaatsvinden en laboratoriumonderzoek worden ingesteld. Men kan besluiten geen beeldvormend onderzoek te verrichten bij een bekende metabole ontregeling of bij het ontbreken van enige therapeutische consequenties behoudens het symptomatisch behandelen van de epilepsie. Een normaal EEG sluit epilepsie als oorzaak van een wegraking niet uit, een afwijkend EEG kan in geval van twijfel de epileptische aard ervan ondersteunen.

Behandeling

De behandeling van epileptische aanvallen berust op het zo mogelijk behandelen van de onderliggende oorzaak en het voorschrijven van anti-epileptica ter voorkoming van nieuwe aanvallen. De meest frequent toegepaste epileptica zijn fenytoïne, carbamazepine en valproïnezuur. Bij fenytoïne dient men beducht te zijn op intoxicaties en te bedenken dat er geen lineair verband is tussen dosering en serumspiegel. De werkzaamheid en dus ook de kans op intoxicatie neemt toe bij leverfunctiestoornissen. Het gelijktijdig gebruik van dexamethason en fenytoïne kan de fenytoïnespiegel doen dalen, hetgeen bij het afbouwen en staken van dexamethason tot intoxicatie kan leiden. Benzodiazepinen worden intraveneus toegepast ter coupering van een epileptisch insult. Diazepam kan ook rectaal worden toegediend, hetgeen bij terminale kankerpatiënten die geen medicatie meer kunnen slikken een uitkomst kan zijn.

4.10.7 Bewegingsstoornissen

Naast focale epileptische insulten zijn er diverse andere bewegingsstoornissen waar de kankerpatiënt last van kan hebben. Daartoe behoren spierkrampen die soms met pijn gepaard gaan, tremoren van armen en handen en extrapiramidale stoornissen, zoals een kaakklem of een dwangstand van hoofd en nek. In vrijwel alle gevallen worden deze bewegingsstoornissen veroorzaakt door medicamenten of metabole stoornissen. Hinderlijke spierkrampen kunnen ontstaan door hypocalciëmie of hypomagnesiumemie, grove tremoren door leverfunctiestoornissen, fijne tremoren door corticosteroïden en extrapiramidale stoornissen door neuroleptica en metoclopramide. De behandeling kan in sommige gevallen bestaan uit het wegnemen van de onderliggende oorzaak, bijvoorbeeld door het toedienen van calcium of magnesium. Extrapiramidale stoornissen ten gevolge van medicamenten kunnen worden bestreden met biperideen.

4.11 PSYCHISCHE SYMPTOMEN

4.11.1 Angst

Voorkomen en oorzaken

Angst komt veel voor bij patiënten voor wie de laatste fase van de ziekte is ingetreden. Angst kan zich voordoen als enkelvoudig symptoom of onderdeel uitmaken van uiteenlopende klinische syndromen. Zo gaat de benauwdheid in het kader van een longembolie of asthma cardiale vaak gepaard met heftige angst. Angst kan het gevolg zijn van onttrekking van (genees)middelen, met name benzodiazepinen. Acathisie, een bijwerking van dopamine-antagonisten zoals haloperidol en metoclopramide, wordt vaak gekenmerkt door angst. Maar normale rouw kan ook met angst gepaard gaan en de existentiële angst van de terminale patiënt is goed invoelbaar.

De klinische syndromen waarin angst een belangrijke rol speelt, kunnen op grond van verondersteld pathofysiologisch-mechanisme globaal als volgt worden ingedeeld:

1   Syndromen die uiting zijn van een fysiologisch effect van de ziekte of haar behandeling.
2   Syndromen die reeds premorbide bestonden en eventueel versterkt worden door de ziekte en haar lichamelijke, psychologische en existentiële consequenties.
3   Syndromen die uiting zijn van een psychologische reactie op de ziekte of haar behandeling.

De klinische syndromen van angst zijn in tabel 4.32 samengevat. Overigens zullen in de praktijk de meeste angstklachten multicausaal bepaald zijn en als zodanig behandeld moeten worden.

4.11.2 Klinische presentatie en diagnostiek

Angst kan rechtstreeks als psychische klacht worden geuit of verscholen gaan achter de lichamelijke verschijnselen waarmee hij gepaard gaat. In de klachtenpresentatie staan deze zogenoemde lichamelijke angstequivalenten vaak voorop. De patiënt klaagt over hartkloppingen, benauwdheid, innerlijke onrust, nervositeit, duizeligheid, misselijkheid, slapeloosheid. Bestaande subjectieve klachten zoals pijn en misselijkheid verergeren onder invloed van angst.

Als objectieve kenmerken kan er sprake zijn van merkbare transpiratie (klamme hand), onvermogen tot stilzitten, eventueel een tremor. Ook het gedrag van de patiënt kan op angst wijzen. Tijdens opname in het ziekenhuis wordt vaak om de verpleging

Tabel 4.32 Klinische syndromen met angst als belangrijk symptoom

Mechanisme	Klinisch syndroom	Oorzaak
1 Fysiologische uiting	Organische angststoornis ten gevolge van ziekte en/of middelen gekenmerkt door: • gegeneraliseerde angst • paniekaanvallen • dwangverschijnselen Onthoudingssyndroom van middelen Delirium	Sepsis, bloeding Metabool: • hypoglykemie • hypoxie • hypercalciëmie Cerebraal: metastasen, infecties Onttrekking middelen: • alcohol • nicotine • benzodiazepinen • opiaten • antidepressiva Bijwerking middelen: • corticosteroïden • dopamineantagonisten (anti-emetica, neuroleptica) • sympathicomimetica • cafeïne, wekaminen
2 Comorbiditeit	Gegeneraliseerde angststoornis Paniekstoornis Fobieën Posttraumatische stressstoornis Angstige depressie	Versterking symptomen onder invloed van ziektegerelateerde stressoren
3 Psychologische reactie	Normale rouwreactie Reactieve angst Aanpassingsstoornis Angstige depressie	Besef naderende dood Communicatieproblemen Verlies van autonomie Beangstigende lichamelijke symptomen (benauwdheid, pijn, misselijkheid, verwardheid) Copingproblemen

gebeld. Poliklinisch wordt regelmatig contact gezocht met de behandelaar. Patiënten hebben een sterke behoefte aan controle, herhalen dezelfde vragen. Zij kunnen lichtgeraakt reageren en worden daardoor soms als lastig ervaren, wat de angst verder doet toenemen.

Een anamnese waarin expliciet wordt gevraagd naar de aanwezigheid van angst, ongerustheid of gepieker is een eerste vereiste om te komen tot een nadere diagnose. Ook patiënten die hun angst vooral lichamelijk presenteren, kunnen die angst desgevraagd veelal gemakkelijk herkennen.

Een bruikbaar screeningsinstrument voor het vaststellen van klinisch belangrijke angst (en depressie) is de Hospital Anxiety and Depression Scale (HADS). Dit is een door patiënten zelf in te vullen lijst van veertien stellingen; zeven gericht op angst, zeven gericht op depressie. Per stelling loopt de score van 0 tot 3. Bij een score van 10 of meer per subschaal is vrijwel zeker sprake van pathologische angst of depressie. De HADS biedt ook de mogelijkheid om het effect van een ingestelde behandeling tegen angst of depressie te evalueren.

Is de aanwezigheid van angst eenmaal vastgesteld, dan is nader onderzoek naar aard en oorzaak van de angst mogelijk middels een speciële anamnese, observatie en lichamelijk onderzoek, laboratoriumonderzoek en medicatiescreening. Soms is aanvullende diagnostiek nodig, met name bij angst als uiting van onderliggend somatisch lijden.

In verband met de soms spoedeisende therapeutische consequenties is het raadzaam bij de differentiële diagnose de hiërarchische volgorde van tabel 4.32 te volgen. Eerst wordt uitgesloten of de angst een uiting is van een acuut somatisch lijden. Vervolgens wordt bekeken of de angst toegeschreven kan worden aan gebruik of onthouding van een (genees)middel. Of de angst past in het kader van een premorbide psychiatrische stoornis zal blijken uit de anamnese en eventueel het medicatiegebruik.

Daarna wordt bekeken of de angst past in het kader van een depressie. Pas na deze stappen kan de angst met voldoende zekerheid worden toegeschreven aan een aanpassingsreactie of aanpassingsstoornis.

De diagnostische criteria voor syndromen, gekenmerkt door klinisch belangrijke angst, zijn vastgelegd in het Diagnostic and Statistical Manual of Mental Disorders, editie 4 van de American Psychiatric Association (DSM-IV). In tabel 4.33 zijn de DSM-IV-criteria voor de angststoornis ten gevolge van een lichamelijke aandoening weergegeven en in tabel 4.34 die van de aanpassingsstoornis met angst.

Tabel 4.33   DSM-IV-criteria angststoornis ten gevolge van een medische aandoening

A	Opvallende angst, paniekaanvallen, dwanggedachten of dwanghandelingen overheersen het beeld.
B	Er zijn aanwijzingen uit anamnese, lichamelijk onderzoek of laboratoriumuitslagen dat de stoornis de directe fysiologische consequentie is van een somatische aandoening.
C	De stoornis is niet eerder toe te schrijven aan een andere psychische stoornis (bijvoorbeeld een 'aanpassingsstoornis met angst', waarbij de stressfactor de somatische aandoening is).
D	De stoornis komt niet uitsluitend voor in het beloop van een delier.
E	De stoornis veroorzaakt significant lijden of beperkingen in sociaal of beroepsmatig functioneren of het functioneren op andere belangrijke terreinen.

Tabel 4.34   DSM-IV-criteria aanpassingsstoornis met angst

A	Het ontstaan van emotionele en gedragssymptomen in reactie op (een) herkenbare stressveroorzakende factor(en), die zich binnen drie maanden na het begin van die factor(en) voordoet(n).
B	Deze symptomen en gedragingen zijn klinisch significant, zoals blijkt uit een van de volgende twee voorwaarden: 1 Er bestaat een duidelijk lijden dat ernstiger is dan wat verwacht kan worden bij blootstelling aan de stressveroorzakende factor. 2 Er zijn significante beperkingen in het sociale of beroepsmatige (studie)functioneren.
C	De stressgebonden stoornis voldoet niet aan de criteria voor een andere specifieke (stemmings)stoornis en is niet slechts een verergering van een reeds bestaande stoornis.
D	Zodra de stressveroorzakende factor (of de gevolgen ervan) is weggevallen, blijven de symptomen niet langer dan zes maanden daarna aanwezig.

Laatstgenoemde stoornis onderscheidt zich van de normale aanpassingsreactie door de mate waarin het sociale of beroepsmatige functioneren of het functioneren op andere belangrijke terreinen door de angstklachten wordt gehinderd.

De diagnostische criteria van het delier komen bij de bespreking van het symptoom verwardheid aan bod. Voor de criteria van de depressie wordt verwezen naar het betreffende hoofdstuk. Voor de criteria van de (premorbide) angststoornissen wordt verwezen naar de psychiatrische handboeken.

Behandeling

In de palliatieve zorg is vaak een oorzakelijke behandeling van angst mogelijk. Metabole afwijkingen kunnen veelal worden hersteld, beangstigende lichamelijke symptomen (pijn, misselijkheid, benauwdheid) kunnen worden behandeld. Voor angst verantwoordelijke geneesmiddelen kunnen meestal vervangen worden of, bij onttrekkingsverschijnselen, hervat.

Een oorzakelijke behandeling is echter niet altijd mogelijk of afdoende. Hersenmetastasen kunnen niet worden weggenomen, ADL-afhankelijkheid kan niet worden voorkomen, een naderende dood niet worden afgewend. In dat geval kan worden gekozen voor een symptomatische behandeling. De behandelindicatie wordt daarbij, zoals steeds in de palliatieve zorg, bepaald door de hinder die de patiënt van zijn angstklachten ondervindt enerzijds en eventuele bijwerkingen van de behandeling daarvan anderzijds. Voor de beslissing tot al dan niet symptomatisch behandelen is het onderscheid tussen bijvoorbeeld een normale aanpassingsreactie en een aanpassingsstoornis van ondergeschikt belang.

Bij de medicamenteuze behandeling van angst spelen benzodiazepinen een centrale rol. Benzodiazepinen zijn zeer effectief bij reactieve angst, bij angst ten gevolge van een lichamelijke aandoening, bij anticipatieangst en bij angst in het kader van de gegeneraliseerde angststoornis. Benzodiazepinen met een korte halfwaardetijd als oxazepam, lorazepam, midazolam en alprazolam zijn het veiligst omdat ze niet cumuleren. Een nadeel is dat ze een grotere kans geven op doorbraakangst. In dat geval kan gekozen worden voor een middel met een langere halfwaardetijd, zoals diazepam of clonazepam. Bij leverfunctiestoornissen genieten middelen die niet door de lever worden afgebroken de voorkeur. Dat geldt voor oxazepam en lorazepam. Tot slot kan de beschikbare toedieningsvorm van belang zijn. Lorazepam, midazolam en diazepam zijn zowel in orale als parenterale toedieningsvorm beschikbaar, diazepam tevens in rectale vorm. De dosering moet individueel worden vastgesteld.

Het grootste nadeel van benzodiazepinen, fysieke afhankelijkheid, is in de palliatieve zorg van weinig betekenis. Bij patiënten met beperkte longcapaciteit kan voorzichtigheid geboden zijn vanwege de kans op een ademdepressie. Diazepam rectaal zou in dat opzicht veiliger zijn dan benzodiazepinen oraal of parenteraal. Soms echter moet dan uitgeweken worden naar laaggedoseerde neuroleptica als alternatief anxiolyticum, bijvoorbeeld haloperidol of thioridazine.

De angstige depressie en de paniekstoornis met of zonder agorafobie kunnen beter behandeld worden met antidepressiva in plaats van met benzodiazepinen. Daarbij komen vooral de serotonergwerkende antidepressiva als clomipramine, sertraline en citalopram in aanmerking. De keuze tussen deze middelen wordt bepaald door gewenste en ongewenste neveneffecten. Clomipramine heeft als tricyclisch antidepressivum het bijkomende voordeel dat het ook effectief is bij neuropathische pijn. Citalopram en sertraline onderscheiden zich door hun gunstig bijwerkingenprofiel en nagenoeg ontbrekende interactie met andere geneesmiddelen. Nadeel van deze antidepressiva is dat het effect enkele weken (twee tot vier) op zich laat wachten en dat aanvankelijk wat serotonerge bijwerkingen (misselijkheid, hoofdpijn) kunnen optreden. Daarom lijken deze middelen voor patiënten in de palliatieve zorg aanvankelijk soms erger dan de kwaal. Het antidepressivum mirtazepine heeft deze serotonerge bijwerkingen niet en is door zijn 5HT3-receptorantagonisme zelfs effectief tégen misselijkheid. Specifieke middelen en hun dosering zijn in tabel 4.35 samengevat.

Als psychotherapeutische interventies zijn naast het empathisch luisterende oor ontspanningsoefeningen van grote waarde, vooral omdat zij het gevoel van controle bij patiënten over de symptomen versterken. Overige psychotherapeutische interventies betreffen cognitieve interventies om catastroferende attributies tegen te gaan, gedachtestops om gepieker binnen de perken te houden, hypnotische technieken om de aandacht te verleggen, muziektherapie en dergelijke. Bij sterk controlebehoeftige mensen is het daarnaast zaak hun zoveel mogelijk controle in eigen hand te geven, bijvoorbeeld door – zo nodig – medicatie tijdens opname in het ziekenhuis in eigen beheer te geven. Een tabletje binnen handbereik werkt bij hen meestal beter dan een tabletje in de medicijnkast van de afdeling.

Met al deze maatregelen kan natuurlijk niet alle angst worden weggenomen, maar een substantiële verlichting kan in de meeste gevallen wel degelijk worden bereikt.

Tabel 4.35 Medicamenteuze behandeling van angst

Klasse	Middel	Dosering
Benzodiazepinen:		
Zeer kortwerkend	Midazolam	10-60 mg/24 uur i.v.
Kortwerkend	Oxazepam	3-4 dd 10-25 mg p.o.
	Lorazepam	3-4 dd 0,5-2 mg p.o., i.m. of i.v.
	Alprazolam	3-4 dd 0,25-2 mg p.o.
Langwerkend	Diazepam Clonazepam	2-4 dd 5-10 mg p.o., i.m., i.v. of rectaal 1-2 dd 1-4 mg p.o.
Neuroleptica:		
	Haloperidol Thioridazine	2-4 dd 0,5-5 mg p.o., i.m. of i.v. 3-4 dd 10-50 mg p.o.
Antidepressiva:		
Tricyclische	Clomipramine	1 dd 10-150 mg p.o.
SSRI's	Citalopram	1 dd 20-40 mg p.o.
	Sertraline	1 dd 50-200 mg p.o.
Andere	Mirtazepine	1 dd 30-45 mg p.o.

4.11.3 Verwardheid

Voorkomen en oorzaken

Met de term verwardheid wordt het in onderling verband optreden van verschillende cognitieve stoornissen bedoeld. Deze stoornissen betreffen de aandachtsconcentratie, het geheugen, de oriëntatie in tijd, plaats en persoon, gnostische stoornissen, taalstoornissen en rekenstoornissen.

Verwardheid komt bij terminaal zieke patiënten zeer veel voor. Prevalentiecijfers lopen op tot 80%. Verwardheid wordt echter lang niet altijd onderkend, en als zij wordt onderkend dan overheerst regelmatig het therapeutisch pessimisme. Dat pessimisme is vaak onterecht.

Verwardheid kan optreden in het kader van specifieke klinische syndromen als het delirium, de dementie of de amnestische stoornis, dan wel in het kader van een restgroep van aspecifieke cognitieve functiestoornissen. Deze syndromen zijn uitingen van een cerebrale disfunctie die door uiteenlopende lichamelijke factoren, en meestal een combinatie daarvan, kan worden veroorzaakt. De cerebrale disfunctie kan het gevolg zijn van lokale afwijkingen van de hersenen zelf, van systemische factoren die de hersenfunctie verstoren, van bijwerkingen of intoxicatieverschijnselen van (genees)middelen of van onttrekking van (genees)middelen waarvoor gewenning was ontstaan. Tabel 4.36 geeft een overzicht.

Tabel 4.36 Klinische syndromen met verwardheid als belangrijk symptoom

	Oorzaak	Klinisch syndroom
1	Cerebrale aandoeningen: • trauma, dementie • infectie (toxoplasmose, HIV) • ontsteking (bijvoorbeeld ten gevolge van bestraling) • tumor, metastasen • CVA • degeneratieve aandoeningen (bijvoorbeeld Alzheimer) • toxische beschadiging (bijvoorbeeld ten gevolge van langdurig alcoholmisbruik)	Aspecifieke cognitieve stoornis Delirium Amnestische stoornis
2	Systemische aandoeningen: • metabole stoornissen: - elektrolytafwijkingen - uremie - ammoniakvergiftiging - acidose, alkalose • endocriene ziekten - hypo/hyperglykemie - hypothyreoïdie - hyperparathyreoïdie • infecties, sepsis • cerebrale hypoxie ten gevolge van long- of hartfalen, anemie • deficiënties vitamine (B_1, B_6, B_{12}, nicotinezuur, foliumzuur)	Aspecifieke cognitieve stoornis Delirium Amnestische stoornis (B_1-deficiëntie) Dementie
3	Bijwerkingen geneesmiddelen: • anticholinergica • opiaten • corticosteroïden • digoxine • benzodiazepinen • chemotherapeutica	Aspecifieke cognitieve stoornis Delirium (Dementie)
4	Onttrekking (genees)middelen: • alcohol • nicotine • benzodiazepinen • corticosteroïden • opiaten	Aspecifieke cognitieve stoornis Delirium

In de palliatieve zorg is vooral het delirium van belang. Bij het delirium gaat het om acute verwardheid van meestal voorbijgaande aard. Een delirium ontstaat meestal in de loop van een aantal uren of ten hoogste dagen. Daaraan gaan prodromen vooraf in de vorm van rusteloosheid, angst, prikkelbaarheid, levendige dromen en slaapstoornissen. Het delirium gaat gepaard met een gestoord, veelal omgekeerd slaap-waakritme. Er zijn diffuse cognitieve stoornissen als gestoorde aandachtsconcentratie, desoriëntatie en geheugenstoornissen. Daarnaast is sprake van waarnemingsstoornissen in de vorm van illusionaire vervalsingen en/of hallucinaties, met name visueel. Er zijn opvallende denk- en spraakstoornissen. Weinig gesystematiseerde wanen treden op en er is vaak sprake van affectlabiliteit. Het delirium wordt gekenmerkt door psychomotore afwijkingen in de vorm van agitatie of juist extreme remming. De symptomatologie wisselt in intensiteit over de dag.

Een delirium is over het algemeen multifactorieel bepaald. Bij een gezond brein wijst het optreden van een delirium op een ernstige systemische aandoening. Bij een beschadigd brein is een banale aandoening voldoende om een delirium uit te lokken. Als predisponerende factoren gelden een leeftijd ouder dan 60 jaar, een lage serumalbumineconcentratie, cerebrale beschadiging, bijvoorbeeld ten gevolge van bestraling en cerebrale ziekten als metastasen, abcessen en degeneratieve aandoeningen. Hieruit volgt dat een delirium gesuperponeerd kan worden op reeds aanwezige chronische cognitieve stoornissen ten gevolge van cerebrale aandoeningen, zoals in het kader van dementie ten gevolge van hersenmetastasen.

Bij dementie wisselt de symptomatologie niet over de dag, tenzij tevens sprake is van een delirium. Datzelfde geldt voor de psychomotoriek. Er is geen sprake van een bewustzijnsstoornis. Hallucinaties en wanen ontbreken. Bij dementie is de kans op reversibiliteit vaak veel minder dan bij het delirium.

Klinische presentatie en diagnostiek

Lichte verwardheid kan door de patiënt als subjectieve klacht worden gepresenteerd.

Ernstige verwardheid kenmerkt zich door afwezigheid van ziektebesef dienaangaande (anosocognosie). Niet de spontaan geuite klacht van de patiënt brengt de behandelaar op het spoor, maar bijkomende gedragsafwijkingen. Dat gebeurt vooral vlot als het hinderlijke gedragsafwijkingen betreft en als zij abrupt ontstaan, zoals bij het delirium. De meest opvallende gedragsafwijking waarmee cognitieve stoornissen gepaard kunnen gaan, is de psychomotore agitatie: de patiënt is onrustig, friemelt aan de dekens, rukt infusen uit, is emotioneel labiel, wil voortdurend uit bed stappen, is luidruchtig, valt andere patiënten lastig en kan vechtlustig reageren bij pogingen tot correctie. Minder opvallend maar evenveel voorkomend in het kader van cognitieve stoornissen is de tegenhanger van de psychomotore opwinding: de psychomotore remming, initiatiefloosheid en apathie. Behandelaars denken bij dit gedrag overigens eerder aan depressie dan aan verwardheid. Naast stoornissen in de psychomotoriek kan opvallen dat de patiënt regelmatig verdwaalt, aan het zwerven slaat of decorumgestoord gedrag vertoont.

Een screeningsinstrument als de Mini Mental State Examination (MMSE) kan de behandelaar op het spoor van cognitieve stoornissen zetten. De MMSE differentieert overigens niet tussen de verschillende cognitieve syndromen. Daarvoor dienen de diagnostische criteria. Bij rustige delieren kan het klinisch onderscheid met dementie niettemin moeilijk zijn. Een EEG kan uitkomst bieden vanwege deliriumspecifieke EEG-afwijkingen.

In tabel 4.37 en 4.38 zijn de diagnostische criteria van het delirium en, ter afgrenzing, de dementie weergegeven. Herkenning vindt plaats via anamnese, heteroanamnese en observatie. Identificatie van mogelijke oorzaken vindt plaats via algemeen lichamelijk en neurologisch onderzoek en op indicatie aanvullend laboratorium- en beeldvormend onderzoek.

Tabel 4.37   DSM-IV-criteria delirium

A	Bewustzijnsstoornis (dat wil zeggen verminderde helderheid van het besef van de omgeving) met verminderd vermogen de aandacht te concentreren, vast te houden of te verplaatsen.
B	Een verandering in de cognitieve functie (zoals geheugenstoornis, desoriëntatie, taalstoornis) of de ontwikkeling van een waarnemingsstoornis die niet eerder is toe te schrijven aan een reeds aanwezige, vastgestelde of zich ontwikkelende dementie.
C	De stoornis ontwikkelt zich in korte tijd (meestal uren of dagen) en neigt ertoe in het verloop van de dag te fluctueren.
D	Er zijn aanwijzingen vanuit anamnese, lichamelijk onderzoek of laboratoriumuitslagen dat de stoornis veroorzaakt wordt door de directe fysiologische consequenties van een somatische aandoening.

Tabel 4.38   DSM-IV-criteria dementie

A	De ontwikkeling van multipele cognitieve stoornissen worden zichtbaar door beide volgende stoornissen: 1 geheugenstoornissen (verminderd vermogen nieuwe informatie te leren of zich eerder geleerde informatie te herinneren); 2 een (of meer) van de volgende cognitieve stoornissen: • afasie (taalstoornis); • apraxie (verminderd vermogen motorische handelingen uit te voeren ondanks intacte motorische functies); • agnosie (onvermogen objecten te herkennen of thuis te brengen ondanks intacte sensorische functies); • stoornis in uitvoerende functies (dat wil zeggen plannen maken, organiseren, logische gevolgtrekkingen maken, abstraheren).
B	De cognitieve stoornissen in criterium A1 en A2 veroorzaken elk een significante beperking in sociaal of beroepsmatig functioneren en betekenen een significante beperking ten opzichte van het vroegere niveau van functioneren.
C	Er zijn aanwijzingen vanuit anamnese, lichamelijk onderzoek of laboratoriumuitslagen dat de stoornis veroorzaakt wordt door...
D	De stoornissen komen niet uitsluitend voor tijdens het beloop van een delirium.

Behandeling

Centraal in de behandeling van verwardheid staat de bestrijding van de oorzaak. Of dit lukt hangt in belangrijke mate af van de reversibiliteit daarvan. Cognitieve stoornissen ten gevolge van therapeutisch niet (meer) beïnvloedbare cerebrale aandoeningen zullen dan ook niet verdwijnen. Meestal gaat het dan om cognitieve stoornissen in het kader van een dementie of een amnestisch syndroom.

Voor het delirium is de kans op succes van de behandeling veel groter, omdat de luxerende factor meestal een voorbijgaande of therapeutisch beïnvloedbare factor is. Dit geldt zelfs als het delirium optreedt bij patiënten met irreversibele cerebrale afwijkingen. Systemische infecties en koorts kunnen worden bestreden, vocht- en elektrolytenbalans hersteld, de oxygenatie verbeterd, deficiënties gesuppleerd, hypoglykemie gecorrigeerd, hersenoedeem verminderd, medicatie gesaneerd en gestaakte middelen zo nodig hervat.

Naast een oorzakelijke behandeling vergt de behandeling van het delirium meestal medicamenteuze interventie. Daarbij is haloperidol het medicament van eerste keuze, tenzij het delirium wordt veroorzaakt door onthouding van alcohol of benzodiazepinen dan wel intoxicatie met werkzame anticholinerge medicamenten. In die gevallen genieten benzodiazepinen de voorkeur. De initiële dosis, toedieningsvorm en toedieningsfrequentie van haloperidol hangen af van de kwetsbaarheid van de patiënt en de ernst van de agitatie. Soms is adjuvante sedatie met benzodiazepinen nodig.

Mocht behandeling met haloperidol onvoldoende effectief zijn of op te veel extrapiramidale bijwerkingen stuiten dan zijn trazodon en mianserine alternatieven. Behandeling van extrapiramidale bijwerkingen met anticholinergica kan het delier verergeren en moet worden vermeden. Na herstel van het delirium dient de medicatie over een tot vijf dagen te worden afgebouwd, afhankelijk van de voorafgaande ernst van het delirium. Medicamenten, hun dosering, toedieningsfrequentie en toedieningsweg staan vermeld in tabel 4.39.

Als psychohygiënische maatregelen kunnen beschermende middelen als dranghek, Zweedse band en hand-in-handbegeleiding noodzakelijk zijn om te voorkomen dat de patiënt zichzelf in zijn verwardheid schade toebrengt. Regelmatige heroriëntatie via verpleging en bezoek is belangrijk. Hulpmiddelen als foto's, een kalender of een klok zijn zinvol. Uitleg en geruststelling aan patiënt en familie zijn belangrijk.

Met behulp van deze maatregelen herstellen delieren meestal restloos. Soms echter blijkt het delirium een voorbode te zijn geweest van het overlijden.

Tabel 4.39 Medicamenteuze behandeling van delirium

Indicatie	Klasse	Middel	Dosering
Eerste keuze, indien geen onthoudingsdelier of in- toxicatie met anticholiner- gica	Butyrofenonen	Haloperidol	0,5-2 mg p.o., i.m. of i.v. per keer, om de 30-60 min
Alternatief bij ineffectiviteit of bijwerkingen van halope- ridol	Niet-tricyclische anti- depressiva	Trazodon Mianserine	50-250 mg p.o. 30-120 mg dd a.n. of in 2-3 giften
Eerste keuze bij ont- houdingsdelier of intoxica- tie met anticholinergica	Benzodiazepinen	Lorazepam Oxazepam Diazepam	0,5-4 mg p.o., i.m. of i.v. 10-200 mg p.o. 10-60 mg p.o., i.m., i.v. of rectaal
Centraal anticholinergsyn- droom	Cholinesteraseremmer	Fysostigmine	1-2 mg i.v. iedere 30-60 min (I.C.-bewaking)
Vitamine B_1-deficiëntie (alcohol, ondervoeding, resorptiestoornis)	Vitaminen	Vitamine B_1	100 mg dd i.m. of i.v.
Slaapadjuvans bij chro- nisch delier	Niet-tricyclische anti- depressiva	Trazodon Mianserine	100 mg p.o. a.n. 30 mg p.o. a.n.

4.12 DEPRESSIE

Voorkomen en oorzaken

Patiënten met een ongeneeslijke ziekte die in de laatste fase van hun leven zijn aangekomen, zijn vaak depressief. Depressiviteit als normale reactie beperkt zich tot wisselende momenten van somberheid en wanhoop, die het leven van de patiënt niet in belangrijke mate belemmert. Synoniemen van deze depressiviteit zijn somberheid en neerslachtigheid. Depressiviteit wordt pathologisch genoemd als ze het grootste deel van de dag duurt en iedere nieuwe dag vergalt en significant lijden veroorzaakt.

Een aantal factoren predisponeert tot pathologische depressiviteit. Hiertoe behoort pijn die niet goed onder controle is. Acute pijn geeft vooral angst, chronische pijn vooral depressiviteit. Deze depressiviteit doet de tolerantie voor pijn op haar beurt weer afnemen, waarmee pijngewaarwording wordt versterkt. Zolang ernstige pijn voort-duurt, is het vaak niet mogelijk een goede psychiatrische diagnose te stellen. Tot de andere factoren die predisponeren voor pathologische depressiviteit behoren de ernst van de fysieke beperkingen, de tumorlokalisatie (tumoren van het hoofd-halsgebied en pancreascarcinoom kennen een hogere depressieprevalentie), bijwerkingen van de ingestelde behandelingen en de bedreiging die de ziekte vormt voor carrière en gezin. Ten slotte moeten grote, snel achter elkaar voorkomende verliezen, familiaire belasting met depressiviteit en depressie in de anamnese worden genoemd.

Er zijn ook factoren die beschermen tegen pathologische depressiviteit. Daartoe behoort vooral coping, het vermogen van de patiënt moeilijkheden het hoofd te bieden. Goede 'copers' hebben een bijzonder talent om problemen het hoofd te bieden. Ze zijn optimistisch en zelfverzekerd, ook in moeilijke tijden. Ze vertrouwen erop ook toekomstige moeilijkheden aan te kunnen. Slechte 'copers' klagen erover in de steek gelaten te zijn, ze voelen zich verslagen en teleurgesteld. Andere factoren die beschermen tegen pathologische depressiviteit zijn de aanwezigheid van sociale steun in de directe omgeving en een patiënt die werkt aan behoud van autonomie.

In de DSM-IV wordt van een depressie gesproken als de pathologische depressiviteit gepaard gaat met bepaalde andere symptomen die gelijktijdig aanwezig zijn. Deze andere symptomen dienen minstens twee weken te bestaan maar niet al levenslang aanwezig te zijn geweest. De criteria voor depressie zijn in tabel 4.40 samengevat.

Tabel 4.40   Depressie volgens de DSM-IV-criteria

A	Van de volgende symptomen moet er ten minste één aanwezig zijn: • sombere stemming gedurende het grootste deel van de dag, bijna elke dag, zoals blijkt uit ofwel subjectieve mededelingen van de patiënt zelf ofwel uit observatie door anderen; • duidelijk verlies van interesse of genoegen in nagenoeg alle activiteiten gedurende het grootste deel van de dag, bijna elke dag, zoals blijkt uit ofwel subjectieve mededelingen van de patiënt zelf ofwel uit observatie door anderen.
B	Bovendien moeten ten minste vier van de volgende symptomen vrijwel dagelijks aanwezig zijn geweest: • slapeloosheid of overmatig slapen; • duidelijke verandering van eetlust of gewicht; • gejaagdheid of juist geremdheid, mede waarneembaar door anderen; • vermoeidheid of energieverlies; • buitensporige of onterechte schuldgevoelens of minderwaardigheidsgevoelens die de vorm kunnen aannemen van een waan; • verminderd vermogen tot nadenken of concentratie (subjectief vermeld of waargenomen door anderen); • terugkerende gedachten over de dood of suïcidale gedachten.

Bukberg e.a. (1984) onderzochten het vóórkomen van depressie bij opgenomen patiënten met kanker in de laatste fase van het leven. Daarbij bleek dat 44% van de patiënten niet depressief was of depressiviteit als normale reactie vertoonde. 32% van de patiënten toonden pathologische depressiviteit en 24% voldeed aan DSM-IV-criteria voor depressie. Ondanks de hoge prevalentiecijfers van pathologische depressiviteit en depressie bij kankerpatiënten, met name in de palliatieve fase, wordt die depressiviteit zelden als zodanig herkend. Daarvoor zijn diverse verklaringen. Er bestaan bij behandelaars, bij patiënten en bij familie een aantal vooroordelen en andere belemmeringen die een goede diagnose in de weg staan. Daartoe behoren opvattingen als: een sombere stemming hoort er gewoon bij, de lichamelijke klachten en de naderende dood vragen al zoveel aandacht, moet dat nog, mijn patiënt is toch niet gek. Zo blijft een goed behandelbare psychiatrische aandoening onbehandeld (zie ook paragraaf 4.11).

Een ander probleem ligt in de DSM-IV-criteria zelf. De lichamelijke symptomen zoals slaapstoornissen, anorexie, gewichtsverlies, moeheid en verlies van energie kunnen evengoed door een depressie veroorzaakt worden als door een ernstige lichamelijke ziekte zoals kanker. Bovendien kunnen de bij kanker gebruikelijke therapieën zoals chemotherapie deze symptomen ook veroorzaken.

Bovenstaande heeft in het verleden aanleiding gegeven de DSM-IV-criteria voor depressie bij somatisch zieken aan te passen. De symptomen die ook kunnen worden veroorzaakt door lichamelijke ziekte worden dan weggelaten of door andere criteria vervangen. Ook worden wel de cognitieve symptomen zoals schuldgevoel, minderwaardigheidsgevoel, ontmoediging, besluiteloosheid, wanhoop en hulpeloosheid zwaarder gewogen. Gerichte vragen om tot de juiste diagnose te komen, zouden dan kunnen zijn:

- Heeft u het gevoel dat u schuld heeft aan uw ziekte?
- Voelt u zich gestraft door uw ziekte?
- Voelt u zich mislukt in het leven?
- Bent u anderen tot last?
- Bent u die zorg niet waard?

Het aanpassen van de DSM-IV-criteria of het zwaarder laten wegen van de cognitieve symptomen heeft voordelen. De diagnose wordt zekerder, er is weinig kans dat de diagnose depressie ten onrechte wordt gesteld. Aan de andere kant zullen sommige patiënten als niet-depressief worden beschouwd, terwijl zij dat mogelijk wel zijn. Deze patiënten lopen dan de kans niet te worden behandeld. Vooral dit laatste argument heeft internationaal de doorslag gegeven bij beslissingen de DSM-IV-criteria volledig toe te passen, ook bij patiënten met somatische aandoeningen in de laatste fase van het leven.

Presentatie en diagnostiek

De gevolgen van een depressie kunnen zeer ernstig zijn. Zo kan de patiënt gejaagd en angstig zijn of juist geremd. De dood kan een obsessie worden, 'dood ben ik beter af'. Dit onderscheidt zich van de wens tot euthanasie die ingegeven kan worden door het verlangen de ontluistering vóór te zijn. Vaak is er een doorslaapstoornis en een dagschommeling, 's ochtends zijn de klachten het ergst. Er is geen enkele hoop meer, ook niet op een waardig einde. Interesse in de omgeving gaat verloren waardoor afscheid nemen van de geliefden moeilijk wordt. De patiënt wil veel alleen zijn, isoleert zich, raakt vervreemd van zijn omgeving.

Zelf zal de patiënt niet snel aan een depressie denken, laat staan er gericht vragen over stellen. Een van de kenmerken van depressie is immers het gebrek aan ziekte-inzicht. Ook zal een depressieve patiënt, die zichzelf waardeloos en niet de moeite waard vindt, niet gauw uit zichzelf aandacht vragen voor zijn depressie. Hij voelt zich toch al een last voor anderen. Bovendien is er een grote kans op somatisatie doordat in de voorafgaande periode zoveel aandacht aan het falende lichaam is gegeven. Daarom zal alleen de arts die actief naar een pathologische depressiviteit of depressie zoekt, deze diagnose niet missen.

Om te kunnen concluderen of een patiënt lijdt aan een pathologische depressie dienen de klachten uiteraard goed uitgevraagd te worden. Een goed hulpmiddel is de 'hospital anxiety and depression scale' (HADS). Ook andere gestructureerde interviews, gebaseerd op de DSM-IV, zijn voorhanden. Voor de dagelijkse praktijk zijn deze instrumenten echter veel te tijdrovend.

Uit een recente publicatie blijkt het antwoord op de vraag 'Are you depressed?', gesteld aan 197 patiënten met kanker in de palliatieve fase, in alle gevallen overeen te komen met de uitkomst van gestructureerde interviews (Chochinov 1997). Hoe deze vraag, in het Engels gesteld, in het Nederlands vertaald moet worden om hetzelfde resultaat te bereiken, is niet geheel duidelijk. Wel blijkt hieruit dat de eigen beoordeling van de patiënt van de aard van zijn gemoedsgesteldheid (een begrijpelijke reactie of iets meer dan dat) een belangrijk diagnostisch signaal is bij het onderscheid tussen normaal- of pathologisch-depressief.

Er is een aantal bijkomende ziektefactoren dat een stemmingsstoornis kan veroorzaken, zoals hypothyreoïdie, bijnierinsufficiëntie, syndroom van Cushing, hypercalciëmie en hersenmetastasen. Het is belangrijk aan deze factoren bij de diagnostiek aandacht te schenken. Medicamenten die depressie of pathologische depressiviteit kunnen veroorzaken, zijn in tabel 4.41 samengevat.

Tabel 4.41   Medicijnen die depressie kunnen veroorzaken

Pijnstillers: NSAID's, opiaten
Benzodiazepinen
Cytostatica: asparaginase, vinblastine, vincristine, procarbazine
Hormonale therapie: tamoxifen, cyproteron
Immunotherapie: interleukine, interferon
Antimicrobiële middelen: amfotericine, acyclovir
Corticosteroïden
Metoclopramide
Bètablokkers

Behandeling

Gesprekstherapeutische ondersteuning van depressieve patiënten in de laatste fase van hun leven heeft met name een steunend karakter en richt zich op versterking van de 'coping' van de patiënt. Daarmee wordt ruimte geboden aan het ventileren van onmacht, teleurstelling en onderdrukte boosheid die bij depressiviteit vaak een rol spelen. Met de patiënt kan besproken worden welke doelen nog haalbaar zijn en wat daarvoor nodig is. Ook is het van groot belang de autonomie van de patiënt te stimuleren. Hoe moeilijk ook, de patiënt moet worden gestimuleerd mee te beslissen over zijn behandeling. Voorwaarde daarbij is wel dat hij goed wordt geïnformeerd over de voors en tegens van in aanmerking komende behandelingen. Dit komt de therapietrouw ten goede, iets wat voor het effect van bijvoorbeeld antidepressiva maar ook van analgetica en andere geneesmiddelen onontbeerlijk is. Daarnaast is het bieden van hoop van belang.

Depressieve patiënten veroorzaken ongewild gevoelens van machteloosheid bij de mensen in hun omgeving, waaronder de behandelaars. Zij kunnen aangestoken raken door het pessimisme en de wanhoop van de patiënt. Behandelaars dienen zich dat te realiseren om het door de patiënt op hen overgedragen pessimisme te kunnen onderscheiden van meer realistische verwachtingen over de palliatieve behandelmogelijkheden.

Pathologische depressiviteit en depressie kunnen behandeld worden met antidepressiva. De effectiviteit van deze middelen is het best onderzocht in goed gedefinieerde omstandigheden, waarbij de pathologische depressiviteit onderdeel is van de depressieve episode. Dit betekent echter geenszins dat antidepressiva ook onder andere omstandigheden van pathologische depressiviteit niet effectief kunnen zijn. Bij patiënten in de palliatieve fase zal men zich echter zelden voldoende tijd kunnen veroorloven om de op depressie gerichte behandelingsstrategieën na elkaar uit te voeren.

De oudste en best onderzochte antidepressiva, zeker ook bij patiënten in hun laatste levensfase, zijn de tricyclische antidepressiva. Zij vormen nog altijd de middelen van eerste keus, niet alleen vanwege hun effectiviteit, maar ook vanwege de soms zeer gewenste neveneffecten als slaapbevordering en pijnverlichting. Door onbekende redenen zijn bij patiënten met kanker vaak lagere doseringen effectief. Omdat bijwerkingen meteen merkbaar zijn, dienen patiënten erop te worden voorbereid dat het middel in het begin mogelijk erger is dan de kwaal. Gelukkig treden ook de gewenste neveneffecten sneller op dan het antidepressieve effect. De dosering van tricyclische antidepressiva wordt geleidelijk opgebouwd. Vier weken na behandeling met adequate dosering kan het effect beoordeeld worden. De dosis kan zo nodig worden verhoogd; in geval van bijwerkingen kan worden overgeschakeld op een ander middel. De middelen en de doseringen zijn in tabel 4.42 samengevat.

De bijwerkingen van tricyclische antidepressiva zijn voornamelijk van anticholinerge aard. Ze bestaan uit een droge mond, obstipatie, sedatie, urineretentie en wazig zien. Daarnaast kan een delier optreden of een bestaand delier versterkt worden. De bijwerkingen verschillen sterk per individu en verdwijnen over het algemeen na enkele weken, met uitzondering van de droge mond.

Nieuwe antidepressiva zoals de selectieve serotonine-heropnameremmers fluvoxamine, fluoxetine, paroxetine en sertraline en andere middelen als mirtazapine, venlafaxine en moclobemide hebben andere bijwerkingen dan de tricyclische antidepressiva, en hebben met uitzondering van paroxetine geen intrinsiek analgetisch effect en werken over het algemeen niet slaapbevorderend. Ook voor deze middelen geldt dat de bijwerkingen snel en het positieve effect pas na twee tot zes weken kan worden vastgesteld.

Tabel 4.42 Medicamenteuze behandeling van depressie

Middel	Dosering	Meest gewenste bijwerking
Amitriptyline	100-150 mg/24 uur	Slaapbevordering Pijnverlichting
Doxepine	100-150 mg/24 uur	Slaapbevordering Pijnverlichting
Clomipramine	100-150 mg/24 uur	Slaapbevordering Pijnverlichting Paniekbestrijding Obsessiebestrijding
Nortriptyline	75-150 mg/24 uur	Activering

Bij de behandeling van depressieve patiënten in de laatste levensfase moeten ook wekaminen, zoals methylfenidaat, worden overwogen. Het voordeel van deze middelen is, dat zij een zeer snel stemmingsverbeterend effect (waarneembaar na enkele uren) paren aan een minimum aan bijwerkingen. Sommige behandelaars beschouwen wekaminen dan ook als middel van eerste keus. Het grootste bezwaar ervan, de kans op misbruik en verslaving, speelt voor patiënten in de laatste levensfase immers nauwelijks een rol. Toch zijn er wel een aantal neveneffecten als irritatie, spanning, slaapstoornissen en eetlustvermindering. Voorts kan interactie met corticosteroïden en anti-epileptica optreden. In verband daarmee wordt aangeraden te starten met 5 mg 's ochtends en de dosering iedere dag te verhogen tot het gewenste effect is bereikt (maximaal tweemaal daags 20 mg, niet na 16.00 uur in te nemen).

Doodsgedachten en doodswensen hangen sterk samen met depressiviteit. Bij onderzoek van patiënten met een doodswens bleek 60% depressief; in een overigens vergelijkbare groep zonder doodswens bleek 8% depressief. Bij beoordeling van een verzoek om euthanasie moet dan ook worden uitgesloten dat het verzoek voortvloeit uit pathologische depressiviteit of depressie. Bij het onderscheid kan helpen dat de doodswensen van depressieve patiënten vaak nogal wisselend zijn, soms zelfs op dezelfde dag, terwijl voor honorering van een euthanasieverzoek juist een duurzaam verlangen naar de dood vereist is. Bij twijfel kan het raadzaam zijn een psychiatrisch consult te vragen en een op depressiviteit gerichte proefbehandeling, bijvoorbeeld met wekaminen, in te stellen.

4.13 SEKSUALITEIT EN INTIMITEIT IN DE PALLIATIEVE FASE

4.13.1 Inleiding

Gevoelsmatig is er sprake van een schrijnende tegenstelling tussen enerzijds seksualiteit en intimiteit en anderzijds kanker. Als men denkt aan de palliatief-terminale fase klinkt deze combinatie haast als een onoorbaar voorstel. Maar ook als sprake is van een meer chronisch-palliatief perspectief lijken kanker en seksualiteit elkaar vooral uit te sluiten. Associeert men lichamelijkheid in het kader van seksualiteit met ontspanning en plezier, in de context van kanker wordt het lichaam vooral gezien als een bron van ongemakken en problemen. Vormt het gezonde lichaam normaal gesproken de basis van alles wat eigen en privé is, in de medische situatie wordt het lichaam onteigend, zichtbaar en tastbaar gemaakt voor derden. Voor intimiteit is nauwelijks plaats, laat staan voor seksualiteit. Maar ook op meer formele gronden is sprake van een tegenstelling. Horen zaken als seksualiteit en intimiteit niet bij uitstek thuis in het privé-leven, ongeacht of die iemand nu toevallig ziek is of niet? Is bemoeienis van hulpverleners met seksuele aangelegenheden van patiënten dan ook niet ongewenst? Het doet immers afbreuk aan de eigenheid, verantwoordelijkheid en privacy van het betrokken individu.

Ondanks deze emotionele en rationele bezwaren ervaren vele patiënten en hulpverleners toch de behoefte om zaken als seksualiteit en intimiteit in relatie tot het hebben van kanker bespreekbaar te maken. Dit kost echter veel moeite omdat men een gebrek aan kennis ervaart en vaak ook omdat de taal daartoe ontbreekt. Bovendien blijkt er onduidelijkheid te bestaan over wie het op dit gebied nou eigenlijk voor het zeggen heeft: de patiënt, de partner of de hulpverlener. Het gevolg is dat het onderwerp zelf, ondanks de goede bedoelingen, vaak onbesproken blijft en de problemen voortduren. Seksualiteit en kanker lijken derhalve vooral een gebied vol tegenstellingen, beperkingen en grenzen te zijn.

Wie wat beter kijkt, ziet dat grenzen behalve afscheidingen gelukkig ook verbindingen zijn. Vrijwel alle betrokkenen zijn het erover eens dat juist voor mensen met kanker geldt: minnen heeft plussen. Seksueel contact kan immers een belangrijke vorm van *houvast* bieden in tijden van nood, dus ook in de palliatieve fase. Het laat mensen aan den lijve ondervinden dat ze ondanks alles nog beminnenswaardig zijn en dat geeft moed. Kortom, voorlichting en begeleiding op seksueel gebied van mensen met kanker mag dan niet eenvoudig zijn, het kan wel van essentieel belang zijn voor de kwaliteit van leven van de betrokkenen. De vraag is dan ook niet langer of, maar vooral hoe hulpverleners en kankerpatiënten samen het stilzwijgen rond seksualiteit en ziekte kunnen doorbreken zonder mensen te kwetsen en hun recht op zelfbeschikking en privacy te schenden.

Hoewel dit in eerste instantie wellicht wat vreemd overkomt, kan en moet dit gebied van seksuele problematiek naar onze mening op precies dezelfde wijze benaderd worden als ieder ander (probleem)domein dat medebepalend is voor iemands kwaliteit van leven.

Concreet betekent dit dan ook dat er nu drie hoofdvragen bestaan voor de hulpverlener:

1   Wat is het probleem? (diagnostiek)
2   Wat is daaraan te doen? (therapie)
3   Hoe kom ik 1 te weten en hoe bied ik 2 aan?

In deze paragraaf zullen deze drie vragen als leidraad fungeren, waarbij ten behoeve van het overzicht de begrippen seksualiteit en intimiteit zijn samengevat in de term 'seksualiteit'. Hoewel het hier uiteraard verschillende aspecten betreft, zijn de problemen die zowel patiënten als hulpverleners ermee ervaren in de palliatieve zorg dusdanig vergelijkbaar, dat ze hier integraal worden besproken. In paragraaf 4.14 volgen enige praktische richtlijnen voor diagnostiek en behandeling van deze problematiek.

4.13.2 Aard en omvang van de problematiek

Uit onderzoek blijkt dat kanker tot een ernstige verstoring van het seksueel functioneren kan leiden, met name als het gaat om behandelingen waarbij invasief wordt ingegrepen in de genitale regio. Hoewel minder voor de hand liggend, blijken echter ook behandelingen die zich niet richten op erotisch beladen lichaamsdelen het seksueel functioneren te schaden. Grofweg kan men zeggen dat bij de patiënten die curatief zijn behandeld, in zo'n 30% van de gevallen sprake is van een forse blijvende teruggang in seksueel functioneren. Na een periode van enkele jaren keren de zin in vrijen en de seksuele tevredenheid doorgaans weer op hun oude niveau terug, ondanks eventueel blijvende verminderingen in de seksuele capaciteiten (vermogen om seksueel opgewonden te raken en/of een orgasme te bereiken, waarbij ook erectiele disfuncties een belangrijke rol kunnen spelen). Gezien de opeenvolging van negatieve ervaringen die vaak zo kenmerkend is voor palliatief behandelen, is de kans groot dat de problemen aanzienlijk groter zijn omdat men niet of nauwelijks de kans krijgt om tot verwerking te komen.

4.13.3 Oorzaken

Aangezien bij seksualiteit zowel lichaam als geest betrokken zijn en ook meer dan één persoon, is er op drie niveaus een aantal factoren te onderscheiden die verstoringen kunnen veroorzaken, te weten lichamelijke factoren, psychologische factoren (al dan niet persoonsgebonden) en sociale factoren.

Lichamelijke factoren:
- algemene lichamelijke malaise, vermoeidheid of lusteloosheid;
- bewegings- en houdingsbeperkingen;

- bijwerkingen van medicatie of behandeling;
- hormonale veranderingen;
- veranderingen in lichamelijke sensaties, bijvoorbeeld pijn, jeuk en irritatie, maar ook 'dove' gevoelens;
- fysiologische en/of anatomische veranderingen, met name in de geslachtsorganen;
- verminking van uiterlijk;
- verstoring van vermogen tot voortplanten.

Psychologische factoren:
- veranderde zingeving;
- veranderde prioriteitstelling;
- verstoring 'normaliteit';
- preoccupatie met ziekte in casu alarmsignalen;
- controleverlies;
- incompetentie (gebrek aan zelfvertrouwen);
- afstandelijkheid;
- angst voor besmetting of voor seks als ziekteoorzaak (eventueel straf);
- seks als antagonist van doodsangst;
- seks als 'trigger' voor andere emoties;
- verstorende emoties als angst, depressie, boosheid, schaamte, schuld, spanningen, onrust, labiliteit;
- het niet kunnen toelaten van positieve emoties;
- vermijdingsgedrag met betrekking tot pijn, eenzaamheid, gekwetst worden;
- beperkende (vroegere) seksuele gewoonten;
- situationele belemmeringen;
- herbeleving van traumatische (medische) ervaringen.

Persoonsgebonden factoren:
- rigide copingstijl;
- geringe draagkracht;
- verstoord lichaamsbeeld;
- verstoorde sekse-identiteit;
- problemen met zelfacceptatie in casu gebrek aan zelfvertrouwen.

Sociale factoren:
- algemene verstoring partnerrelatie;
- verschil in betekenisgeving partners;
- gebrek aan intimiteit;
- communicatieproblemen;

- problemen met machtsregulatie;
- negatieve reacties partner;
- sociale tegenwerking door derden;
- veranderde rollen;
- wantrouwen;
- sociale isolatie.

Samenvattend kan men constateren dat een scala aan min of meer verstorende facto-ren een rol kan spelen bij het seksueel functioneren bij kanker. Om het geheel nog iets ingewikkelder te maken: verschillende factoren kunnen op verschillende momen-ten een rol spelen en bovendien kunnen de verschillende factoren elkaar onderling be-invloeden. Zo zal kort na een ingrijpende behandeling vooral de lichamelijke status be-palend zijn voor de vraag of iemand weer enig seksueel contact wil en kan aangaan. Op de wat langere termijn zijn het vooral de psychologische en sociale gevolgen die dit be-palen. Deze laatste zijn echter niet onafhankelijk van het eerste; pas als iemand licha-melijk weer een beetje functioneert, komt de psychologische verwerking aan bod en daarna komen pas sociale aspecten aan de orde. Grofweg kan men stellen dat de terug-gang in capaciteiten vooral afhankelijk is van de schade die ontstaat op lichamelijk ni-veau ten gevolge van de behandeling. De zin om te vrijen en de (on)tevredenheid over het seksuele leven zijn vooral afhankelijk van psychologische factoren.

4.13.4 Orde in de diagnostische chaos

Het is duidelijk dat bij een dusdanige hoeveelheid aan mogelijke verstoringen men al snel door de bomen het bos niet meer ziet. Om dit te voorkomen zijn diverse diagnostische procedures ontwikkeld waarmee seksuele problematiek op systemati-sche wijze in kaart kan worden gebracht, zoals 'de seksuele anamnese'. Alvorens aan de eigenlijke anamnese te beginnen is het van belang te beseffen dat mensen vaak ex-tra gespannen zijn als het om 'kanker en seks' gaat en derhalve moet daar rekening mee gehouden worden. Kortom, stel eerst de emoties aan de orde die te maken heb-ben met het feit dat men nu bij u aan tafel zit, en ga daarna samen in op het voorlig-gende probleem. Pas als de patiënt zich voldoende op zijn gemak gesteld voelt in het contact, is het 'veilig' genoeg om het seksuele probleem ter sprake te brengen en kan de eigenlijke anamnese beginnen.

Wanneer men wil bereiken dat men als hulpverlener zicht krijgt op de bestaande problemen en men bovendien de patiënt informatie en adviezen wil geven die deze ook onthoudt en gebruikt, dan zal men moeten bewerkstelligen dat de patiënt de voorlichting:

- hoort: de patiënt moet openstaan voor de voorlichting;
- begrijpt: de patiënt moet niet alleen de inhoud van de boodschap, maar ook de emotionele en praktische betekenis van deze informatie tot zich kunnen nemen;

- beoordeelt: de patiënt moet vaststellen of en hoe hij de geboden voorlichting kan en wil gebruiken;
- aanvaardt: de patiënt moet zijn gedrag aanpassen op grond van de geboden voorlichting;
- onthoudt: wil het gedrag beklijven, dan zal een zekere mate van onthouden moeten plaatsvinden, eerst bewust, later ook meer onbewust.

Bij min of meer neutrale voorlichting verlopen deze verwerkingsstappen redelijk ongestoord. Bij een zo emotioneel beladen onderwerp als kanker en seksualiteit zullen er echter vertragingen en verstoppingen optreden in de verwerking. Om deze barrière te voorkomen dan wel uit de weg te ruimen, zal de voorlichting vooraf bij de patiënt moeten worden geïntroduceerd en zal de verwerking van de informatie en adviezen moeten worden gestimuleerd en gecontroleerd.

Als men de zorg voor het seksueel functioneren van de patiënt ziet als een onderdeel van de zorg voor het algemeen functioneren, moge het duidelijk zijn dat er grote aandacht besteed moet worden aan de twee grotere gehelen, namelijk het verwerkingsproces en het begeleidingsproces. Een uitgebreidere bespreking van deze algemene problematiek is te vinden in paragraaf 5.3.

4.14 PRAKTISCHE RICHTLIJNEN BIJ SEKSUELE PROBLEMEN

Voorkomen en oorzaken

Hoewel de rol van de seksualiteit in de laatste levensfase van een patiënt met een terminale ziekte over het algemeen beperkter zal zijn dan voor de ziekte, heeft seksualiteit zeker niet opgehouden te bestaan. In de periode rond de diagnose en behandeling van kanker raakt seksualiteit voor vele patiënten eerst naar de achtergrond, waarna vaak weer een herstelfase optreedt. De kans op herstel is beter als:

- de kwaliteit van de seksuele relatie voor de diagnose beter was;
- er meer seksuele restfunctie is overgebleven na medische interventies;
- er meer en betere seksuele informatie en counseling is gegeven ten tijde van diagnose en behandeling.

Ook indien na de periode van diagnose en behandeling herstel van seksuele activiteiten heeft plaatsgevonden, neemt door lichamelijke zwakte en moeheid, waarvan vaak sprake is in de terminale fase van een ziekte, het verlangen naar seksualiteit weer af. Daarnaast kunnen ingrijpende behandelingen als operaties of chemotherapie verantwoordelijk zijn voor mechanische bezwaren, pijn, een veranderd gevoel en een gestoord zelfbeeld. In de laatste levensfase van een patiënt speelt bovendien ook het afscheid nemen een rol in de seksuele relatie; ook daaraan ligt immers een eind in het verschiet, wat een verdrietige ondertoon aan seksuele activiteiten kan geven.

Borstkanker is de meest voorkomende vorm van kanker bij vrouwen. Seksuele klachten en problemen zijn dan ook bij deze vorm van kanker het meest onderzocht. Het is belangrijk zich te realiseren dat slechts 15% van de vrouwen met borstkanker de seksuele problemen met de arts bespreekt (Barni 1997). De belangrijkste klachten zijn: gebrek aan lust, het niet optreden van orgasmen, vaginale droogheid en dyspareunie.

Bij mannen zijn seksuele gevolgen van prostaatcarcinoom het meest onderzocht. Behandeling van deze ziekte heeft bij ongeveer 90% van de mannen een directe invloed op de ejaculatie en in mindere mate op de erectie (Vulpen 1999). Daarbij spelen, naast de chirurgische behandeling en hormoontherapie, ook algehele malaise en pijn als oorzaak een belangrijke rol. Bij de 40% waarbij de prostaatkanker te laat wordt ontdekt, is de therapie gericht op het verlagen van de androgeenspiegels. Dat houdt in dat het seksuele verlangen sterk vermindert.

Andere tumoren die in de palliatieve fase gepaard kunnen gaan met seksuele klachten en problemen zijn die, waarbij chirurgie of radiotherapie van het bekken heeft plaatsgevonden. Daartoe behoren het cervixcarcinoom, het blaascarcinoom en in sommige gevallen het rectumcarcinoom. In een aantal gevallen is een stoma aangelegd. Dit heeft een negatieve invloed op het zelfbeeld. De aanwezigheid van een stoma kan dan ook emotionele problemen bij het vrijen geven. Na rectumamputatie wegens carcinoom heeft tot 80% van de mannen en tot 62% van de vrouwen seksuele problemen (Moors-Mommers 1998).

Presentatie en diagnostiek

Problemen met de seksualiteit kunnen elke fase van de seksuele responscyclus betreffen: verlangen, opwinding, orgasme en ontspanning. Een gestoord zelfbeeld ten gevolge van een behandeling met mutilerende gevolgen kan het verlangen naar seksualiteit belemmeren en angst en ongerustheid geven. Vaak komt het voor dat dan juist in de fase van opwinding problemen ontstaan. Het verlangen naar seksualiteit is wel aanwezig, maar het opgewonden raken lukt niet. Naast een mogelijk gestoord zelfbeeld zijn hiervoor vaak ook fysieke redenen aan te geven. Al of niet op basis van lokale veranderingen, algemene lichamelijke verschijnselen als moeheid, gewichtsverlies, malaise en pijn zijn er klachten van vaginale droogheid, dyspareunie, stoornissen van erectie en ejaculatie en het niet optreden van orgasmen. Een veelheid aan mogelijke verstorende factoren is al in paragraaf 4.13 aan de orde geweest.

Voor de diagnostiek van seksuele stoornissen is het bespreekbaar maken ervan van grote betekenis. Dit vereist een actieve rol van de hulpverlener. Onder andere kan dit worden bevorderd door folders en andere informatie betreffende de seksuologische problemen duidelijk zichtbaar in de wacht- en spreekkamer te leggen of deze aan te bieden. Enkele tips op dit terrein zijn in tabel 4.43 aangegeven.

Tabel 4.43 'Tips en trics' bij gesprekken over seksualiteit met kankerpatiënten

- Bespreek reeds in het beginstadium van kanker de seksuele gevolgen.
- Houd deze gesprekken alleen nadat een goede atmosfeer is geschapen.
- Begin met de meest gevoelige vragen.
- Ga van verleden naar heden.
- Vraag naar 'waar' en 'hoe' in plaats van 'hebt u dit of dat'.
- Gebruik algemeenheden om vragen in te leiden: 'de meeste mensen...'.
- Laat een vraag voorafgaan door een beschrijving van wat meestal gevonden wordt.
- Refereer aan ervaring van anderen.
- Luister, observeer en bewaar een gevoelige, niet-beoordelende houding.
- Geef geen 'directieve' adviezen, maar beschrijvende ('sommige mensen hebben in deze situatie baat bij...').
- Geef tips bij specifieke klachten.
- Zorg in spreek- en wachtkamers voor folders over seksualiteit en kanker.

Bron: Thompson 1991.

Behandeling

Het succes van de behandeling is vooral afhankelijk van de kwaliteit van de seksuele relatie voorafgaand aan de ziekte. Problemen in de diverse fasen van de seksuele responscyclus kunnen vaak het beste worden benaderd door een combinatie van medicamenteuze beïnvloeding van de fysieke ongemakken en counseling voor de verstoorde communicatie, faalangst en schuldgevoelens.

Zowel bij fysieke spanning als onzekerheid over fysiek contact kan mutuele massage helpen om weer dichter bij elkaar te komen. Massage kan pijn verlichten, maar ook het contact verbeteren of als voorspel dienen. Ook masturbatie door of met elkaar kan voor ontspanning zorgen. Andere therapeutische adviezen betreffen de timing van de pijnmedicatie in relatie tot seksuele activiteit en zodanige aanpassingen in het dieet, dat een eventueel stoma tijdelijk kan worden afgeplakt. Ten slotte kunnen hulpmiddelen worden voorgeschreven waardoor problemen als vaginale droogheid en onvermogen tot erectie worden verlicht. Tabel 4.44 geeft een overzicht van de problemen en mogelijke oplossingen.

Tabel 4.44 Praktische adviezen bij seksuele problemen in de palliatieve zorg

- Bij pijn: op tijd pijnstiller innemen, eventueel houding tijdens coïtus aanpassen, adviseer de partners 'de tijd te nemen' om goed opgewonden te raken (eventueel met behulp van massage).
- Bij vermoeidheid: een goed tijdstip uitzoeken.
- Bij anemie: bloedtransfusie overwegen.
- Bij onvoldoende lubricatie: glijmiddelen.
- Bij vaginale atrofie: oestrogenen (in de terminale fase nooit gecontraïndiceerd).
- Indien vaginale coïtus niet meer mogelijk is, kan anale coïtus ter overweging worden gegeven (hiervoor is goede ontspanning van de spieren nodig, voorzichtigheid en veel vaseline).
- Bij bemoeilijkt orgasme: vibrator.
- Bij bemoeilijkte opwinding: erotica (romantisch boek, video, lingerie).
- Bij verminderd verlangen ten gevolge van androgeentekort (als de ovaria en/of de bijnieren niet meer voldoende aanmaken door de behandeling): testosteron. Bijvoorbeeld in de vorm van oraal methyltestosteron 0,15 mg op geleide van de terugkeer van seksueel gevoel (Warnock 1999).
- Bij falende erectie: vacuümpomp, intracaverneuze injecties, een constrictiering (om na stimulatie de penisvulling te behouden) of een erectiepil (bijvoorbeeld sildenafil).
- Bij een colo- of ileostoma: dieet aanpassen om darmlediging op een vast tijdstip te laten plaatsvinden, vervolgens stoma afplakken.
- Bij gestoorde communicatie tussen de partners: adviseren een seksuoloog te raadplegen.

LITERATUUR

Abels, R.I., K.M. Larholt, K.D. Krantz & E.C. Bryant, 'Recombinant human erythropoietin (r-HuEPO) for the treatment of the anemia of cancer'. In: M.J. Murphy Jr. (ed.), *Blood Cell Growth Factors: Their present and future use in hematology and oncology. Proceedings of the Beijing Symposium*. AlphaMed Press, Dayton Ohio (1991), 91, pp. 121-141.

Akechi, T., A. Kugaya, H. Okamura, S. Yamawaki & Y. Uchitomi, 'Fatigue and its associated factors in ambulatory cancer patients: a preliminary study'. In: *J Pain Symptom Manage* (1999), 17, pp. 42-48.

Barni, S. & R. Mondin, 'Sexual dysfunction in treated breast cancer patients'. In: *Ann Oncol* (1997), 8, pp. 149-53.

Blesch, K.S., J.A. Paice, R. Wickham et al., 'Correlates of fatigue in people with breast or lung cancer'. In: *Oncol Nurs Forum* (1991), 18, pp. 81-87.

Broeckel, J.A., P.B. Jacobsen, J. Horton, L. Balducci & G.H. Lyman, 'Characteristics and correlates of fatigue after adjuvant chemotherapy for breast cancer'. In: *J Clin Oncol* (1998), 16, pp. 1689-1696.

Bruera, E., C. Brenneis, M. Michaud et al., 'Association between asthenia and nutritional status, lean body mass, anemia, psychological status, and tumor mass in patients with advanced breast cancer'. In: *J Pain Symptom Manage* (1989), 2, pp. 59-63.

Bruera, E., E. Roca, L. Cedaro, S. Carraro & R. Chacon, 'Action of oral methylprednisolone in terminal cancer patients: a prospective randomized double-blind study'. In: *Cancer Treat Rep* (1985), 69, pp. 751-754.

Bruera, E., S. Chadwick, C. Brennels, J. Hanson & N. MacDonald, 'Methylphenidate associated with narcotics for the treatment of cancer pain'. In: *Cancer Treat Rep* (1987), 71, pp. 67-70.

Bukberg, J.B., D.T. Penman & J.C. Holland, 'Depression in hospitalized cancer patients'. In: *Psychosom Med* (1984), 46, pp. 199.

Chin, A., M. Craandijk, W.F.F. Feenstra & J.W.H. Leer, 'De bestralingskater, prospectief onderzoek naar voorkomen en beloop'. In: *Ned Tijdschr Geneeskunde* (1990), 134, pp. 1091-1094.

Chochinov, H.M., K.G. Wilson, M. Enns & S. Lander, 'Are you depressed? Screening for Depression in the Terminally Ill'. In: *Am J Psychiatry* (1997), 154, pp. 674-676.

Coyle, N., J. Adelhardt, M.F. Kathleen & R.K. Portenoy, 'Character of terminal illness in the advanced cancer patient: pain and other symptoms during the last four weeks of life'. In: *J Pain Symptom Manage* (1990), 5, pp. 83-93.

Curt, G.A., W. Breitbart, D.F. Cella et al., 'Impact of cancer-related fatigue on the lives of patients'. In: *Proc ASCO* (1999), 18, pp. 573a.

Donnelly, S. & D. Walsh, 'The symptoms of advanced cancer'. In: *Semin Oncol* (1995), 22, pp. 67-72.

Fobair, P., R.T. Hoppe, J. Bloom, R. Cox, A. Varghese & D. Spiegel, 'Psychosocial problems among survivors of Hodgkins disease'. In: *J Clin Oncol* (1986), 4, pp. 805-814.

Foekema H. & S. van Gend, *Vermoeidheid bij kanker: een belangrijk probleem*. Rapport NIPO 1999.

Glaspy, J., R. Bukowski, D. Steinberg et al., 'Impact of therapy with epoetin alfa on clinical outcomes in patients with nonmyeloid malignancies during cancer chemotherapy in community oncology practice'. In: *J Clin Oncol* (1997), 15, pp. 1218-1234.

Glaus, A., 'Assessment of fatigue in cancer and non-cancer patients and in healthy individuals'. In: *Support Care Cancer* (1993), 1, pp. 305-315.

Gleeson, C. & D. Spencer, 'Blood transfusion and its benefits in palliative care'. In: *Palliat Med* (1995), 9, pp. 307-313.

Hann, D.M., P.B. Jacobsen, L.M. Azzarello et al., 'Measurement of fatigue in cancer patients: development and validation of the Fatigue Symptom Inventory'. In: *Qual of Life Res* (1998), 7, pp. 301-310.

Hickok, J.T., G.R. Morrow, S. McDonald & A.J. Bellg, 'Frequency and correlates of fatigue in lung cancer patients receiving radiation therapy: implications for management'. In: *J Pain Symptom Manage* (1996), 11, pp. 370-377.

Hwang, S., V.T. Chang, J. Cogswell, M. Ohanian & B. Kasimis, 'Fatigue, depression, symptom distress, quality of life and survival in male cancer patients at a VA medical center'. In: *Proc ASCO* (1999), 18, pp. 594a.

Irvine, D., L. Vincent, J.E. Graydon, N. Bubela & L. Thompson, 'The prevalence and correlates of fatigue in patients receiving treatment with chemotherapy and radiotherapy'. In: *Cancer Nursing* (1994), 17, pp. 367-378.

Irvine, D.M., L. Vincent, J.E. Graydon & N. Bubela, 'Fatigue in women with breast cancer receiving radiation therapy'. In: *Cancer Nursing* (1998), 21, pp. 127-135.

King, K.B., L.M. Nail, K. Kramer, R.A. Strohl & J.E. Johnson, 'Patients description of the experience of receiving radiation therapy'. In: *Oncol Nurs Forum* (1985), 12, pp. 55-61.

Love, R.R., H. Leventhal, D.V. Easterling & D.R. Nerenz, 'Side effects and emotional distress during cancer chemotherapy'. In: *Cancer* (1989), 63, pp. 604-612.

Macvicar, M.H. & M.L. Winningham, 'Promoting the functional capacity of cancer patients'. In: *Cancer Bulletin* (1986), 38, pp. 235-239.

Mendoza, T.R., X.S. Wang, C.S. Cleeland et al.'The rapid assessment of fatique severity in cancer patients. Use of the Brief Fatique Inventory'. In: *Cancer* (1999), 85, pp. 1186-1196.

Moors-Mommers, M.A.C.T. & C.W. Vink, 'Seksuele moeilijkheden van zieke mensen'. In: A.K. Slob e.a., *Leerboek Seksuologie*. Bohn Stafleu Van Loghum, Houten (1998).

Morant, R., 'Asthenia: an important symptom in cancer patients'. In: *Cancer Treat Rev* (1996), 22, pp. 117-122.

Morant, R., F. Stiefel, W. Berchtold, A. Radziwill & W. Riesen, 'Preliminary results of a study assessing asthenia and related psychological and biological phenomena in patients with advanced cancer'. In: *Supp Care Cancer* (1993), 1, pp. 101-107.

Munro, A.J. & S. Potter, 'A quantitative approach to the distress caused by symptoms in patients treated with radical radiotherapy'. In: *Br J Cancer* (1996), 74, pp. 640-647.

Pater, J.L., B. Zee, M. Palmer, D. Johnston & D. Osoba, 'Fatigue in patients with cancer: results with National Cancer Institute of Canada Clinical Trials Group studies employing the EORTC-QLQ-C30'. In: *Supp Care Cancer* (1997), 5, pp. 410-413.

Piper, B, S.L. Dibble, M.J. Dodd, M.C. Weiss, R.E. Slaughter, S.M. Paul. 'The Revised Piper Fatique Scale: psychometric evaluation in women with breast cancer'. In: *Oncol Nurs Forum* (1998), 25, pp. 677-684.

Piper, B., 'Fatigue'. In: V. Carrieri-Kolkman, A. Lindsey & C. West (eds.) *Pathophysiological phenomena in nursing: human responses to illness*. WB Saunders, Philadelphia 1993, pp. 279-302.

Piper, B.F., A.M. Lindsay, M.J. Dodd. 'Fatique mechanisms in cancer patients: developing nursing theory'. In: *Oncol Nurs Forum* (1987), 14, pp. 17-23.

Portenoy, R.K., H.T. Thaler, A.B. Kornblith et al., 'The Memorial Symptom Assessment Scale: an instrument for the evaluation of symptom prevalence, characteristics and distress'. In: *Eur J Cancer* (1994), 30A, pp. 1326-1336.

Quirt, J., M. Kovacs, S. Burdette-Radoux, S. Dolan, M. McKenzie & S.C. Tang, 'Epoetin alpha reduces transfusion requirements, increases hemoglobin, and improves quality of life in cancer patients with anemia who are not receiving chemotherapy'. In: *Proc ASCO* (1999), 18, pp. 594a.

Richardson, A., E. Ream.'The experience of fatique and other symptoms in patients receiving chemotherapy'. In: *Eur J Cancer Care* (1996), 5 (suppl 2), pp. 24-30.

Richardson, A., E. Ream & J. Wilson-Barnett, 'Fatigue in patients receiving chemotherapy: patterns of change'. In: *Cancer Nursing* (1998), 21, pp. 17-30.

Robustelli Della Cuna, G., A. Pellegrini & M. Piazzi, 'Effect of methylprednisolone sodium succinate on quality of life in preterminal cancer patients: a placebo-controlled, multicenter study'. In: *Eur J Cancer Clin Oncol* (1989), 25, pp. 1817-1821.

Schneider, R.A., 'Reliability and validity of the Multidimensional Fatigue Inventory (MFI-20) and the Rhoten Fatigue Scale among rural cancer outpatients'. In: *Cancer Nursing* (1998-2), 21, pp. 370-373.

Schneider, R.A., 'Concurrent validity of the Beck Depression Inventory and the Multidimensional Fatigue Inventory-20 in assessing fatigue among cancer patients'. In: *Psychosom Reports* (1998-1), 82, pp. 883-886.

Schwartz, A. 'The Schwartz Cancer Fatique Scale: testing reliability and validity'. In: *Oncol Nurs Forum* (1998), 25, pp. 711-716.

Smets, E.M.A., B. Garssen, B. Bonke & C.J.M. de Haes, 'The Multidimensional Fatigue Inventory (MFI) psychometric qualities of an instrument to assess fatigue'. In: *J Psychosom Res* (1995), 39, pp. 315-325.

Spiegel, D., J.R. Bloom & I. Yalom, 'Group support for patients with metastatic cancer. A randomized prospective outcome study'. In: *Arch Gen Psychiatry* (1981), 38, pp. 527-533.

Stein, K.D., S.C. Martin, D.M. Hann, P.B. Jacobsen. 'A multidimensional measure of fatique for use with cancer patients'. In: *Cancer Practice* (1998), 6, pp. 143-152.

Stone, P., J. Hardy, K. Broadley, A.J. Tookman, A. Kurowska & R. A'Hern, 'Fatigue in advanced cancer: a prospective controlled cross-sectional study'. In: *Br J Cancer* (1999), 79, pp. 1479-1486.

Thompson L.J. & A.D. DePetrillo, 'Sexual rehabilitation'. In: B.E. Greer & J.S. Berek, *Gynecologic Oncology, treatment, rationale and techniques*. Elsevier, Amsterdam/New York (1991).

Tierney, A.J., R.C.F. Leonard, J. Taylor, S.J. Closs, U. Chetty & A. Rodger, 'Side effects expected and experienced by women receiving chemotherapy for breast cancer'. In: *BMJ* (1991), 302, pp. 272.

Vainio, A. & A. Auvinen, 'Prevalence of symptoms among patients with advanced cancer: an international collaborative study'. In: *J Pain Symptom Manage* (1996), 12, pp. 3-10.

Visser, M.R.M. & E.M.A. Smets, 'Fatigue, depression and quality of life in cancer patients: how are they related?' In: *Support Care Cancer* (1998), 6, pp. 101-108.

Vogelzang N.J., W. Breitbart, D. Cella et al., 'Patient, caregiver, and oncologist perceptions of cancer-related fatigue: results of a tripart assessment survey'. In: *Sem Hematology* 34 (1997), pp. 4-12.

Vulpen M. van, W.L. Gianotten, J.J. Batterman & T.A. Boon, 'Erectiestoornissen na behandeling van prostaatkanker: een literatuuroverzicht'. In: *Tijdschrift Kanker* (1999), 23 (6), pp. 28-31.

Wald, F.D.M. & G.J. Mellenbergh, 'De verkorte versie van de Nederlandse vertaling van de Profile of Mood States (POMS)'. In: *Ned. Tijdschrift Psychologie* (1990), 45, pp. 86-90

Warnock J.K., J.C. Bundren & D.W. Morris, 'Female hypoactive sexual disorder: Case studies of physiologic androgen replacement'. In: *J Sex Marital Therapy* 25 (1999), pp. 175-182.

Weijmar Schultz, W.C.M. & H.B.M. van de Wiel, *Lief en leed, een boekje over kanker en seksualiteit.* Integraal Kankercentrum Noord-Nederland, Groningen (1993).

Wiel, H.B.M. van de & W.C.M. Weijmar Schultz, *Houvast, een boekje over seksualiteit, ziekte en handicap.* Boom, Meppel (1993).

Yellen S.B., D.F. Cella, K. Webster, C. Blendowski & E. Kaplan, 'Measuring fatigue and other anemia-related symptoms with the Functional Assessment of Cancer Therapy (FACT) measurement system'. In: *J Pain Sympt Manage* (1997), 13, pp. 63-74.

5 Psychosociale begeleiding

H.B.M. van de Wiel, J. Wouda

5.1 INLEIDING

Als genezing niet (meer) mogelijk is, richt de zorg zich primair op een zo lang en zo goed mogelijk behoud van kwaliteit van leven van de patiënt. Daarbij is het voorkomen of ten minste draaglijk maken van de gevolgen van de ziekte en/of de behandeling uiteraard belangrijk. Veel van de problemen tijdens de palliatieve fase kunnen zowel somatisch als psychosociaal van aard zijn. De somatische aspecten van de palliatieve zorg en coördinerende activiteiten komen in de andere hoofdstukken van dit handboek aan de orde.

Dit hoofdstuk behandelt theoretische achtergronden en geeft praktische richtlijnen voor de psychosociale begeleiding van patiënten die palliatief worden behandeld, waarbij het zoveel mogelijk intact houden van de zelfstandigheid van de patiënt, diens autonomie, als centrale leidraad dient.

5.2 THEORETISCHE ACHTERGRONDEN

Autonomie en heteronomie

Het belang van autonomie of zelfstandigheid inzake de eigen invulling door de patiënt van zijn resterende leven zal niemand betwisten. Toch is de wijze waarop anderen zorg kunnen dragen voor die zelfstandigheid bepaald niet onomstreden. Als tegenpool van de autonomie van de patiënt wordt in dat verband wel gesproken over de heteronomie van de patiënt, dat wil zeggen diens afhankelijkheid van anderen. In de periode voor de ziekte – de 'gezonde' situatie – bezat de patiënt een hoge mate van autonomie en was er sprake van relatief weinig heteronomie. In het algemeen gaat men ervan uit dat de autonomie van de patiënt evenredig afneemt naarmate de afhankelijkheid van anderen toeneemt als gevolg van de ziekte.

Autonomie en heteronomie hoeven echter geenszins elkaars tegenpolen te zijn, zoals figuur 5.1 laat zien. Zij kunnen worden beschouwd als twee elkaar ondersteunende krachten indien de onvermijdelijke afhankelijkheid van anderen ten dienste staat van de autonomie van de patiënt. Immers, naarmate de patiënt zich meer ge-

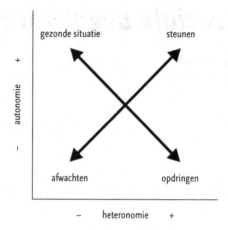

Figuur 5.1   De balans tussen heteronomie en autonomie

steund weet, ervaart hij ook meer keuzevrijheid om invulling te geven aan zijn leven ondanks de ziekte. Omgekeerd geldt dat de zorgverleners, dat wil zeggen alle mensen die hetzij professioneel, hetzij als mantelzorgers betrokken zijn bij de zorg voor de patiënt, ook effectiever in staat zijn de voorwaarden voor een zo groot mogelijke autonomie van de patiënt te creëren, als de patiënt beter in staat is zijn wensen of keuzen te uiten. In de palliatieve fase gaat het er dus vooral om de optimale balans te vinden tussen de autonomie en heteronomie van de patiënt. Voorwaarden voor deze optimale balans zijn een open communicatie tussen de patiënt en zijn zorgverleners, alsmede een actieve opstelling van de professionele zorgverleners en mantelzorgers om de patiënt waar mogelijk te steunen zonder diens zelfstandigheid geweld aan te doen.

Problematisch wordt de situatie echter wanneer de heteronomie de autonomie niet ondersteunt. In dat geval kunnen zich twee negatieve scenario's ontwikkelen. In de eerste plaats kan er een situatie ontstaan met zowel weinig heteronomie als weinig autonomie. De omgeving neemt een afwachtende houding aan en de patiënt komt daardoor de zorg tekort die nodig is om zijn autonomie zoveel mogelijk in stand te houden. Omdat de patiënt zich niet gesteund voelt, zal deze zijn zorgbehoeften ook niet duidelijk kenbaar (kunnen) maken. De communicatie blokkeert en er ontstaat passiviteit die een optimale zorg in de weg staat. In het tweede scenario stellen de zorgverleners zich juist actief op, maar houden ze te weinig rekening met de wensen van de patiënt. De patiënt krijgt de zorg als het ware opgedrongen en zal deze betuttelling ervaren als een aantasting van zijn autonomie. De patiënt kan zich hiertegen verzetten of juist erin berusten, maar in beide gevallen ontstaat er een openlijke of onderhuidse strijd die de communicatie blokkeert en het effect van de zorg ondermijnt.

Als men het streven naar een optimale verhouding tussen autonomie en heteronomie als leidraad neemt, worden twee dingen meteen duidelijk.

1 Anderen spelen een cruciale rol in het (resterende) leven van de patiënt. Het ondersteunen en, waar mogelijk, versterken van de zorg door de directe omgeving van de patiënt behoort dan ook tot de primaire doelstellingen van palliatieve zorg.

2 Een open communicatie met alle betrokkenen is een essentiële voorwaarde voor een optimaal behoud van kwaliteit van leven. In dit hoofdstuk wordt begeleiding dan ook voor een belangrijk deel in het teken van communicatie geplaatst.

Taakverdeling en verantwoordelijkheid

Hoe belangrijk communicatie ook mag zijn, het is geen doel op zich. Het is een hulpmiddel om te komen tot een optimale verhouding tussen de patiënt en diens omgeving. Onderdeel van die verhouding vormt ook het afstemmen van taken en verantwoordelijkheden binnen het zorgproces. In grote lijnen kunnen daarbij de volgende uitgangspunten worden aangegeven.

■ De hulpverlener dient bij zijn psychosociale begeleiding te *anticiperen* op de problemen die zich vroeg of laat bij de patiënt en/of diens naasten kunnen voordoen. Het begrip preventieve palliatie geeft deze actieve opstelling van de hulpverlener goed weer. Inzicht in de psychologische gevolgen van de situatie voor de patiënt is daarvoor nodig. In deze paragraaf wordt daar uitgebreid aandacht aan besteed.

■ De hulpverlener dient zich te realiseren dat zijn begeleiding ten dienste staat van de patiënt en dat het communicatieproces dan ook op doelgerichte en efficiënte, kortom *professionele* wijze dient te verlopen. Het maken van inhoudelijke keuzen blijft daarbij uiteraard de taak en verantwoordelijkheid van de patiënt; het in procedurele zin mogelijk maken van deze keuzen is de primaire taak van de hulpverlener. Het belangrijkste instrumentarium daarbij is de communicatie en dan meer specifiek de voorlichting, maar dan in een brede en vrijwel letterlijke betekenis van het woord. De hulpverlener loopt als het ware met een lichtje vooruit op het duistere levenspad van de patiënt. Deze paragraaf bevat daarom een toelichting op communicatieve inzichten en vaardigheden die van belang zijn voor de hulpverlening in de palliatieve fase.

5.3 PREVENTIEVE PALLIATIE

Het verwerkingsproces

De confrontatie met een ernstige ziekte betekent voor veel patiënten en hun naasten een situatie waarin de draagkracht zwaar op de proef wordt gesteld. Dit is vrijwel zeker het geval als het gaat om een ziekte(stadium) die slechts palliatief kan worden behandeld. Terwijl bij de normale ontwikkeling van de mens sprake is van een groeiproces, is er in de palliatieve fase sprake van een krimpproces. Steeds meer van het alledaagse leven valt weg en uiteindelijk komt het leven in het teken van de dood te staan. Overlevingsstrategieën worden langzaam maar zeker vervangen door overlijdensstrategieën, zoals het beperken van de leefwereld in ruimte en tijd. Uiteindelijk is alleen het hier en nu nog van belang. Het krimpproces gaat gepaard met ingrijpende verliezen en de rouw daarover. In termen van verlies kan men zeggen dat de patiënt in de palliatieve en met name in de terminale fase naar de dood toe moet krimpen. Hoewel dit uiteraard van persoon tot persoon kan verschillen, gaat het in het algemeen om het verlies van:

- maatschappelijke positie;
- sociale contacten;
- zelfwaardering;
- autonomie;
- emotioneel welbevinden;
- lichamelijke integriteit;
- fysiek welbevinden.

Naast het verlies van zaken als autonomie en maatschappelijke positie leidt de confrontatie met een ongeneeslijke ziekte ook tot het definitieve verlies van een aantal vanzelfsprekendheden die men zich normaal gesproken niet of nauwelijks bewust is. Om het gewone leven te kunnen leven, maakt een mens dankbaar gebruik van een soort automatische piloot die hem zonder veel bij de dingen te hoeven nadenken door het dagelijks leven loodst. De vanzelfsprekendheden waar het hier om gaat, zijn een soort positieve illusies, zoals onkwetsbaarheid, gezondheid en het gevoel zelf sturing aan het leven te kunnen geven. Als het levenseinde definitief in zicht komt, vallen deze illusies langzaam maar zeker weg en dat betekent onder andere dat men als patiënt weinig zekerheden overhoudt. Ook dat moet, net als de andere vormen van verlies, worden verwerkt.

Bijwerking of verwerking?

Als het om dermate grote veranderingen gaat, is aanpassen het devies en zijn emoties onvermijdelijk. De zeer intense en pijnlijke emoties die optreden bij de patiënt en zijn naasten zijn dan ook kenmerkend voor deze fase. Bekend in dit kader zijn natuurlijk de gevoelens van angst, verdriet en depressie, maar ook andere pijnlijke emoties komen regelmatig voor. Deze gevoelens zijn vaak zo heftig en belastend voor de patiënt dat wel van bijwerkingen wordt gesproken. Vaak wordt dan ook naarstig gezocht naar mogelijkheden om deze bijwerkingen te verminderen of te voorkomen. Dat is lang niet altijd mogelijk of nodig en in vele gevallen zelfs nadelig. Emotionele reacties op een ingrijpende gebeurtenis zijn namelijk een noodzakelijke voorwaarde om tot aanpassing aan de nieuwe situatie te kunnen komen. Geen aanpassing zonder emoties, geen emoties als er niet iets wezenlijk verandert. Dit vinden veel mensen verwarrend; ze denken tranen, net als bloed, zo snel mogelijk te moeten stelpen. Om dit misverstand uit de wereld te helpen, zal eerst worden stilgestaan bij het verwerkingsproces en de functie die emoties daarin vervullen. Vervolgens komen aan de orde de gevolgen die het verwerkingsproces en de daarmee gepaard gaande emoties hebben voor het functioneren van de patiënt en de voorlichting en begeleiding die aan de patiënt gegeven kunnen worden.

Een taakgerichte benadering

In de term verwerken zit niet voor niets het woord 'werken' ingesloten. Verwerken kost veel energie en verwijst naar de uitvoering van een aantal taken die de verandering van de situatie aan de patiënt oplegt. In grote lijnen kunnen daarbij de volgende drie verwerkingstaken worden onderscheiden:

1 het ervaren van de pijn van het verlies op emotioneel niveau;
2 het accepteren van de realiteit van het verlies op kennis- of cognitief niveau;
3 het aanpassen aan de nieuwe situatie en het oppakken van de nieuwe taken die daar weer bij horen.

De genoemde verwerkingstaken kunnen logischerwijs niet anders dan na elkaar worden uitgevoerd. Hoewel het krimpproces in principe volgens een glijdende schaal verloopt, kent ook dit proces groei-, of beter gezegd, krimpstuipen. In de praktijk blijken veel vormen van verliesverwerking door elkaar heen te lopen, elkaar te overlappen of heel nauw met elkaar verweven te zijn. Het gevolg is dat positief en negatief ervaren perioden elkaar afwisselen, al of niet op geleide van de actuele medische situatie. Zo kan iemand het ene moment zich ogenschijnlijk goed aangepast hebben aan de wetenschap nog maar enkele maanden te leven te hebben, terwijl dezelfde persoon even later over vakantieplannen voor volgend jaar praat. Dit soort krimpstuipen lijken verwarrender dan ze zijn. In feite gebeurt het uitvoeren van de verwerkingstaken wel degelijk chronologisch, alleen is er af en toe even sprake van een pauze.

Het verwerken dat vooral gebeurt door herbeleving van de gebeurtenissen en het

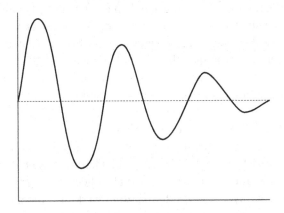

Figuur 5.2 *De slinger van emotionele verwerking*

zich emotioneel voorbereiden op wat gaat komen, kost zoveel energie dat het noodzakelijk is om het proces min of meer regelmatig even stop te zetten. Dit stopzetten gebeurt door het beheersen of verdringen van de emoties. Verdringen verwijst naar een vooral onbewust verlopend proces, terwijl beheersen veel meer een actieve inbreng van de patiënt daarbij impliceert, zoals het zoeken van afleiding. Tijdens deze pauzes kan de betrokkene weer even tot rust komen door net te doen alsof er niets, of althans iets veel minder ernstigs, is gebeurd.

Het afwisselen van de emotionele beheersing en de herbeleving verloopt slechts ten dele bewust en kent kort na de schok abrupte afwisselingen tussen extreem verdriet, woede of angst en opvallend rustig gedrag. Na verloop van tijd wordt het patroon van afwisseling en van de daarmee gepaard gaande emoties steeds gelijkmatiger. Het is dus niet zozeer de tijd die alle wonden heelt, als wel het verwerkingsproces dat de sterkte van de emoties gaandeweg doet verminderen in een langzaam uitdovende golfbeweging.

Het uiten van emoties

Voor het verwerken van ingrijpende gebeurtenissen is het van doorslaggevend belang dat emoties kunnen worden toegelaten. Zonder emoties immers geen aanpassing. In hoeverre emoties kunnen worden toegelaten, kunnen worden (her)beleefd, is op zich weer sterk afhankelijk van de mate waarin men ze kan uiten en ze met anderen kan delen. Als een patiënt zich gedwongen voelt om zich in te houden, kan weinig worden (her)beleefd en zal verwerking nauwelijks plaatsvinden. Door na een ingrijpende ervaring de gevoelens te uiten, en ze daarmee ook opnieuw te beleven, verliezen ze gaandeweg hun kracht. Er is als het ware sprake van eeltvorming op de ziel door telkens de vinger op de zere plek te leggen. Om die vinger daar te kunnen verdragen, moet de patiënt uiting kunnen geven aan zijn pijn.

Het ervaren en het uiten van emoties, hoe pijnlijk ook, is dus nodig om het gebeurde te verwerken en tot aanpassing aan de nieuwe situatie te komen. Bovendien zal deze verwerking sneller verlopen, naarmate de patiënt meer kan verdragen aan emoties. Hiervoor is de steun van anderen van groot belang. Gedeelde smart is immers halve smart en verwerkingsproblematiek heeft dan ook vaak te maken met een gebrek aan meedragers van de last. Om het in de woorden van de schrijfster Connie Palmen wat positiever te formuleren: 'Het enige dat helpt tegen verdriet, zijn mensen'.

Het contact met anderen biedt tevens de basis voor het herstel van vertrouwen in eigen kracht en die van de omgeving. Ten slotte biedt vooral het contact met lotgenoten de mogelijkheid zichzelf te vergelijken met anderen waardoor met name gevoelens van isolement worden tegengegaan. Dit alles heeft belangrijke consequenties voor de steun die de hulpverlener geeft bij deze verwerking, omdat het niet alleen inhoudt dat de patiënt de ruimte krijgt zijn emoties te uiten, maar dat de hulpverlener ook nagaat in hoeverre de omgeving van de patiënt bereid en in staat is de emotionele last te delen met de patiënt.

Op zoek naar houvast

Hoe belangrijk en noodzakelijk het (her)beleven van emoties ook is, pijnlijk blijft het natuurlijk wel en de neiging om ze te verdringen of onderdrukken is dan ook uiterst menselijk. Behalve met de soms wel erg pijnlijke aard van de emoties hangt dit onderdrukken voor een belangrijk deel ook samen met de sterke behoefte om de emotionele verwarring de baas te worden. Heftige emoties, met name heftige angst, verdriet of woede, gaan gepaard met gevoelens van controleverlies en machteloosheid. De patiënt is de greep op de situatie en het eigen leven verloren. Om de daaruit voortkomende onzekerheid en verwarring het hoofd te bieden, zoekt men naar houvast. Vooral voor de begeleiding van patiënten is het van belang om dit zoeken naar houvast te kunnen herkennen en daarop in te kunnen spelen. Patiënten kunnen op verschillende manieren proberen grip op hun situatie te krijgen. Enkele strategieën die patiënten hierbij kunnen gebruiken, zijn de volgende.

1   *Verstand gebruiken.* De patiënt kan proberen de situatie verstandelijk te begrijpen. Door hetgeen er is gebeurd te verklaren en er betekenis aan te verlenen, krijgt men op cognitief niveau weer controle over de situatie. Bovendien leidt deze cognitieve inspanning ertoe dat de aandacht wordt afgeleid van het emotionele niveau. Dit verlangen om te begrijpen, leidt bij veel patiënten tot een sterke behoefte aan informatie over de ziekte, de mogelijke behandelingen en het verdere verloop.

2   *Het heft in handen nemen.* De patiënt probeert de situatie naar eigen hand te zetten en zo het verlies aan controle te herstellen. In het verlengde van de speurtocht naar informatie gaan patiënten daarom vaak op zoek naar mogelijkheden om zelf invloed uit te oefenen op het verdere verloop van de ziekte. Veel 'alternatieve' geneeswijzen vereisen deze actieve betrokkenheid en komen daarmee tegemoet aan de behoefte aan controle. Andere patiënten uiten hun behoefte aan controle echter door allerlei eisen te stellen aan de mensen om hen heen of aan de hulpverleners. Daarnaast kunnen ook schuldgevoelens tegemoetkomen aan de controlebehoefte. Schuldgevoelens veronderstellen immers dat men (mede)verantwoordelijk was voor hetgeen er is gebeurd en bieden daardoor eveneens een gevoel van controle, ook al is de verantwoordelijkheid niet reëel.

3   *Afleiding zoeken.* De behoefte om weer greep te krijgen op de situatie kan ertoe leiden dat de patiënt zich stort op andere activiteiten, bijvoorbeeld werk, hobby's, maar ook op een sterk cognitieve manier van omgaan met alles wat met kanker te maken heeft. Zo wordt de greep op de ziekte en in het verlengde daarvan ook op het leven hersteld, terwijl bovendien de aandacht van de emoties wordt afgeleid. Vaak ziet men ook dat iemand zich vastklampt aan zijn eigen, vertrouwde manier van omgaan met de wereld om zich heen. Het gedrag zal daardoor 'star' worden en de betreffende per-

soon blijkt niet meer soepel te kunnen omgaan met de eisen die de situatie en dan met name het contact met anderen aan hem of haar stellen. Hoewel het hier op zich weer om een logische reactie gaat, vergt deze reactie wel veel van de contactuele flexibiliteit van de directe omgeving of van de hulpverleners.

Verstoorde verwerking

Als de patiënt of diens omgeving de pijnlijke emoties niet of maar nauwelijks kan verdragen, is de kans groot dat de verwerkingscurve niet in zijn geheel wordt doorlopen en het proces stagneert. Vaak toont de omgeving (en ook menig hulpverlener) emotiedempende reacties door in gesprekken met de patiënt vooral opbeurende opmerkingen te maken, goedbedoelde adviezen te geven of het onderwerp kanker systematisch te vermijden. Soms is er sprake van een vlucht in 'afleidingen', zoals werk, spanningen in de thuissituatie of andere zorgen waarmee de patiënt wordt geconfronteerd, waardoor de verwerking onvoldoende op gang komt. Ook kunnen de emoties zo pijnlijk zijn dat men zijn toevlucht zoekt tot psychofarmaca. Hoewel al deze vormen van bewuste of onbewuste vermijding op korte termijn een positief effect hebben – het voelt even beter – ontstaat er een stagnatie van het verwerkingsproces met alle gevolgen van dien op de langere termijn.

Onverwerkte emoties

Stagnatie van het verwerkingsproces heeft een aantal nadelige gevolgen. In de eerste plaats blijven de emoties, hoewel onderdrukt, wel hun invloed uitoefenen. Dit uit zich vaak in symptomen als prikkelbaarheid, onrust, slaap- en concentratiestoornissen. In de tweede plaats betekent het onderdrukken van emoties een forse aanslag op de aanwezige energievoorraad. Dat is jammer, want deze energie is juist hard nodig om zich fysiek en mentaal te kunnen handhaven. Voor een patiënt waar het medisch gezien verder goed mee gaat, ontstaat vaak later verwarring over de vraag waar toch die problemen, zoals vermoeidheid, neerslachtigheid en prikkelbaarheid vandaan komen. Van de confrontatie met kanker kan het niet zijn, want dat is gelukkig achter de rug.

5.4 SPECIFIEKE ASPECTEN VAN DE PALLIATIEVE FASE

Bij patiënten die palliatief worden behandeld, krijgt het bovenbeschreven 'inhaaleffect' in de verwerking van emoties veel minder kans. Bij hen is sprake van een opeenvolgende reeks van ingrijpende gebeurtenissen waarbij de volgende klap zich al weer aandient voordat de patiënt de voorafgaande heeft kunnen verwerken. Bij hen treedt dan een cumulatie op van onverwerkte emoties die hen extra kwetsbaar maakt voor nieuwe schokken. Bovendien vormt voor patiënten in de palliatieve fase de verwerking van ingrijpende ervaringen uit het verleden maar een deel van de last. Het heden en vooral de weinig rooskleurige toekomst zijn een minstens zo grote, zo niet grotere bron van zorg. Dit alles heeft gevolgen voor de wijze waarop de patiënt omgaat met zijn emoties en zich weet aan te passen aan de fysieke en emotionele eisen die in deze fase van zijn ziekte aan hem worden gesteld. Ambivalentie is daarbij de meest kenmerkende en vooral ook verwarrende emotie aan het begin van de palliatieve fase.

Ambivalentie als probleem

De palliatieve fase roept bij de patiënt veel tegenstrijdige gevoelens op. Enerzijds stervende, anderzijds nog (lang) niet dood. Enerzijds blijven hopen op een werkzame behandeling, anderzijds weten dat de kans op genezing vrijwel nihil is. Kortom, aspecten van één en dezelfde situatie die moeilijk met elkaar zijn te rijmen.

Ambivalentie kan ook ontstaan doordat bepaalde heftige emoties als angst, verdriet en boosheid enerzijds als erbij horend worden gezien, maar anderzijds als overdreven of te langdurig worden ervaren. In dat geval neemt de patiënt, al of niet versterkt door de omgeving, het zichzelf kwalijk dat hij of zij emotioneel reageert. Dit is op zich verwonderlijk want in feite is er sprake van een gezonde reactie op een ongezonde situatie. In het contact met de patiënt blijkt dan meestal sprake te zijn van een tweedeling in hoofd en hart. De patiënt beseft verstandelijk (cognitief) dat zijn emoties normaal zijn, gevoelsmatig (emotioneel) kan hij ze echter niet accepteren. Voor veel patiënten ontstaat hiermee een nieuw probleem. Het vervelende van dit laatste probleem, het feit dat de patiënt het niet kan verkroppen dat hij emotioneel in de war is, is vooral dat het zich voor alle andere problemen posteert. Hierdoor ervaart de patiënt niet langer zijn situatie als palliatief behandelde patiënt als zijn grootste zorg, maar vooral zijn ambivalentie en de daarmee gepaard gaande machteloosheid. Aan oplossingen bedenken voor de meer fundamentele achterliggende problemen komt hij of zij dan ook niet toe, zolang het 'voorliggende' probleem van de ambivalentie niet uit de weg is geruimd.

De aanwezigheid van ambivalentie en andere emoties als voorliggend probleem

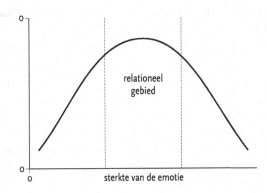

Figuur 5.3   Emotie-prestatiecurve

heeft belangrijke gevolgen voor de communicatie van en met de patiënt, aangezien deze er danig door kan worden verstoord. De emotie-prestatiecurve (fig. 5.3) toont de werking van dit mechanisme. Cognitieve prestatie wil daarbij zeggen het vermogen om ergens aandacht aan te besteden, logisch na te denken en rationele beslissingen te nemen.

De curve laat zien dat bij afwezigheid van emotionele betrokkenheid (linksonder) het cognitieve prestatieniveau ook gering is. Als iets hem volstrekt niet interesseert, neemt de patiënt ook niet de moeite om erover na te denken; het maakt toch allemaal niets uit. Pas wanneer er sprake is van enige emotionele betrokkenheid, begint hij erover na te denken. Hij gaat het probleem wat analyseren en eventueel oplossingen bedenken. Naarmate een bepaalde situatie hem meer interesseert, zal de patiënt er meer aandacht aan besteden en dit proces bereikt een optimale verhouding in het midden van de curve. Er is een redelijk sterke mate van betrokkenheid, de patiënt is alert, aandachtig en spant zich in om tot een oplossing te komen.

Tot zover is er doorgaans niets aan de hand. Het probleem is echter dat de curve nog verder naar rechts loopt. Problemen of situaties kunnen een mens ook dusdanig emotioneel 'raken' dat daardoor zijn aandacht en ratio teruglopen. De patiënt schiet als het ware door in de curve en raakt uit het lood. De aandacht gaat niet langer uit naar een weloverwogen aanpak van het probleem – Hoe ga ik om met mijn ziekte? –, maar naar de emotionele verwarring die dit probleem oproept. Het gevolg hiervan is dat – voorzover de patiënt de zaak voor zichzelf nog wel op een rijtje heeft – hij of zij het niet altijd even helder kan verwoorden. Bovendien is de patiënt slechts beperkt ontvankelijk voor de gegeven informatie en is zijn oordeelsvermogen vertroebeld.

Een beroep op het begrip en de redelijkheid van de patiënt is daarom pas mogelijk als de emoties tot een hanteerbaar niveau zijn teruggebracht. Tot die tijd vormen de emoties als het ware een blokkade voor het opnemen van nieuwe informatie en voor een redelijk gesprek. De meest effectieve manier om dit voorliggende probleem aan te pakken is om aandacht te besteden aan de betreffende emoties. Daarvoor moet men eerst de emoties herkennen, voordat men ze voor de patiënt kan benoemen en bespreekbaar maken.

Behalve dat men door het signaleren van de emoties zicht krijgt op de hulpvraag van de patiënt, kan daarmee ook duidelijk gemaakt worden aan de patiënt dat het helemaal niet zo gek is dat hij nu met een wirwar van vragen zit waarop niet zomaar een antwoord is te geven. In de nabije toekomst zullen er vragen en problemen komen waarbij hij die hulp misschien hard nodig zal hebben. Ook kan duidelijk gemaakt worden dat die hulp – net als nu – beschikbaar is. Daarmee is de basis gelegd voor alle vervolgcontacten die er ongetwijfeld komen en heeft de patiënt een entree naar toekomstige hulp. Het signaleren en verhelderen van emoties heeft ook een heilzaam effect op het gevoelsleven van de patiënt.

Herkennen van emoties

In de hulpverlenerspraktijk wordt men vaak geconfronteerd met openlijke emoties van patiënten, zoals woede, verdriet en machteloosheid. Deze zijn als zodanig goed te herkennen. Er zijn ook emoties die invloedrijk zijn, maar vooral verdekt worden geuit: de ambivalente emoties. Dit soort emoties is vaak lastig in een gesprek boven tafel te krijgen, omdat maar weinig patiënten in staat zijn om over hun emoties te spreken in termen van 'enerzijds..., anderzijds...'. Toch zijn het juist dit soort gevoelens waarmee patiënten die palliatief worden behandeld te kampen hebben en die door hen zelf, maar ook door hun omgeving, als uiterst verwarrend worden ervaren. Hier is dus sprake van een signalerings- en diagnostisch probleem. Welke emoties spelen bij deze patiënt en diens naasten en hoe krijgt men daarvan een duidelijk beeld?

Ambivalente gevoelens komen op twee manieren op min of meer verborgen wijze in het gesprek naar voren.

In de eerste plaats worden ze vaak als *onderstroom* in het gesprek geuit, dat wil zeggen als een onuitgesproken boodschap in het gesprek. Voor het herkennen van deze emoties moet men vooral letten op non-verbale uitingen als gezichtsuitdrukking, stemklank, bewegingen en houding, maar ook op de spreekstijl en bepaalde verbale uitingen van de patiënt. Denk bijvoorbeeld aan stiltes, grapjes maken, harde (waarde)oordelen vellen, niet over zichzelf maar alleen over anderen (willen) praten en voortdurend in de je-vorm praten.

De tweede manier waarop ambivalentie zichtbaar wordt, is als **boodschap op betrekkingsniveau**, dat wil zeggen de boodschap die impliciet in het gesprek verpakt zit en duidelijk maakt hoe het inhoudelijke gesprek moet worden opgevat. Zo kan een patiënt in zijn verhaal boosheid, verdriet of beschuldigingen laten doorklinken en daarmee de achterliggende bedoeling van het verhaal duidelijk maken.

Bij een duidelijke tegenstelling in wat iemand (inhoudelijk) zegt of tussen wat iemand zegt en hoe hij het zegt, is er waarschijnlijk sprake van ambivalentie in de gevoelens over de situatie. Een voorbeeld daarvan is te vinden bij de patiënt die honderd vragen stelt, maar tegelijkertijd zegt niet te verwachten dat iemand hem kan helpen. Of een patiënt die zegt dat het wel goed met hem/haar gaat, terwijl dit op een uitermate lusteloze of verdrietige toon wordt uitgesproken. Men spreekt dan van **incongruente** of *paradoxale* communicatie. Als men hiervoor oog en oor heeft, kunnen belangrijke boodschappen over hoe het echt gaat met de patiënt worden opgepakt en gebruikt als startpunt voor de verdere begeleiding.

De eerste stap om een patiënt te helpen zijn verwarrende gevoelens onder woorden te brengen, is om door een *gevoelsreflectie* of een *samenvatting* te laten blijken dat de emoties zijn gehoord en gezien. Voorbeeld van een gevoelsreflectie: 'Ik merk dat u overdonderd bent door de hele situatie en dat u zich vooral zorgen maakt over wat er nu met u gaat gebeuren'. Voorbeeld van een samenvatting: 'Ik begrijp uit uw verhaal dat u op zoek bent naar hulp, maar dat het voor u eigenlijk een beetje de vraag is of er wel iemand is die u kan helpen'.

Omdat een gevoelsreflectie meestal is gebaseerd op een eigen interpretatie van de verbale en non-verbale uitingen die men bij de patiënt waarneemt, zal men de gevoelsreflecties op een veronderstellende toon moeten uitspreken. De eerste reden om voorzichtig te zijn met een te stellige presentatie van de eigen indruk, is dat de gevoelsreflectie niet alleen het juiste gevoel moet weergeven, maar ook de juiste intensiteit van dit gevoel. Zo geven sommige benamingen van gevoelens een zwakke intensiteit aan, terwijl andere benamingen juist wijzen op een sterke intensiteit. Een tweede reden om de gevoelsreflecties veronderstellend uit te spreken is dat er zoals gezegd sprake kan zijn van meer ambivalente emoties. In de gevoelsreflectie dienen beide emoties dan zo te worden benoemd, dat de ambivalentie duidelijk naar voren komt. Een voorbeeld: 'Als ik u zo hoor, begrijp ik dat u zich enerzijds afvraagt of u van mij wel enige hulp kunt verwachten, maar dat u anderzijds besloten heeft toch maar te komen. Dus aan de ene kant weinig hoop, aan de andere kant toch ook iets van "je weet maar nooit". Klopt dat?'

Het benoemen van de gesignaleerde emoties door middel van een gevoelsreflectie of in een samenvatting is hiervan het begin. Door het gebruik van andere vaardigheden voor actief luisteren, zoals het verbaal volgen en het stellen van open vragen, biedt men vervolgens de patiënt de mogelijkheid zijn emoties te uiten en erover te vertellen. Tabel 5.1 bevat een overzicht van de vaardigheden voor actief luisteren. Een uitgebreide behandeling van deze luistervaardigheden is te vinden in Wouda e.a. (1998).

Tabel 5.1   Vaardigheden voor actief luisteren

Drie doelen
1   Stimuleren van de gesprekspartner om zijn verhaal te vertellen. 2   Sturen van het gesprek zodat alle relevante informatie ook ter sprake komt. 3   Greep houden op het gespreksverloop.
Te bereiken met behulp van de volgende technieken

1   Non-verbale aanmoedigingen
    • Oogcontact. Oogcontact heeft als functie gesprekscontrole, begrip tonen, waardering en ontspanning uiten en de (machts)relatie bepalen.
    • Ontspannen houding en bewegingen. Een ontspannen, maar actieve luisterhouding is licht asymmetrisch, een beetje voor- of achterovergebogen en naar de gesprekspartner toegewend. Bewegingen kunnen functioneel zijn in het gesprek door ondersteunend te zijn, gevoelens uit te drukken of het gesprek te reguleren. Disfunctioneel zijn stereotiepe gebaren en 'oversprong' (gevoelsonderdrukkende) gebaren.

2	Verbaal volgen
	Deze verbale vorm van aandacht geven kan bestaan uit kleine aanmoedigingen, zoals 'hm, hm', of 'ja, ja' of uit de herhaling op vragende toon van één of enkele woorden van uw gesprekspartner.

3	Stiltes gebruiken
	Veel mensen zijn geneigd snel te reageren als het gesprek even stil valt. Met name na het stellen van een vraag waarop niet direct een antwoord volgt, zal men vervolgvragen gaan stellen. Echter, juist door niets te zeggen en de stilte even te laten voortduren, kan men de gesprekspartner aanmoedigen tot verder praten. Laat dan het initiatief aan de ander om in zijn eigen tempo zijn verhaal voor het voetlicht te brengen.

4	Open en gesloten vragen gebruiken
	Actief luisteren houdt in dat men de juiste vragen stelt. Die vragen dienen in de eerste plaats aan te sluiten bij het gespreksverloop en bij het referentiekader van uw gesprekspartner. Zowel de vraaginhoud als de vraagvorm bepalen vervolgens de mate waarin ze de gesprekspartner uitnodigen zijn eigen verhaal te vertellen of juist het gesprek in een gewenste richting te sturen.
	Open vragen zijn vragen die beginnen met woorden als 'Hoe heeft u...', 'Wat maakt dat...', 'Waardoor is...'. De gesprekspartner zal hierop eerder met een uitvoerig antwoord reageren dan op een gesloten vraag, zoals 'Heeft u pijn?' of 'Kunt u uw arm nog strekken?'
	Open vragen zijn in het algemeen meer uitnodigend dan gesloten vragen, die juist worden gebruikt om meer specifieke informatie te verkrijgen. Het gebruik van gesloten vragen wordt dan ook gerekend tot de sturende luistervaardigheden. Pas bij het stellen van gesloten vragen op voor suggestieve vragen ('U heeft toch zeker wel...?'), dubbele vragen ('Heeft u pijn of bent u ook moe?') en meerkeuzevragen ('Is de pijn zeurend, stekend of borend?'). Pas ook op voor te sturende, confronterende vragen, zoals 'Waarom bent u niet eerder...?'

5	Parafraseren
	Parafraseren is een korte herhaling in eigen woorden van wat de gesprekspartner heeft verteld. De parafrase richt zich op de inhoud van het verhaal en is zowel sturend als stimulerend.

6	Gevoelsreflecties maken
	De gevoelsreflectie is een korte opmerking, waarmee men de gesprekspartner laat weten welke gevoelens er spreken uit zijn verhaal of zijn non-verbale gedrag. Met een gevoelsreflectie wordt de gesprekspartner gestimuleerd tot het praten over zijn gevoelens door deze tot onderwerp van gesprek te maken. Zo worden de emoties bespreekbaar en wordt voorkomen dat ze het verloop van het gesprek blokkeren.

7	Concretiseren
	Concretiseren betekent dat de gesprekspartner wordt uitgenodigd om vage en abstracte informatie te verhelderen. Dit bereikt men vooral door het stellen van aanvullende vragen om iets te verduidelijken of door een voorbeeld te geven.

8	Zelfexpressie gebruiken
	Onder zelfexpressie wordt verstaan het non-verbaal en verbaal tonen van de eigen mening en gevoelens in het gesprek. In een professioneel gesprek dient men hiermee voorzichtig te zijn. Het uitgangspunt voor uw zelfexpressie is de vraag of dit functioneel is binnen het gesprek.

9	Samenvatten
	Met een samenvatting geeft men in enkele zinnen weer wat de gesprekspartner over een bepaald onderwerp vertelde. De samenvatting geeft een duidelijke structuur aan het gesprek. De samenvatting biedt tevens een rustpunt in het gesprek om even na te denken, om aanvullende vragen te bedenken of om met een nieuw onderwerp te beginnen.

---

10 **Structureren**

Door een duidelijke opbouw aan te brengen in het gesprek, houdt men eveneens greep op het verloop van het gesprek.

In het algemeen kent een gesprek een begin, een middendeel en een afsluiting:

• in een vraaggesprek wordt het begin gebruikt voor een (hernieuwde) kennismaking en om het gespreksonderwerp te introduceren;

• in het middendeel worden de diverse aspecten van dit onderwerp uitgediept, waarbij de gesprekspartner wordt gestimuleerd om eigen ervaringen en ideeën naar voren te brengen en de ondervrager door meer gerichte vragen de relevante informatie over het onderwerp verzamelt;

• in de afsluiting van het gesprek worden de hoofdpunten nogmaals samengevat en wordt de gesprekspartner uitgenodigd tot een correctie of aanvulling van de verkregen informatie.

5.5 VERLOOP VAN HET COMMUNICATIEPROCES

Komt het wel over?

Er is al uiteengezet dat veel patiënten een sterke behoefte hebben aan houvast en dat informatie over de ziekte en over wat gaat komen dit houvast kan bieden. Het geven van informatie aan de patiënt is daarom een uitermate belangrijk onderdeel van de begeleiding. Anderzijds is ook gesproken over de rol die emoties spelen in het verwerkingsproces. Emoties zijn een noodzakelijke voorwaarde om te kunnen komen tot aanpassing, maar de verwarrende emoties die de patiënt veelvuldig ervaart in de palliatieve fase, ontnemen de patiënt ook de mogelijkheid de gegeven informatie te verwerken en te onthouden. Dit laatste is al benoemd als een voorliggend probleem. Bij het geven van informatie moet men dus rekening houden met de emoties die deze informatie oproept, omdat deze emoties de ontvankelijkheid voor verdere informatie blokkeren.

Om de informatie uiteindelijk toch goed te laten overkomen, is een gedoseerde presentatie ervan nodig. Een situatie waarin dit met name het geval is, is het slecht-nieuwsgesprek. Het slecht-nieuwsgesprek is een van de meest bekende en kenmerkende voorbeelden van een gesprek waarin de informatie die wordt gegeven (heftige) emoties oproept bij de patiënt. Aan de hand van dit type gesprek wordt aangegeven hoe men de patiënt emotioneel beladen informatie kan laten begrijpen en laten aanvaarden, ondanks dat er zich tijdens het gesprek emotionele blokkades voordoen.

Als men geregeld slecht-nieuwsgesprekken voert of te maken heeft met de gevolgen van slecht nieuws dat anderen aan een patiënt hebben verteld, is men bekend met het feit dat slecht nieuws herhaald moet worden aangeboden om echt te kunnen doordringen, met name als het slechte nieuws ook nog eens slecht is gebracht. Kortom, het voeren van een slecht-nieuwsgesprek is voor iedere hulpverlener die te maken heeft met palliatieve zorg een belangrijke vaardigheid. Daarnaast doen zich tijdens de palliatieve fase herhaaldelijk situaties voor waarin men informatie moet geven die min of meer heftige emoties oproept bij de patiënt. Daarbij hoeft lang niet altijd sprake te zijn van nieuws dat een verslechtering in de situatie betekent. In de context van het krimpen naar de dood en de verliezen die daarbij moeten worden verwerkt, betekent ieder bericht een confrontatie met het naderende einde.

Het is verstandig om als vuistregel aan te houden dat alle voorlichting over veranderingen in de palliatieve fase overgebracht wordt in de vorm van een slecht-nieuwsgesprek, ook al gaat het over zoiets 'banaals' als het veranderen van een medicatiedosis of het inschakelen van een andere hulpverlener. Dat veel hulpverleners moeite hebben met het voeren van dit soort emotionerende gesprekken is bekend. Hierna zal eerst worden stilgestaan bij de vraag waarom het slecht-nieuwsgesprek niet alleen voor de patiënt, maar ook voor de hulpverlener zo'n lastige gesprekssituatie is. Ook zal worden ingegaan op de techniek van het slecht-nieuwsgesprek.

Slecht nieuws voor de hulpverlener

Het slecht-nieuwsgesprek wordt in het algemeen beschouwd als één van de moeilijkste vormen van communicatie met patiënten. Dat komt niet alleen door de soms hoogoplopende emoties bij de patiënt. Het komt ook omdat de brenger van het nieuws zelf vaak geëmotioneerd is over en door het nieuws dat hij moet overbrengen. Naast medeleven met de patiënt gaat het hierbij ook om gevoelens van machteloosheid en boosheid over het tekortschieten van de geboden hulp. Vooral als de patiënt in het gesprek zijn eigen machteloosheid en woede richt op de brenger van het nieuws, is het uitermate lastig om het hoofd koel te houden. Aangezien een hulpverlener ook maar een mens is, geldt ook voor hem dat er dan sprake kan zijn van een voorliggend probleem in de vorm van emoties die hem als het ware het zicht op de meer fundamentele, achterliggende problemen belemmeren. In tegenstelling tot de patiënt heeft de hulpverlener echter niet iemand die hem wat dit betreft begeleidt. Een deel van de professionele taak van de hulpverlener bij het begeleiden van patiënten in emotioneel moeilijke situaties is dus het (h)erkennen van de rol die de eigen emoties hierbij spelen.

Een tweede probleem waarmee men met name in de palliatieve fase regelmatig te kampen kan krijgen, is de vraag of men de patiënt het slechte nieuws wel in zijn volle omvang moet vertellen. In hoeverre wil men toch niet steeds een sprankje hoop op genezing laten, hoe ernstig de situatie ook is? In de terminale fase is de situatie vaak duidelijk, maar vooral in de periode daaraan voorafgaand kan er een lastig gewetensdilemma optreden. Enerzijds is er naast de morele en ook juridische plicht meestal ook de eigen behoefte om de patiënt volledig te informeren in het belang van een open en eerlijk contact met de patiënt. Anderzijds is er ook de behoefte om de patiënt te beschermen tegen de emotionele klap die bij het aanbreken van de palliatieve fase enorm is. Dit dilemma wordt nog sterker wanneer blijkt dat de patiënt het nieuws gewoon niet wil horen of wanneer men inschat dat de patiënt psychisch niet in staat is om de ernst van de situatie te verwerken. Op dit dilemma zal hier nu niet verder worden ingaan. Het achterhouden van informatie is echter volgens de Wet op de Geneeskundige Behandelingsovereenkomst (WGBO) alleen in uitzonderlijke situaties gerechtvaardigd.

De behoefte om de patiënt zoveel mogelijk te willen helpen, kan leiden tot een uitvoerig exposé over de achtergronden van de mededeling aan de patiënt. Dit soort hulp werkt in de slecht-nieuwssituatie echter averechts. Bij het vertellen van emotioneel beladen informatie is het overbrengen van inhoudelijke informatie slechts een deel van de hulp die wordt geboden. Het is zeker zo belangrijk de patiënt te helpen de emotionele lading van de inhoudelijke boodschap te verwerken.

Techniek van het slecht-nieuwsgesprek

Net als bij het geven van neutrale informatie gaat het er in een slecht-nieuwsgesprek om dat de patiënt het nieuws *hoort, begrijpt, beoordeelt* en *aanvaardt*. De emoties die het nieuws oproepen, blokkeren echter deze verwerkingsstappen. De patiënt komt door de emotionele klap buiten het rationele gebied van de emotie-prestatiecurve. Kenmerkend voor het slecht-nieuwsgesprek is dan ook dat de (eerste) fase, waarin het nieuws wordt meegedeeld, vrij kort duurt. Omdat de patiënt na de emotionele klap weinig aandacht kan opbrengen voor een verdere uitleg, staat in het vervolg van het gesprek de emotionele verwerking van het nieuws centraal.

Het slecht-nieuwsgesprek speelt zich daarom af op twee verwerkingsniveaus, een inhoudelijk niveau en een gevoelsmatig niveau. Om beide verwerkingsniveaus tot hun recht te laten komen, verloopt een slecht-nieuwsgesprek in fasen:

- Fase 1: De boodschap overbrengen
- Fase 2: Ruimte bieden voor reactie
- Fase 3: Hoe nu verder?
- Fase 4: Beslissingen nemen

Om deze fasen van het slecht-nieuwsgesprek goed te laten verlopen, is enige voorbereiding aan te bevelen. Men moet ervoor zorgen dat men het gesprek ongestoord en zonder tijdsdruk kan voeren en men moet beschikken over de noodzakelijke informatie om op vragen van de patiënt te kunnen ingaan. Een goede voorbereiding helpt tevens om zelf emotioneel voorbereid te zijn op de emotionele reacties van de patiënt. Aandachtspunten voor deze voorbereiding zijn:

- *Waar en wanneer vindt het gesprek plaats?* Een slecht-nieuwsgesprek vraagt om een rustige plek waar men zittend, ongestoord, zonder tijdsdruk en vertrouwelijk met de patiënt kan praten.

- *Wie zijn er als 'toehoorders' aanwezig?* Met toehoorders wordt bedoeld één of meer personen, bijvoorbeeld de partner, familie of een verpleegkundige die goed contact hebben met de betrokkene en die deze tijdens en na het slechte nieuws kunnen bijstaan bij de verwerking ervan.

- *Hoe is de boodschap geformuleerd?* Omdat iedere omhaal van woorden bij de patiënt de spanning doet stijgen en eerder verwarring dan duidelijkheid schept, moet vooraf worden bedacht hoe de boodschap zo kort en bondig mogelijk verteld kan worden.

■ *Welke reacties worden bij de patiënt verwacht?* Wanneer men iets aan een patiënt vertelt, dan heeft deze informatie voor de patiënt meestal een geheel andere betekenis. Vooral bij emotioneel beladen informatie, zoals in het slecht-nieuwsgesprek, is het verschil in referentiekader van grote invloed op de beoordeling van het nieuws. Zo kan een kleine ingreep voor een patiënt een schokkende gebeurtenis betekenen. De brenger kijkt immers met professionele ogen naar een herkenbaar en hanteerbaar probleem, maar de patiënt hoort iets wat een belangrijke invloed heeft op zijn bestaan en wat hem angsten, zorgen of verdriet berokkent.

■ *Hoe gaat de brenger van het nieuws reageren?* Slecht nieuws is niet alleen voor de patiënt emotioneel, maar kan ook bij de brenger ervan de nodige emoties oproepen. Het emotieniveau kan zo hoog oplopen dat het eigen oordeelsvermogen wordt vertroebeld en de communicatieve vaardigheden in de knel komen. Door het gesprek voor te bereiden, voorkomt men dat men buiten het rationele gebied van de eigen emotie-prestatiecurve terechtkomt.

■ *Welke uitleg wordt de patiënt gegeven?* In een slecht-nieuwsgesprek is er, zoals gezegd, door de hoogoplopende emoties weinig ruimte voor het geven van inhoudelijke informatie. Bepaal daarom bij de voorbereiding welke informatie men beslist aan de patiënt wil vertellen en wat pas in een later stadium op geleide van de vragen van de patiënt aan bod komt.

Fase 1: De boodschap overbrengen

Als het nieuws te abrupt wordt verteld, kan de patiënt volledig dichtklappen, waardoor de betekenis van het nieuws niet meer overkomt. Daarom moet de eigenlijke boodschap worden voorafgegaan door een korte inleiding, waarin wordt verteld wat er is gebeurd of wat er is gevonden. Na deze inleiding die de patiënt emotioneel voorbereidt op de klap, komt dan het slechte nieuws. Ieder verder uitstel ervan verhoogt de spanning of doet zelfs nog erger vermoeden. Uit medeleven met de patiënt bestaat er echter vaak de neiging om de klap uit te stellen of te verzachten. Deze goedbedoelde vormen van 'hulp' werken echter averechts, omdat ze de verwerking van het nieuws vertragen of zelfs tegenhouden. De spanning loopt onnodig op of de aandacht verschuift naar minder belangrijke zaken, waardoor het de patiënt moeilijk wordt gemaakt het slechte nieuws in zijn volle omvang te horen, te begrijpen en te aanvaarden. Anderzijds is het zeker niet de bedoeling om de ernst van het bericht dramatischer voor te stellen dan het in feite is. Om te vermijden dat men onnodig heftige emoties oproept bij de patiënt, moet de ernst van het bericht dan ook duidelijk aangegeven worden.

Fase 2: Ruimte bieden voor reactie

Hoewel men wellicht de neiging voelt om na de boodschap de patiënt te 'helpen' met een aanvullende uitleg zodat de patiënt het nieuws beter kan begrijpen, bestaat de beste hulp na het vertellen van het slechte nieuws uit emotionele steun. Door de klap van de boodschap is de patiënt toch niet in staat de verdere uitleg te horen, laat staan te begrijpen. Na een pauze is er ruimte voor de eerste reactie van de patiënt. De meeste patiënten reageren na een ogenblik van stilte uit zichzelf. Zo nodig kan een uitnodigende opmerking helpen, zoals: 'U bent er stil van, merk ik'. Vervolgens reflecteert men de emoties die de patiënt openlijk of in de onderstroom van zijn reacties laat blijken, ongeacht welke deze emoties zijn.

Na het horen van het slechte nieuws komt er vaak een wirwar van 'verwerkingsvragen' naar boven bij de patiënt. Omdat dit soort vragen vooral een uiting is van emotionele verwarring, heeft het in dit stadium van het gesprek nog weinig zin hierop een uitvoerig antwoord te geven. Dan wordt het emotionele probleem op rationeel niveau aangepakt en daar zal de patiënt niet bij gebaat zijn.

De vragen hebben wel een belangrijke signaleringsfunctie. Ze maken duidelijk hoe de patiënt het nieuws beoordeelt: is de reactie adequaat, is er sprake van onderschatting van de ernst of ziet de patiënt het wellicht te somber in? Afhankelijk hiervan kan aanvullende en zo nodig corrigerende informatie worden gegeven. Houd de antwoorden echter zo kort mogelijk (één of twee zinnen) en gebruik de emotionele reactie en vragen van de patiënt ook als aangrijpingspunt om de emoties (opnieuw) te reflecteren en ervoor te zorgen dat de patiënt zich begrepen en gesteund voelt. Men kan het slechte nieuws vervolgens herhalen, zodat de patiënt de confrontatie met het nieuws niet kan ontlopen.

> P: 'Maar dokter, hoe kan dat nou, bij het vorige onderzoek leek de plek op mijn lever kleiner te zijn geworden.'
> A: 'Ik begrijp dat deze uitslag u erg tegenvalt. De vorige keer leek de chemotherapie wel aan te slaan. Helaas is dat nu niet meer het geval. Er is weer sprake van tumorgroei en de chemotherapie heeft dus toch niet goed geholpen'.

Het is alleszins te begrijpen dat men de neiging heeft om – als reactie op de soms heftige emoties van de patiënt – geruststellende opmerkingen te maken, adviezen te geven en oplossingen aan te dragen met de bedoeling de klap wat te verzachten. In deze fase is daarvoor nog geen ruimte en het kan zelfs een averechts effect hebben, omdat deze hulppogingen de patiënt ervan weerhouden de klap goed te verwerken.

Vooral bij een agressieve reactie en bij emotionele manipulatie is het vaak lastig om de eigen emoties buiten spel te houden. Bij emotionele aanvallen is men geneigd zichzelf te verdedigen, te gaan discussiëren, zelf met verwijten of agressie te reageren of een afwerende houding aan te nemen. Ook hiervoor geldt dat de patiënt zijn emoties zelf moet verwerken en dat de brenger daarbij niet meer kan doen dan begrip tonen.

Fase 3: Hoe nu verder?

Na korte of langere tijd stoom afblazen wordt de patiënt rustiger en kunnen de onvermijdelijke vragen als 'Hoe kan dit?' en 'Wat gaat er nu gebeuren?' worden beantwoord. Iedere aanvullende uitleg kan het emotionele niveau van de patiënt echter weer doen stijgen, zodat de opname van informatie opnieuw blokkeert. Er is ook dan pas weer ruimte voor nieuwe informatie als deze volgende golf van emotie voorbij lijkt te zijn. Bij het geven van verdere uitleg in het vervolg van het gesprek kan men daarom als het ware steeds opnieuw de slecht-nieuwsprocedure aanhouden en stap voor stap verdergaan, dat wil zeggen:

- kort informatie geven;
- wachten op een reactie;
- de emotie reflecteren;
- de patiënt de tijd gunnen voor de verwerking;
- nieuwe informatie geven.

Een valkuil in deze fase is dat men probeert om de patiënt zo volledig mogelijk te informeren over de achtergronden van het slechte nieuws en over verdere hulpverleningsmogelijkheden. In de fase van het geven van aanvullende uitleg moeten deze mogelijkheden voor verdere hulpverlening zeker worden genoemd, omdat ze de patiënt houvast bieden bij de verdere verwerking. Gezien de emotionele verwarring bij de patiënt is er echter nog geen ruimte voor een uitvoerige uitleg over alle aspecten van de verdere hulpverlening.

Een tweede valkuil is dat men met de patiënt in discussie gaat over de gegeven uitleg. De patiënt zal misschien de toelichting gaan bestrijden, er niet naar willen luisteren, het niet willen aanvaarden en niet openstaan voor redelijke argumenten. Iedere discussie is dan ook verspilde moeite. Men kan zich beter beperken tot een opmerking als: 'Ik begrijp dat u het niet kunt accepteren, maar...' en vervolgens het slechte nieuws met de gegeven toelichting herhalen.

Fase 4: Beslissingen nemen

Als men de autonomie van de patiënt serieus neemt, zal deze zelf tot een weloverwogen beslissing dienen te komen over de verdere hulpverlening. Het nemen van een beslissing zal bij werkelijk slecht-nieuwsgesprekken echter niet in hetzelfde gesprek kunnen plaatsvinden. Het verwerkingsproces heeft tijd nodig en zal in de eigen omgeving van de patiënt moeten plaatsvinden. Het is daarom beter om het gesprek te beëindigen op het moment dat men denkt dat de patiënt de boodschap en de eerste aanvullende uitleg heeft begrepen. Na een samenvatting kan men de patiënt uitnodigen op deze samenvatting te reageren, zodat men kan controleren of de boodschap goed is overgekomen. Er moeten duidelijke afspraken worden gemaakt met de patiënt over wanneer en waar deze terecht kan met vragen, welke beslissingen er nog moeten worden genomen en wat er daarna gaat gebeuren. Deze afspraken zijn niet alleen vanuit praktisch oogpunt nodig, maar bieden de patiënt tevens houvast in de emotionele verwarring.

5.6 BESLISSINGEN OVER VERDERE ZORG

Informatie geven is een belangrijk hulpmiddel om in de palliatieve fase de patiënt houvast te bieden. De problemen waarmee de patiënt in de palliatieve fase te maken krijgt, vragen echter om meer dan informatie alleen. Patiënten hebben naast inhoudelijke informatie ook behoefte aan adviezen en hulp bij het nemen van beslissingen. Ook hierbij geldt dat de hulpverlener bij zijn voorlichting en begeleiding rekening moet houden met de beperkte cognitieve capaciteit van de patiënt ten gevolge van emotionele spanningen en zich ook moet richten op het reduceren van de emotionele spanning teneinde een weloverwogen keuze voor een bepaald advies of besluit mogelijk te maken.

Adviseren

In het dagelijks spraakgebruik wordt met adviseren vaak hetzelfde bedoeld als het geven van een aanwijzing of (goede) raad. Gerichte adviezen zijn in het geval van (emotioneel) weinig ingrijpende problemen zeker op zijn plaats om de problemen te helpen oplossen, mits ze voldoende aansluiten bij de wensen en mogelijkheden van de patiënt en diens naasten. Echter, als het adviezen betreft waarbij vooral emotionele overwegingen en bezwaren de aanvaarding en uitvoerbaarheid in de weg staan, verliezen rationele argumenten hun kracht. Hoewel het op zich wel invoelbaar is om de patiënt alsnog te proberen te overtuigen met aanvullende informatie en argumenten, is dit op zich een heilloze weg. Men probeert dan immers de problemen die op gevoelsniveau spelen, op te lossen met rationele middelen en dat werkt niet. Men kan dit voorkomen door over te gaan op een steunende manier van adviseren met als belangrijkste kenmerk dat de patiënt de gelegenheid krijgt zijn emoties en overwegingen te uiten en bespreken om zodoende een weloverwogen eigen keuze te kunnen maken. In plaats van een gericht advies te geven helpt men de patiënt bij diens menings- en besluitvorming.

Overleg en besluitvorming

Tijdens de palliatieve fase moeten er voortdurend beslissingen worden genomen om de patiënt de zorg te bieden die is toegesneden op zijn telkens veranderende behoeften. Het kan daarbij gaan om een beslissing over de medisch-technische zorg, zoals de bestrijding van pijn of andere complicaties, een beslissing over de aard en in-

tensiteit van de thuiszorg of om meer fundamentele keuzen ten aanzien van abstinentie van behandeling en actieve levensbeëindiging.

Veel van de problemen die zich in de palliatieve fase voordoen, zijn voor een hulpverlener wel te voorzien, maar stellen de patiënt en diens naasten vaak voor verras-
singen. Ondanks dat het in deze situaties gaat om keuzen die wellicht vanzelfsprekend zijn, is het toch van belang dat men tijdig en zorgvuldig overlegt met de patiënt,
zijn naasten en andere betrokken hulpverleners over deze beslissingen; kortom, preventieve palliatie! Zorgvuldig overleg is zeker nodig als er sprake is van een keuze
waarbij de behoeften en wensen van de patiënt en zijn naasten een doorslaggevende
rol spelen.

Om een patiënt of andere betrokkenen te helpen een weloverwogen beslissing te
nemen, kan men als volgt te werk gaan:

- het probleem of de situatie verduidelijken: uitleg geven over de (probleem)situa-
  tie en over de noodzaak van het nemen van een beslissing;
- de mogelijke keuzen bespreken;
- (laten) beoordelen van de keuzemogelijkheden;
- keuzen (laten) maken;
- afspraken maken over de uitvoering van het genomen besluit.

Dit vijf-stappenmodel is vooral een ideaal model. Het model veronderstelt dat mensen in alle rust en beschikkend over alle benodigde informatie tot een keuze of besluit
komen. De werkelijkheid is anders. Besluiten worden meestal genomen op grond
van een beperkte hoeveelheid informatie en zeker niet altijd na een zorgvuldige afweging van alle voors en tegens. Dat emoties daarbij een vertekenende en vaak ook be-
lemmerende rol kunnen spelen, is inmiddels hopelijk geen nieuws meer. Ondanks
deze kritiek op het model zijn er enkele nuttige aanwijzingen aan te ontlenen.

- Besluitvorming is een proces. Advisering in de betekenis van hulp bij besluitvorming is dan ook niet een activiteit van één moment, maar is een vorm van hulp die
  zich over kortere of langere tijd uitstrekt.
- Oplossingen komen niet uit de lucht vallen, maar zijn gebaseerd op informatie
  over en analyse van het probleem. In werkelijkheid lopen deze stappen vaak door elkaar heen. Na een eerste oriëntatie worden al oplossingen bedacht en keuzen overwogen. Op grond van deze ideeën wordt nieuwe informatie verzameld en wordt het probleem of de situatie verder geanalyseerd. Vervolgens worden keuzen verworpen, worden er oplossingen bijgesteld of worden er nieuwe oplossingen bedacht enzovoort.
  Dit betekent dat men de patiënt niet direct moet overspoelen met informatie over het
  probleem en over alle mogelijke oplossingen of keuzen. De patiënt moet de tijd krijgen zich een beeld te vormen van de probleemsituatie en de noodzaak van een keuze
  te begrijpen.

■ Aan ieder besluit gaat een afweging vooraf van de voors en tegens van de mogelijke oplossingen. Zelfs als er uiteindelijk sprake is van slechts één mogelijke oplossing, bijvoorbeeld omdat alle andere oplossingen in het voorafgaande traject zijn afgevallen, dan nog zal de keuze voor of tegen deze oplossing door de patiënt zelf moeten worden gemaakt.

Binnen dit algemene model kunnen meer specifieke voorlichtingstechnieken worden toegepast. Tijdens de fasen van probleemverheldering en het bespreken van de keuzemogelijkheden zal er zeker informatie aan de patiënt moeten worden gegeven. Ook hierbij kunnen de principes van het slecht-nieuwsgesprek gehanteerd worden om de patiënt de informatie te laten verwerken en zich te kunnen voorbereiden op het nemen van een beslissing. Daarnaast zijn er nog twee andere technieken, het counselen en de twee-kolommentechniek, die nuttig kunnen zijn bij het verhelderen en afwegen van de keuzemogelijkheden.

Counselen

Counselen is een niet-sturende (non-directieve) gesprekstechniek met als voornaamste doel de patiënt te helpen zicht te krijgen op onduidelijke en verwarrende gevoelens en hem te helpen een beslissing te nemen bij een emotioneel beladen keuze. Counselen is bij uitstek geschikt om patiënten te helpen beslissingen te nemen waarbij niet zozeer een gebrek aan kennis en/of praktische problemen de uitvoering van het advies in de weg staan, maar waarbij zich vooral emotionele bezwaren en weerstanden voordoen. Men stimuleert de patiënt zijn gedachten en vooral zijn gevoelens te verwoorden en bewaakt tevens de voortgang van het gesprek. De vaardigheden van actief luisteren (zie tabel 5.1) zijn hiervoor het belangrijkste instrumentarium. Zo nodig geeft men aanvullende informatie, maar dan wel op geleide van vragen van de patiënt en op een neutrale manier. Men stelt dus niet een 'beste' oplossing voor, ook niet als de patiënt daarom vraagt, en geeft in elk geval geen oordeel over, laat staan kritiek op de door de patiënt voorgestelde oplossing(en).

Counselen vraagt in het algemeen meer tijd dan het geven van een gericht advies. Counselen vraagt bovendien om een goede verstandhouding met de patiënt. Veel hulpverleners vinden het moeilijk deze counselende methode te hanteren, omdat ze geleerd hebben zich verantwoordelijk te voelen voor het welzijn van de patiënt en dus een 'kant-en-klare' oplossing te bieden voor zijn problemen.

De twee-kolommentechniek

De twee-kolommentechniek is bedoeld om de patiënt een overzicht te bieden van alle voordelen en bezwaren van een bepaalde oplossing of keuze. De techniek bestaat eruit dat men met de patiënt op een vel papier twee kolommen tekent met als kopjes: voordelen en nadelen. Vervolgens vult men met de patiënt deze kolommen in. Het is daarbij niet nodig en zelfs remmend om systematisch te werk te gaan, bijvoorbeeld door eerst alle voordelen en dan pas de nadelen op te schrijven. De vrije associatie werkt juist het beste.

De patiënt moet vervolgens komen tot een eindoordeel over alle voor- en nadelen om een beslissing te kunnen nemen. Men kan de patiënt laten markeren wat zwaarwegende argumenten zijn en wat bijkomende voor- of nadelen zijn.

De twee-kolommentechniek is eenvoudig uit te voeren en werkt zeer doeltreffend, zeker als er sprake is van een keuze voor of tegen één bepaalde oplossing, bijvoorbeeld wel of geen opname in een verpleeghuis. Wanneer er meer oplossingen mogelijk zijn, bijvoorbeeld de keuze tussen een aantal evenwaardige behandelingen, dan wordt de techniek ingewikkelder en vraagt deze meer tijd. Alle oplossingen met ieder zijn eigen voor- en nadelen moeten dan tegen elkaar worden afgewogen om tot een uiteindelijke keuze te komen.

Evaluatie en verslaglegging van de besluitvorming

In veel gevallen is het nuttig om nadat de patiënt zijn besluit heeft genomen, te bespreken of er wellicht praktische, emotionele of sociale obstakels te verwachten zijn bij de uitvoering van het besluit en wat daaraan valt te doen. Ook tijdens de uitvoering van het besluit kunnen onverwachte obstakels opdoemen of kan blijken dat de gekozen oplossing niet (helemaal) het gewenste effect had. Genoeg reden dus om in een volgend gesprek met de patiënt na te gaan of de gemaakte keuze aan de verwachtingen voldoet. Dit gesprek kan dan de start zijn van een nieuw overleg waarin de situatie opnieuw wordt besproken, nieuwe oplossingen de revue passeren en nieuwe keuzen moeten worden gemaakt. Deze telkens terugkerende vorm van hulp bij menings- en besluitvorming is kenmerkend voor de begeleiding van patiënten in de palliatieve fase. Ter wille van de continuïteit van de zorg is het nodig dat de keuzen van de patiënt worden gedocumenteerd, zodat ook in een latere fase deze keuzen kunnen worden gerespecteerd en aan andere hulpverleners kenbaar worden gemaakt. Voor sommige ingrijpende beslissingen, zoals actieve levensbeëindiging, is deze documentatie verplicht.

5.7 COÖRDINATIE VAN ZORG

Uiteraard staat bij het nemen van alle beslissingen de zelfbeschikking van de patiënt voorop, maar ook andere betrokkenen hebben daarbij een inbreng. Bovendien zijn er randvoorwaarden in de vorm van regels, afspraken en praktische beperkingen, waarmee men rekening moet houden bij het nemen van beslissingen.

Wanneer er sprake is van inbreng van diverse betrokkenen en van uiteenlopende randvoorwaarden, verdient het aanbeveling dat de behandelend specialist of de huisarts de coördinerende rol op zich neemt bij de besluitvorming over de zorg. Hierdoor kunnen doublures, lacunes en vooral ook verwarring en conflicten over de verdere voortgang van het zorgtraject worden vermeden. In andere hoofdstukken van dit handboek wordt ingegaan op deze coördinerende activiteiten. In deze paragraaf wordt volstaan met het schematisch belichten van de veelvoud aan taken en rollen die in de palliatieve zorg aan bod (kunnen) komen. In het begin van de palliatieve fase is het de taak van de hulpverlener om problemen op psychosociaal gebied te signaleren en zo nodig te verhelderen. Vervolgens is het zaak om in de vorm van informatie en advies een belangrijke mate van houvast aan de patiënt en diens naasten te bieden. Daarbij is het van belang een onderscheid te maken tussen informatie en advies in de zin van 'raad en daad' en de meer steunende vormen van adviseren, zoals het counselen. Tot slot kan ook het coördineren, inclusief overleggen en vergaderen, in het zorgschema worden opgenomen (tabel 5.2).

Tabel 5.2   Begeleiden in stappen

Diagnostiek		
Context	Signaleren: • demografisch • medisch • verwerking	
Behandeling	Hulp bieden door: • informeren • adviseren • counselen • besluitvorming	
Coördinatie van zorg	• zorgafspraken/taakverdeling • steun aan mantelzorg • documentatie • controle	

Tabel 5.2 wekt de indruk dat hulpverlenen een uiterst overzichtelijk proces is. De werkelijkheid is echter anders. Eén van de meest typerende complicerende factoren van palliatieve zorg is dat juist in deze fase problemen tegelijk voorkomen en dat de aanpak van het ene probleem een volgend probleem doet ontstaan. Veel medische problemen zijn niet meer echt oplosbaar en de zorg is er dan vooral op gericht de situatie nog draaglijk te laten zijn voor de patiënt en diens naasten. De coördinatie van zorg in zo'n telkens veranderende situatie is geen gemakkelijke opgave. Men moet de problemen zien aankomen om er tijdig op te kunnen reageren, opdat men niet achter de feiten aanloopt en de palliatieve zorg ontaardt in voortdurend crisismanagement. De term preventieve palliatie is in dit opzicht dan ook zeker geen loze kreet!

Helaas blijkt in de praktijk de coördinatie van de palliatieve zorg extra te worden bemoeilijkt door communicatieproblemen. Hoewel iedere palliatieve situatie wat dat betreft zijn eigen knelpunten kent, blijken in de praktijk enkele problemen vaak voor te komen. Eén van de moeilijkheden aan het begin van de palliatieve fase is de onduidelijke markering van het begin. Voor een huisarts of (wijk)verpleegkundige kan het duidelijk zijn dat de patiënt gezien zijn toestand nog maar kort zal leven. De patiënt kan echter nog steeds hopen op genezing. De behandelend specialist kan daarbij een verwarrende rol spelen door de patiënt een bepaalde behandeling aan te bieden, bijvoorbeeld in het kader van een trial waarvan in redelijkheid geen curatief effect mag worden verwacht, maar waardoor de patiënt onbedoeld de illusie houdt dat genezing nog mogelijk is. De betrokken hulpverlener komt dan in een ongelukkige positie terecht. Het dilemma is dan vooral of men de valse hoop moet laten bestaan om een breuk in het contact met de patiënt te voorkomen, of de patiënt toch te confronteren met de slechte prognose, zodat sommige onvermijdelijke stappen in het palliatieve traject tijdig kunnen worden besproken en voorbereid.

Een vergelijkbaar communicatief probleem doet zich voor wanneer er een wederzijds stilzwijgen over de slechte prognose ontstaat tussen de patiënt en zijn naasten. Soms vraagt de partner of familie om een slechte prognose niet met de patiënt te bespreken, soms ook wil de patiënt dat men deze verzwijgt tegenover de omgeving. Er ontstaat dan een lastige communicatieblokkade die leidt tot spanningen tussen de patiënt en zijn naasten en die ook de zorgvuldigheid van de zorg in de weg kan staan. Communicatieproblemen doen zich helaas ook voor tussen hulpverleners onderling. Voorbeelden zijn een te late berichtgeving, onvoldoende informatie over prognose en/of behandeling, onduidelijkheid over de informatie die aan de patiënt is verstrekt en vaak ook een verschil in opvatting over de 'beste' zorg voor de patiënt. Tussen de diverse hulpverleners kunnen zelfs misverstanden ontstaan omdat ze hun eigen 'vaktaal' spreken. Al met al dus reden om behalve aan de zorg op inhoudelijk niveau vooral ook aandacht te besteden aan de zorg op procedureel niveau. Kortom, de zorg om de zorg.

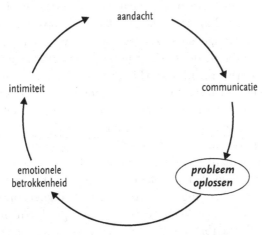

Figuur 5.4   Betrokkenheidscirkel

De genoemde communicatieproblemen kunnen niet met een simpel en eenduidig advies uit de wereld worden geholpen. Centrale leidraad is het principe 'niet denken voor een ander' teneinde de communicatie zo open mogelijk te houden en daarmee de onderlinge vertrouwensrelatie te versterken. Dit kan worden toegelicht aan de hand van figuur 5.4.

Het omcirkelde deel van de figuur is in feite het gedeelte waar het in de professionele hulpverlening om gaat en eigenlijk ook in de collegiale samenwerking. Mensen gaan naar een hulpverlener of werken samen om een probleem op te (laten) lossen waar ze alleen niet uitkomen. Als er alleen maar sprake is van betrokkenheid en goede communicatie, maar niet van probleemoplossen of samenwerking, dan schiet de werkrelatie tekort. Evenzeer is dit echter het geval wanneer de relatie niet beperkt blijft bij probleemoplossen, maar doorschiet naar een wederzijdse emotionele betrokkenheid of zelfs een intimiteitsaspect krijgt.

Aangezien relaties nu eenmaal de neiging hebben zich te verdiepen, betekent dit dat als men professioneel wil blijven werken, men daar dus bewust rekening mee moet houden en wellicht soms letterlijk en figuurlijk afstand moet bewaren. Naarmate men beter in staat is eigen emoties te hanteren en daarbij vooral eigen grenzen te bewaken, zal men beter met de ander kunnen meeleven. In dat geval zal men zijn betrokkenheid kunnen tonen zonder dat de relatie doorschiet en het probleemoplossen in gevaar komt. Zowel sterke positieve emoties als sterke negatieve emoties ten aanzien van een patiënt en zijn naasten kunnen hierbij echter in de weg staan. Een professionele houding is hier dan op z'n plaats, met als kenmerken acceptatie, respect, betrokkenheid, maar tevens voldoende distantie.

Acceptatie en respect

Acceptatie wil zeggen dat men erkent dat de patiënt recht heeft op zijn eigen opvattingen, gevoelens en gedrag. De patiënt heeft er recht op om te zijn zoals hij of zij is. Deze acceptatie wil overigens niet zeggen dat men zich in het kader van de hulpverlening niet kan richten op de verandering van opvattingen, gevoelens of gedrag. Vrijwel alle vormen van voorlichting zijn hierop immers gericht. Bij voorlichting is er echter sprake van een functioneel belang, de gezondheid of het welzijn van de patiënt, en niet van een louter persoonlijk belang dat berust op het feit dat men mensen die anders denken en leven, niet wil accepteren.

Respect betekent dat men bovendien iemand in zijn waarde laat als het gaat om diens opvattingen, zijn manier van omgaan met anderen en zichzelf en zijn manier van leven. Respect veronderstelt acceptatie, maar gaat daarbij een stap verder. Respect betekent vooral de erkenning van iemands zelfstandigheid of autonomie als het gaat om het maken van keuzes, het inrichten van het eigen leven en het omgaan met de problemen die zich daarbij voordoen. In de hulpverlening betekent respect dat men de ander in zijn waarde laat ten aanzien van de wijze waarop deze omgaat met zijn problemen en dat men de ander laat blijken dat men vertrouwen heeft in diens eigen capaciteiten om hiervoor oplossingen te vinden. De hulp is slechts een aanbod waarvan de ander naar eigen inzicht gebruik kán maken, maar geen voorschrift waarvan de ander gebruik móet maken.

Acceptatie van en respect voor gevoelens betekent niet alleen dat men begrip toont voor de emoties van de patiënt, maar dat men de uiting ervan ook niet onderdrukt of stuurt. Men laat de patiënt blijken diens emoties serieus te nemen hoe onredelijk of onterecht ze misschien ook lijken.

Betrokkenheid én distantie

Betrokkenheid is wel omschreven als het vermogen om zich te verplaatsen in de wereld van de ander, de ander daardoor te kunnen begrijpen en dit begrip ook aan de ander te laten blijken. Deze betrokkenheid veronderstelt een onderlinge band tussen de hulpverlener en zijn patiënt waardoor de hulpverlener zich kan en wil inleven in de gevoelswereld van de patiënt. De patiënt ervaart daardoor de nabijheid van iemand die zijn ervaringen en gevoelens wil delen. Betrokkenheid blijkt vooral uit de aandacht die men heeft voor de patiënt en kan zowel verbaal als non-verbaal worden getoond.

Verbale betrokkenheid kan men laten blijken door het gebruik van de 'exploratieve' gespreksvaardigheden zoals open vragen stellen, gevoelsreflecties en het gebruik van stiltes, en ook door de uiting van eigen gevoelens mits dit op de juiste manier gebeurt. De betrokkenheid blijkt ook wanneer men de patiënt laat weten in de nabije toekomst beschikbaar te zijn als de patiënt behoefte heeft aan steun.

Non-verbale betrokkenheid kan worden getoond door middel van oogcontact, door fysieke nabijheid, door iemands hand vast te houden of door een hand op iemands schouder te leggen. Lichamelijk contact heeft zeker een troostend effect. Uit het contact blijkt dat er naast het grote verdriet nog menselijke warmte is. Dit verzacht het verdriet. Wees echter voorzichtig met lichamelijke intimiteit. De lichamelijke intimiteit kan onbedoeld en onbewust verwachtingen doen ontstaan die het latere contact tussen hulpverlener en patiënt kunnen vertroebelen.

In hoeverre de patiënt de betrokkenheid ervaart, hangt ook af van het voorafgaande contact met de patiënt. Wanneer dit contact voorheen strikt zakelijk en zonder persoonlijke belangstelling was, dan zal het moeilijk zijn plotseling de betrokkenheid te laten blijken wanneer de situatie daarom vraagt. Om adequaat hulp te kunnen bieden in welke vorm dan ook, is een kritisch oordeel over de problemen vereist. Wanneer men echter door een (te) sterke betrokkenheid wordt meegesleept, gaan de eigen emoties het kritisch oordeel vertroebelen en hinderen ze in de optimale uitvoering van de begeleidingstaken. Het bewaren van enige *afstand* bij emotionele uitbarstingen duidt dan ook niet zozeer op een gebrek aan medeleven, maar juist op een professionele houding. Bovendien is enige afstand ook gewenst met het oog op zelfbescherming.

Het gaat er dus om het juiste evenwicht te vinden tussen enerzijds emotionele betrokkenheid waaraan de patiënt de noodzakelijke steun kan ontlenen, en anderzijds voldoende distantie om niet zelf uit het evenwicht te geraken. Dit evenwicht tussen over- en onderbetrokkenheid noemt men wel het *principe van maximale toenadering met behoud van distantie*. Zeker in de palliatieve zorg waarbij heftige en ambivalente gevoelens het begeleidingsproces voortdurend kleuren, is het vinden van dit evenwicht een lastige, maar tegelijkertijd dankbare opgave. Hier volgt een korte opsomming van wat functioneel en dus bij voorkeur te doen is, en wat niet-functioneel is.

Wel functioneel en dus bij voorkeur doen

■ Bespreken van verwachtingen over de te bieden hulp. Geef aan dat het hier om kwesties gaat waarbij de specifieke deskundigheid maar een deel van het verhaal is.

■ Bespreken van communicatieproblemen als een dilemma; veel hulpverleners vermijden dit pijnlijke onderwerp om op korte termijn de gevoelens van de ander niet te kwetsen, maar wat men zich onvoldoende realiseert is dat op de langere termijn de gesprekken alleen maar moeilijker zullen verlopen.

■ Aangeven dat het in het algemeen onwenselijk is om afspraken te maken over het achterhouden van informatie. Het recht op niet-weten mag men alleen toepassen op verzoek van de patiënt zelf. Geen informatie geven op verzoek van anderen (familie) valt onder de therapeutische exceptie van de WGBO en kan alleen plaatsvinden in uitzonderlijke gevallen en na consultatie van een onafhankelijke collega.

■ Afspraken maken om alsnog openheid van informatie te bereiken en bewaken dat deze afspraken worden nagekomen.

Niet-functioneel en dus beter niet doen

■ Vermijden van het contact met de patiënt, doorverwijzen of afwachten zonder dit expliciet met de patiënt besproken te hebben. De hulpverlener speelt niet alleen een medische rol in het geheel, maar het contact is voor de patiënt een belangrijke vorm van mentaal houvast. Er moet dus wel een heel goede reden zijn om zich als hulpverlener echt terug te trekken.

■ Vermijden van overactiviteit. Net als iedereen hebben ook hulpverleners de pest aan machteloosheid en helaas leidt dit bij velen tot de neiging om veel te gaan 'doen' en er weinig te 'zijn'. Bedenk: 'to act can be not to act'.

■ Aangaan van competentiestrijd met andere hulpverleners over het hoofd van de patiënt en familie heen. Het is zelden raadzaam om een andere hulpverlener openlijk af te vallen of te bekritiseren. Niet alleen verstoort dit de werkrelatie die de patiënt met die ander had, maar het schaadt ook het vertrouwen in de medische stand in het algemeen. Uiteraard hoeft niet alles met de mantel der liefde bedekt te worden, maar men moet ook hier procedureel zeer zuiver te werk gaan en het oordeel pas geven na overleg met alle betrokkenen.

5.8 BEGELEIDING IN DE TERMINALE FASE

Tijdens de terminale fase is er meestal sprake van een intensivering van de zorg. Bij de patiënt treden er diverse somatische problemen tegelijk op waardoor er medisch gezien voortdurend moet worden ingegrepen en de zorg moet worden aangepast. Daarnaast betekent het naderende einde van de patiënt een forse emotionele en vaak ook fysieke belasting voor de naaste familie wat extra professionele steun en begeleiding noodzakelijk maakt. Het belangrijkste doel van de zorg in deze fase is om het lijden van de patiënt draaglijk te laten zijn. In eerste instantie uiteraard voor de patiënt zelf, maar daarnaast ook voor zijn naasten. Bepaalde medische ingrepen kunnen daarbij voor de patiënt een verlichting betekenen, maar kunnen tegelijk door de naasten als schokkend worden ervaren, omdat het hen confronteert met de ontluistering van het sterven en zij er het contact met de patiënt door verliezen. Het verhogen van de pijnmedicatie met als gevolg dat de patiënt nauwelijks meer aanspreekbaar is, is daar een voorbeeld van.

Beslissingen rond het levenseinde zijn dermate ingrijpend dat de emoties bij alle betrokkenen in het algemeen hoog oplopen. Het vraagt dus tijd en een vooral counselende aanpak om de patiënt en diens naasten te helpen bij het nemen van dergelijke beslissingen. Zolang de patiënt nog leeft, zijn diens wensen het uitgangspunt voor de zorg en zal de patiënt ook de belangrijkste 'actor' zijn bij iedere besluitvorming. Naarmate het einde nadert zal de patiënt vaak minder goed aanspreekbaar worden, terwijl juist dan ingrijpende beslissingen ten uitvoer worden gebracht. Soms zal men zowel de patiënt als diens naasten erop moeten wijzen dat er al bepaalde keuzes rond het overlijden moeten worden gemaakt, terwijl het overlijden zelf nog niet aan de orde is, omdat de patiënt later niet meer in staat zal zijn hierover weloverwogen beslissingen te nemen. Voor de beslissing rond euthanasie is zo'n tijdige agendering zelfs geboden, aangezien dit één van de zorgvuldigheidseisen is die is vastgelegd in de wettelijke procedure.

Consensus

Hoewel strikt genomen de wens van de patiënt doorslaggevend is bij een verstrekkende maatregel als abstinentie of euthanasie, is de consensus van de naaste familie en van de andere betrokken hulpverleners over de uitvoering zeer wenselijk en is het zaak om de grootst mogelijke zorgvuldigheid bij de besluitvorming in acht te nemen. Aangezien de emotionele beladenheid van dit soort beslissingen rond de terminale fase groot is, zijn controversen bepaald niet ondenkbaar. In de gesprekken over de emotioneel zeer beladen thema's die zich tijdens de terminale fase kunnen voordoen, wordt er van de hulpverlener een behoorlijke dosis kalmte en volharding gevraagd om het gesprek in goede banen te leiden. Anders dan bij een 'gewoon' meningsverschil moet in dit overleg vaak eerst overeenstemming worden bereikt of het thema überhaupt bespreekbaar is. Vervolgens moeten alle betrokkenen ermee instemmen dat men er op een zorgvuldige manier en met respect voor elkaars opvattingen over gaat spreken en pas dan kan het onderwerp zelf weer aan de orde worden gesteld.

5.9 VAN OVERLEVEN NAAR OVERLIJDEN

In het begin van deze paragraaf is al geconcludeerd dat de patiënt houvast zoekt in de vorm van informatie, lotgenotencontact of door een beroep te doen op allerlei hulpverleners. Aanvankelijk is dat in de palliatieve fase ook het geval, maar gaandeweg treedt doorgaans een verschuiving op naar het gebruik van 'overlijdensstrategieën'. De patiënt neemt afstand van veel activiteiten die zijn dagelijks leven vulden, neemt afscheid van steeds meer personen en maakt keuzen over wat hij nog graag zou willen meemaken of realiseren. Zijn leefwereld wordt steeds beperkter in ruimte en tijd. Het is onder andere deze verschuiving die de begeleiding van palliatief behandelde patiënten extra gecompliceerd maakt. Wat vandaag een adequate reactie is, kan morgen zinloos zijn.

Doorgaans veronderstelt begeleiding ook een vorm van hulpverlening waarin de patiënt zelf een actieve rol speelt. Voor de omgeving van de patiënt geldt dat zeer zeker, maar het aandeel van de patiënt zelf wordt gaandeweg steeds kleiner. Ook hierin wijkt de palliatieve fase af van wat gangbaar is. Naarmate de palliatieve fase verder verstrijkt, wordt de patiënt minder actief, terwijl de naasten juist een steeds actievere rol gaan spelen. Zolang de patiënt nog niet is overleden, vormt deze uiteraard altijd het centrum van de zorg, ongeacht of de patiënt zelf nog in staat is uiting te geven aan zijn behoeften. Eerder uitgesproken wensen en verwachtingen kunnen in dat geval als richtlijn dienen, mits hiermee zorgvuldig wordt omgegaan. Na het overlijden is niet langer de patiënt het object van begeleiding, maar zijn dat de nabestaanden. Bij hen doen zich in de eerste periode na het overlijden vaak heftige ambivalente gevoelens voor. Enerzijds zijn ze verdrietig over het verlies, maar anderzijds ook opgelucht dat het lijden voorbij is. Dat laatste kan weer aanleiding geven tot gevoelens van schuld en van tekortschieten.

Afscheid nemen

Het samen doormaken van een moeilijke fase schept een intieme en hechte band. Afscheid nemen kost dan ook bijna altijd veel moeite, ook al hebben de betrokkenen 'slechts' een werkrelatie. Toch behoort het nemen van afscheid ook tot het hulpverleningsproces. In de eerste plaats gaat het daarbij om het afscheid van de patiënt. Na het overlijden komt ook het afscheid van de naasten van de patiënt.

In hoeverre het afscheid voor de hulpverleners of voor de nabestaanden problematisch wordt, is afhankelijk van de onderlinge emotionele band. Vooral dit laatste is sterk gekoppeld aan het kunnen bewaken van het eigen professioneel handelen. Zonder voor een overtrokken rationele benadering te willen pleiten, is het van belang in dit kader te beseffen dat niet alleen negatieve emoties, zoals gevoelens van aversie jegens een patiënt of familielid, een blokkade voor goede hulpverlening kunnen vormen. Ook een overmatig positieve betrokkenheid kan schade opleveren. Kortom, ook hier geldt maximale toenadering met behoud van distantie.

Naasten

Hoe meer men direct betrokken is bij de patiënt, des te moeilijker zal het zijn gedurende de palliatieve fase een juist evenwicht tussen toenadering en distantie te bewaren.

Als medeslachtoffer doorloopt men in psychologisch opzicht een analoog proces als de patiënt; men lijdt verlies op verlies dat steeds opnieuw verwerkt moet worden. Als hulpverlener probeert men zo goed en zo kwaad als dat kan de patiënt te steunen en met raad en daad terzijde te staan. Aangezien de rollen van slachtoffer en hulpverlener sterk uiteenlopen, is het niet vreemd dat naasten nogal wat verwarring en vervreemding ervaren. Behalve dat dit vervelend voor hen zelf is, leidt dit er vaak toe dat zij in beide rollen 'fouten' maken. Het eigen verwerkingsproces stagneert en/of men reageert wat ongelukkig jegens de patiënt of andere naasten. Dit betekent dat het voor de professionele hulpverlener van belang is om niet alleen na het overlijden van de patiënt, maar al gedurende de palliatieve fase ruimschoots aandacht te besteden aan de noden van deze naasten. De wijze waarop men dit doet, is in wezen identiek aan de wijze waarop men de patiënt begeleidt.

LITERATUUR

Wouda, J., H.B.M. van de Wiel & K.P. van Vliet, *Medische communicatie: gespreksvaardigheden voor de arts*. Elsevier/De Tijdstroom, Maarssen (1998) (2e druk).

6 Existentiële vragen, angst en geloofsproblemen

G. Glas, G.C.G. Goes

6.1 INLEIDING

Wanneer genezing niet meer mogelijk is, kunnen existentiële vragen en geloofsvragen sterk op de voorgrond komen te staan.

Existentiële vragen zijn bestaansvragen; vragen die de kern van iemands leven of persoonlijkheid raken en die betrekking hebben op het waarom en het waartoe van wat er gebeurt.

Geloofsvragen zijn ook existentiële vragen, maar ze veronderstellen het bestaan van een bepaalde levensovertuiging of een bepaald geloof. Die overtuiging kan, wanneer de dood nadert, onder druk komen te staan. Ze kan ook tot troost en tot steun zijn.

De grens tussen existentiële en geloofsvragen is niet scherp te trekken. Beide overlappen elkaar. Geloofs- en existentiële vragen hebben gemeenschappelijk dat ze betrekking hebben op datgene wat het bestaan zinvol maakt en waarde verleent. Men spreekt daarom ook wel van zingevingsvragen.

6.2 ZINGEVINGSPROBLEMATIEK

Vragen op het terrein van de zingeving worden door de patiënt vaak niet rechtstreeks aan de orde gesteld. Dat kan verschillende redenen hebben. Soms hebben patiënten er geen woorden voor; ze missen de taal, de woorden en de verhalen om vragen op het terrein van de zingeving aan de orde te stellen. Soms is de patiënt zich niet van zingevingsproblematiek bewust. Men ervaart bijvoorbeeld wel innerlijke onrust. Of men piekert veel. Maar deze onrust en dit gepieker worden door de patiënt niet in verband gebracht met de vraag naar het waarom en het waartoe. Andere patiënten durven of willen er niet over beginnen. Allerlei redenen kunnen daaraan ten grondslag liggen. Soms is het vanwege schaamte, in andere gevallen vanwege angst of een combinatie van angst en schaamte. Men schaamt zich bijvoorbeeld dat men de ander met zijn vragen lastig moet vallen in plaats van die zelf op te lossen. Of men is bang nul op het rekest te krijgen of afgewezen te worden.

Inderdaad worden de woorden en de beelden waarmee men over zingeving spreekt, niet altijd opgepikt door de omgeving. Veel patiënten maken een inschatting bij welke arts of hulpverlener men met vragen op dit terrein aan kan komen en bij welke niet. Men vormt zich een beeld van de attitude en de levensvisie van de arts. Pas als dit beeld voldoende aanspreekt of overeenkomst vertoont met de eigen levensvisie, begint men het gesprek. Praten over zingeving lijkt soms een nog groter taboe dan praten over seksualiteit.

Dat geldt niet alleen voor patiënten. Ook bij hulpverleners bestaat er een aanzienlijke schroom om het gesprek over de betekenis van ziekte en lijden en de verwerking daarvan aan te gaan. Die schroom is begrijpelijk. Men kan zich hier niet beroepen op maat en getal. Bovendien zijn er weinig onderwerpen waarbij de persoon van de hulpverlener zo rechtstreeks in het geding is. De witte jas biedt slechts een betrekkelijke bescherming. Het is heel goed mogelijk dat de vragen van de patiënt ook de vragen van de hulpverlener zijn. Vaak is op die vragen ook geen pasklaar antwoord te geven. De gebruikelijke actieve en doelgerichte attitude van de medicus schiet hier dan ook tekort. Vragen op het terrein van de zingeving zijn niet direct om te zetten in een program van actie.

Deze en andere redenen maken het begrijpelijk dat het gesprek over de betekenis van ziekte en de dood stokt of wordt vermeden. Soms komt de patiënt de arts schijnbaar tegemoet door de existentiële vraag te verpakken in een medische: 'Dokter, waarom heb ik deze ziekte?,' of: 'Dokter, waarom gaat mijn ziekte niet over?', of: 'Waar komen die uitzaaiingen vandaan?' De verleiding is dan groot om met de patiënt mee te gaan door over de existentiële vraag, die tussen de regels door wordt gesteld, te zwijgen. Het gesprek beperkt zich tot uitleg over de ziekte en een inschatting over de prognose. De patiënt staat dan in de kou. De achterliggende vraag wordt niet gehoord. Het minste dat men van de hulpverlener mag verlangen, is dat hij de onderliggende existentiële vraag expliciteert (Van Zanten-van Hattum 1994). Vaak is er dan al veel gewonnen.

Niet iedereen is het hier mee eens. Er zijn artsen die menen dat het gesprek met de patiënt tot uitleg over strikt medisch-technische zaken beperkt moet blijven. Als argument wordt dan aangevoerd dat het gesprek over zingeving niet tot de specifieke competenties van de medicus behoort. Natuurlijk moet, zo zegt men, de ongeneeslijke ziekte een plaats krijgen in het leven van de betrokkene en zijn of haar omgeving. Maar pastor en psycholoog zouden beter geëquipeerd zijn om het gesprek over de emotionele en existentiële betekenis van ziekte aan te gaan.

Zonder tekort te willen doen aan de specifieke competenties van geestelijk verzorgers en psychologen, moet toch worden gesteld dat deze scheiding een kunstmatige is. Herhaalde uitleg over de ziekte en het te verwachten ziektebeloop zijn van grote waarde voor de patiënt. Deze uitleg is niet te scheiden van het gesprek over de betekenis van ziekte voor het leven van de individuele patiënt. Ziekte kleurt de verwachting die men van het resterende leven heeft. Omgekeerd bepaalt deze verwachting wat men registreert van de woorden van de hulpverlener. Vaak heeft de patiënt zich vooraf al allerlei ideeën en voorstellingen gevormd over het ziekteverloop. Deze ideeën en voorstellingen kunnen niet los worden gezien van de betekenis van het ziek-zijn. Deze betekenis heeft ook een existentiële en soms ook een geloofsdimensie. Genoemde voorstellingen beïnvloeden de manier waarop de patiënt op de behandelvoorstellen en andere suggesties van de arts reageert. Het is belangrijk dat de hulpverlener zich een beeld vormt van de manier waarop de patiënt met zijn ziek-zijn omgaat. Want deze is bepalend voor de wijze waarop medische informatie wordt gepercipieerd en waarop met behandeladviezen wordt omgegaan. Aandacht voor de betekenis van het ziek-zijn en met name de existentiële dimensie daarvan is dus mede van belang voor de 'compliance'. Daarnaast zijn er andere, minder pragmatische redenen om aandacht te besteden aan deze dimensie van het ziek-zijn.

Vaak wordt als het woord 'zingeving' valt, aan iets groots en vaags gedacht. Er ontstaat een associatie met wazige gesprekken en vruchteloos navelstaren. Deze indruk dient bestreden te worden. Existentiële en zingevingsvragen gaan over wat mensen de moeite waard vinden – met wat hen drijft of kwelt; met wat hun energie geeft of juist alle energie ontneemt. Vaak gaat het om uiterst concrete zaken, zoals de herinnering aan bepaalde personen of voorwerpen en attributen met een grote persoonlijke waarde. Verjaardagen, brieven, foto's en andere tastbare blijken van het bestaan van de ander kunnen een grote betekenis krijgen. Muziek, geuren, een bepaalde lichtinval, poëzie, bomen, stenen, as, een favoriete plek in de natuur – alles kan in principe verwijzen naar ervaringen die betekenisvol zijn of waren. Zinervaring is verbonden met herinneringen aan momenten van vreugde en verdriet, van succes en verlies, van liefde en verbondenheid. Overigens kunnen ook huisdieren een waarde en betekenis krijgen die in emotioneel opzicht niet onderdoet voor die van een levensgezel.

Geconfronteerd met onherstelbare ziekte of het naderende levenseinde maken velen de balans op (Bregman 1992). Oud zeer kan weer boven komen: boosheid over gemiste kansen; schuldgevoel over bepaalde tekortkomingen of leed anderen aangedaan; onzekerheid en twijfel over gemaakte keuzes. Soms overheersen bitterheid en wantrouwen. In andere gevallen is men niet opgewassen tegen de moeheid en uitputting, of staat de angst voor de toekomst of de angst voor pijn of een ontluisterend einde centraal. Deze angsten zijn vaak invoelbaar en begrijpelijk. Maar men mag niet vergeten dat ze ook de vertaling kunnen zijn van nog weer andere angsten, met name de angst voor isolement en voor afwijzing. Soms anticipeert de betrokkene op de angst en afschuw die men, al dan niet terecht, bij de ander vermoedt. Doodswensen kunnen berusten op dit anticiperen op gevoelens bij de ander. Levensbeëindiging wordt dan gewenst om de ander te sparen, om deze niet te laten meemaken wat men zelf ondergaat.

Het naderende afscheid kleurt wat men meemaakt: elke gebeurtenis kan de laatste zijn in zijn soort, elke ontmoeting de laatste met de betreffende persoon. Plannen die men nog had, moeten deels of geheel worden opgegeven. Het verlangen om nog iets tot stand te brengen, om iets af te maken of goed te maken, kan mensen lang op de been houden. Zingeving hecht zich met andere woorden aan concrete gebeurtenissen en daden, ze valt van deze niet te isoleren.

Rouw en de verwerking daarvan zijn al met al niet alleen een emotioneel, maar ook een existentieel gebeuren. Rituelen en symbolen kunnen een kader bieden om met existentiële problematiek om te gaan. De feitelijkheid van het ritueel of symbool geeft vorm aan de existentiële inhoud. Deze paragraaf richt zich vooral op dit laatste, op de inhoud, in het besef dat existentiële en geloofsproblematiek nooit los kunnen worden gezien van de tastbare vormgeving en de psychische fenomenen waar zij zich aan hechten. In het navolgende wordt ingegaan op gevoelens van angst, schuld, twijfel, zinloosheid, hoop en dankbaarheid (Yalom 1980).

6.3 ANGST

De zekerheid dat het einde nadert, roept uiteraard angst op. Allerlei zekerheden en plannen komen op losse schroeven te staan. Het leven staat op z'n kop. Men heeft de touwtjes niet meer in handen. Het gevoel van onkwetsbaarheid dat mensen vaak tegen beter weten in koesteren, wordt nu definitief geknakt.

Vaak is er in dit stadium een sterke neiging om zich vast te klampen aan anderen of aan iets anders, bijvoorbeeld aan de partner of de hulpverlener, aan een toekomstige gebeurtenis of een toekomstige daad met een belangrijke gevoelswaarde. Die ene speciale plaats moet nog bezocht worden, of deze bijzondere daad gesteld. Vaak moet er nog iets af worden gemaakt of verlangt de betrokkene nog eenmaal temidden van familie en/of vrienden een bepaalde gebeurtenis mee te maken.

Mensen plaatsen ongemerkt hun leven in een bepaald tijdsperspectief, bijvoorbeeld dat van een gemiddeld leven van 70 à 80 jaar. Dit perspectief kan blijken niet meer te kloppen. Dat kan op zijn beurt leiden tot verwarring en emotionele desoriëntatie en het gevoel de controle kwijt te zijn. Toch is verlies van controle niet het enige en vermoedelijk ook niet het belangrijkste element in de angst voor het naderende einde. Evenmin gaat het (primair) om angst die voortvloeit uit het verlies van autonomie, van zelfredzaamheid, of van waardigheid. Deze angsten kunnen stuk voor stuk sterk op de voorgrond staan en het hele handelen en subjectieve beleven bepalen. Maar onder dit alles ligt vaak nog een andere, meer basale angst, namelijk angst voor isolement, voor eenzaamheid in ultieme vorm. Men gaat iets tegemoet dat als het eropaan komt, niet mededeelbaar is, namelijk het moment van sterven. Deze niet-mededeelbaarheid kan angst oproepen. Tegelijk is de angst een manier om die niet-mededeelbaarheid uit te drukken. Want wie erg angstig is, is moeilijk te bereiken. Angst is een vorm van contactverlies, van niet bereikbaar zijn. Ze is een toestand van onverbondenheid. Doodsangst is zowel manifestatie van als vrees voor die onverbondenheid.

Doodsangst wordt soms niet herkend. Ze gaat dan bijvoorbeeld schuil achter ge-ruzie met de verpleging, onhebbelijk gedrag ten opzichte van medepatiënten en/of familie, motorische onrust, weigering van behandeling, een impulsieve wens tot eu-thanasie, loochening van de ernst van de situatie en soms zelfoverschatting. Achter de zelfoverschatting ligt dan de ontkenning, achter de ontkenning de boosheid en achter de boosheid de angst. Overigens valt met lang niet alle patiënten over deze angst te communiceren. Het belangrijkste is dat de arts of verpleegkundige in woord of gebaar er blijk van geeft te begrijpen in welke gemoedstoestand de patiënt verkeert. Dat is overigens moeilijk genoeg. Doodsangst confronteert de arts of verpleegkundi-ge met de eigen eindigheid en bedreigt het eigen (vermeende) gevoel van onkwets-baarheid. Men wordt als het ware gedwongen om uit de gebruikelijke beroepsrol te stappen. Die rol staat in het teken van het beheersen, plannen en handelen met tast-baar resultaat. Ten aanzien van de dood valt er echter ten diepste niets te beheersen, of te plannen of te handelen met tastbaar resultaat. Ze is er als onontkoombare reali-teit. Dat – indien mogelijk – samen met de patiënt onder ogen te zien, vormt een van de moeilijkste taken voor arts en verpleegkundige.

Een bijzondere vorm van angst die verbonden is met de dood, is de angst voor straf. Bij het naderen van de dood gaan de gedachten soms terug naar tekortkomin-gen en/of misstappen uit het verleden. Schuldgevoelens en angst voor straf kunnen daar het gevolg van zijn. Bij gelovige patiënten kan deze angst de vorm aannemen van angst voor het oordeel van God en/of angst voor eeuwige straf. In andere gevallen wordt de ziekte zelf beleefd als straf. Schuldgevoel en angst liggen vaak in elkaars ver-lengde en leiden beide tot een vermijden van contact. Het isolement wordt zo ver-sterkt. Op zijn beurt kan dit de angst en de beleving gestraft te worden, versterken. De negatieve spiraal die hier gemakkelijk ontstaat, kan worden doorbroken door een open gesprek. Afhankelijk van de situatie kan dit gesprek door de behandelend arts, de pastor, psycholoog of de psychiater worden gevoerd.

6.4 SCHULD

Schuldgevoel kan ook los van dit soort angsten bestaan, namelijk als het oprechte besef tekortgeschoten te zijn ten opzichte van anderen, zichzelf of de Allerhoogste. Ook en juist in de laatste levensfasen kan het gesprek over deze schuld bevrijdend zijn. Het is een valkuil om alle schuld op voorhand te ontkennen of te bagatelliseren. Het schuldgevoel blijft dan meestal bestaan. Met een moraliserend standpunt is de patiënt uiteraard evenmin geholpen. Schuldgevoel leidt tot barrières in het contact. Het gaat erom deze barrières op te ruimen. Dat kan door erkenning van (reële) schuld en, vervolgens, door het verzoenend gebaar van de ander. Soms is dit laatste niet mo-gelijk. In andere gevallen kan het wel. Ook hier gaat het vaak over concrete zaken: schuldgevoelens over het leed dat men anderen aandeed door egoïsme, ontrouw, ver-waarlozing of een verslaving. Soms dragen mensen een leven lang een geheim met zich mee, dat in de laatste levensfase alsnog wordt onthuld. Een steunende en accepterende houding van de hulpverlener zijn hiervoor een voorwaarde.

6.5 ZINLOOSHEID EN TWIJFEL

Gevoelens van zinloosheid en twijfel kunnen in de laatste fase natuurlijk ook voorop komen te staan. Allerlei vanzelfsprekendheden vallen weg. Dat geeft onzekerheid en vergroot de afhankelijkheid van anderen. Het levensperspectief verandert. Sommige patiënten ervaren alleen de afbraak. Voor anderen geldt dit niet en breekt een waardevolle tijd aan waarin men zich bezighoudt met wat wezenlijk is in het bestaan. Juist omdat er zoveel wegvalt, kan ongeneeslijke ziekte ook deels als een bevrijding worden ervaren: men hoeft niet zo nodig meer; het gaat nu om andere dingen. Soms hebben mensen het gevoel op geleende of geschonken tijd te leven. Ook daarmee kan men weer verschillende kanten op. Het kan uitmonden in een besef van schuld: eigenlijk had ik er al niet meer mogen zijn. Het kan ook leiden tot een grotere intensiteit van leven en beleven; en tot een bijzonder gevoel van verplichting: juist nu gaat het erom te doen wat men eigenlijk altijd had willen doen en om te laten zien wat men het hele leven gezegd heeft.

Gevoelens van zinloosheid hangen vaak samen met het besef dat er uiteindelijk geen verklaring is voor de ziekte. Ziekte behoort in dit levensbesef tot de 'brute facts of life'. Geconfronteerd met deze realiteit kan het bestaan mensen soms aanvliegen. Het gaat dan niet alleen om vragen als: waarom ik, waarom nu en waarom zo erg; maar ook om een soort verbijstering die gemakkelijk omslaat in wanhoop, cynisme of onverschilligheid; een verbijstering waarin het bestaande alle vanzelfsprekendheid verliest en de ervaring doortrokken raakt van een alles doordringend besef van nutteloosheid en futiliteit. Het kan heel moeilijk zijn de patiënt in deze situatie tegemoet te komen, laat staan steun en troost te bieden. De hulpverlener kan worden overvallen door een sterk gevoel van onmacht. Toch is het belangrijk de confrontatie niet uit de weg te gaan, omdat het gesprek waarin dit soort gevoelens wordt gedeeld, in de praktijk nogal eens blijkt te fungeren als een reddingslijn of als pleisterplaats.

Het omgekeerde komt echter ook voor, namelijk dat het leven intenser wordt en als zinvol wordt beleefd. *Dankbaarheid* en *hoop* kunnen dan op de voorgrond komen te staan, zelfs al is de situatie medisch gezien uitzichtloos. Soms kan men versteld staan over de krachten waarover de patiënt in deze levensfase beschikt. De rollen worden dan haast omgekeerd: de patiënt troost de omgeving en stelt deze gerust, in plaats van omgekeerd. Bij patiënten met een christelijke levensovertuiging kan men in deze fase vaak een opvallende blijmoedigheid en rust aantreffen. Voor hen betekent de dood een ontheven worden van de aardse taak en een doorgang naar het leven na dit leven.

6.6 VISIES OP DOOD EN STERVEN

Overigens kent de christelijke visie op de dood ook andere accenten. Naast de notie van 'doorgang naar het eeuwige leven' kent deze visie ook de gedachte van de dood als 'laatste vijand'. Met vijand wordt in dit geval gedoeld op de macht van het kwaad die zich manifesteert in ziekte, gebrek en (angst voor) de dood. In de doodsangst wordt de mens teruggeworpen op zichzelf; hij is niet meer in staat naar God te reiken. Deze 'vijand' is in de christelijke visie weliswaar overwonnen door Jezus Christus, maar de volle realiteit van deze overwinning wordt pas werkelijkheid aan het einde der tijden, als Jezus Christus terugkeert. Vele, met name protestantse christenen ervaren hier een spanning: het uitzicht van het geloof staat op gespannen voet met de uitzichtsloosheid van de situatie waarin men verkeert. Geloof staat tegenover gevoel. Gesprekken met de arts en/of de geestelijk verzorger kunnen in deze fase een belangrijke ondersteuning bieden.

In de katholieke traditie is het gebruikelijk dat de zieke in dit (laatste) stadium wordt bediend. Deze bediening bestaat uit het toedienen van het sacrament der zieken, een van de zeven sacramenten uit de rooms-katholieke traditie. Tijdens de toediening wordt gewijde olie – bij voorkeur door de priester – aangebracht op plaatsen die verwijzen naar de vijf zintuigen (ogen, oren, neus, lippen, handen en voeten). Het gaat hier om een symbolisch tot uitdrukking brengen van het ontvangen van de genade. Deze genade bedoelt de zieke te steunen in het verdragen van het lijden en hem of haar voor te bereiden op de dood.

Tegenwoordig treft men naast deze traditioneel christelijke gods- en doodsvoorstellingen ook allerlei andere voorstellingen aan. Met name komt men vaak de gedachte van de natuurlijke dood tegen; dit is de gedachte dat de dood het natuurlijk eindpunt van het leven is en een onverbrekelijk onderdeel vormt van het leven. Deze gedachte gaat soms gepaard met een stoïsch getinte instelling ten opzichte van de dood. In andere gevallen wordt deze opvatting vergezeld door voorstellingen over een ergens-in-de-kosmos-blijven-voortbestaan van zichzelf, materieel of spiritueel. Het ontbindende leven gaat dan deel uitmaken van de evolutionaire cyclus van opgaan, blinken en verzinken, inclusief de overgang in nieuwe bestaansvormen. In bepaalde varianten van het nieuwe-tijdsdenken wordt deze gedachte verbonden met geloof in reïncarnatie en met de overtuiging dat het leven in het teken staat van het karma dat men heeft. In andere varianten van dit denken wordt een brug geslagen naar aan het boeddhisme ontleende ideeën over onthechting en/of een zich verliezen in het nirwana.

De islamitische belevingswereld ten slotte legt een sterk accent op de gedachte dat de wil van Allah oppermachtig is en niet weerstaan mag worden. In traditioneel islamitische kring heerst er een verbod op uitingen van boosheid of van verzet jegens de Allerhoogste. De dode gaat naar het paradijs, verdriet is om die reden ook niet echt nodig, al is het uiten daarvan wel toegestaan. Om de overgang te markeren vindt een rituele wassing door seksegenoten plaats.

6.7 TAAK VAN DE HULPVERLENER

De moderne arts zal zich met name bij allochtone patiënten – maar niet alleen bij hen – een beeld moeten vormen van hun religieuze achtergrond. Tot voor kort was op veel plaatsen de informatie op het ponsplaatje een voor de hand liggende ingang tot gesprek. Daarvoor in de plaats komt nu veelal de kennis van iemands biografie. In het kader van de palliatieve zorg zal het daarbij uitmaken in welke setting men bij de behandeling betrokken wordt. Omdat huisartsen (en wijkverpleegkundigen) bij uitstek op de hoogte zijn van allerlei contextbepaalde informatie, ligt het voor de hand van hen de aftrap tot het gesprek te verwachten. Gezien de laagdrempeligheid en de spilfunctie van beide beroepsgroepen ligt het ook voor de hand te verwachten dat de betrokkene met name bij de huisarts opening van zaken wil geven. Anderzijds verblijven patiënten in de terminale fase vaak lang in het ziekenhuis. Het contact met de huisarts kan dan meer op de achtergrond raken.

In steeds meer ziekenhuizen kan er tegenwoordig een beroep worden gedaan op niet alleen de protestantse of rooms-katholieke geestelijk verzorger, maar ook op geestelijk verzorgers met een islamitische achtergrond (imams). Enkele ziekenhuizen beschikken daarnaast over de mogelijkheid tot verwijzing naar een geestelijk verzorger met een achtergrond in het hindoeïsme (pandit), boeddhisme of in het Nieuwe Tijdsdenken. Daarnaast is er uiteraard de humanistische raadsman of -vrouw, onder meer voor patiënten die het gesprek over levensvragen buiten een expliciet religieus kader willen voeren.

Twee valkuilen dreigen er in de omgang met patiënten met een bepaalde levensovertuiging, of deze nu omlijnd is of niet. In de eerste plaats kan de hulpverlener menen dat er met de patiënt over zingevingskwesties niet hoeft te worden gepraat, omdat deze immers reeds over een zingevend kader beschikt. Met name hulpverleners die de levensovertuiging van de patiënt niet delen, kunnen tot een dergelijke abstinente houding geneigd zijn. Deze houding berust evenwel op een misverstand: het aanhangen van een bepaald geloof of een bepaalde levensovertuiging vrijwaart iemand nog niet van vragen en twijfels, ook niet als het gaat over een punt waarover in de betreffende levensovertuiging klaarheid bestaat. Om over deze twijfels te spreken, ook met mensen die de eigen levensovertuiging niet delen, kan voor de patiënt zeer opluchtend zijn.

De andere valkuil is die waarbij men de levensovertuiging van de patiënt ziet als een onvolwassen, onrijpe of niet-rationele manier van omgaan met de eindigheid van het bestaan. Primair zal men dan toch moeten trachten zich te verplaatsen in de belevingswereld van de patiënt. Dat kan soms moeilijk zijn. In ieder geval is het van belang zich in een dergelijke situatie bewust te zijn van de eigen overtuigingen ter zake en deze voldoende gescheiden te houden van het oordeel over de vraag wat de patiënt nodig heeft.

Openheid ten aanzien van de existentiële en geloofsdimensie van het ziek-zijn betekent niet dat er met iedere terminale patiënt langdurige en diepgaande gesprekken gevoerd moeten worden. Soms is dat nodig en vraagt de patiënt erom. In andere gevallen is een enkel woord genoeg, terloops of meer nadrukkelijk, om aan te geven dat er over meer gepraat kan worden dan alleen over laboratoriumuitslagen en de prognose van de ziekte.

Wat betreft de plaats van de geestelijk verzorger of pastor: in veel gevallen verdient het overweging deze in te schakelen vanwege specifieke competenties ter zake en vanwege de bijzondere positie van de pastor in het geheel van de gezondheidszorg (Heitink 1992). Het contact met de pastor is een soort vrijplaats. Praktisch betekent dit dat het besprokene geen repercussies heeft voor de behandeling, tenzij betrokkene dat wil.

6.8 RITUELEN

Rituelen zijn herhaalbare, min of meer vastgelegde, specifieke gedragingen of activiteiten, hetzij van een persoon hetzij van een groep, waarin op momenten van bezinning via symbolen, symboolhandelingen en symbooltaal uiting wordt gegeven aan bepaalde gevoelens over wie ze zijn, wat ze doormaken en waar ze naartoe gaan.

Het leven is vol van symbolen en symbolische handelingen. Deze raken een andere dimensie van het bestaan dan de exacte taal van de (natuur)wetenschappen, waar ieder woord een eenduidige betekenis heeft of moet hebben, dus eendimensionaal is. Maar ze zijn niet minder reëel. Ze drukken uit wat in exacte taal niet te zeggen is, en laten zien wat onzichtbaar is. Ze vallen buiten de natuurwetenschap. Het woord 'hart' heeft voor de cardioloog een andere connotatie dan voor de verliefde dichter. Rituelen komen niet tegemoet aan onze honger naar kennis, maar aan het oerverlangen deel te krijgen aan de werkelijkheid die wordt opgeroepen.

Er is zeer veel literatuur voorhanden waarin beschreven wordt wat rituelen uitwerken: ze zijn gemeenschapstichtend, ze kanaliseren emoties, ze maken overweldigende situaties beheersbaar, ze geven vorm aan religieuze gevoelens of geloof om het onzegbare tot uiting te brengen, en ze markeren overgangssituaties.

Persoonlijke rituelen

Er is geen menselijk leven zonder vaste gewoonten. Het bestaan is er vol van, van kindsaf aan. Zo is er het ritueel van het naar bed brengen: welterusten wensen; een verhaaltje vertellen, vaak telkens hetzelfde verhaaltje waarvan geen element mag overgeslagen worden; het knuffeldier in de armen of het knuffellapje onder handbereik. Vaak zijn het bijna triviale handelingen, zoals de volgorde waarin de verlichting aangestoken wordt, de manier van wegzetten van pakken melk in de koelkast, het opvouwen van kleren en de manier van traplopen. Joost Zwagerman beschrijft dit treffend in zijn roman *De Buitenvrouw*. De hoofdfiguur ontleent er gevoelens van troost aan, zelfs bijna metafysische ervaringen: 'verlossing', 'de mooiste benadering van eeuwige beweging'. Deze persoonlijke rituelen worden soms 'rituele handelingen' genoemd om ze te onderscheiden van rituelen in meer strikte zin.

Rituelen in strikte zin

Van oudsher worden rituelen geconnoteerd aan gemeenschappelijke handelwijzen en belevingen binnen een bepaalde gemeenschap (een volk, een familie, een club, een geloofsgemeenschap). Ze worden voltrokken bij voor mensen van deze groep belangrijke gelegenheden. Ze markeren het leven, laten zien wat de gemeenschap belangrijk vindt. Te denken valt aan manieren van vergaderen, feesten vieren, inwijding nieuwe leden en afscheidsrecepties. In een familie of gezin zijn gebeurtenissen als geboorte, verloving, huwelijk, overlijden met veel rituelen omgeven. Maar in een voetbalclub of studentenvereniging is het niet anders.

Oude en nieuwe vormen

Rituelen zijn ooit door eerdere generaties bedacht en doorgegeven. Daaraan ontlenen ze een zekere wijding en gezag: toen werkten ze, dan zal het nu ook wel zo zijn. Er moet wel een minimale herkenning zijn: dit hoort bij míjn leven en gevoel; anders worden rituelen loze handelingen en gebaren (ritualisme). Binnen een gemeenschap kunnen er zich dan ook nieuwe situaties voordoen of een ander levensgevoel dat vraagt om nieuwe vormen. Enerzijds lijken oude rituelen door het proces van secularisatie te verdampen, anderzijds brengen immigranten een veelheid van rituelen onze cultuur binnen (islam, hindoeïsme, boeddhisme, winti, Afrikaanse culturen). Met veel creativiteit en gebruikmakend van overgeleverde basisvormen ontstaan vanuit een eigentijds levensgevoel nieuwe rituelen. Ook in de palliatieve zorg liggen hier mogelijkheden.

6.9 SYMBOOL, SYMBOOLHANDELING EN SYMBOOLTAAL

Typerend voor rituelen is – naast het kenmerk van gereglementeerde herhaalbaarheid – het gebruikmaken van symbolen als voorwerp, als handeling en taal.

Een symbool is een directe, niet-rationele of begrippelijke communicatie met een andere werkelijkheid. Het woord is afgeleid van het Griekse 'sumballein', dat 'samenvallen' betekent. Door de ene werkelijkheid te zien, te voelen of te horen wordt er een andere werkelijkheid opgeroepen. Twee werkelijkheden vallen samen: het aanwezige voorwerp en een andere werkelijkheid, bijvoorbeeld een ring, een gesloten rond stukje metaal als beeld van blijvende trouw. Alle dingen kunnen als symbool gebruikt worden, vaak de meest alledaagse gebruiksvoorwerpen: iets uit de nalatenschap van een gestorvene heeft een toegevoegde emotionele waarde; foto's vervullen die rol; zon, maan en sterren verwijzen naar eeuwigheid.

Ook handelingen kunnen een geladenheid bezitten die verdergaat dan het direct-zichtbare: het overhandigen van de sleutels van de stad aan een nieuwe autoriteit (het overdragen van het gezag); het maken van een voettocht naar Santiago de Compostella (beeld-in-beweging van het leven zelf); het geven van een kus (als verzoening); het verscheuren van een foto of het verbranden van een vlag (de wens om iemand of iets te vernietigen).

Woorden kunnen bij uitstek gebruikt worden op een dubbel niveau: de eigen betekenis en de verwijzing naar een daarboven uitstijgende werkelijkheid. Samengevoegd tot zinnen en verhalen vormen ze de symbooltaal, eigen aan bepaalde groepen en gemeenschappen: societytaal, geloofstaal, studententaal, medische taal. Door langdurig gebruik, telkens herhaald, kan die taal leiden tot formules waar de ziel uit is.

6.10 SYMBOLEN EN RITUELEN IN DE PALLIATIEVE ZORG

Mensen die het eigen sterven als een realiteit in het nabije verschiet weten, moeten kunnen rekenen op alle liefde en zorg die maar te geven valt. Ook alle medische zorg. Weliswaar wordt dan gevoeld dat er grenzen zijn aan levensverlengende of levensherstellende medische ingrepen en technieken, maar de arts heeft veel te bieden aan belangstelling en zorg, aan behandelingen die pijn bestrijden of verlichten, aan hulpmiddelen die de kwaliteit van leven in deze fase zo optimaal mogelijk maken. Symbolen en rituelen nemen in de palliatieve zorg dan ook volstrekt niet de plaats in van medische zorg en medicijnen. Ze zijn geen surrogaat voor falende techniek. Ze zijn niet in concurrentie met elkaar, maar raken een ander aspect van dezelfde werkelijkheid, waar ook de medische en verpleegkundige disciplines op gericht zijn: mensen moeten zich in de eindfase van hun leven op alle niveaus mens kunnen blijven voelen: lichamelijk, psychisch en geestelijk. Dit zijn de drie niveaus van kijken en doen, de drie aspecten van het welbevinden, maar onlosmakelijk met elkaar verbonden. Symbolen en rituelen horen bij dat geestelijk welbevinden; ze dragen daarvoor de bronnen aan en zijn er de uitingen van. Ze missen de exacte verifieerbaarheid en meetbaarheid van veel medische behandelingen. Alleen de patiënt zelf kan aangeven wat rituelen hem doen: hoe ze rust geven, bemoedigen, vertrouwen geven voor nu en voor de dingen die komen gaan. Omdat iemands laatste levensfase meer gevuld is met betekenis geven aan de dingen, vragen naar zin en uiting geven aan diepe emoties – het gaat vaak over bijna onzegbare dingen – kunnen symbolen en rituelen een bijzondere betekenis krijgen.

Het belang van presentatieve symbolen en symbolische handelingen

De terminale patiënt is geen andere man of vrouw dan in vorige, gezonde levensomstandigheden. Wat vroeger belangrijk en waardevol was, kan het nu ook zijn. Er is geen breuk; het is hetzelfde leven. Dat geldt ook voor de symbolen en symbolische handelingen die tot nu toe een rol speelden in het leven.

Voorwerpen die een symbolische betekenis hebben, worden – naar een term ontleend aan Langer (1965) – presentatieve symbolen genoemd. Het zijn overgangsobjecten tussen vroeger en nu, tussen werkelijkheid en verhoopte toekomst. Zoals al gezegd kan alles een symbool voor iemand zijn: een teddybeer, een clubinsigne, sieraden, kledingstukken, gebruiksvoorwerpen, boeken, schilderijen en vooral foto's. Waar de persoon vroeger aan gehecht was, verdient ook nu een plaats in zijn leven, ook in een ziekenkamer die helaas vaak kaal en wit is en niets meer oproept uit het vertrouwde leven. Mensen met een godsdienstige achtergrond kennen specifieke 'transitional objects', overgangsobjecten: boekjes, beeldjes, medailles, de bijbel, een rozenkrans of gebedssnoer bij moslims enzovoort. Wie er geen affiniteit mee heeft, moet er niettemin respect voor kunnen tonen.

Ook rituele handelingen, vertrouwd in een vorige levensfase, zijn nu van belang en moeten zoveel als mogelijk is gehandhaafd blijven. Ze zijn ten dele sterk persoonsgebonden, zoals gebruiken bij het opstaan en het begin van de dag, de etiquette rond de maaltijd, het verkleden, het luisteren naar bepaalde radioprogramma's en muziek, het vieren van verjaardagen en het ontvangen van visite, ten dele gedragen door grotere verbanden zoals familiekring, kerkgenootschap of levensbeschouwelijke organisatie. Daartoe behoren ook godsdienstige rituelen als het gebed, het bijbellezen rond de maaltijd, de ziekencommunie (rooms-katholiek) of rituele wassingen en gebeden (moslims).

Rites de passage

Een bijzonder soort rituelen zijn de 'Rites de passage', overgangsrituelen, voor het eerst zo genoemd door de Belgische antropoloog Arnold van Gennep in 1909 (Van Gennep 1969). In alle culturen komen ze voor bij de diepingrijpende overgangen van de ene levenssituatie naar de andere. Zowel in het leven van individuen (geboorte, initiatie, huwelijk, sterven) als van groepen (nationale rouw bij rampen, vieren van Oud- en Nieuwjaar, seizoensgebeurtenissen als midzomerfeest en carnaval). Die overgangen waren in archaïsche tijden angstaanjagend, onzeker en bedreigend. Rituelen die gezamenlijk werden voltrokken, hielpen mensen die overgangen emotioneel te verwerken. Nog steeds hebben die levensovergangen een zware geladenheid: geboorte en dood, het verlaten van het ouderlijk huis en andere breuklijnen in het leven.

Veel 'rites de passage' hebben een lange culturele en godsdienstige traditie. De joden kennen de besnijdenis, de plechtigheid rond de bar mitswa (religieus meerderjarig worden), de huwelijksviering en het kaddisj-zeggen. Christenen hebben hun sacramenten op de cruciale momenten van het leven, vanaf de geboorte tot het sterven. Boeddhisten, hindoes, moslims, winti-aanhangers, Chinezen en Afrikanen hebben allen hun eigen traditionele belevingsvormen. Maar in onze samenleving ontstaan er overgangssituaties waarvoor nieuwe rituelen bedacht moeten worden: het ingaan van de WW, de WAO of de VUT; het opgenomen worden in een verpleeghuis of hospice; echt-

scheiding, emigratie, alle vormen van verlies. Hier en daar worden zeer creatieve pogingen gedaan om nieuwe rituelen tot stand te brengen, bijvoorbeeld in kringen van
en rond aids-patiënten. Op de jaarlijkse Aids-Memorial-Day ziet men er voorbeelden
van: het gebruik van ballonnen, het roepen van namen, kaarsen, de gedenkdoeken of
quilts.

Overgangsrituelen in de palliatieve zorg

Alle overgeleverde 'rites de passage' kunnen voor terminale patiënten van belang
zijn. Er zou een breed aanbod van deze, uit de traditie stammende rituelen voor hen
moeten zijn. Een leven lang hebben ze vaak met deze rituelen geleefd; in de laatste
fase kunnen ze er meer dan ooit kracht uit putten.

Maar er ontstaan ook nieuwe rituelen, bijvoorbeeld bij de overgang van de eigen
woning naar een verpleeghuis of hospice. Dat kunnen traumatische ervaringen zijn.
In het *Handboek Geestelijke Verzorging in Zorginstellingen* staat een voorbeeld van een
voor zo'n situatie ontworpen ritueel beschreven (Hekking 1996).

> Een ernstig zieke vrouw van 63 jaar kan in het verpleeghuis maar geen 'thuisgevoel' krij-
> gen. In overleg met de patiënte, de kinderen en de geestelijk verzorger wordt een 'ritueel'
> ontworpen. Op het afgesproken uur komen allen op haar kamer bijeen. Een foto van haar
> oude woning staat op de tafel. Ook is een schilderij waar ze erg aan gehecht is klaargelegd.
> Na een inleiding en muziek wordt een gedicht gelezen, waarin enerzijds de pijn van het af-
> scheid nemen centraal staat, anderzijds gezegd wordt dat afscheid nemen bij het leven
> hoort. Daarna haalt de patiënte aan de hand van de foto herinneringen op uit haar leven in
> dat huis, ook uit ze gevoelens van dankbaarheid. Dan neemt ze afscheid van die plek en
> plakt de foto in haar herinneringsboek. Dat is zeer emotioneel. Dan worden er enkele tek-
> sten gelezen over thuis-zijn, thuis in je huis, thuis bij jezelf, bij je kinderen, thuis bij God.
> Vervolgens wordt een goede plek gezocht voor het schilderij en wordt het opgehangen on-
> der het uitspreken van goede wensen voor de toekomst. Het ritueel helpt de patiënte om
> vrede te vinden in de nieuwe situatie.

Rituelen rond het maken van een levensbalans

In hun laatste levensfase gaan mensen doorgaans spontaan terugkijken op hun
leven, er ordening in aanbrengen: wat was goed en mooi, wat ging verkeerd, wat valt
nog te herstellen. Men laat het leven nog een keer de revue passeren, om er betekenis
aan te geven en tot een goede afronding te komen. Een gebruikelijke term daarvoor is:
het opmaken van een levensbalans. Het kan iemand helpen om vrede te vinden en
het einde te accepteren. Het is uiteraard een heel persoonlijke zaak, maar men kan
zich erbij laten helpen door iemand die goed kan luisteren, de juiste vragen kan stellen en mee wil zoeken naar antwoorden.

Ook rond de levensbalans zijn nieuwe rituelen ontstaan. Zo beschrijft een geestelijk verzorger in een ziekenhuis de behoefte van iemand om de balans op te maken (Smulders 1985).

> Een vrouw van tachtig jaar zal niet lang meer te leven hebben. Er is veel misgegaan in haar leven. Dat blijft wroeten, ze voelt zich schuldig. In een aantal gesprekken heeft ze zich hierover uitgesproken. Het praten alleen al, voor het eerst, luchtte haar erg op en verminderde de spanning. Het voorstel werd haar gedaan om een brief te schrijven aan haar gestorven man en daarin alles te vertellen wat haar zo bezighield. Ze vond het moeilijk, maar heeft het gedaan. Het werd een brief van zes velletjes, in een enveloppe gestoken. Ze wilde de brief niet bewaren en ook niet begraven. Ze wilde er helemaal vanaf. Afgesproken werd een soort dienst te houden, een liturgie, met als kern het verbranden van de brief en het begraven van de as in een emmer zand. Zo is het gegaan. 'Ja, zand erover', zei de vrouw na afloop. 'Alles is nu voorbij. Ik ben vrij'.

Rituelen rond het sterven

De laatste overgang die een mens moet maken, is zijn sterven. Dit handboek is geschreven voor wie zorg verlenen aan mensen die leven in het perspectief van een nabije dood. Hun laatste zorg is mensen bijstaan bij dit sterven. Een mysterieus gebeuren. Het kan mensen stil maken van verwondering om het onzegbare wat er gebeurt. Het kan ook huiver oproepen voor het onbekende dat gaat komen, zelfs angst voor het zwarte gat. Niemand kan erover vertellen; niemand heeft het meegemaakt. Geen wonder dat er in alle culturen rituelen ontstaan zijn om aan de gevoelens uiting te geven. Deze stervensrituelen kunnen mensen bij de laatste overgang ondersteunen.

De stervensrituelen zijn vaak ingewikkeld en onbegrijpelijk voor wie er niet mee vertrouwd is. Bij wijze van voorbeeld volgen hier enkele elementen uit de grote religies en culturen, wetend dat er ook minder bekende Afrikaanse en Aziatische culturen zijn met specifieke gebruiken.

Het jodendom

Het jodendom kent weinig rituelen, maar wel veel gebeden, vooral door de rabbijn die direct tijdens of na het sterven geroepen wordt. De aanwezigheid van familie en vrienden wordt belangrijk geacht. Op het moment van sterven wordt de belijdenis van Gods eenheid en koningschap, het Sjema, uitgesproken: 'Hoor Israël, de Here is God onze God; de Here is één' (Deut. 6,4). Rond het afleggen en verzorgen van de overledene kent men veel gebruiken. Ze gebeuren door daartoe gekwalificeerde geloofsgenoten. Het lichaam wordt in witte kleding in een zeer eenvoudige kist gelegd die direct wordt gesloten. Het hoofd, bedekt met een doek, wordt in oostelijke richting gelegd. Men komt niet naar de overledene 'kijken'. Wel waakt men bij de dode, en er moet altijd licht of een kaars branden. Na het overlijden wordt een vastenperiode van acht dagen in acht genomen, gedurende welke ook uiterlijke tekenen van rouw getoond worden (symbolisch gescheurde kleding onder andere).

Het christendom

In de protestantse traditie kent men weinig rituelen, eigenlijk alleen het bidden, het lezen in de Bijbel, het zegeningsgebaar van het opleggen van de handen, het vergeving vragen en vergeving geven. In jongere protestantse kerken (Pentecostaalse gemeenschappen, Amerikaanse baptistenkerken en Afrikaanse immigrantenkerken) is er meer ruimte voor uiterlijke vormgeving en verwerking (luid zingen, hardop bidden).

In kerken met een katholieke structuur (rooms-katholiek, oosters-orthodox, oud-katholiek en anglicaans) zijn er specifieke rituelen (sacramenten) die door een priester worden voltrokken, zoals de ziekenzalving. Dit stoelt op een tekst uit de brief van Jakobus: 'Is iemand onder u ziek? Laat hij de oudsten van de gemeente roepen; zij moeten een gebed over hem uitspreken en hem met olie zalven in de naam des Heren. En het gelovige gebed zal de zieke redden en de Heer zal hem oprichten. En als hij zonden heeft begaan, zal het hem vergeven worden' (Jak. 5, 14-15). Lange tijd heeft men deze rite gereserveerd voor wie stervende was. Vandaar de soms nog gebruikte benaming 'het laatste oliesel' of 'het sacrament van de stervenden'. Een algemene naam is 'bediening'. Thans wordt dit sacrament niet meer gereserveerd voor stervenssituaties, maar al eerder gegeven bij ernstige ziekte. Soms ook in een gezamenlijke plechtigheid. In huizen met een gemeenschappelijke woonfunctie, zoals een hospice, zou dit goed kunnen. Bij het sterven wordt soms – als het mogelijk is – de communie gegeven, het geconsacreerde brood als 'viaticum', voedsel voor onderweg, soms voorafgegaan door een persoonlijke biecht en omgeven door gebeden.

De islam

De stervende vindt steun in de aanwezigheid van al zijn dierbaren; alleen wie wettelijk onrein is (menstruatie, zwangerschap) mag wegblijven. De zieke wordt zo neergelegd dat het gezicht in de richting van Mekka ligt. Hardop of in stilte wordt uit de koran gereciteerd. Op het moment van het sterven fluistert men de geloofsbelijdenis in het oor: 'Er is geen god dan Allah en Mohammed is zijn profeet'. Er worden geurige stoffen neergezet. Na het overlijden is er een uitgebreid ceremonieel van het rituele wassen dat door moslims gedaan wordt, onder leiding van een imam. Het is ook een plicht voor moslims om de overledene volgens een bepaald ritueel in witte doeken te wikkelen. Omstanders mogen verdriet tonen en huilen. Uitbundig rouwbeklag door vrouwen komt veel voor, maar vindt in de koran weinig waardering.

Creolen

Creolen, voorzover ze niet-christelijk zijn, maken soms gebruik van oude, uit Afrika stammende rituelen, waarbij kruiden, vruchten, linten, dagelijkse voorwerpen gebruikt worden en rituele wassingen plaatsvinden. Ze staan in verband met het bezweren van kwade geesten. Ze zijn met veel geheimzinnigheid omgeven; alleen ingewijden kennen de riten en woorden. Er is veel gezang en gebed. Vooral in het winti- en voodoo-geloof (uit Suriname en het Caraïbisch gebied) worden deze riten geprakti- seerd. Bij en na het sterven kunnen de emoties hoog oplopen en luidruchtig geuit worden. Er wordt uitvoerig door zoveel mogelijk mensen afscheid genomen.

Het boeddhisme

De dood betekent een bevrijding van het leed en de pijn van het leven. Zolang men het nirwana niet bereikt heeft, is deze bevrijding tijdelijk. Er zal telkens een wedergeboorte plaats moeten vinden. Geloofsgenoten staan de stervende bij door teksten uit de heilige boeken (sutra's) te reciteren. Ook worden er afbeeldingen van Boeddha neergezet en wierook gebrand.

Het hindoeïsme

In het veelkleurig hindoeïsme is het een constant gegeven dat de dood als een bevrijding wordt gezien. Het is niet het einde. Het eeuwige rad van het bestaan wentelt verder. De dood is met veel rituelen omgeven. De aanwezigheid van een pandit en de oudste zoon is belangrijk. De pandit spreekt bezweringen uit, zegt gebeden in geheimtaal en brengt offers. Er wordt een gouden voorwerp in de mond gelegd, de naam van de godheid wordt in het oor gefluisterd en een druppeltje water op de tong gelegd. Het is belangrijk dat het sterven pijnloos gebeurt en het lichaam zo onge- schonden mogelijk blijft. Het hoofd van een gestorven man wordt kaal geschoren, op een plukje haar na; een vrouw wordt gesluierd.

Chinezen

In de Chinese bestaansvisie, steunend op elementen uit het Tao, het boeddhisme en het confucianisme, wordt alles beheerst door de tegengestelde krachten van yin en yang: licht en donker, beweging en rust, goed en kwaad, leven en dood, waartussen een evenwicht gevonden moet worden. De dood is dan ook een belangrijk gegeven, evenals de vooroudercultus. Men kent geen bijzonder ritueel. Veel bezoek van familie is belangrijk; het is een troost temidden van veel familie en vrienden te sterven.

Enkele handreikingen voor de hulpverlener

In onze pluriforme maatschappij is het voor een zorgverlener ondoenlijk om van alle stromingen en substromingen de ins en outs te kennen. Gevoelens worden gauw geraakt. Soms is het uitspreken van de naam van de stervende al gevaarlijk.

Enkele vuistregels kunnen de zorgverlener helpen een goede hulp te zijn.

1 Wees terughoudend, handel niet te snel. Men hoeft niet alles te weten. In veel culturen wordt de terminale zorg vanzelfsprekend door de familie gegeven.

2 Inventariseer tijdig wensen en behoeften bij de patiënt en zijn naasten, ook met betrekking tot eventuele rituelen. Stel veel vragen, maar geef ook eigen gewoonten aan. In zorginstellingen met een woonfunctie (verpleeghuis, hospice) is daar meer tijd voor dan in behandelcentra (ziekenhuis).

3 Heb er vrede mee niet alles te weten. Wees bereid in te gaan op de wensen van de patiënt, voorzover dat redelijk en mogelijk is. Schep randvoorwaarden.

4 Geef uitvoerig voorlichting over faciliteiten die geboden kunnen worden. Wees bereid deskundigen te raadplegen of op te roepen.

5 Doe niet laatdunkend of superieur met betrekking tot rituelen die onbekend zijn. Wees niet ontstemd als emoties soms heftig geuit worden.

Zoals al eerder gezegd worden veel oude rituelen niet meer gekend of beleefd. Omstanders voelen zich dan vaak onthand en weten geen vorm te geven aan wat er beleefd wordt. Maar meer en meer ziet men eigentijdse rituelen ontstaan. Er zijn zelfs bureaus die daarin een helpende hand bieden. Elementen uit de traditionele rituelen worden opnieuw gebruikt: afscheid nemen, het zeggen wat nog gezegd moet worden, het goedmaken van wat verkeerd gegaan is, verbintenissen alsnog bekrachtigen, het aanraken en het geven van een kus. Het kan ook niet anders. Die elementen zijn archetypische beelden, oersterk en geautoriseerd door de traditie. Die kleine gebaren worden als uiterst weldadig ervaren, omdat ze de akelig onhandige stilte die nog al eens rond het sterfbed aangetroffen wordt, zinvol doorbreken.

Ziek zijn en doodgaan confronteren de mens met een grens, met eindigheid. Dat roept gevoelens op van grote ambivalentie en diversiteit: gevoelens van schrik en angst, maar ook van bevrijding en verlossing en dankbaarheid. De hele mens is daarbij betrokken: zijn verstand, zijn gevoel, zijn levensvisie, zijn geloof. Het gaat voor een deel over ongekende dingen waar het verstand geen andere weg kent dan te zwijgen. Een manier om met die ambivalentie om te gaan wordt gevonden in rituelen. Dat zijn middelen om toch met mysterievolle zaken te leren leven. Wat aanvankelijk schrik en angst was, wordt omgebogen tot aanvaarding en verwerking, en zelfs tot vertrouwen en hoop waarbij het mysterie van leven en dood toch mysterie blijft.

Wie betrokken is bij de palliatieve zorg kan in rituelen van vroeger en nu een sterke steun bieden aan mensen die het eigen sterven als nabij onder ogen moeten zien.

LITERATUUR
Bregman, L., *Death in the Midst of Life. Perspectives on Death from Christianity and Depth Psychology*. Baker Book House, Grand Rapids (1992).
Breukelen, H. van, *Pastor op de intensive care*. KSGV, Nijmegen (1997).

Craane, G., *Gewoonten en Rituelen rondom het overlijden*. Particuliere uitgave Merwedeziekenhuis Dordrecht (1994).

Fortmann, H.H.M., *Als ziende de Onzienlijke*. Hilversum (1968).

Gennep, A. van, *Les Rites de passage*. Paris-La Haye (1969) (1e ed. 1909).

Heitink, G., *Pastoraat als hulpverlening. Inleiding in de pastorale theologie en psychologie*. Kok, Kampen (1992) (4e druk).

Hekking, R.W.M., 'Rituelen helpen – Over rituelen in het verpleeghuis'. In: J.J.A. Doolaard (eindred.), *Handboek Geestelijke Verzorging in Zorginstellingen*. Kok, Kampen (1996).

Keirse, Manu, *Helpen bij verlies en verdriet*, Lannoo (1997) (7e druk).

Langer, S., *Philosophie auf neuem Wege*. Frankfurt (1965).

Lukken, G., *Geen leven zonder rituelen*. Ambo, Baarn (1984).

Smulders, J.C.M., *Zand erover*. Beschrijving van een verzoeningsritueel. Particuliere uitgave Ziekenhuis St. Johannes de Deo, Haarlem (1985).

Stervensrituelen en rouw bij verschillende culturen en geloven. Reader bij een mini-symposium. AMC, Amsterdam (1997).

Yalom, I.D., *Existential Psychotherapy*. Basic Books (1980).

Zanten-van Hattum, M. van, *Leren omgaan met zingevingsvragen*. Ambo, Baarn (1994).

7 Beslissingen rond het levenseinde

J.J.M. van Delden, C. Spreeuwenberg, G. van de Wal

7.1 INLEIDING

Bij palliatieve zorg staat niet de verlenging van leven, maar het zo goed mogelijk behouden van de kwaliteit van het leven voorop. Juist vanwege dit uitgangspunt is het in ons land niet te vermijden dat zorgverleners die goede palliatieve zorg willen bieden, te maken krijgen met wat wel wordt aangeduid als 'medische beslissingen rond het levenseinde'. De commissie-Remmelink rekende hiertoe alle beslissingen (van artsen) die tot doel hebben het levenseinde van de patiënt te bespoedigen of waarbij artsen rekening houden met de waarschijnlijkheid dat daardoor het levenseinde wordt bespoedigd (Commissie onderzoek medische praktijk inzake euthanasie 1991).

Tot beslissingen rond het levenseinde behoort derhalve een wijd scala van handelingen: het staken van of niet beginnen met een handelwijze (inclusief sondevoeding) of met het toedienen, verstrekken of voorschrijven van middelen; tevens behoren hiertoe weigeren van een verzoek om euthanasie of hulp bij zelfdoding, besluiten om niet te reanimeren en beëindigen van leven (door artsen) zonder dat de patiënt daarom heeft verzocht.

Beslissingen rond het levenseinde betreffen niet alleen een wijd scala van handelingen, er wordt over een aantal onderdelen ervan ook zeer uiteenlopend gedacht, niet alleen binnen de medische professie maar ook in de samenleving.

Sommige beslissingen en handelingen rond het levenseinde – namelijk die onderdelen die betrekking hebben op het actief beëindigen van leven, hetzij door de betrokkene zelf hetzij door een arts – worden zelfs niet tot het normale medische handelen gerekend, dat wil zeggen dat ze niet behoren tot de medische handelingen die onderdeel uitmaken van de zogeheten medisch-professionele standaard. Leenen (1991) verstaat onder deze standaard het geheel van zorgvuldige handelingen volgens de medische wetenschap en ervaring die van een redelijk bekwaam arts van gelijke medische categorie in gelijke omstandigheden met middelen die in redelijke verhouding staan tot het concrete behandelingsdoel mogen worden verwacht. De Hoge Raad (in Arrest 1987) heeft zich – in verband met de vraag of er sprake was van medische exceptie – in het tweede euthanasie-arrest van 21 oktober 1986 uitgesproken tegen de opvatting dat euthanasie normaal medisch-professioneel handelen zou zijn. Zouden levensbeëindigende handelingen hiertoe wel behoren dan zou elke arts – behoudens wellicht gewetensbezwaarden – deze in beginsel *moeten* toepassen omdat niet-toepassing hem/haar als niet handelen conform de medische standaard zou kunnen worden verweten.

Zo'n verwijt zou niet in overeenstemming zijn met de stand van zaken in het maatschappelijk, ethisch en professioneel debat over de geoorloofdheid van levensbeëindigend handelen door een arts, en zou dus 'een brug te ver' zijn.

De discussies in 1997 rond het thema 'versterven', het via het onthouden van voeding en vocht vroegtijdig laten overlijden van een patiënt, hebben overigens aangetoond dat er ook over andere elementen uit het scala van medische beslissingen rond het levenseinde uiteenlopend wordt gedacht. Bovendien lopen de opvattingen van de overheid en van artsenorganisaties in ons land niet parallel met die in het buitenland. Zo wordt het in bijna geen enkel land buiten ons land toelaatbaar geacht om mee te werken aan actieve levensbeëindiging, maar wordt het veroorzaken van het zogeheten *dubbele effect*, het vervroegd overlijden van een patiënt als gevolg van handelen dat primair bedoeld is als pijnbestrijding (maar wel met een dosis die hoger is dan strikt voor de pijnbestrijding noodzakelijk is), veelal als normaal medisch handelen geaccepteerd.

7.2 PROBLEMATIEK VAN BESLISSINGEN ROND HET LEVENSEINDE

De discussies over de toelaatbaarheid van handelingen die een vervroegd levenseinde met zich meebrengen, hebben te maken met maatschappelijke opvattingen over goed en kwaad en met ontwikkelingen binnen de geneeskunde en de gezondheidszorg.

In de joods-christelijke traditie wordt aan de beschermwaardigheid van het leven grote waarde toegekend. Afgezien van het feit dat soms werd geloofd dat alleen al het deelnemen aan lijden zin aan het bestaan van de mens kon geven, werd elke vorm van in leven zijn, hoe kwalitatief aangetast ook, al gauw als beter beschouwd dan de dood. Het was dan ook opmerkelijk dat paus Pius XII in 1956 op een congres van anesthesiologen uitsprak dat het ethisch verantwoord en soms zelfs geboden is af te zien van (verdere) pogingen tot levensverlenging als dit alleen maar een verlenging van het lijden zou betekenen, maar dat actief ingrijpen niet aan de mens is voorbehouden. Hieruit kon immers worden geconcludeerd dat het leven niet tot elke prijs in stand behoefde te worden gehouden.

Naast principiële theologische en ethische bezwaren worden er ook wel praktische bezwaren gehanteerd tegen het scheppen van ruimte om levensbeëindigend te handelen. Deze hebben te maken met scepsis over de bekwaamheid van artsen om over kwaliteit van leven te oordelen en met angst voor wat 'het hellend vlak' wordt genoemd. Als eenmaal zou worden geaccepteerd dat de samenleving (en in het bijzonder artsen) niet meer alles in het werk hoeft te stellen om leven in stand te houden, zal dit tot gevolg hebben dat de grenzen steeds meer worden verruimd en zal men steeds eerder tot het geoorloofd zijn van het beëindigen van leven besluiten. Volgens tegenstanders van elke mogelijkheid tot levensbeëindiging wordt de samenleving beschermd door het stellen van een duidelijke grens en gaat het niet aan uitzonderingen toe te laten.

In de westerse wereld is het denken over absolute grenzen echter veranderd. De confrontatie tussen de morele beoordelingen in de verschillende samenlevingen op de wereld, heeft de westerse mens ervan bewust gemaakt dat er niet snel een absoluut 'gelijk' bestaat. Bovendien blijken er ook in de westerse samenleving tegenstrijdige beoordelingspraktijken te zijn. Er werd tot voor kort in absolute termen over het instandhouden van leven gedacht als het ging om abortus of euthanasie, maar men dacht daar heel anders over als het ging om het leven van een misdadiger of van een 'vijand'. De jaren zestig hebben in ons land met zich meegebracht dat de tolerantie voor afwijkende opvattingen is toegenomen en dat men het eigen stelsel van normen en waarden is gaan relativeren (Keasberry 1988). Naast een principe als de plichtethiek is er ruimte gekomen voor principes als de doelethiek en de waarde-ethiek, waarin het resultaat van de beoordeling het resultaat is van weging van de in het geding zijnde waarden.

De veranderende opvatting in ons land over de geoorloofdheid om in bepaalde gevallen leven door artsen te laten beëindigen, kan evenmin los worden gezien van de sociale veranderingen die in de jaren zestig hebben plaatsgevonden: ontkerkelijking, ontzuiling en een grote plaats voor autonomie en zelfbeschikking. Velen, waaronder ook de meerderheid van de gelovigen, zijn er niet (meer) van overtuigd dat het laten voortduren van lijden, aftakeling en ontluistering in het aanschijn van de dood een eigen zin heeft. Ze menen dat mensen de ruimte hebben om te kunnen bepalen dat voor hen de grens is bereikt van wat ze willen of kunnen dragen. Als dit principe wordt aanvaard, levert dit gelijk het probleem op dat er geen objectieve maat is om te bepalen of er een reden (indicatie) is om leven te beëindigen. In de praktijk levert de beoordeling van uitzichtloosheid tot onaanvaardbaarheid van lijden dan ook wel eens verschil van inzicht tussen patiënt en arts.

Naast maatschappelijke en religieuze factoren spelen ook de ontwikkelingen in de geneeskunde en gezondheidszorg een rol. Door de ontwikkelingen in de geneeskunde hebben mensen daar hoge verwachtingen van; als de geneeskunde deze niet kan waarmaken weten patiënten, familieleden en vrienden enerzijds en artsen en verpleegkundigen anderzijds vaak niet hoe ze daarmee moeten omgaan. Een vraag om levensbeëindiging kan een reactie zijn op deze verlegenheid, en wellicht zelfs op boosheid en teleurstelling.

Sommigen menen dat levensbeëindiging niet te vermijden is omdat de geneeskunde en de gezondheidszorg verantwoordelijkheid moeten nemen voor de problemen die ze zelf hebben opgeroepen. Mensen zouden te lang in leven worden gehouden, terwijl artsen de andere kant op zouden kijken als mensen daardoor mensonwaardig moeten leven.

Een enkele keer is dit inderdaad het geval: de door Van den Berg (1968) aan de kaak gestelde hemi-corporectomie was daarvan een treffend, maar wel zeer uitzonderlijk voorkomend, voorbeeld. Een frequenter voorkomend voorbeeld betreft neonaten met ernstige multipele afwijkingen bij wie soms behandeling wordt gestart omdat nog onzeker is hoe het kind zich zal ontwikkelen. Soms wordt dan na enige tijd vanwege de menswaardigheid besloten het leven te (doen) beëindigen. Het feit echter dat verreweg de meeste gevallen van euthanasie en hulp bij zelfdoding door huisartsen – dus thuis – worden verricht, geeft al aan dat de meeste patiënten op het moment van levensbeëindiging geen mensonwaardige medische behandeling ondergaan (Van der Wal 1996). Het gaat dan ook vaak niet op om levensbeëindiging te rechtvaardigen met een beroep op verplichtingen die de arts door te handelen is aangegaan.

Misschien spelen veranderde stervenspatronen een rol mee. Vroeger stierven mensen immers vooral aan ongevallen en infectieziekten, terwijl tegenwoordig hart- en vaatziekten en kanker de lijst van doodsoorzaken aanvoeren. Ongeveer 80% van de gevallen van euthanasie en hulp bij zelfdoding wordt uitgevoerd bij mensen met kanker (Keasberry 1988). Het kan zijn dat het slopende en soms verwoestende karakter van sterven aan kanker maakt dat mensen anders over de mogelijkheid van actieve levensbeëindiging zijn gaan denken.

Tot de problematiek van beslissingen rond het levenseinde behoort ook de positie die artsen daarin innemen en de maatschappelijke toetsing van het handelen van artsen. Hoewel palliatieve zorg, en dus ook de beslissingen die rond het levenseinde worden genomen, vaak een zaak is van een inter- of multidisciplinair team, is het uitvoeren van levensbeëindigend handelen uitsluitend aan artsen voorbehouden en dragen artsen dan ook de uiteindelijke verantwoordelijkheid voor beslissingen terzake. Hoewel iemand de eindverantwoordelijkheid moet nemen, zullen beslissingen over het al dan niet staken van een behandeling en het al dan niet voortzetten van de toediening van vocht en voedsel met het behandelteam moeten worden besproken. Omdat de leden van dit team de consequenties van de genomen beslissing moeten dragen en daarnaar dienen te handelen – bijvoorbeeld door de patiënt te moeten verplegen en verzorgen zonder voeding of vocht te geven – hebben ze er recht op dat hun overwegingen bij de beslissingen worden betrokken.

In principe is de situatie niet anders als het om beslissingen over levensbeëindigend handelen gaat. Zo zijn op een ziekenhuisafdeling en thuis juist verpleegkundigen bij de behandeling en verzorging en bij de gang van zaken na overlijden betrokken. Als zij niet weten dat er levensbeëindigend zal worden of is gehandeld kan dit uitermate vervelende consequenties tot gevolg hebben. Om deze reden maakt het betrekken en informeren van verpleegkundigen over euthanasie en hulp bij zelfdoding onderdeel uit van veel protocollen die ziekenhuizen hebben gemaakt over de procedure rond dergelijke beslissingen. Wel dient er oog voor te bestaan dat levensbeëindiging geen onderdeel uitmaakt van het normale medisch handelen en dat verpleegkundigen principiële bezwaren tegen de genomen beslissing kunnen hebben. Verpleegkundigen en anderen die bij de behandeling betrokken zijn, moeten de mogelijkheid hebben zich onbezwaard terug te trekken als zij zich niet met de gang van zaken kunnen verenigen.

7.2.1 Aspecten die tot normaal medisch handelen behoren

Hoewel levensbeëindigend handelen niet gerekend wordt tot het normale medische handelen dient het wel aan de eisen van normaal medisch handelen te voldoen, dat wil zeggen dat het handelen voldoet aan de kwaliteitseisen van medisch handelen. Zo zal het handelen slechts mogen geschieden aan de hand van een zorgvuldige besluitvormingsprocedure waarin de indicatiestelling, zoals geoperationaliseerd in de zogeheten zorgvuldigheidseisen, een centrale rol speelt. Het handelen zal dienen te voldoen aan de medisch-technische eisen, bijvoorbeeld ten aanzien van de wijze van uitvoering. Er zal sprake dienen te zijn van adequate verslaggeving, van de voorgeschreven intercollegiale consultatie en van verantwoording via de meldingsprocedure, waarvan toetsing sinds 1 november 1998 deel uitmaakt.

Tot het normale medische handelen behoort overigens uitdrukkelijk wel dat artsen en andere zorgverleners openstaan voor vragen van patiënten en hun naastbetrokkenen over euthanasie, hulp bij zelfdoding of andere zaken die betrekking hebben op het al dan niet verlengen van leven en gevoelig zijn voor signalen die hierop betrekking hebben. Veel patiënten worstelen al een tijd met vragen op dit gebied voor ze deze tegenover een zorgverlener durven te uiten. Niet zelden geschieden deze uitingen in bedekte termen en wordt pas bij doorvragen duidelijk wat werkelijk wordt bedoeld. Bedacht moet worden dat het feit dat patiënten met vragen zitten geenszins inhoudt dat ze daadwerkelijke levensbekorting wensen of dat levensbekorting overwogen dient te worden.

Nadat levensbekorting ter sprake is gekomen, dient er dan ook een exploratie van de hulpvraag en de situatie plaats te vinden. Wat heeft de patiënt precies bedoeld? Wat speelt er mee? Waar gaat het de patiënt om: om ontluistering en aftakeling, pijn, angst voor de dood? Wil hij de naastbetrokkenen sparen en niet langer tot last zijn? Niet zelden biedt een gesprek over euthanasie en hulp bij zelfdoding openingen om op een ander niveau te communiceren waardoor de patiënt en zijn omgeving zelf verder kunnen en zorgverleners beter doorhebben wat er met de patiënt aan de hand is.

Belangrijk is dat een arts aan de patiënt duidelijk maakt hoe hij over actieve levensbeëindiging denkt en wat de patiënt van de arts mag verwachten. Het is daarbij goed aan de patiënt duidelijk te maken dat verlichting van het lijden vooropstaat en dat levensbeëindiging daaraan ondergeschikt is en in dat kader moet worden bezien. Omdat de omstandigheden waaronder de patiënt zal sterven veelal niet goed te voorzien zijn, is het verstandig om niet te snel beloften te doen anders dan dat de arts de patiënt – indien dat absoluut noodzakelijk is – niet in de steek zal laten.

Tot de normale verantwoordelijkheid van de arts behoort ook dat hij – indien hij principiële bezwaren heeft tegen actieve levensbeëindiging – de patiënt hierover duidelijk informeert. Het gaat niet aan de patiënt in het ongewisse te laten over de vraag of zijn arts bereid is euthanasie uit te voeren als de arts tevoren al weet dat hij niet tot uitvoering bereid is. Volgens de uitspraak van het Medisch Tuchtcollege te Amsterdam van 16 oktober 1989 mag van een arts worden verwacht dat hij de gemaakte afspraken over levensbeëindiging nakomt en dat hij ter zake zorg draagt voor een zorgvuldige regeling van waarneming en vakantie.

Alles overziende is het niet verwonderlijk dat het aantal gevallen van 'verzoeken om euthanasie en hulp bij zelfdoding te zijner tijd' in 1995 werd geschat op 34.500, terwijl het aantal uitdrukkelijke verzoeken 'op afzienbare termijn' ongeveer 9.700 en het aantal werkelijk uitgevoerde gevallen van euthanasie en hulp bij zelfdoding 3.600 bedroeg. Het aantal niet-uitgevoerde verzoeken bedroeg dus ruim 6.000. Hiervan berustte ongeveer de helft op een weigering van de arts. In 38% van de gevallen van niet-inwilliging kon de patiënt naar het oordeel van de arts zijn situatie niet of niet volledig overzien en daarover niet op adequate wijze een besluit nemen. Dat de patiënt zijn situatie niet kon overzien werd vooral geweten aan een psychiatrische stoornis, depressiviteit of emotionele labiliteit.

Artsen noemen overigens uiteenlopende redenen om een verzoek niet in te willigen. Het meest wordt genoemd dat er nog behandelalternatieven zijn (33%) of dat er nog mogelijkheden zijn de pijn te bestrijden (20%), dat de patiënt geen goed ziekteinzicht heeft (24%), dat het lijden niet ondraaglijk is (10%) en dat de patiënt lijdt aan een psychische stoornis of depressiviteit (4%). In 26% geven de artsen aan dat ze bezwaren hadden tegen euthanasie 'in dit geval'. Terwijl ze in 19% van de gevallen aangeven dat de euthanasie of hulp bij zelfdoding niet is uitgevoerd omdat ze daar in het algemeen bezwaren tegen hebben.

7.2.2 Principes voor handelen in de gezondheidszorg

In het kader van dit boek is het goed stil te staan bij het mogelijke motief om als zorgverlener aan actieve levensbeëindiging mee te werken. Beauchamp en Childress (1994) noemen vier principes als uitgangspunt van de normen en waarden van de arts en in het verlengde hiervan voor de andere werkenden in de gezondheidszorg: recht doen aan autonomie, niet schaden, weldoen en rechtvaardig handelen.

Welke van deze vier principes in een concrete situatie prioriteit heeft, blijkt afhankelijk te zijn van tijd, plaats en cultuur. Een aantal beslissingen rond het levenseinde, vooral die betrekking hebben op het niet aanvangen met of het staken van een behandeling, worden gemotiveerd vanuit het principe van 'niet schaden'. Als het niet meer waarschijnlijk is dat een behandeling meer baat dan schade oplevert, is de arts gerechtigd een handeling niet (meer) toe te passen.

Bij de beslissingen die tot actieve levensbeëindiging behoren, worden argumenten gehanteerd die gebaseerd zijn op de principes 'recht doen aan autonomie' en 'weldoen'. Soms leidt dit ertoe dat rechtvaardiging van actieve levensbeëindiging door mensen met een uiteenlopende levensovertuiging wordt verdedigd. Stond tot voor kort in de geneeskunde het 'weldoen' voorop, thans blijkt uit zowel de standpunten van de beroepsorganisaties als de hedendaagse regelgeving dat autonomie prevaleert. In onze samenleving wordt het als een 'goed' beschouwd als mensen zelf beslissingen nemen en als deze beslissingen vervolgens door zorgverleners worden gerespecteerd. Het is dan ook begrijpelijk dat de mogelijkheid om actief het leven te beëindigen vanuit het beroep op autonomie, mondigheid en keuzevrijheid van patiënten wordt verdedigd.

Hier staan twee andere problemen tegenover: het eerste is dat levensbeëindiging in onze samenleving tot voor kort categorisch strafbaar werd gesteld, ook als het 'slechts' inhield dat de betrokkene zelf zijn leven kon beëindigen, waardoor er allerlei gekunstelde constructies moesten worden ontworpen om artsen ter zake niet te vervolgen. Het tweede probleem is hoe levensbeëindiging te rijmen valt met de algemene beroepsplichten van een arts. Hoe kunnen patiënten – als er ruimte is voor levensbeëindiging door een arts – ervan op aan dat artsen zich voor hen zullen blijven inspannen?

In feite wordt het principe van autonomie dan ook niet ten volle aanvaard. Weliswaar behoort de aanwezigheid van een uitdrukkelijk verzoek tot de zogeheten zorgvuldigheidseisen, maar hier staat tegenover dat de arts overtuigd moet zijn van de onaanvaardbaarheid en uitzichtloosheid van het lijden en dat hij daarvan bovendien nog de consulent en de beoordelaars achteraf moet overtuigen. Ondanks de recente wijziging van de artikelen 293 en 294 van het Wetboek van Strafrecht moet er nog steeds sprake zijn van een overmachtssituatie, een conflict van plichten waarin de arts geen andere keus heeft dan aan de levensbeëindiging mee te werken.

Artsen zelf hebben het conflict van plichten opgelost door hun taak ten aanzien van de kwaliteit van het leven op te waarderen ten koste van hun taak ten aanzien van het leven 'an sich'. McKeown (1976) formuleerde de taak van de geneeskunde als volgt: 'to assist us to come safely into the world, *and comfortably out of it*, and during life to protect the well, and care for the sick and disabled'. Quill (1993) beschreef hoe hij vanuit het principe van wat hij het vrijwel aan palliatieve zorg gelijke begrip 'comfort care' heeft genoemd, vanwege compassie mee heeft gewerkt aan de dood van zijn patiënte Diane. In de praktijk blijkt 'weldoen' bij beslissingen rond het levenseinde dan ook hoger te worden aangeslagen dan 'recht doen aan autonomie'.

Gezondheidsjuristen hebben moeite met deze situatie, zoals bleek uit de reactie van Leenen op de nota van de KNMG-commissie Aanvaardbaarheid Levensbeëindigend Handelen (1988) over zwaar-defecte pasgeborenen. Volgens Leenen (1988) kan de kwaliteit van leven van de pasgeborene geen argument zijn om het leven van de neonatus onvrijwillig te beëindigen omdat dit criterium niet omschrijfbaar en objectiveerbaar is. Bovendien acht hij het vanuit het oogpunt van rechtsbescherming niet toelaatbaar dat iemand anders dan de betrokkene tot levensbeëindiging kan besluiten. Daarvoor is noch plaats voor ouders en familieleden noch voor artsen of de overheid. Kinderartsen daarentegen menen dat zij zich niet achter objectieve gegevens kunnen verschuilen en dat zij met de betrokken ouders aspecten moeten wegen als communicatie, zelfredzaamheid, afhankelijkheid van het medisch circuit, lijden en verwachte levensduur (Versluys 1992).

Een eenzijdige nadruk op het principe van 'weldoen' brengt het gevaar met zich mee dat artsen paternalistisch gaan handelen op basis van hun opvatting van wat goed is voor de patiënt. Een eenzijdige nadruk op het principe van 'recht doen aan de autonomie' van de patiënt miskent de eigen professionele verantwoordelijkheid en het feit dat de arts bij levensbeëindiging de grenzen van zijn professionele plichten overschrijdt. Er blijft daarom weinig anders over dan dat artsen samen met de meest nabije betrokkenen een balans tussen deze principes trachten te vinden. De samenleving heeft er vervolgens vanwege haar eigen belangen recht op dat medische beslissingen rond het levenseinde transparant worden gemaakt en dat ze in de gelegenheid wordt gesteld om het handelen van artsen ter zake te toetsen.

7.3 NIET-BEHANDELBESLUITEN

Een paragraaf over niet-behandelbesluiten in een handboek over palliatieve zorg zou als een verkeerd signaal opgevat kunnen worden. Niet-behandelbesluiten zijn immers besluiten om een behandeling na te laten of te staken. Door dergelijke beslissingen te bespreken in het kader van palliatieve zorg zou men de suggestie kunnen wekken dat dit type zorg vooral bestaat uit niet-doen. Niets is echter minder waar: men moet ook heel actief zijn om goede palliatieve zorg te bieden. Alleen zullen de zorgdoelen voornamelijk in verlichting van het lijden gelegen zijn en niet in genezing. En dat betekent dan dat meestal, al dan niet expliciet, zal zijn afgesproken dat een aantal op curatie of levensverlenging gerichte interventies niet meer moet plaatsvinden. Dat geldt zowel voor de palliatieve zorg in het ziekenhuis of verpleeghuis als thuis. Voorbeelden van niet-behandelbeslissingen zijn besluiten om een reanimatie, ziekenhuisopname of invasieve diagnostiek niet (meer) uit te voeren. Niet-behandelbesluiten vormen dus ook binnen een actief opgevatte palliatieve zorg een relevant onderwerp.

Binnen de categorie niet-behandelbesluiten zou men onderscheid kunnen maken tussen beslissingen om een lopende behandeling te staken en beslissingen om een behandeling waaraan men nog niet is begonnen, achterwege te laten. De uitkomsten van beide beslissingen zijn weliswaar gelijk (een bepaalde behandeling wordt niet uitgevoerd, met als eventueel gevolg een versneld overlijden van de patiënt), maar verschillen in beleving zijn aannemelijk. De ene arts heeft meer moeite met het niet beginnen van een behandeling dan met het staken, want 'niet geschoten is altijd mis'. Anderen zullen juist liever niet beginnen aan een behandeling dan dat ze er een staken. Bijvoorbeeld omdat in het laatste geval de relatie tussen die beslissing en het mogelijk bespoedigde levenseinde directer lijkt. Volgens een Amerikaans onderzoek is de laatste groep groter dan de eerste (Caralis 1992).

Dat er een verschil in beleven is, wil nog niet zeggen dat er een moreel relevant verschil tussen staken en nalaten bestaat. Wat vanuit moreel perspectief telt, is de juistheid van de beslissing om de situatie te laten ontstaan dat er niet behandeld wordt. Als de argumenten voor de beslissing gelijk zijn, is er moreel gezien geen verschil tussen een behandeling staken of nalaten. In het vervolg zal dan ook geen onderscheid gemaakt worden tussen deze typen niet-behandelbeslissingen wanneer het om het morele besluitvormingskader gaat. Daarbij zij nog opgemerkt dat de oorzaak van het overlijden ook bij het staken van een behandeling het onderliggende ziekteproces is; niet het staken als zodanig. Dat laatste bepaalt hoogstens het moment van overlijden.

Verder zijn nog twee typen van niet-behandelbeslissingen te onderscheiden: beslissingen die betrekking hebben op een actuele behandeling, en anticiperende beslissingen waarbij de omstandigheid waarbij gestaakt dan wel niet begonnen moet worden, zich (nog) niet voordoet. Van dat laatste type is het niet-reanimeerbesluit het klassieke voorbeeld, althans in het ziekenhuis.

7.3.1 Empirische gegevens

Van der Maas e.a. (1991) vonden dat niet-behandelbeslissingen in 1990 voorafgingen aan 22.500 sterfgevallen (17,5% van de totale jaarsterfte). Vijf jaar later bleek dit percentage gestegen tot 20,2% (Van der Wal 1996). Uit het eerste onderzoek bleek dat de patiënt betrokken was bij 41% van de niet-behandelbeslissingen.

Onder de sterfgevallen die vooraf waren gegaan door een niet-behandelbesluit bevonden zich (ten opzichte van de groep zonder niet-behandelbesluit) relatief veel patiënten ouder dan 80 jaar, relatief veel vrouwen en relatief veel patiënten die leden aan een neurologische ziekte (Pijnenborg 1995). De frequentie van niet-behandelbesluiten verschilde ook per specialisme. Chirurgen spanden de kroon: bij 55% van de niet-acuut overledenen namen zij een niet-behandelbesluit (meestal staken!). Ook verpleeghuisartsen deden dit frequent; cardiologen, huisartsen en internisten daarentegen namen bij 'slechts' ongeveer 30% van de niet-acuut overleden patiënten nietbehandelbesluiten.

De aard van de beslissingen verschilt met de betrokkenheid van de patiënt. Wanneer de patiënt zelf verzocht om het achterwege laten van de behandeling, ging het vooral om (het nalaten van) chemotherapie en radiotherapie. Niet-behandelbeslissingen die niet op het expliciete verzoek van de patiënt werden genomen, betroffen vooral het gebruik van antibiotica.

7.3.2 Medisch-ethisch besluitvormingskader

Besluitvorming bij wilsbekwame patiënten

In het algemeen kan men stellen dat een patiënt een eigen inbreng in de besluitvorming rond een niet-behandelbesluit dient te hebben. Op die manier betoont men immers respect voor de autonomie van de patiënt. Dat geldt voor elke vorm van zorg en zeker ook voor de palliatieve zorg. Te stellen dat men de autonomie van de patiënt dient te respecteren, laat echter nog een aantal vragen open waarvan er hier twee aan de orde zullen komen. Moet men de patiënt zonder uitzondering bij de besluitvorming betrekken, ook als de indruk bestaat dat hij zo'n discussie niet aankan? En: zijn er ook situaties waarin de mening van de patiënt zijn centrale positie verliest? Als men de eerste vraag met 'ja' beantwoordt, doet men een beroep op de therapeutische exceptie. Een bevestigend antwoord op de tweede vraag noopt tot een beschouwing van het begrip 'medisch zinloos'.

Van de therapeutische exceptie wordt gesproken wanneer men een uitzondering op het principe van 'informed consent' op haar plaats acht vanwege het verwachte negatieve effect van de discussie. In de praktijk wordt veelvuldig op grond van deze redenering afgezien van een discussie met de patiënt. Daar is echter veel tegenin te brengen.

Het niet-informeren van een patiënt is in de eerste plaats bezwaarlijk omdat men op die manier de patiënt niet de gelegenheid biedt zelf keuzen te maken. Als naasten bovendien wel worden geïnformeerd, ontstaat een ongelijkheid in informatie tussen hulpverleners en naasten aan de ene kant en de patiënt aan de andere. Dat kan een hindernis vormen in de relatie, juist op een moment dat daarin steun gevonden zou moeten worden. Voorts kan men zich afvragen of de argumenten voor niet-informeren wel zo sterk zijn. Het lijkt erop dat artsen in elke veronderstelde negatieve reactie van de patiënt een rechtvaardiging zien voor de therapeutische exceptie. Maar waarom zou een patiënt niet mogen schrikken, geen emoties mogen tonen? Het feit dat het om moeilijke beslissingen gaat, betekent nog niet dat men de patiënt daartegen in bescherming moet nemen.

De conclusie luidt dan ook dat hulpverleners slechts bij uitzondering een beroep mogen doen op de therapeutische exceptie. Alleen een te verwachten ernstig nadeel voor de patiënt rechtvaardigt dit. Informeren leidt dan immers niet tot een toename van de mogelijkheden tot zelfbeschikking, maar juist tot een afname. De Wet op de Geneeskundige Behandelingsovereenkomst (WGBO) verlangt overigens dat in een dergelijk geval eerst een collega is geconsulteerd over de aannemelijkheid van het ontstaan van die situatie.

Het tweede punt betreft het argument van de medisch zinloze behandeling. Hoezeer men ook hecht aan de autonomie van de patiënt, er zijn situaties waarin de wil van de patiënt zijn centrale positie moet verliezen. Immers, wanneer een behandeling medisch gezien zinloos is, kan de mening van een patiënt geen invloed hebben op de wenselijkheid van die behandeling. Een zinloze behandeling is altijd ongewenst. De vraag is echter wanneer men van een medisch zinloze behandeling spreekt en hoe redelijk het is dat de patiënt geen invloed heeft op de besluitvorming.

Doorgaans onderscheidt men een aantal aspecten aan het begrip medisch zinloos. Als criteria gelden zowel de werkzaamheid van een behandeling als de proportionaliteit daarvan. Met de proportionaliteit van een behandeling doelt men op de verhouding tussen voor- en nadelen (in de Engelstalige literatuur spreekt men van de 'burden/benefit ratio').

Dat men een oordeel over de werkzaamheid van een behandeling aan artsen overlaat, lijkt op het eerste gezicht een logische zaak. Nadere beschouwing leert echter dat ook achter een oordeel over werkzaamheid waardeoordelen schuilgaan. In de eerste plaats moet men werkzaamheid in een bepaalde grootheid uitdrukken. Wat dat betreft vormen reanimaties een mooi voorbeeld. Men kan de werkzaamheid daarvan uitdrukken als de kans op het weer op gang krijgen van de circulatie, als de kans op levend ontslag uit het ziekenhuis, of als de kans op een volledig herstel van de gezondheidstoestand van voor de reanimatie. Een keuze voor een van deze eindtermen impliceert een waardeoordeel.

In de tweede plaats is het voor de geneeskunde doorgaans een te strenge eis om nul als grens voor de werkzaamheid te hanteren. Meestal is het niet volledig uit te sluiten dat een therapie succesvol is. Dat betekent dat een afkappunt moet worden gekozen waaronder men van een te kleine kans op succes spreekt. Waar men dat afkappunt legt, is wederom een uiting van een keuze.

Toch kan men stellen dat oordelen over de werkzaamheid van een behandeling zonder inbreng van de patiënt kunnen plaatsvinden. Voorwaarde is echter wel dat het waardeoordeel gedragen wordt door een consensus onder de beroepsgenoten, dus door de professionele standaard. Zij zouden in speciale consensusbijeenkomsten kunnen bepalen welke grenzen op een wetenschappelijk verantwoorde manier te trekken zijn en welke niet. Bovendien zou men moeten stellen dat het om een oordeel over het nut en de belasting van de therapie in het algemeen gaat.

Het uitsluiten van de patiënt ligt moeilijker bij het beoordelen van de proportionaliteit van een behandeling in een individuele situatie waar geen professionele standaard voor is. Wanneer men dan bekijkt of het doel van de behandeling in een redelijke verhouding staat tot het middel, ontkomt men er niet aan de wenselijkheid van het continueren van de toestand van de patiënt in de overwegingen te betrekken. Een oordeel over de redelijkheid van een behandeling in een dergelijk individueel geval is dus ook altijd een oordeel over de toestand van de individuele patiënt. Waar antibiotica in het algemeen geïndiceerd zijn bij de behandeling van een pneumonie, kan dat in de palliatieve geneeskunde soms anders liggen. Niet omdat de antibiotica dan minder werkzaam zijn, maar omdat het oordeel over het resultaat veranderd is, bijvoorbeeld omdat de dood niet langer onwelkom is. Dit is uiteraard meer dan een medisch-technische aangelegenheid. Voor de beoordeling van de proportionaliteit van de behandeling in een individueel geval kunnen arts en patiënt (of diens vertegenwoordiger) elkaar bij gebrek aan medische standaard daarom niet missen. Sterker nog: bij deze beoordeling komt het primaat te liggen bij het oordeel van de patiënt.

De conclusie luidt dat het begrip 'medisch zinloos' het best gereserveerd kan blijven voor die situaties waarin sprake is van een kansloze behandeling of een die op basis van heersend medisch inzicht achterwege dient te blijven. Alleen dan kan een unilaterale beslissing door een arts gerechtvaardigd worden.

Besluitvorming bij wilsonbekwame patiënten

De stelling dat arts en patiënt samen moeten beslissen over een behandeling kan in de praktijk op problemen stuiten als de patiënt wilsonbekwaam is. Hoe moet in die situatie een besluit totstandkomen?

Voor de beantwoording van deze vraag moeten verschillende situaties worden onderscheiden:

- de behandeling is medisch zinloos (in de zin zoals hierboven bedoeld);
- er is een duidelijke mening van de patiënt bekend;
- er is geen duidelijke mening van de patiënt bekend.

Wanneer de kans van slagen van een behandeling zo goed als nihil is, moet hiervan worden afgezien. Gesteld is dat zo'n oordeel zonder de patiënt tot stand kan komen. In dat opzicht maakt het dan niet uit of de patiënt wilsbekwaam is of niet. Is de kans (nagenoeg) nul dan is dit medisch oordeel voldoende.

Hieruit volgt overigens geen antwoord op de vraag of de patiënt (of diens vertegenwoordiger) geïnformeerd moet worden over het niet-behandelbesluit. In zijn algemeenheid geldt de informatieplicht ook voor beslissingen gebaseerd op het criterium medisch zinloos.

Het komt voor dat de patiënt in kwestie zich duidelijk heeft uitgesproken over een behandeling voordat hij of zij wilsonbekwaam werd. Die mening is dan richtinggevend om de proportionaliteit van een behandeling vast te stellen. Idealiter is die wens vastgelegd in een levenstestament. Aangezien het meestal gaat om een wens om van bepaalde behandelingen af te zien, spreekt men ook wel van negatieve wilsverklaringen. Een levenstestament dient te worden onderscheiden van de euthanasieverklaring waarin iemand duidelijk maakt dat hij onder bepaalde omstandigheden geen toestemming geeft voor medische handelingen en dat zijn of haar leven onder die omstandigheden actief moet worden beëindigd.

Sinds de invoering van de WGBO in april 1995 hebben schriftelijke wilsverklaringen een wettelijke basis gekregen. Een arts dient een schriftelijke wilsverklaring waarin een patiënt een behandeling weigert, te volgen. Deze bepaling geldt vooralsnog alleen voor negatieve wilsverklaringen, niet voor euthanasieverklaringen. De arts mag slechts van de wilsverklaring afwijken als hij daarvoor gegronde redenen heeft. Dat neemt niet weg dat een dergelijke verklaring een aantal ethische vragen oproept.

In de eerste plaats zijn schriftelijke wilsverklaringen vaak in ruime bewoording gesteld. Hierdoor kan een interpretatieprobleem ontstaan. De wilsverklaring wordt immers pas relevant als de betrokkene wilsonbekwaam is geworden en dus geen toelichting meer kan geven. Voorts kan een complexe situatie ontstaan indien er naast de vroegere wilsuitingen van de destijds wilsbekwame patiënt actuele wilsuitingen bekend zijn van de nu wilsonbekwame patiënt. In de filosofische literatuur stelt men zich dan ook de vraag of de wilsonbekwame eigenlijk nog wel dezelfde persoon is als degene die indertijd de verklaring opstelde. De wilsuitingen kunnen verschillen omdat iemands werkelijke ervaring van een bepaalde situatie anders kan zijn dan diens verwachting over die ervaring. Dat ook wilsonbekwame mensen ervaringen hebben, behoeft uiteraard geen betoog. De actuele ervaringen van de wilsonbekwame tellen echter in een op zelfbeschikking georiënteerde moraal minder zwaar dan de destijds in wilsbekwaamheid geuite verwachtingen. Maar is dat ook altijd terecht?

Toch betekenen de genoemde problemen niet dat schriftelijke wilsverklaringen niet uitgevoerd zouden moeten worden. Over het algemeen acht men de winst van wilsverklaringen (in de zin van het kunnen respecteren van de autonome wens) groter dan de nadelen. Bovendien zal degene die de verklaring opstelt, zich bewust zijn van die nadelen. Besluit zij desondanks een verklaring op te stellen, dan is dat een goed argument om die verklaring te volgen.

Ook als schriftelijke wilsverklaringen ontbreken, is het onder omstandigheden mogelijk op basis van de mening van de patiënt de proportionaliteit van een behandeling te construeren. Duidelijke uitspraken van de patiënt, bijvoorbeeld gedaan in aanwezigheid van familieleden, zouden in dit opzicht helderheid kunnen verschaffen. Soms kan op basis van gesprekken met de familie een veronderstelde wil worden geconstrueerd; soms ook echter is dit onmogelijk en moet de mening van de familie als een plaatsvervangend oordeel worden beschouwd. In de Verenigde Staten wordt voor dit 'plaatsvervangend oordeel' de term 'substituted judgment' gehanteerd. Kenmerkend voor dit criterium is dat gepoogd wordt om dat besluit te nemen dat de wilsonbekwame patiënt genomen zou hebben als hij nog wilsbekwaam was geweest. Het gaat erom dat sprake moet zijn van duidelijke voorkeuren. Die hoeven niet geuit te zijn in uitgesproken meningen, maar mogen ook worden afgeleid uit iemands normen- en waardesysteem (bijvoorbeeld iemands levensovertuiging) of uit iemands levenswijze (biografie). Ook dan geldt dat daaruit een duidelijke mening moet zijn te reconstrueren. Alleen dan is het mogelijk vol te houden dat het oordeel stoelt op het principe van respect voor autonomie. Zodra een wens van een ooit wilsbekwame patiënt moet worden geïnterpreteerd, wordt niet alleen vastgesteld wat de patiënt zou hebben gewild, maar is ook sprake van een inschatting van wat het beste voor hem of haar is.

Wanneer er geen duidelijke mening van de patiënt bekend is, moet toch in een aantal gevallen de proportionaliteit van een behandeling worden bepaald. Hoe zou dit kunnen? Er bestaat een lange traditie in de (medische) ethiek, waarin onderscheid wordt gemaakt tussen gewone en buitengewone ('ordinary' en 'extraordinary') (be)-handelingen. Daarmee verbonden is het idee dat het onderscheid tevens wijst op het verschil tussen simpele en ingewikkelde, tussen natuurlijke en onnatuurlijke, tussen non-invasieve en invasieve behandelingen. Buitengewone behandelingen hoefden niet te worden toegepast ook al zou dat het behoud van het leven hebben betekend.

Nadere beschouwing leert echter dat het onderscheid op deze manier weinig behulpzaam is. De begrippen 'gewoon' en 'buitengewoon' zijn namelijk zonder een referentiekader onbruikbaar. Beauchamp en Childress (1994) stellen daarom voor het verschil tussen 'gewoon' en 'buitengewoon' op te vatten als het verschil tussen 'verplicht' en 'optioneel'. Daarmee worden het moreel geladen termen. Wat verplicht is en wat optioneel, wordt in hun voorstel bepaald door een afweging van de voor- en nadelen van de behandeling, kortom door de proportionaliteit van de behandeling. Daarmee zijn we terug bij het begrip dat ook al in het kader van de bespreking van medisch zinloos werd geïntroduceerd. Als de betrokkene zich niet (meer) zelf kan uitspreken over de proportionaliteit van een behandeling, zal iemand anders moeten bepalen of behandelen in diens belang is. Aan dat oordeel ontkomt men niet, omdat het alternatief onacceptabel is. Immers, wanneer men geen oordeel over de proportionaliteit van een behandeling zou willen geven (bijvoorbeeld uit vrees zich uit te spreken over de waarde van het leven) en dus altijd zou doorbehandelen, zou dit betekenen dat men ook behandelt als dit tot meer schade dan goed leidt.

Maar hoe valt te bepalen wat in iemands belang is? Welke zaken mogen daarin een rol spelen? Sommigen vinden dat alleen pijn en lichamelijk lijden mogen bepalen wat in iemands belang is. In de literatuur is echter ook een aantal bredere referentiekaders beschreven voor de bepaling van wat in iemands belang is. In de 'Appleton guidelines', geformuleerd door een internationale groep van medici, ethici en juristen, staat: 'ordinarily, for example, persons would want to preserve identity, be able to maintain independence and control, be able to interact with others, have pleasurable experiences, avoid pain and suffering, and avoid being a severe burden upon others. Normally treatment must be justified in these terms.' (Stanley 1992).

Een ander voorbeeld van een breed referentiekader biedt het rapport van de KNMG over zwaar-defecte pasgeborenen (1997). Dat rapport bevat een beschrijving van een referentiekader op grond waarvan het levensperspectief van de pasgeborene als 'onleefbaar' kan worden aangemerkt. De voorgestelde elementen van het referentiekader zijn: de mogelijkheid tot communiceren en relatievorming; de mate van lijden; de mogelijkheid tot zelfstandigheid en onafhankelijkheid van het medisch circuit; de mogelijkheid tot ontplooiing; de verwachte levensduur.

Met het noemen van deze referentiekaders is het probleem niet de wereld uit. Erkend moet worden dat het beoordelen van de proportionaliteit van een behandeling zonder wilsuitingen van de betrokkene een moeilijke zaak is die nooit met 100% zekerheid kan worden beslist. Het is echter een even moeilijk als onvermijdelijk oordeel.

7.4 INTENSIVERING VAN PIJN- EN SYMPTOOMBESTRIJDING

Intensivering van pijn- en symptoombestrijding vormt een van de 'beslissingen rond het levenseinde' die in dit hoofdstuk worden besproken. Dit hangt samen met het feit dat men bij pijn- en symptoombestrijding frequent gebruikmaakt van middelen (met name morfine) die het levenseinde kunnen bespoedigen (maar dat overigens lang niet altijd doen). Wanneer de patiënt sneller overlijdt ten gevolge van het toedienen van dergelijke middelen, dient men de vraag te stellen of dit moreel acceptabel is. Traditioneel wordt daarbij het principe van het dubbele effect in stelling gebracht, waarover hieronder meer. Eerst worden echter de empirische gegevens over de Nederlandse medische praktijk geschetst.

7.4.1 Empirische gegevens

Het onderzoek voor de commissie-Remmelink uit 1991 wees uit dat intensivering van pijn- of symptoombestrijding voorafging aan 17,5% van alle sterfgevallen (Van der Maas 1991). Voor 1990 kwam dat neer op 22.500 gevallen. In 65% tot 80% hield de arts weliswaar rekening met een mogelijke bespoediging van het levenseinde, maar beoogde hij dat niet. In 6% van de gevallen was bespoediging van het levenseinde het expliciete doel, in de overige (14% – 29%) was dit mede het doel. De beslissing was in ongeveer 40% van alle gevallen overlegd met de patiënt. Zoals verwacht kon worden is kanker de meest voorkomende diagnose (54%) onder de totale groep van betrokken patiënten.

Bij het tweede landelijke onderzoek naar medische beslissingen rond het levenseinde uit 1996 bleek de frequentie van pijn- en symptoombestrijding ongeveer gelijk gebleven: 18,5% (Van der Wal 1996). Door een hoger aantal sterfgevallen in 1995 gaat het nu in absolute aantallen om ongeveer 25.000 overledenen. Het percentage waarin werd aangegeven dat de dood expliciet beoogd werd, was nu 10%.

Vermeldenswaard is nog dat in een vergelijkbare studie in Vlaanderen vrijwel identieke percentages werden gevonden voor wat betreft de incidentie van pijn- en symptoombestrijding. In 1998 ging het daar om 18,5% van de sterfte (Deliens 2000).

Uiteraard mogen uit deze cijfers over incidenties geen conclusies over de oorzaak van het overlijden worden getrokken. De artsen werd gevraagd welke beslissingen ze hadden genomen en met welke intentie; niet wat precies het gevolg was van hun handelen. Dat de beslissing om pijn- en symptoombestrijding toe te passen in al deze gevallen levensbekortend werkte is uiterst onwaarschijnlijk. Het wordt de laatste jaren immers steeds duidelijker dat het ademhalingsdeprimerende effect van opiaten veel geringer is dan aanvankelijk gedacht, zeker bij chronisch gebruik.

7.4.2 Morele evaluatie

Uit de empirische gegevens blijkt dat intensivering van pijn- en symptoombestrijding zeer frequent voorkomt, ook als die handeling gepaard gaat met een mogelijke bespoediging van het overlijden. Dit hangt waarschijnlijk samen met de bestaande consensus dat in deze gevallen sprake is van normaal medisch handelen. Binnen deze consensus geldt als voorwaarde dat alleen pijnbestrijding het doel vormde van het handelen. De arts mag de dood niet beogen.

Volgens sommigen zijn gevallen van pijnbestrijding waarin de dood wel uitdrukkelijk werd beoogd, dan ook niets anders dan euthanasie (aannemende dat een en ander op verzoek van de patiënt geschiedde). Overigens is het relevant te wijzen op het verschil tussen 'hopen op de dood' en 'de dood beogen'. Men kan op iets hopen, maar zijn handelen niet zodanig inrichten dat de hoop ook bewaarheid wordt. In zo'n geval handelt men niet intentioneel. Dat is uiteraard wel het geval als men de dood beoogt.

Achter de geschetste consensus schuilt een ethische doctrine die teruggaat op Thomas van Aquino (1224-1274). Het gaat om het principe van het dubbele effect (PDE). Dit principe wordt gebruikt om te verdedigen dat een handeling met twee gevolgen, waarvan er één goed is en de ander kwaad (zoals de dood), moreel acceptabel is mits het schadelijke gevolg niet bedoeld was. De klassieke formulering van het principe kent de volgende voorwaarden:

- de handeling zelf moet moreel acceptabel zijn;
- alleen het goede gevolg mag bedoeld zijn; het kwade wel voorzien, maar niet bedoeld;
- het kwade gevolg mag niet het middel zijn om het goede gevolg te bereiken;
- er moet een juiste verhouding (proportionaliteit) zijn tussen het goede en het kwade gevolg: het kwade gevolg kan alleen getolereerd worden als er voldoende goed gevolg tegenover staat.

Palliatieve zorg geldt als het voorbeeld bij uitstek voor handelingen die met een beroep op het principe van het dubbele effect kunnen worden gerechtvaardigd. Stel dat een terminale carcinoompatiënt lijdt aan hevige pijn en stel dat de arts hieraan iets kan doen met behulp van medicatie die echter als neveneffect heeft dat het overlijden van de patiënt zou kunnen worden bespoedigd. De arts kan dan afzien van het gebruik van deze medicatie uit angst de dood te veroorzaken, maar dan gebeurt er niets met het lijden van de patiënt. De arts kan ook besluiten de medicijnen wel te geven. Zolang hij dat nu maar doet met als doel de pijn te bestrijden, wordt hem de voorziene, maar niet-beoogde bespoediging van het levenseinde moreel niet aangerekend.

Ondanks de lange geschiedenis van de doctrine is er onder ethici nog steeds discussie over de houdbaarheid ervan. Er wordt immers een zware wissel getrokken op moeilijk controleerbare processen in het hoofd van de arts: intenties. Maar ook al houdt men het principe van het dubbele effect niet voor alles-beslissend, dan wil dat nog niet zeggen dat intenties geen rol spelen in een morele evaluatie van iemands handelen. Iemands intenties vertellen iets over diens karakter en over diens visie op goede zorg en goed hulpverlenerschap. Wel is het zo dat voor een complete morele evaluatie meer nodig is dan te weten wat iemands intentie was. We zullen dan ook moeten weten wat de patiënt of diens vertegenwoordiger ervan vond, hoe groot de levensverwachting was en of de gebruikte middelen in verhouding stonden tot het doel. Men moet geneesmiddelen immers gebruiken in doseringen waarvan men mag aannemen dat het nagestreefde effect opweegt tegen de bijwerkingen (de proportionaliteitseis). Doet men dat dan heeft men geen bijzondere redenering zoals het PDE nodig om te verdedigen dat men de bijwerkingen accepteert. Gebruikt men echter bewust hogere doseringen dan voor het palliatieve effect nodig zijn dan verraadt dat gedrag iets van de ware intenties van de arts. Hij is dan blijkbaar meer uit op de bijwerking dan op het officiële primaire effect.

De proportionaliteitseis geldt ook voor een bijzondere vorm van pijn- en symptoombestrijding, namelijk terminale of diepe sedatie. Dit wordt wel toegepast als laatste redmiddel in situaties waarin het lijden van de patiënt alleen verlicht kan worden door hem of haar zeer diep te sederen. Daarbij rijst dan de vraag of men de patiënt wel vocht en voeding moet geven. Doet men dat niet dan kan het totaal van deze beslissingen levensbekortend werken. Of dat ook werkelijk zo is hangt af van de levensverwachting. Bij een stervende patiënt zal men geen infuus aanleggen en zal het nalaten daarvan geen (of nauwelijks) effect hebben op het moment van overlijden. Geeft men een patiënt met een langere levensverwachting geen vocht, dan zal die beslissing wel levensbekortend werken. De morele beoordeling daarvan is dan weer afhankelijk van de proportionaliteit van de beslissing om diep te sederen, van de betrokkenheid van de patiënt en van de intentie van de arts. Zo zal in het ene geval sprake zijn van normaal medisch handelen, terwijl het andere geval moreel gezien nauwelijks van euthanasie te onderscheiden zal zijn.

7.4.3 Conclusie

Luidt de conclusie nu dat alle 22.500 tot 25.000 gevallen van pijnbestrijding normaal medisch handelen zijn? Of omgekeerd, dat in al deze gevallen sprake is van euthanasie? Geen van beide!

Daar waar opzettelijk levensbeëindigend wordt gehandeld, dient men die stap op de daarvoor geëigende wijze te kunnen rechtvaardigen en de zorgvuldigheidseisen te volgen. Het gaat niet aan deze te ontduiken door gebruik te maken van een middel (bijvoorbeeld morfine) dat ook voor andere doeleinden wordt gebruikt.

Indien gekozen werd voor pijnbestrijding in een dosering die in een juiste verhouding stond tot het doel de pijn te verlichten (dus: niet te veel, maar zeker ook niet te weinig), en indien dit besluit werd besproken met de patiënt of diens vertegenwoordiger is sprake van normaal medisch handelen. Zelfs als de dood door deze handeling dichterbij werd gehaald, hoeft dit de handeling nog niet tot slecht te bestempelen. De dood is in de palliatieve zorg immers niet altijd onwelkom.

7.5 EUTHANASIE EN HULP BIJ ZELFDODING

Euthanasie heeft als begrip een lange historie; het onderging menige metamorfose. De oorspronkelijke betekenis in de klassieke oudheid was die van een snelle en pijnloze, gemakkelijke dood, soms die van een edel, nobel sterven. Artsen speelden hierbij geen eigen rol. Ook met het sterven zelf hadden zij amper bemoeienis. De verwijzing in het euthanasiedebat naar de 'vader der geneeskunde', Hippocrates, die 2500 jaar geleden formuleerde: 'Ik zal aan niemand, ook niet op zijn verzoek, enig dodelijk geneesmiddel toedienen, noch mij lenen tot enig advies van dien aard', is dan ook niet zo sterk als ze lijkt. Hippocrates hield namelijk zijn leerlingen tevens voor zich niet te bemoeien met patiënten van wie ze konden aannemen dat ze ongeneeslijk ziek waren. Aan de bemoeienis met stervenden kon een arts geen eer behalen.

In ons land is er tot aan de jaren zeventig van de vorige eeuw weinig belangstelling voor euthanasie en hulp bij zelfdoding. Meer in het algemeen is er sprake van een doods- en stervenstaboe, zeker in de eerste decennia na de Tweede Wereldoorlog; overigens niet alleen in Nederland, maar in de gehele westerse wereld. Door een aantal maatschappelijke ontwikkelingen als secularisering, democratisering en individualisering raken de dood, het sterven en ook euthanasie steeds meer uit de taboesfeer. Tot aan de jaren negentig van de vorige eeuw echter blijven euthanasie en hulp bij zelfdoding vooral ethische, juridische en politieke kwesties. Inzicht in de omvang en de aard van de praktijk bestaat er niet; uitwisseling van ervaringen over de praktische toepassing vindt amper plaats.

Met name een aantal grootschalige onderzoeken hebben hierin verandering gebracht. Ongeveer 30% van alle sterfgevallen blijkt plotseling en onverwacht, bijvoorbeeld door een ongeval, hartinfarct of hersenbloeding. In de overige gevallen wordt het overlijden vrijwel altijd voorafgegaan door een korter of langer durend ziekteproces. In toenemende mate komen daar artsen, verpleegkundigen, verzorgenden en anderen aan te pas. Niet alleen spelen deze een belangrijke rol bij de palliatieve zorg en de stervensbegeleiding, maar ook bij de besluitvorming die als doel of als gevolg verkorting van het leven heeft. Dit betreft naast het niet instellen of staken van een behandeling (op verzoek van de patiënt of omdat deze medisch zinloos wordt geacht) en pijn- en symptoombestrijding (met als nevengevolg verhaasting van het overlijden) ook euthanasie of hulp bij zelfdoding. Deze beslissingen vragen een hoge mate van deskundigheid, bekwaamheid en integriteit. Er worden grote communicatieve vaardigheden vereist in het overleg met de patiënt, naasten en andere hulpverleners. Er dient op adequate wijze aan inhoudelijke en procedurele zorgvuldigheidseisen te worden voldaan. Medisch-technisch worden ook hoge eisen gesteld: het betreft zowel praktische vaardigheden als diagnostische en prognostische capaciteiten. De betrokken hulpverleners worden emotioneel vaak zwaar belast, met name bij euthanasie en hulp bij zelfdoding.

7.5.1 Definities

In navolging van de Staatscommissie Euthanasie is het gebruikelijk om de volgende definitie te hanteren. 'Euthanasie' is het opzettelijk levensbeëindigend handelen door een ander dan de betrokkene op verzoek van die betrokkene. Onder 'hulp bij zelfdoding' wordt dan verstaan: het opzettelijk hulpverlenen bij een levensbeëindigend handelen door de betrokkene op diens verzoek. De volgende handelingen die het overlijden kunnen verhaasten, worden dus niet als euthanasie beschouwd:

■ het staken of niet instellen van een behandeling op uitdrukkelijk en ernstig verlangen van de patiënt;

■ het staken of niet instellen van een medisch zinloos handelen;

■ het verrichten van een medische handeling of het toedienen van een geneesmiddel gericht op het verlichten van het ernstig lijden van een patiënt (bijvoorbeeld pijnbestrijding).

Wellicht ten overvloede: het verkorten van leven zonder uitdrukkelijk verzoek is geen euthanasie. Indien dit opzettelijk gebeurt en niet kan worden aangetoond dat het handelen van de arts kan worden beschouwd als handelen in een rechtvaardigende noodtoestand, is er sprake van moord of doodslag.

7.5.2 Levensbeëindiging, palliatieve zorg en stervensbegeleiding

Actieve levensbeëindiging is in verreweg de meeste gevallen gekoppeld aan palliatieve zorg en stervensbegeleiding; meestal betreft het ernstig zieke terminale patiënten. Dit is echter niet altijd het geval. Soms wordt ook om levensbeëindiging verzocht in situaties van ondraaglijk en uitzichtloos lijden bij progressief chronische ziekten (zoals multiple sclerose en amyotrofe laterale sclerose), bij bepaalde psychiatrische aandoeningen of door hoogbejaarde mensen – vaak met multipele pathologie – die (meer dan) 'klaar zijn met hun leven'.

Euthanasie en hulp bij zelfdoding spelen in die situaties waarin niet meer van genezing sprake is; er zijn geen reële behandelingsalternatieven meer of deze worden afgewezen door de patiënt.

De eigen wijze waarop iemand de dood tegemoet ziet en wenst te sterven, dient het uitgangspunt te zijn voor alle hulpverlening rond het levenseinde. Stervensbegeleiding of stervenshulp is erop gericht de patiënt in de gelegenheid te stellen naar vermogen op eigen wijze en menswaardig te sterven. Stervenshulp is in eerste instantie levenshulp in de laatste fase van het leven. Sterven is niet altijd problematisch en niet iedereen heeft behoefte aan specifieke stervenshulp. Stervensbegeleiding begint daarom met beschikbaarheid, menselijke nabijheid en aandacht voor de patiënt; deze laatste geeft aan waaraan hij of zij behoefte heeft. Dit vereist een goede communicatie met de patiënt, besef van en respect voor de verschillende normen en waarden in onze pluriforme cultuur en een hoge mate van verpleegkundige en (para)medische professionaliteit.

Palliatieve zorg en hulpverlening rond het levenseinde kunnen verschillende vormen aannemen. In de voorafgaande paragrafen is aandacht besteed aan niet-behandelbeslissingen en intensivering van de pijn- en symptoombestrijding. In de volgende paragrafen zal de aandacht uitgaan naar het actief (helpen) beëindigen van het leven op verzoek van de patiënt. Het is passend om op deze plaats toch nog een enkele opmerking te maken over pijn- en symptoombestrijding. Deze kan zo ingrijpend zijn, dat er een levensbekortend effect optreedt. Of dat risico genomen mag of moet worden zal in goed overleg vastgesteld dienen te worden: bij voorkeur met een of meer collega's, zo mogelijk in een open gesprek met de patiënt en zo nodig met diens vertegenwoordiger of familie.

Men dient hierbij goed voor ogen te houden wat men beoogt, namelijk de aanwezige pijn (of angst, benauwdheid en dergelijke) bestrijden. Pijnbestrijding mag niet een dekmantel worden om, ongevraagd, actief het leven van de patiënt te beëindigen. Daarom dient men voorzichtig te zijn met zogenoemde automatische verhogingen van de dosering. Indien pijnbestrijding wel gehanteerd wordt om aan een wens tot euthanasie gevolg te geven, dienen de daartoe strekkende zorgvuldigheidseisen en procedureregels in acht te worden genomen en medisch-technisch adequaat te worden gehandeld.

7.5.3 Epidemiologische aspecten

In ons land werd voor 1995 het jaarlijks aantal verzoeken aan artsen om euthanasie of hulp bij zelfdoding 'te zijner tijd' geschat op 34.500. In totaal werden 9700 uitdrukkelijke verzoeken 'op afzienbare termijn' gedaan. Ongeveer 6100 uitdrukkelijke verzoeken werden niet uitgevoerd, meestal omdat de patiënt 'voortijdig' op natuurlijke wijze overleed (44%) of omdat de arts het verzoek weigerde in te willigen (43%). Naar schatting leidden 3200 verzoeken tot daadwerkelijke uitvoering van euthanasie en 400 tot hulp bij zelfdoding. Daarmee was 2,4% van de sterfte in Nederland het gevolg van euthanasie en vond hulp bij zelfdoding plaats in 0,3% van de sterfgevallen. Zo'n 2% van alle sterfgevallen viel in het grensgebied tussen euthanasie en levensbeëindigend handelen zonder uitdrukkelijk verzoek enerzijds en intensivering van pijn- en symptoombestrijding anderzijds.

Bijna negen op de tien artsen (huisartsen, verpleeghuisartsen, internisten, chirurgen, longartsen, neurologen en cardiologen) had wel eens een verzoek van een patiënt gekregen om 'te zijner tijd' euthanasie uit te voeren of hulp bij zelfdoding te verlenen. Ruim driekwart had wel eens een uitdrukkelijk verzoek om euthanasie of hulp bij zelfdoding 'op afzienbare termijn' gehad. Van de artsen had 53% een dergelijk uitdrukkelijk verzoek wel eens ingewilligd en 29% had dat in 1994 en/of 1995 nog gedaan. Hierbij werden belangrijke verschillen tussen artsen gevonden: 63% van de huisartsen, 37% van de klinisch specialisten en 21% van de verpleeghuisartsen had ooit het verzoek van een patiënt om euthanasie of hulp bij zelfdoding ingewilligd. Van de artsen die nooit een dergelijk verzoek hadden ingewilligd, achtte 35% het denkbaar dat zij daartoe wel bereid zouden zijn. Van de resterende 12% die zich een dergelijke situatie niet kon voorstellen, was de meerderheid wel bereid een patiënt met een verzoek om euthanasie of hulp bij zelfdoding in contact te brengen met een andere arts.

Zowel euthanasie als hulp bij zelfdoding betroffen voornamelijk patiënten met kanker (79% versus 27% kanker bij alle sterfgevallen in Nederland). Patiënten bij wie euthanasie was uitgevoerd of aan wie hulp bij zelfdoding was verleend waren relatief jong. Van de betrokken gevallen vond 37% plaats voor het vijfenzestigste levensjaar, tegenover 20% van alle sterfgevallen in Nederland. In 88% van de gevallen was de behandeling op palliatie en in 9% op levensverlenging gericht. Naar het oordeel van de arts waren er in 83% van de gevallen geen curatieve en/of palliatieve behandelalternatieven meer. In vrijwel alle gevallen waarin er nog wel alternatieven waren, wilde de patiënt daar geen gebruik van maken.

7.5.4 Zorgvuldigheidseisen

Het lijden kan door een patiënt als zo ondraaglijk en uitzichtloos ervaren worden dat deze als enige uitweg ziet dat het leven actief wordt beëindigd. De nieuwe 'euthanasiewet' van 2001 houdt in dat een arts een verzoek van een zodanig lijdende patiënt strafteloos kan inwilligen. Hij moet dan wel aan een aantal zorgvuldigheidseisen voldoen en het geval als niet-natuurlijk overlijden aan de gemeentelijk lijkschouwer melden. Een regionale toetsingscommissie beoordeelt achteraf of een arts al dan niet zorgvuldig heeft gehandeld. Is het oordeel positief, dan zal Justitie de arts niet vervolgen. Oordeelt de commissie negatief, dan wordt de zaak voorgelegd aan het Openbaar Ministerie. Het verschil met de situatie vóór de inwerkingtreding van de nieuwe euthanasiewet is dat een arts die toen een verzoek om levensbeëindiging daadwerkelijk honoreerde, een strafbaar feit pleegde (art. 293 en 294 Wetboek van Strafrecht). Sinds het Leeuwarder strafproces in 1973 heeft de rechter een aantal uitspraken gedaan die duidelijk maken onder welke voorwaarden een arts die euthanasie heeft toegepast of hulp bij zelfdoding heeft verleend, niet of niet zonder meer zal worden veroordeeld. Daarbij heeft de rechter gebruikgemaakt van een belangrijke regel uit ons strafrecht, namelijk dat 'degene niet strafbaar is die een feit begaat waartoe hij door overmacht is gedwongen' (artikel 40 van het Wetboek van Strafrecht). De constructie van voor 2001 kwam erop neer dat een arts die van zijn patiënt een uitdrukkelijk verzoek om euthanasie of hulp bij zelfdoding had gekregen, zich in een situatie kon bevinden waarin er een zeer ernstig 'conflict van plichten' bestond. Hij bevond zich dan in een 'noodtoestand'; bij inwilliging van het verzoek kon hij een beroep op 'overmacht' doen (mits hij aan een aantal zorgvuldigheidseisen voldeed – zie verderop). De situatie van de patiënt waarop hier wordt gedoeld, betrof meestal een toestand van ondraaglijk en uitzichtloos lijden als gevolg van een ernstige somatische aandoening en een onafwendbaar nabije dood. De Hoge Raad (1994) heeft uitgesproken dat de oorzaak van ondraaglijk en uitzichtloos lijden ook van psychische aard kan zijn en dat daarvan ook sprake kan zijn buiten de terminale fase. De Hoge Raad achtte de aard en ernst van het lijden belangrijker dan de oorzaak ervan. Wel scherpte de Raad in geval van lijden van niet-somatische oorsprong de zorgvuldigheidseisen aan (een extra consulent, de consulent moet de patiënt spreken).

De rechter werd, volgens de Hoge Raad (1986), geacht in het concrete geval van euthanasie of hulp bij zelfdoding te beoordelen of naar wetenschappelijk verantwoord medisch inzicht en naar in de medische ethiek geldende normen gehandeld is in een noodsituatie. Tot zover kwam het echter nadien steeds minder vaak; er kwam vrijwel geen rechter meer aan te pas. Verreweg de meeste van de gemelde gevallen leidden tot sepot, waarvan circa 2% na bespreking in de Vergadering van Procureurs-Generaal en enkele na een gerechtelijk vooronderzoek. Het vervolgingspercentage nam in de loop der jaren af, omdat de ontstane jurisprudentie de behoefte aan proefprocessen minder deed worden, maar ook doordat artsen steeds beter op de hoogte raakten van de zorgvuldigheidseisen waaraan zij moeten voldoen. Minder dan de helft van de artsen deed echter melding van een geval van euthanasie of hulp bij zelfdoding en velen waren (halverwege de jaren negentig) nog onvoldoende op de hoogte van de zorgvuldigheidscriteria. Om in deze situatie verbetering te brengen werden in 1998 de eerdergenoemde regionale toetsingscommissies ingesteld.

Tezamen met de hiervoor genoemde toetsingsgronden vormen een aantal zogenoemde zorgvuldigheidseisen de grondslag voor de toetsing van gevallen van euthanasie en hulp bij zelfdoding. Deze zorgvuldigheidseisen zijn in de rechtspraak ontwikkeld. Een belangrijke rol daarbij heeft het 'Standpunt inzake euthanasie' uit 1984 van het hoofdbestuur van de KNMG gespeeld.

Samengevat moet aan de volgende zorgvuldigheidseisen zijn voldaan wil er bij het inwilligen van een verzoek om euthanasie of hulp bij zelfdoding sprake zijn van strafuitsluiting:

- een vrijwillig en weloverwogen verzoek;
- een ondraaglijk en uitzichtloos lijden;
- goede voorlichting over diagnose, prognose en behandelingsalternatieven;
- consultatie van een andere arts (die tot een onafhankelijk oordeel in staat is);
- een schriftelijk verslag van de besluitvorming;
- een adequate medisch-technische uitvoering;
- geen afgifte van een verklaring van natuurlijk overlijden, maar melden bij en informeren van de gemeentelijke lijkschouwer.

In de volgende paragrafen zal op enkele aspecten van deze zorgvuldigheidseisen nader worden ingegaan.

7.5.5 Het verzoek om levensbeëindiging

De meeste mensen stellen het onderwerp euthanasie/hulp bij zelfdoding pas aan de orde in geval van een ernstige ziekte. Sommigen direct nadat ze daarvan op de hoogte zijn gesteld of als ze horen van een ongunstige prognose. In paniek wordt levensbeëindiging dan als enige oplossing gezien. Als hierop adequaat wordt gereageerd, vermindert deze angst wel weer. Soms komt de expliciete vraag terug als het sterven nadert of het lijden onaanvaardbaar wordt.

De vraag om euthanasie of hulp bij zelfdoding komt direct of indirect bij de arts. De vraag wordt nogal eens bij de verpleegkundige of verzorgende neergelegd. Met toestemming van de patiënt dient de behandelend arts hierover geïnformeerd te worden. Wanneer niet de verpleegkundige of de verzorgende, maar de arts zelf als eerste met het verzoek om levensbeëindiging wordt geconfronteerd, dan dient deze, volgens de richtlijnen van de KNMG en Nieuwe Unie '91, als uitgangspunt te hanteren 'dat hij dit verzoek overlegt met de verpleegkundige en verzorgende indien deze direct bij de zorgverlening van de desbetreffende patiënt is betrokken. Om optimaal zorg te kunnen verlenen is het voor de verpleegkundige en verzorgende nodig dat zij op de hoogte zijn van het verzoek om levensbeëindiging'. Indien de patiënt zich beroept op zijn recht op geheimhouding, mag de behandelend arts over het verzoek geen overleg plegen; dit komt overigens in de praktijk zelden voor.

Meestal brengt de patiënt zelf het onderwerp ter sprake; soms doet de familie dit of de arts. Het is een teken van vrijwilligheid als het initiatief tot een gesprek over euthanasie of hulp bij zelfdoding uitgaat van de patiënt zelf. Toch hoeft het omgekeerde niet het geval te zijn, want het kan medisch zeer zorgvuldig zijn indien de arts het initiatief neemt of althans de mogelijkheid creëert om erover te praten. Bedacht moet worden dat de meeste mensen weten dat een verzoek om levensbeëindiging de arts voor problemen stelt: het is immers nog steeds een verboden handeling, die ook overigens de meeste artsen zwaar belast. De arts dient daarom alert te zijn op bedekte toespelingen en non-verbale signalen. Als het onderwerp in de context van de stervenshulp als geheel ter sprake wordt gebracht, kan het iets van zijn zwaarte verliezen. Artsen en patiënten hebben beiden een verantwoordelijkheid in het voorkomen van situaties van kennelijk ondraaglijk en uitzichtloos lijden waarin de (sub)comateus geraakte patiënt niet meer aan kan geven hoe zijn arts hem zou kunnen helpen.

De vraag van de patiënt om euthanasie kan een uiting zijn van angst, pijn, eenzaamheid, nutteloosheid, het gevoel een overlast te zijn voor de omgeving. Verkenning van de onderliggende problematiek door een open gesprek, kan (ook) aanleiding zijn tot een intensievere en meer persoonlijke stervensbegeleiding of tot een meer adequate pijnbestrijding.

Er zijn enkele noodzakelijke afwegingen bij de vraag of een verzoek om levensbeëindiging weloverwogen is.

■ Is de patiënt voldoende voorgelicht over de situatie waarin hij zich bevindt en is de patiënt voldoende in staat deze voorlichting te begrijpen?

■ Heeft de patiënt verschillende alternatieven af kunnen wegen?

■ Is het verzoek van de patiënt duurzaam (persisterend, hetgeen zich het duidelijkst manifesteert in een meermalen herhaald verzoek)?

Het hoeft niet tegen het belang van de patiënt in te gaan wanneer het initiatief tot het gesprek over levensbeëindiging door een familielid wordt genomen. Als het initiatief niet in eerste instantie van de patiënt is uitgegaan, komt het er echter nog meer op aan dat er volgens de zorgvuldigheidseisen wordt gewerkt. Zeker in dit soort situaties is er een extra reden voor consultatie van een onafhankelijke arts en verdient het aanbeveling het euthanasieverzoek van de patiënt schriftelijk te laten vastleggen. Immers, een verzoek dat niet alleen mondeling maar ook schriftelijk is geformuleerd, is uiteraard het meest bewijzend voor de vrijwilligheid van het verzoek. Een schriftelijk verzoek is niet alleen van belang als later bewijs voor de regionale toetsingscommissie of voor justitie, maar doet ook de patiënt de draagwijdte van diens verzoek beseffen. Indien een patiënt niet meer in staat is te schrijven, dan kan een euthanasieverklaring op een geluidsband of een andere informatiedrager worden vastgelegd.

7.5.6 Wilsverklaringen

Vele tienduizenden Nederlanders hebben een zogenoemde wilsverklaring opgesteld waarin zij wensen hebben neergelegd betreffende het einde van hun leven. Zo is er de 'levenswensverklaring' (tegen doelgerichte levensbeëindiging) van de Nederlandse Patiënten Vereniging. Vaker betreft het de 'euthanasieverklaring' en het 'behandelverbod', ontwikkeld en verspreid door de Nederlandse Vereniging voor Vrijwillige Euthanasie. Van de euthanasieverklaring zijn er meerdere exemplaren: een bestemd voor de betrokkene, een voor de huisarts of andere behandelend arts en een bestemd voor de (plaatsvervangend) gevolmachtigde, dat is degene die voor de ondertekenaar opkomt als die dat niet meer zelf zou kunnen. In wezen is de verklaring bedoeld voor de situatie waarin de ondertekenaar kennelijk ondraaglijk en uitzichtloos lijdt, maar niet meer zelf zijn wil kan uiten.

Patiënten hechten aan een dergelijke euthanasieverklaring grote waarde. De arts dient in beginsel deze verklaring te respecteren. Arts en patiënt dienen zich echter te realiseren dat er geen recht op of plicht tot euthanasie bestaat. Voor het geval de behandelend arts niet aan het gevraagde in de euthanasieverklaring kan of wil voldoen, dient deze de patiënt tijdig te verwijzen naar een andere arts of in de gelegenheid te stellen een andere arts te kiezen. In de praktijk kunnen er nog wel eens problemen ontstaan. De tekst voorziet niet altijd in de situatie waarin de patiënt is terechtgekomen. Vooral met de oude 'levenstestamenten' (een combinatie van euthanasieverklaring en niet-behandelverklaring) kan dat het geval zijn. Dit is met name het geval bij psychogeriatrische problematiek. Voorts kan het moeilijk zijn te beoordelen of iemand die als gezonde iets heeft verklaard, hierin ook zou volharden als hij zich bewust zou zijn wat hem of haar is overkomen. Toch dient in het algemeen de hulpverlener een wilsverklaring van toen te aanvaarden als de wil van de patiënt van nu. Dit principe verandert niet, ook al is er geruime tijd verlopen tussen het opstellen van de tekst en het tijdstip waarop het document van belang wordt. Dat een wilsverklaring elke vijf jaar vernieuwd of opnieuw ondertekend zou moeten worden, is dan ook niet juist.

De waarde van een wilsverklaring bestaat ook hierin dat hiermee de dood, het sterven en beslissingen rond het levenseinde tussen arts en patiënt gemakkelijker aan de orde kunnen komen; daardoor kunnen beiden tijdig van elkaars standpunten op de hoogte zijn. Indien deze standpunten verschillen is de patiënt bovendien nog ruimschoots in de gelegenheid om een andere arts te kiezen. (Zie voor uitgebreidere informatie hoofdstuk 10.)

7.5.7 Het lijden

Naast de wil respectievelijk het verzoek van de patiënt is het belangrijkste element in het euthanasievraagstuk het lijden van de patiënt. De arts kan uit respect voor de autonomie van de patiënt diens verzoek om beëindiging van het leven in ernstige overweging nemen. Daarbij staat echter mede-lijden, in de zin van compassie of barmhartigheid, als legitimatie centraal. Zonder lijden van de patiënt is er geen rol voor de geneeskunde. De moeilijkheid is evenwel dat de vraag of er sprake is van ondraaglijk en uitzichtloos lijden uiteindelijk alleen door de patiënt zelf kan worden beantwoord. De ene mens kan of wil immers veel meer pijn en ander lijden verdragen dan de andere. Het is voor de arts moeilijk te bepalen wanneer aan de zorgvuldigheidseis van ondraaglijk en uitzichtloos lijden is voldaan. Hij ontbeert daartoe algemene maatstaven of instrumenten die in een individuele situatie kunnen worden toegepast. Er wordt aan de arts dan ook niet gevraagd of hij zelf het lijden van de patiënt ondraaglijk en uitzichtloos vindt. Wel dient de arts te verifiëren of de patiënt het lijden redelijkerwijs ondraaglijk en uitzichtloos kan vinden. Over hoe de arts dat doet of zou kunnen of moeten doen, is nog weinig bekend. Bovendien ontkomt de arts toch niet aan het (morele) oordeel over de vraag of dat kennelijk ondraaglijk en uitzichtloos lijden van de patiënt voor hem voldoende reden is om een uitdrukkelijk verzoek om euthanasie of hulp bij zelfdoding te honoreren.

Bij het nagaan of de patiënt het lijden redelijkerwijs ondraaglijk en uitzichtloos kan vinden is in ieder geval van belang inzicht in de 'biografie' van de patiënt. Met dat inzicht kan beter worden ingeschat wat moeheid, pijn, afhankelijkheid en dergelijke voor deze patiënt betekenen, welke klachten en verschijnselen deze patiënt ontluisterend vindt en welke last deze patiënt niet meer kan dragen. De arts dient als professional zo gestructureerd mogelijk dat inzicht te verwerven. Uiteraard hoort daarbij dat de arts nagaat of het lijden nog op een andere manier dan door levensbeëindiging kan worden verlicht. De arts dient goed op de hoogte te zijn van alle behandelalternatieven. De patiënt dient daarover goed geïnformeerd te zijn om goed te kunnen afwegen of een bepaalde palliatieve behandeling voor hem al dan niet aanvaardbaar is. Euthanasie is pas verantwoord wanneer optimale palliatieve zorg voorhanden is geweest.

7.5.8 Consultatie

Consultatie is de belangrijkste procedurele zorgvuldigheidseis bij euthanasie en hulp bij zelfdoding. Consultatie kan worden omschreven als het formeel raadplegen van een andere arts met een gerichte vraagstelling en een toetsend karakter. Centrale vraag bij de consultatie is of de consultvragend arts volgens de zorgvuldigheidseisen heeft gehandeld, waarbij met name wordt nagegaan of het verzoek van de patiënt inderdaad vrijwillig en weloverwogen is en het lijden ondraaglijk en uitzichtloos. De consulent neemt de behandeling niet over. Consultatie moet worden onderscheiden van ander contact met collega's, waarin het primair gaat om een gedachtewisseling en/of het geven van informatie, advies of steun. Consultatie kan het beste worden aangevraagd wanneer de behandelend arts tot de conclusie komt dat daadwerkelijke inwilliging van het verzoek om euthanasie of hulp bij zelfdoding in het verschiet ligt. Idealiter heeft de arts zijn gedachten bepaald, maar heeft hij zich nog geen definitief oordeel gevormd en zeker de patiënt nog geen definitieve toezegging gedaan. Er moet ruimte zijn voor de consulent om te kunnen vaststellen dat de arts (nog) niet aan de zorgvuldigheidseisen heeft voldaan, bijvoorbeeld omdat de laatstgenoemde bepaalde behandelalternatieven over het hoofd heeft gezien.

De consulent dient deskundig en tot een onafhankelijk oordeel in staat te zijn. Deskundigheid houdt in dat de consulent zodanige kennis en vaardigheden bezit dat deze adequaat kan nagaan of het verzoek van de patiënt vrijwillig en weloverwogen is, of de patiënt ondraaglijk en uitzichtloos lijdt en of er geen voor de patiënt aanvaardbare behandelingsalternatieven zijn. Dit betekent onder meer dat de consulent voldoende kennis over palliatieve zorg dient te hebben. Onafhankelijkheid impliceert dat de consulent niet in enige zakelijke, hiërarchische of familieverhouding tot de consult-vragend arts of de patiënt staat. De consulent dient dus niet een praktijk- of maatschapsgenoot van de consultvrager of medebehandelaar van de patiënt te zijn. Als consulent en consultvrager binnen dezelfde huisartsengroep of kleinere instelling werkzaam zijn, dient, omdat er dan meer bedreigingen van de onafhankelijkheid zijn, extra goed te worden nagegaan of de consulent onafhankelijk is.

De werkzaamheden van de consulent betreffen in beginsel een gesprek met de behandelend arts, het inzien van het medisch dossier, het zien (spreken) van de patiënt en het maken van een schriftelijk verslag van de consultatie.

Het oordeel van de consulent betreft de mate waarin de consultvragende arts aan de zorgvuldigheidseisen heeft voldaan. De behandelend arts is en blijft degene die verantwoordelijk is voor het al dan niet inwilligen van het verzoek; hij is niet verplicht conform het oordeel van de consulent te handelen.

Sinds enige jaren loopt het project 'Steun en Consultatie bij Euthanasie Nederland'. Het doel is te komen tot een landelijk netwerk van deskundige en onafhankelijke artsen, beschikbaar voor informatie/advies en consultatie bij euthanasie en hulp bij zelfdoding voor artsen.

7.5.9 Uitvoering

Indien de arts meent dat aan het verzoek om levensbeëindiging moet worden voldaan, dan is de volgende vraag: euthanasie of hulp bij zelfdoding? Hierbij spelen de toestand van de patiënt en de wensen van de patiënt en van de arts een rol. Als de patiënt niet meer kan slikken of het euthanaticum niet binnen kan houden, dan is er weinig keus. Nogal wat artsen en patiënten kiezen voor de snelheid en zekerheid van een intraveneuze injectie. Hulp bij zelfdoding waarbij de patiënt zelf het euthanaticum tot zich neemt, wordt door vele artsen en patiënten gezien als een bevestiging van de doodswens en de realisering van de zelfbeschikking van de patiënt. De keuze voor euthanasie of hulp bij zelfdoding dient in goed overleg tussen arts en patiënt tot stand te komen. Daarbij dienen euthanasie en hulp bij zelfdoding, ook al zijn er morele, juridische, psychologische en medische verschillen, als een tweeling-concept te worden gezien. Als men bereid is tot hulp bij zelfdoding moet men ook bereid zijn tot euthanasie. Hulp bij zelfdoding kan immers niet tot het gewenste effect leiden, waardoor euthanasie in tweede instantie alsnog nodig kan zijn.

Volgens huidige inzichten (KNMP 1997, Admiraal 1995) komen bij de intraveneuze methode twee middelen in aanmerking: een barbituraat en een curareachtig spierrelaxans. Het barbituraat dient als eerste te worden gegeven om de patiënt in comateuze toestand te brengen, waarna aansluitend het spierrelaxans wordt toegediend. De volledige verslapping vergt drie tot vier minuten, waarna een ademhalingsstilstand optreedt. De dood volgt door hartstilstand als gevolg van anoxemie. Dit kan zo'n 10 tot 15 minuten duren. Men dient erop bedacht te zijn dat in een deel van de gevallen de patiënt al direct na de injectie van het barbituraat overlijdt, dus voor het spierrelaxans zal worden toegediend. Ook de familie dient op deze mogelijkheid van tevoren te worden geattendeerd.

Geadviseerde doseringen bij intraveneuze toediening zijn: thiopental, 1 – 1,5 g opgelost in 10 ml fysiologisch zout (20 mg/kg). Als spierrelaxans: pancuronium dibromide (Pavulon®), 20 mg, of vecuronium bromide (Norcuron®), 20 mg. Het verdient de voorkeur om het spierrelaxans intraveneus te geven om verzekerd te zijn van een optimale beschikbaarheid. Alleen voor pancuronium dibromide zijn er substantiële aanwijzingen dat het middel ook intramusculair effectief is in een dosering van 40 mg.

Indien niet reeds een infuus is aangehangen, is het belangrijk om zich van tevoren te vergewissen van een goede toegankelijkheid van de bloedvaten voor de intraveneuze toediening. Het verdient overweging om van tevoren een venapunctie-/infuusnaald (Venflon®) in te brengen. De meest geschikte plek hiervoor is de handrug. Bij twijfel of problemen is het verstandig om een chirurg of anesthesist in te schakelen. Met name in de thuissituatie is het aan te bevelen reeds thuis de injectiespuiten te vullen. Het is belangrijk om voldoende reservemateriaal (euthanatica, naalden) bij de hand te hebben.

Als de patiënt zelf het euthanaticum tot zich wenst te nemen, dan kan dit het beste gebeuren door middel van een drank met barbituraat. De aanbevolen dosering is 9 g pentobarbital of secobarbital (beide als natriumzout). De smaak daarvan is niet prettig. De patiënt dient hierover geïnformeerd te zijn. De patiënt raakt na het opdrinken (zo rechtop mogelijk, glas water na, daarna comfortabel neerleggen) langzaam in een coma en overlijdt na verloop van tijd als gevolg van een sterke ademdepressie. Het tijdsverloop waarbinnen de dood optreedt, kan echter nogal variëren. De meeste patiënten overlijden binnen een uur tot enkele uren, maar in sommige gevallen kan de dood een etmaal of langer op zich laten wachten. Hoewel de patiënt zelf niet meer bij bewustzijn is, kan een dergelijke lange periode een grote psychische belasting voor de familie zijn. De arts dient deze mogelijkheid van tevoren met de patiënt en familie te bespreken. Eventueel moet hij afspreken dat hij na een bepaalde tijd het leven beëindigt door intraveneuze toediening van een spierrelaxans (of desnoods een verdubbelde dosis intramusculair).

Bij de orale toediening van een barbituraat dient men liefst al de dag ervoor te beginnen met de toediening van een anti-emeticum zoals metoclopramide om braken te voorkomen.

Tabel 7.1   Uitvoering euthanasie/hulp bij zelfdoding

Parenteraal	• 20 mg/kg thiopental natrium (Nesdonal®) • 20 mg pancuronium dibromide (Pavulon®) of 20 mg vecuronium bromide (Norcuron®)
Oraal	100 ml drank met 9 g pentobarbital natrium of secobarbital natrium

De arts dient het euthanaticum zelf toe te dienen en dit niet over te laten aan een verpleegkundige. Wanneer de patiënt het middel zelf inneemt, moet de arts aanwezig zijn of – als de patiënt dat niet wenst – in ieder geval beschikbaar te zijn voor het geval zich complicaties voordoen, zoals uitbraken van het middel, of wanneer de dood te lang op zich laat wachten.

Het spreekt vanzelf dat de arts ruimschoots de tijd neemt voor de uitvoering van euthanasie of hulp bij zelfdoding. De arts dient niet gestoord te kunnen worden voor spoedgevallen of – in de thuissituatie – door bel of telefoon.

Idealiter heeft de arts van tevoren met de patiënt en familie doorgenomen wie waar bij het bed of elders in het (zieken/verpleeg)huis bij de uitvoering aanwezig zullen zijn. De naasten dienen te worden ingelicht over de werking van de euthanatica.

Morfine is in de praktijk als euthanaticum niet geschikt gebleken. Bij patiënten die reeds met morfine behandeld werden, is er al gewenning opgetreden en bij herhaalde toediening van opklimmende doses treedt er snel gewenning op. Intraveneuze toediening van een zeer grote dosis morfine bij een patiënt die voordien niet met morfine werd behandeld, kan tot een dodelijke ademdepressie leiden. De verleiding om morfine te gebruiken, zeker in kleine doses, is groot, omdat het gemakkelijk verkrijgbaar is, meestal voorhanden is en onder het mom van pijnbestrijding kan worden gegeven. Morfine is een belangrijk palliatief medicament in de terminale levensfase, maar de arts moet zich goed realiseren waartoe hij het middel aanwendt (zie ook het slot van paragraaf 7.5.2).

De geadviseerde euthanatica dienen bij een apotheker te worden betrokken. Buiten het ziekenhuis dient deze de middelen soms nog bij de groothandel te bestellen. Een apotheker is niet tot aflevering verplicht. Dat kan om principiële of andere hem of haar moverende redenen zijn. Het verdient daarom aanbeveling dat de arts die voornemens is euthanasie toe te passen of hulp bij zelfdoding te verlenen, tijdig contact opneemt met de apotheker. Apothekersassistenten mogen niet betrokken worden bij de aflevering van euthanatica. De aflevering van een euthanaticum dient uitsluitend door de apotheker rechtstreeks aan de arts plaats te vinden.

Het verdient aanbeveling van tevoren de gemeentelijk lijkschouwer in te lichten over de tijd en plaats van de op handen zijnde euthanasie of hulp bij zelfdoding en zichzelf te vergewissen van de bereikbaarheid van de gemeentelijk lijkschouwer.

7.5.10 Melding

In een geval van euthanasie of hulp bij zelfdoding mag geen verklaring van natuurlijk overlijden worden afgegeven. Als de euthanaserend arts dit wel doet pleegt hij valsheid in geschrifte. Hij dient een dergelijk overlijden volgens artikel 10 van de Wet op de Lijkbezorging te melden bij de gemeentelijk lijkschouwer. De lijkschouwer fungeert als verbindende schakel tussen de arts en een van de vijf regionale toetsingscommissies, bestaande uit een arts, een jurist en een ethicus. Deze fungeren sinds 1998 en zijn bedoeld om het 'strafrecht' meer op afstand van de arts te plaatsen. Hiermee wordt beoogd dat meer artsen zich achteraf, nadat ze euthanasie hebben toegepast of hulp bij zelfdoding hebben verleend, zullen onderwerpen aan een maatschappelijke toetsing.

Ten behoeve van deze toetsing verzamelt de lijkschouwer de benodigde (medische) gegevens. Daartoe moet de euthanaserend arts een lijst met aandachtspunten, beredeneerd en volledig ingevuld, aanleveren. Bij dat verslag voegt de arts de schriftelijke wilsverklaring van de patiënt, indien aanwezig, en het verslag van de consulent.

7.5.11 Beleid en richtlijnen

De kwaliteit van het (para)medisch en verpleegkundig handelen in de laatste levensfase – levenshulp en stervenshulp – is iets waarvoor de samenleving garanties eist. Deze kwaliteit wordt in de eerste plaats gewaarborgd als de diverse beroepsbeoefenaren en -groepen op hun professionele prestige worden aangesproken. Daarnaast is het echter van groot belang dat instellingen er zorg voor dragen dat zij beleid en protocollen ontwikkelen op dit gebied. Hier ligt een belangrijke taak voor de leiding van ziekenhuizen, verpleeghuizen, organisaties voor thuiszorg en dergelijke. Zo schreef de Staatscommissie Euthanasie in 1985 reeds: 'Openheid over de vraag of men bereid is tot het verrichten van of medewerken aan levensbeëindigende handelingen is naar het oordeel van de commissie voor alle betrokkenen zeer gewenst. Dit geldt enerzijds voor de inrichtingen (ziekenhuizen, verpleeginrichtingen), waarin verzoeken om levensbeëindiging of hulp bij zelfdoding zich kunnen voordoen alsmede voor de artsen en andere bij de hulpverlening betrokken personen en anderzijds voor de patiënten. Het verdient naar het oordeel van de staatscommissie aanbeveling dat inrichtingen in hun externe betrekkingen hun beleid duidelijk maken ten aanzien van levensbeëindiging op verzoek en hulp bij zelfdoding. Zowel voor patiënten als voor (toekomstige) medewerkers van het ziekenhuis is het van groot belang om kennis te nemen van het terzake gevoerde beleid. Aldus worden mogelijke gewetensconflicten voorkomen'.

Sindsdien hebben diverse andere personen en instanties gewezen op de wenselijkheid van instellingsbeleid ten aanzien van euthanasie en hulp bij zelfdoding, al dan niet ingebed in een omvattender beleid met betrekking tot stervensbegeleiding. Onderzoek heeft uitgewezen dat inmiddels de meerderheid van de instellingen een beleid heeft geformuleerd, met name in de ziekenhuissector. Toch is er nog een groot aantal instellingen waar dit niet het geval is. Bovendien is in lang niet alle gevallen een beleidsstandpunt uitgewerkt in een richtlijn of protocol ten behoeve van de hulpverleners. Richtlijnen kunnen helderheid verschaffen in het behandelbeleid, de verantwoordelijkheden van de diverse hulpverleners omschrijven en dienen als hoeksteen voor kwaliteit en kwaliteitsbewaking.

Instellingsbeleid dient in ieder geval duidelijkheid te verschaffen over de vraag of euthanasie en hulp bij zelfdoding al dan niet zijn toegestaan. In een richtlijn dient te worden aangegeven hoe in de instelling zorgvuldig kan worden omgegaan met een verzoek om euthanasie of hulp bij zelfdoding. Dit geldt zowel voor instellingen waar euthanasie en hulp bij zelfdoding zijn toegestaan als waar dat niet het geval is. Speciale aandacht verdient de positie van de verpleging en verzorging. Om misverstanden te voorkomen is het van groot belang om in beleid en richtlijnen heldere definities te hanteren, die bij voorkeur aansluiten bij die van de Staatscommissie Euthanasie. In instellingen waar euthanasie en hulp bij zelfdoding zijn toegestaan, dient adequaat aandacht te worden besteed aan de zorgvuldigheidseisen en aan de positie van hulpverleners met gewetensbezwaren.

7.6 LEVENSBEËINDIGEND HANDELEN ZONDER UITDRUKKELIJK VERZOEK

Uit eerdergenoemd grootschalig epidemiologisch onderzoek is gebleken dat levensbeëindigend handelen door artsen zonder uitdrukkelijk verzoek van de patiënt, substantieel voorkomt, namelijk in 0,7% van de sterfte in Nederland in 1995 (ongeveer 900 sterfgevallen). Van de in dat onderzoek geïnterviewde artsen zei 23% wel eens het leven van een patiënt te hebben beëindigd zonder uitdrukkelijk verzoek van de betrokkene; 32% had een dergelijke handelwijze nooit verricht maar kon zich wel situaties voorstellen waarin zij daartoe zouden besluiten, en 45% kon zich een dergelijke situatie niet voorstellen.

Het merendeel van de betreffende patiënten had kanker. Bij 57% van de gevallen was een klinisch specialist betrokken, in 30% een huisarts en in 14% een verpleeghuisarts. In 52% van de gevallen was over de beslissing met de patiënt overlegd of had deze in een eerder stadium van het ziekteproces een wens tot levensbeëindigend handelen kenbaar gemaakt. In alle overige gevallen, waarin niets bekend was over de wens van de patiënt, betrof het wilsonbekwame patiënten. In 95% van de gevallen werd over de beslissing overlegd met collega's, verpleging en/of naasten van de patiënt. Morfine was het enige toegediende middel in 64% van de gevallen, terwijl in 18% spierverslappende middelen, eventueel in combinatie met andere medicamenten, werden gegeven. In bijna eenderde van de gevallen werd het leven, naar schatting van de arts, met minder dan 24 uur bekort, en in nog eens bijna tweederde van de gevallen met minder dan een week.

Afgezien van een enkele patiënt in een toestand van een langdurig onomkeerbaar coma ('persistent vegetative state') en een aantal zeer ernstig gehandicapte pasgeborenen ging het in de groep patiënten, bij wie het leven zonder hun uitdrukkelijk verzoek werd beëindigd, in het overgrote deel van de gevallen om ernstig zieke, terminale (kanker)patiënten die (sub)comateus waren geraakt. Zij leden kennelijk ernstig en waren niet meer in staat hun wil kenbaar te maken. De familie kon het soms niet meer aan en een enkele keer werd het ook de verpleging te veel. De arts voelde zich met de rug tegen de muur staan; hij zag geen andere uitweg meer om het lijden een halt toe te roepen dan door het leven te termineren.

Het is hier niet de plaats om diep in te gaan op de morele aspecten van dergelijk handelen. Er zijn in ieder geval een aantal zeer belangrijke overwegingen die het noodzakelijk maken dat levensbeëindigend handelen zonder uitdrukkelijk verzoek zoveel als mogelijk is moet worden voorkomen.

In de eerste plaats kan dat door meer openheid en duidelijkheid tussen behandelend arts en patiënt. Dat is een verantwoordelijkheid van zowel artsen als patiënten. Patiënten dienen na te denken over de wijze waarop zij hun levenseinde willen inrichten en aan anderen, zoals naasten en huisarts, tijdig kenbaar te maken welke wensen zij hebben met betrekking tot hun levenseinde. Daartoe zijn verschillende typen wilsverklaringen in omloop. Artsen moeten niet te beschroomd zijn in het uitnodigen van patiënten om zich uit te spreken over hun wensen betreffende het levenseinde.

In de tweede plaats kan dat door de palliatieve zorg medisch-technisch te optimaliseren.

LITERATUUR

Admiraal, P.V., 'Toepassing van euthanatica'. In: *Ned Tijdschr Geneesk* (1995), 139, pp. 265-7.

Arrest Hoge Raad d.d. 21 oktober 1986. In: *Tijdschrift Gezondheidsrecht* (1987), 2.

Beauchamp, T.L. & J. Childress, *Principles of biomedical ethics*. Oxford University Press, Oxford/New York (1994).

Berg, J.H. van den, *Medische macht en medische ethiek*. Callenbach, Nijkerk (1968).

Caralis, P.V. & J.S. Hammond, 'Attitudes of medical students, housestaff, and faculty physicians toward euthanasia and termination of life-sustaining treatment'. In: *Crit Care Med* (1992) 20, pp.683-690.

Commissie onderzoek medische praktijk inzake euthanasie. 'Medische beslissingen rond het levenseinde'. SDU, Den Haag (1991).

Deliens, L., F. Mortier, J. Bilsen et al., 'End of life decisions in medical practice in Flanders, Belgium: a nation-wide survey'. In: *Lancet* (2000), 356, pp. 1806-11.

Haverkate, I. & G. van der Wal, 'Policies in medical decisions concerning the end of life in Dutch health care institutions'. In: *JAMA* (1966), 275, pp. 435-9.

Hoofdbestuur KNMG, *Inzake euthanasie*. KNMG, Utrecht (1995).

Keasberry, H., Pluralisme, relativisme en tolerantie. In: Beaufort, I,D. de & H.M. Dupuis (red.), *Handboek Gezondheidsethiek*. Van Gorcum, Assen/Maastricht (1988), pp. 41-52.

KNMG en NU'91, *Euthanasierichtlijnen arts-verpleegkundige*. KNMG, Utrecht (1997).

KNMG-Commissie Aanvaardbaarheid Levensbeëindigend Handelen, 'Nota Levensbeëindigend handelen bij wilsonbekwame patiënten; deel 1; zwaar-defecte pasgeborenen'. In: *Medisch Contact* (1988) 43, pp. 697-7-4.

KNMP, *Toepassing en bereiding van euthanatica*. KNMP, 's-Gravenhage (1994).

Koninklijke Nederlandse Maatschappij tot bevordering der Geneeskunst. *Medisch handelen rond het levenseinde bij wilsonbekwame patiënten*. KNMG, Utrecht (1997).

Kuitert, H.M., 'Het medisch professionele oordeel'. In: Kuitert, H.M., *Mag alles wat kan?* Ten Have, Baarn (1989).

Leenen, H.J.J., 'Levensbeëindiging bij ernstig gehandicapte pasgeborenen'. In: *Medisch Contact* (1988) 43, pp. 1050-52.

Leenen, H.J.J., *Handboek Gezondheidsrecht; deel 2: 'Gezondheidszorg en recht'*. Samsom HD Tjeenk Willink, Alphen aan den Rijn (1991).

Maas, P.J. van der, G. van der Wal, I. Haverkate et al., 'Euthanasia and other end-of-life decisions in the Netherlands 1990-1995'. In: *N Eng J Med* (1996), 335, pp. 1699-1705.

Maas, P.J. van der, J.J.M. van Delden & L. Pijnenborg, *Medische Beslissingen rond het Levenseinde*. SDU, Den Haag (1991).

McKeown, Th., *The role of medicine*. Pinguin, Hammondsworth (1976).

NPCF/NVVE/NPV, *Tijdig spreken over het levenseinde bij een levensbedreigende ziekte*. NPCF/Medilex, Utrecht/Zeist (2000).

Pijnenborg, L., P.J. van der Maas, J.W.P.F. Kardaun, J.J. Glerum, J.J.M. van Delden & C.W.N. Looman, 'Withdrawal or withholding of treatment at the end of life'. In: *Arch Intern Med* (1995), 155, pp. 286-92.

Quill, T.E., *Death and dignity; making choices and taking charge*. Norton and Co, New York/London (1993).

Stanley, J.M., 'The Appleton International Conference: developing guidelines for decisions to forgo life-prolonging medical treatment'. In: *J Med Ethics* (1992), 18, supp 1-22.

Versluys C., R. de Leeuw et al., *Doen of laten?; de grenzen van het medisch handelen in de neonatologie*. Nederlandse Vereniging voor Kindergeneeskunde, Utrecht (1992).

Wal, G. van der, P.J. van der Maas, J.M. Bosma et al., 'Evaluation of the notification procedure for physician-assisted death in the Netherlands'. In: *N Eng J Med* (1996), 335, pp.1706-11.

Wal, G. van der & P.J. van der Maas, *Euthanasie en andere medische beslissingen rond het levenseinde*. SDU, Den Haag (1996).

Wal, G. van der, *Euthanasie en hulp bij zelfdoding door huisartsen*. WYT, Rotterdam (1992).

Noot bij hoofdstuk 8

[1] Kort na het schrijven van dit hoofdstuk heeft de KNMG-commissie besloten zich te beperken tot een sobere definitie van palliatieve sedatie. Naar analogie met de definitie van euthanasie heeft men hierin doel en intentie weggelaten. Doel en intentie komen wel terug in zorgvuldigheidscriteria met betrekking tot indicatie en uitvoering van sedatie en worden verder toegelicht in de richtlijn.

De nieuwe definitie gaat dan luiden: *Palliatieve sedatie is het opzettelijk verlagen van het bewustzijn van een patiënt in de laatste levensfase.*

Deze definitie wijkt duidelijk af van dit handboek en de tot op heden gebruikte nationale en internationale definities, waarin steeds wel in meer of mindere mate doel en intentie zijn opgenomen.[9-11,17,18] Deze keuze van de commissie is vooral ingegeven door de wens om tot zuiverheid van begripsvorming te komen en daarnaast gestoeld op legale en doelmatigheidsoverwegingen. Men hoopt zo de tijdsgebonden discussie over doelen en moeilijk zichtbaar te maken intenties vrij te maken van de definitie zelf. Omdat palliatieve sedatie normaal medisch handelen is, bepalen de medisch-professionele norm (Wet BIG) en de WGBO de indicatie, de behandelovereenkomst met de patiënt of zijn vertegenwoordiger, de uitvoering, evaluatie en verslaglegging. Discussies hierover moeten op professionele gronden gevoerd worden. Nieuwe inzichten of resultaten van onderzoek kunnen dan tot aanpassing van de professionele normering leiden, zonder dat de definitie telkens weer ter discussie moet worden gesteld.

In deze druk van het Nederlandse handboek is de werkdefinitie niet aangepast om de volgende redenen: De nieuwe definitie van de KNMG was bij het persklaar maken van deze editie nog niet gepubliceerd of algemeen beschikbaar; de werkdefinitie van dit handboek geeft ook aan onervaren hulpverleners alle handvatten die nodig zijn om palliatieve sedatie te positioneren in de besluitvorming rondom de laatste levensfase en sluit nu (nog) goed aan bij de (inter)nationale literatuur. De uitwerking van palliatieve sedatie in dit hoofdstuk komt overeen met de zorgvuldigheidscriteria en professionele standaard voor indicatie en uitvoering zoals beschreven gaat worden in de KNMG-richtlijn. In het handboek is extra aandacht besteed aan discussiepunten, achtergronden, bestaande literatuur en praktische uitvoering van de sedatie en het vormt daarmee een uitbreiding op de KNMG-richtlijn, ook voor meer ervaren hulpverleners in de palliatieve zorg. Bij de volgende druk en na definitieve acceptatie van de sobere definitie zal paragraaf 8.2 aangepast worden.

8 Palliatieve sedatie[1] in de terminale fase

C.A.H.H.V.M. Verhagen

8.1 INLEIDING

De dood heeft veel gezichten en kan de mens gemakkelijk beangstigen. Epidemiologisch onderzoek laat echter zien dat de laatste levensdagen vaak ongecompliceerd verlopen. Meer dan de helft van de Nederlanders sterft zonder kans op of noodzaak tot enig medische interventie. Bij ongeveer 44% moeten wel medische beslissingen genomen worden ter verlichting van de klachten.[1,2] Ook in de palliatieve fase kan men besluiten tot een actieve interventie, zoals operatie of reanimatie. Vaker echter zal het behandelspectrum er een zijn van beperking en afzien van mogelijke behandelingen die niet meer zinvol lijken in de ogen van patiënt en arts. De nadruk komt te liggen op kwaliteit van leven en beperking van de schade door de ziekte die tot de dood zal leiden. Ondanks goede palliatieve zorg is het mogelijk dat de patiënt in omstandigheden komt te verkeren die maken dat het lijden ondraaglijk wordt. Bij ongeveer 20% wordt de behandelende arts hierdoor gedwongen beslissingen te nemen die mogelijk ten koste gaan van de overleving. In veel West-Europese landen worden vergelijkbare cijfers genoemd.[3] Zolang het doel is het lijden te verzachten en de gekozen interventie professioneel juist wordt uitgevoerd, betreft het een gewone medische handeling.[4] Voorwaarde is wel dat de mogelijke nadelen van de behandeling opwegen tegen het beoogde effect en proportioneel zijn met de ernst van de klachten. De morele rechtvaardiging wordt dan verkregen uit het dogma van dubbel effect.[5-8] (Zie ook paragraaf 8.3 en hoofdstuk 7 en 10.)

Euthanasie past niet in dit spectrum van normaal medisch handelen. Toch kan, met inachtneming van strikte zorgvuldigheidscriteria, euthanasie of hulp bij zelfdoding in Nederland en België legaal worden toegestaan. Na langdurige openbare discussie bij publiek, wetgevende macht en hulpverleners is in de maatschappij een duidelijk beeld ontstaan van wat wij met euthanasie bedoelen. De toepassing van euthanasie als bijzonder medisch handelen is geprotocolleerd, gereguleerd en wordt gecontroleerd. Afwijken hiervan wordt niet getolereerd. Palliatieve sedatie is, in tegenstelling tot euthanasie, normaal medisch handelen. Regulering van sedatie vindt plaats door professionele normering. Toetsing is juridisch mogelijk volgens de Wet BIG en de WGBO. Desondanks kan het gebruik van sedativa in de terminale fase verwarring scheppen, doordat het mogelijk de schijn wekt dat de dood hiermee geïnduceerd wordt. Ernstig lijden in de terminale fase kan behalve tot euthanasie ook tot een verzoek om sedatie leiden. Soms wordt aan de patiënt bij ondraaglijk lijden de keuze van sedatie als alternatief voor euthanasie voorgelegd. Niet alleen de omstandigheden geven voeding aan de verwarring maar ook het ontbreken van een eenduidige terminologie. Afhankelijk van de positie die gekozen wordt, spreekt men van:

- sedatie bij ondraaglijk lijden door onbehandelbare klachten bij de stervende patiënt;
- palliatieve sedatie;
- terminale sedatie;
- terminerende sedatie, of
- langzaam uitgevoerde euthanasie.

De openbare en professionele discussie heeft nog niet geresulteerd in een breed gedragen professionele definitie, indicatie of uitvoering van afspraken noch tot een duidelijke maatschappelijke plaatsbepaling.[4,9-11] In dit hoofdstuk zal gebruikgemaakt worden van de term 'palliatieve sedatie', die verder wordt verklaard in paragraaf 8.2.

In Nederland zou 10% van de mensen voor hun dood gesedeerd worden om ondraaglijk lijden te verlichten. In bijzondere groepen, zoals mensen met kanker loopt dit percentage op tot 30 en mogelijk meer.[12,27] In de literatuur blijkt dat in Europa palliatieve sedatie uitgevoerd wordt bij 3-60% van de stervenden, afhankelijk van onderzoeksmethode en doelgroep.[10,11] Toch is de toepassing van palliatieve sedatie in de terminale fase ook internationaal niet zonder controversen. Er blijft een spanningsveld bestaan tussen het wegnemen van het lijden enerzijds en het verlies van bewustzijn anderzijds, naast de onzekerheid of het leven mogelijk verkort wordt. Op professioneel juiste wijze toegepast kan sedatie in de palliatieve fase een duidelijke eigen plaats krijgen, en kunnen deze controversen voorkomen worden.[4,6,13-16]

8.2 DEFINITIES VAN GEHANTEERDE BEGRIPPEN

Palliatieve sedatie is normaal medisch handelen met als doel verlichting van de klachten van de terminale patiënt. Palliatie is het primaire doel en sedatie het middel. Deze preambule verklaart zowel de gekozen terminologie in dit hoofdstuk als onderstaande werkdefinitie die verder gehanteerd zal worden.

Werkdefinitie

In dit hoofdstuk spreken wij van **palliatieve sedatie** onder de volgende condities.
In de terminale fase wordt een doelbewust gebruik gemaakt van sedativa om door verlaging van het bewustzijn ondraaglijk lijden te verlichten. De mate van sedatie is proportioneel, dat wil zeggen voldoende diep voor palliatie. Deze vorm van sedatie wordt alleen toegepast bij klachten die anders niet op acceptabele wijze zijn te verbeteren (zgn. refractair symptoom). Bij persisterende symptomen wordt palliatieve sedatie voortgezet tot de dood. De middelen worden hierbij niet toegepast om het sterven te bekorten. Palliatieve sedatie in engere zin is meestal een vorm van diepe sedatie (niveau 2).[9-11,16-18]

Bovenstaande is vooral een werkdefinitie, in die zin dat mogelijk niet in alle gevallen een harde scheiding is te maken tussen verschillende vormen van palliatief handelen in algemene zin en palliatieve sedatie. Wel beoogt deze definitie een duidelijk onderscheid te maken tussen palliatieve sedatie enerzijds en euthanasie of hulp bij zelfdoding anderzijds (tabel 8.1 en 8.2). De belangrijkste reden voor dit onderscheid is het morele en maatschappelijke verschil tussen beide medische interventies. Het grijze gebied tussen palliatieve sedatie en euthanasie moet uitdrukkelijk vermeden worden. Handelingen in het grijze gebied creëren verwarring bij patiënt, familie en wetgevende macht. Onduidelijkheid kan ook gemakkelijk leiden tot interventies die niet voldoen aan een professionele standaard.[19] Zoals palliatieve sedatie is uitgewerkt in dit hoofdstuk, vormt het geen omweg rond legaal uitgevoerde euthanasie en is het beslist geen vorm van *slow euthanasia*.[20]

Tabel 8.1   Zorgvuldigheidseisen bij euthanasie

- Uitdrukkelijk en weloverwogen verzoek van de patiënt tot euthanasie is het uitgangspunt
- De patiënt ondergaat een ondraaglijk en uitzichtloos lijden
- Alternatieve oplossingen ontbreken of zijn onaanvaardbaar
- De patiënt is wilsbekwaam en zodanig voorgelicht dat hij of zij een weloverwogen besluit kan nemen
- Een onafhankelijke arts is geconsulteerd over alle voorgaande punten
- De uitvoering vindt plaats volgens professionele standaard

Toetsing van deze zorgvuldigheidseisen vindt plaats aan de hand van zelfrapportage, waarna besloten wordt of men kan afzien van nader onderzoek en vervolging van de arts

Daarnaast hebben de praktijk en de jurisprudentie een aantal punten verder aangescherpt:
- De arts moet bestand zijn tegen oneigenlijke druk en professionele distantie bewaren
- Goede communicatie met andere hulpverleners en familie van de patiënt is noodzakelijk
- Toekomstig lijden kan onderdeel vormen van de besluitvorming tot euthanasie
- 'Klaar met het leven'-problematiek is onvoldoende basis voor euthanasie
- 'Lijden aan het leven'-problematiek als basis voor euthanasie staat volop ter discussie
- Hulp bij zelfdoding beperkt zich tot informeren, morele ondersteuning en/of aanwezigheid. Instructie, sturen of enige handeling door de arts is daarbij niet toegestaan

Tabel 8.2 Palliatieve sedatie en euthanasie verschillen op veel onderdelen. Het grijze gebied tussen normaal medisch handelen (palliatieve sedatie) en bijzonder medisch handelen (euthanasie) moet vermeden worden

	Palliatieve sedatie	Grijs gebied als keuze	Euthanasie
Indicatie	Refractair ondraaglijk symptoom	Niet-harde indicaties naast beide erkende indicaties	Uitzichtloos ondraaglijk lijden
	Patiënt met beperkte levensverwachting	Prognose verschillend	Prognose vormt geen absolute voorwaarde
	Andere oplossingen zijn gezocht/overwogen	Weinig duidelijkheid over alternatieven	Patiënt is geïnformeerd, weloverwogen keuze
	Euthanasiewens is contra-indicatie	Euthanasiewens kan aanleiding vormen	Euthanasiewens van patiënt is voorwaarde
Initiator	Hulpverleners (patiënt)	Hulpverleners, (familie), (patiënt)	Patiënt (familie)
Besluitvorming	Meestal consensus alle betrokkenen	Ondoorzichtig	Patiënt primair en arts (en onafhankelijke toetsing)
Onderlinge consultatie	Telefonisch of aan bed/palliatief team	Zelden of na onomkeerbare individuele besluiten	Aan bed en altijd
Toestemming patiënt	Meestal	Wisselend	Altijd
Uitvoerder	Arts & verpleegkundig team	Arts, (verpleegkundige), (familie), (patiënt)	Arts
Uitvoering	Professioneel (richtlijn)	Zelden professioneel	Professioneel (richtlijn)
	Regionale richtlijnen	Onmogelijk te vangen in richtlijnen	Landelijke KNMG-richtlijnen
Medisch handelen	Onderdeel van normaal medisch handelen	Aanvechtbaar als medisch handelen	Besluitvorming en uitvoering zijn bijzonder medisch handelen
Medicatie	Sedativa (zo nodig co-medicatie op duidelijke indicatie)	Wisselende keuze en combinaties (opiaten, sedativa, antipsychotica)	Euthanatica
	Dosering: titratie	Bewuste intoxicatie	Dosering: toxisch
	Opiaten zijn kunstfout	Meestal veel kunstfouten	Opiaten zijn kunstfout
Ziektebeloop	Afbraakproces gaat door	Afbraakproces gaat door	Snelle dood
	Complicaties mogelijk	Vaak complicaties	Zelden complicaties
	Medische zorg gaat door	Medische zorg wisselend	Medische zorgplicht stopt
	Evaluatie is onderdeel actief vervolgproces	Evaluatie zelden helder	Evaluatie-effect is direct

Vervolg Tabel 8.2

	Palliatieve sedatie	Grijs gebied als keuze	Euthanasie
Ziektebeloop	Verpleegkundige zorg gaat door, duidelijk omlijnd en aanvullend	Verpleegkundige zorg gaat door, onduidelijke doelen en mogelijk contraproductief	Verpleegkundige zorg stopt
	Burnout-risico familie	Burnout-risico naasten en hulpverleners	Zelden burnout
Sterfproces	Wordt niet versneld	Wordt versneld	Zeer kort
	Tijdstip overlijden onzeker (meestal < 1-3 dagen kan tot 14 dagen)	Tijdstip overlijden onzeker, uren-dagen	Overlijden op afgesproken tijdstip
	Gemedicaliseerd natuurlijk sterfproces	Gemedicaliseerd onnatuurlijk sterven	Gemedicaliseerd sterven
	Slapend (soms keuze tot intermitterend wekbaar)	Delirant – slapend	Helder tot vlak tevoren
	Rouw wordt uitgesteld na bewust afscheid	Rouw wordt uitgesteld, zelden afscheid mogelijk	Rouw start direct na afscheid
Ethiek	'Leer van dubbel effect'	'Dubbele intentie' wordt verward met 'leer van dubbel effect'	'Autonomieprincipe'
Wetgeving	Geen apart wettelijk besluit gewenst (WGBO en Wet BIG voldoen)	Onderdeel debat, vaak tegen bedoeling wetgeving	Wettelijke regeling
	Zorgvuldigheidseisen nog te regelen door medische professie	Aard van keuze maakt zorgvuldigheidseisen onmogelijk/zinloos	Vastgelegde en gecontroleerde zorgvuldigheidseisen door wetgevende macht
	Natuurlijke-doodverklaring	Niet-natuurlijke-doodverklaring (meestal verzwegen)	Niet-natuurlijke-doodverklaring (zelden verzwegen)
	Geen meldingsplicht of toetsing	Geen ruimte voor toetsing, melding wordt ontdoken	Meldingsplicht en toetsing vastgelegd

Om verwarring in de plaatsbepaling van palliatieve sedatie bij beslissingen rond het levenseinde te voorkomen, dient een nadere verklaring of onderscheid van de gebruikte termen in de bovenstaande definitie gevolgd te worden. In de literatuur wordt regelmatig de term 'terminale sedatie' gebruikt. In dit hoofdstuk is bewust gekozen voor 'palliatieve sedatie', om de intentie (palliatie) te benadrukken en de kans op negatieve connotaties (terminerend) te voorkomen.

8.2.1 Palliatieve sedatie

Palliatieve sedatie moet onderscheiden worden van actief levensverkortend handelen zoals hierboven beschreven enerzijds en anderzijds van overig gebruik van sedativa in de palliatieve zorg door: indicatie, dosis, duur van behandeling en evaluatie. Het eenvoudigste voorbeeld is het voorschrift van een slaapmiddel bij slapeloosheid 's nachts. Het sedativum wordt dan gebruikt voor het probleem slapeloosheid en om de nachtrust te verbeteren. De dosis is niet hoger dan nodig om in slaap te komen en de nacht te overbruggen. Doel is te bereiken dat de patiënt overdag wakker en helder is. Langer doorslapen of beneveld blijven wordt als complicatie gezien, terwijl overlijden in de slaap een onacceptabele bijwerking is als dit mede veroorzaakt wordt door het sedativum.

Bij palliatieve sedatie daarentegen wordt het bewustzijn verlaagd om een klacht, bijvoorbeeld kortademigheid, niet meer te ervaren. Het sedativum doet het symptoom zelf niet verdwijnen. De diepte van de sedatie wordt dan ook getitreerd naargelang het bewust beleven van de symptomen door de patiënt. Meestal is diepe sedatie nodig om dit te bereiken. Hulpverleners en mantelzorger of familie blijven het probleem wel ervaren, evenals een verdere aftakeling omdat het proces van sterven niet beïnvloed wordt. Alleen bij problemen die tijdelijk zijn, zal men gebruikmaken van de reversibiliteit van de sedatie en misschien overwegen om de patiënt weer wakker te laten worden. Veel problemen zijn niet alleen resistent voor behandeling maar ook inherent aan de dodelijke ziekte en kunnen derhalve niet verminderen. Bij palliatieve sedatie gaat men dan ook meestal door tot de dood. De patiënt heeft geen heldere momenten meer en overlijdt in deze geïnduceerde slaap. Tabel 8.3 en 8.4 geven een indeling in toepassing en evaluatie van sedativa, anders dan palliatieve sedatie in engere zin.

Tabel 8.3 Behandeling in de palliatieve fase met sederend effect, niet-palliatieve sedatie

- Sedatie als primaire behandeling
  Bijvoorbeeld: slapeloosheid, angstpsychose, geagiteerd delirium
- Sedatie als adjuvante behandeling naast primaire behandeling
  Bijvoorbeeld: versterking pijnmedicatie
- Sedatie met intentie kortdurend minder of onbewust te zijn van het ziekbed
  Bijvoorbeeld: uitputting/burnout
- Kortdurende diepe sedatie voor ingrepen
  Bijvoorbeeld: midazolam, lachgas of propofol voor pijnlijke interventies
- Sedatie als bijwerking
  Bijvoorbeeld: antipsychotica bij stil delier, morfinomimetica bij pijn

Tabel 8.4 Kenmerken palliatieve behandeling met sedatief effect en palliatieve sedatie

Kenmerken palliatieve behandeling met sedatief effect
• Doel behandeling is omschreven; er bestaat een duidelijke indicatie
• Aard en dosis medicatie evenals evaluatie van het effect is hierop aangepast
• Sedatie is beperkt in duur en wordt niet voortgezet tot de dood
• Diepe sedatie wordt als complicatie ervaren
• Dood is een onacceptabele complicatie

Kenmerken palliatieve sedatie
• Doel is het bewustzijn zodanig te verminderen dat de klacht niet meer ervaren wordt
• Medicatie bestaat uit een sedativum dat getitreerd kan worden (meestal midazolam)
• Sedatie wordt zo lang voortgezet als het probleem duurt
• Diepe sedatie is vaak nodig
• Sedatie wordt meestal voortgezet tot de dood

8.2.2 Overige termen van de definitie

Terminale fase

Met *terminale fase* wordt hier bedoeld dat de patiënt stervende is en er geen doel-matige maatregelen meer bestaan om het sterven uit te stellen. Meestal is de patiënt al gestopt met voeding en drinkt niet of nauwelijks meer. De levensverwachting is kort, zodat het wel of niet artificieel toedienen van vocht geen rol meer speelt in de overleving. Arbitrair wordt hier een prognose mee bedoeld van minder dan een week. Helaas is deze term niet zonder discussie direct aanvaardbaar. Het is vaak moeilijk precies de prognose van een patiënt in te schatten. Verder kan een fragiele of al gede-hydreerde patiënt niet zonder consequenties een week lang zonder vocht. Het is niet mogelijk om door middel van gerandomiseerd onderzoek een duidelijke bewijsvoe-ring te vinden waarmee de terminale fase goed afgezonderd kan worden van langer overlevenden. Wel bestaat er afgeleid bewijs dat palliatieve sedatie het leven niet be-kort.[21-26] Ook lijkt sedatie in Nederland niet liberaal te worden toegepast, aangezien ruim 80% overlijdt binnen 24 uur.[27] Bij vrijere toepassing, bijvoorbeeld wegens soci-aal-emotionele motieven en zonder fysieke problemen, is de overleving veel langer en kan tot enkele weken duren.[28,29]

Palliatieve sedatie is bij een langere prognose problematisch en wordt ernstig af-geraden. Hiervoor bestaan medisch-technische motieven en moreel legale beweegre-denen. De patiënt kan geleidelijk aan tolerant worden bij voortgaand gebruik van se-dativa. Bij langdurige slaap en stilliggen bestaat een toenemende kans op decubitus, contracturen, complicaties van dehydratie of overhydratie, secundaire infecties en fecale impactie. De familie raakt uitgeput en uit balans door uitgestelde rouw. Als ver-volgens wordt besloten geen vocht meer toe te dienen, zal de sedatie secundair het le-ven verkorten. Hiermee belandt men alsnog in het grijze gebied tussen palliatieve sedatie en legaal uitgevoerde euthanasie. Alleen als de patiënt zelf al eerder gestopt is met drinken en afziet van artificiële toediening hiervan, is een dergelijke handelwijze te billijken. De overige argumenten om af te zien van sedatie blijven daarmee echter bestaan.

Doelbewust gebruik van sedativa

Doelbewust gebruik van sedativa in de definitie van palliatieve sedatie is een essentieel begrip. Pijnmedicatie, anxiolytica, antidepressiva, antipsychotica en anti-epileptica worden vaak toegepast ter verlichting van klachten en hebben alle een min of meer sederend effect. Dit sederende effect kan primair gewenst zijn, effectief additioneel werken of als pure bijwerking ongewenst blijven. In al deze vormen hebben deze middelen met elkaar gemeen dat er een duidelijke indicatie is voor de toepassing ervan. Aan de hand daarvan wordt volgens professionele standaarden bepaald welk middel toegepast moet worden en is de dosis gelimiteerd, evenals de duur waarin de behandeling wordt toegepast. Als sedatie een ongewenste bijwerking blijkt te zijn, zal bij klachten de behandeling aangepast worden. Soms wordt men overvallen door een diepe bewustzijnsverlaging als complicatie of als langer aanhoudend effect dan bedoeld is. Een dergelijke intoxicatie kan ervaren worden als het begin van het einde, maar ook als wenselijke rust. De verleiding kan ontstaan om het er maar bij te laten en zelfs om de sedatie te herhalen en over te stappen van een helder geïndiceerde therapie op palliatieve sedatie. In plaats van een doelbewuste start van palliatieve sedatie is hier sprake van een afglijdende schaal.

Argumenten tegen een dergelijk afglijden tegenover de bewuste keuze voor sedatie zijn de volgende.

- De kans op een weloverwogen toestemming van de patiënt wordt gemist. Wel bestaat natuurlijk de mogelijkheid om met de mantelzorger of zaakwaarnemer te overleggen.
- Voor de sedatie bestaat geen duidelijke indicatie.
- Onbekend is dan ook of aanwijsbare symptomen ondraaglijk of onbehandelbaar zouden blijven (zie verder onder 'Refractair symptoom').
- De prognose van de patiënt hoeft niet beperkt te zijn, waardoor men aan een lange periode van sedatie komt vast te zitten. Dit vergroot de kans op problemen zoals uitputting van de mantelzorg, toenemende resistentie voor sedativa, doorliggen enzovoort. Bij langere overleving (meer dan een week) kan de sedatie toch secundair tot de dood leiden indien vochttoediening gestaakt is. Het verschil met levensbekorting zonder verzoek is in die omstandigheden niet goed meer aan te geven.

Verlaging van het bewustzijn

In de zinsnede *door verlaging van het bewustzijn* is ook het ongemak van de interventie besloten. De effectiviteit van palliatieve sedatie is groot. Lijden is nu eenmaal subjectief en als de patiënt dat niet meer kan ervaren, is er afdoende gepallieerd. Het probleem is, zoals ieder kan doorzien, dat de kwaliteit van leven ernstig geschaad wordt door het slapend houden van de patiënt. Om toch doelmatig te palliëren, zal men de balans moeten vinden tussen het verlies aan kwaliteit van leven (alleen nog slapen) en de mate van noodzaak tot het verlichten van de bestaande klachten. Het oordeel hierover is uitermate subjectief en daarmee vooral afhankelijk van het beleven van de patiënt zelf. Een geplande palliatieve sedatie zal dan ook altijd getoetst moeten worden aan de wensen en beleving van de patiënt.

Ondraaglijk lijden

Ondraaglijk lijden is eveneens een subjectieve maat. De patiënt is de enige die kan aangeven wat zijn draagkracht is en wat de last is die hij moet dragen. De hulpverlener is nooit in staat het lijden te objectiveren. Toch heeft de hulpverlener hier een eigen rol, primair natuurlijk in het zoeken naar een gerichte methode om het lijden te verlichten. Hiervoor zal het probleem geïnventariseerd moeten worden, evenals de aspecten die de last ondraaglijk maken. Ook kan de hulpverlener nooit helemaal zeker zijn of de door de patiënt benoemde klacht het primaire probleem goed aangeeft. Toch is dit nodig om storende elementen te ondervangen en tot effectieve interventies te kunnen besluiten. Een bekende valkuil is bijvoorbeeld depressie bij de mate waarin pijn of ander fysiek ongemak ervaren wordt. Dit dilemma tussen subjectieve en objectieve maten wordt ook onderkend bij de toetsing van de zorgvuldigheidseisen bij euthanasie.

In tegenstelling tot euthanasie kan palliatieve sedatie ook toegepast worden bij de wilsonbekwame patiënt. In dergelijke omstandigheden is het nog minder eenvoudig voor de hulpverlener om de lijdenslast te bepalen. Delier bijvoorbeeld is een veelvoorkomende reden om tot sedatie over te gaan in de terminale fase.[10,14,25,27,29-32] Toch hoeft niet ieder delier in de terminale fase definitief gecoupeerd te worden met palliatieve sedatie en kunnen therapeutische interventies gedurende langere tijd lonend zijn.[27] Overleg met mantelzorg of familie, indrukken van de overige professionele zorgverleners, bekend zijn met de voorgeschiedenis van de patiënt en eigen observaties moeten leiden tot de beslissing om wel of niet in te grijpen. Bij onzekerheid om tot besluitvorming over te gaan kan een palliatief team geconsulteerd worden of gebruikgemaakt worden van moreel beraad (zie paragraaf 8.5).

Proportionaliteit mate van sedatie

De mate van sedatie is proportioneel. Ook dit element van de definitie heeft subjectieve aspecten en is daarnaast ook nog eens controversieel. Zolang patiënt niet volledig buiten bewustzijn is, kan hem gevraagd worden of hij al dan niet comfortabel is. De gebruikelijke sedativa zijn slaapmiddelen en de interventie is geen anesthesie. Als de medicatie getitreerd wordt, kan patiënt in de beginfase wekbaar zijn en aangeven hoe het gaat. Ook kan de hulpverlener samen met de patiënt kiezen voor een bijzondere vorm van palliatieve sedatie, zoals intermitterende sedatie bij uitputting. Tot zover is het mogelijk om de effectiviteit te evalueren en de diepte van de sedatie proportioneel toe te passen. Bij ernstig lijden echter, dat alleen door diepe sedatie is op te heffen, is het niet praktisch noch humaan om te proberen precies op de grens te blijven tussen net wel en net niet voldoende sedatie. De meting van lijdenslast wordt dan onmogelijk bij diepe sedatie. Titratie is eveneens onmogelijk bij acuut geïndiceerde sedatie, zoals toegepast wordt bij dreigende verstikking. Proportioneel in de tweede betekenis is dan niet beperkt in tijd en diepte, maar in verhouding tot de ernst van het lijden dat vraagt om een snelle interventie om volledige bewusteloosheid te bewerkstelligen (zie paragraaf 8.6.3).

Niet iedereen wil een beperkte diepte of duur van sedatie opnemen in de definitie van palliatieve sedatie. Hierdoor zou niet goed onderscheid te maken zijn tussen palliatieve sedatie in engere zin en de gerichte toepassing van sedativa in de palliatieve fase. Men pleit er dan ook voor het gebruik van de term 'palliatieve sedatie' te beperken tot diepe (niveau 2) en voortgaande bewustzijnsverlaging. Voorstanders voor opname van proportionaliteit in de definitie geven als argumentatie het doel van de palliatieve sedatie, namelijk verlichting van de klachten en niet de mate van verlaging van het bewustzijn; sedatie is slechts het middel.[4,9,11,18,20,33,34,51,52]

Refractair symptoom

De term *refractair symptoom* is elegant verklaard in de eerste regionale richtlijn voor palliatieve sedatie, gepubliceerd door het Integraal Kankercentrum Midden Nederland te Utrecht.[17] Hierbij gaat men er niet alleen van uit of er sprake is van een problematische behandeling van de klacht (resistent), maar ook of een potentieel effectieve behandeling acceptabel is voor de patiënt en of de tijd die het kost om effect te bereiken niet te lang is. Stapsgewijs moet kunnen worden aangegeven of een interventie voorhanden, effectief, aanvaardbaar en snel genoeg werkzaam is. Wordt op een van deze onderdelen in het algoritme (zie figuur 8.2) ontkennend geantwoord, dan beschouwt men het symptoom als refractair. Opnieuw zijn subjectieve elementen in deze term besloten (aanvaardbaar en snel genoeg), die grotendeels alleen door de patiënt aangegeven kunnen worden. Mocht de patiënt wilsonbekwaam zijn, dan is men afhankelijk van eigen indruk, verpleging en opstelling van de familie of zijn vertegenwoordiger.

Een tweede probleem in afgrenzen van het begrip 'refractair' wordt gevormd door verschil in kennis en ervaring van de betrokken hulpverleners (interventie voorhanden en effectief). Palliatieve zorg is in ontwikkeling, wetenschappelijk onderzoek is beperkt evenals de opleidingsmogelijkheden. Het aantal ervaringsdeskundigen is veel kleiner dan het aantal artsen dat palliatieve zorg verleent. Bij twijfel aan de mogelijkheden tot symptomatische therapie zou men dan ook tot consultatie moeten overgaan. De aard van de klacht is bewust niet meegenomen in de definitie. Behalve door fysieke symptomen kan de patiënt lijden onder emotionele, sociale problemen, zingevingsvragen en combinaties hiervan. Op dit moment lijken fysieke problemen de belangrijkste aanleiding te vormen voor sedatie (tabel 8.5).[12,27,28,30,31] Dit was ook het geval in het begin van de euthanasiepraktijk,[1] maar moderner onderzoek laat zien dat de indicaties meer verschuiven naar het psychosociale vlak.[2,3,14] Morita heeft aangetoond dat de overleving onder palliatieve sedatie op indicatie van psychosociale problematiek veel langer is dan op basis van fysieke klachten alleen.[29] Nog niet gepubliceerde data uit Nijmegen geven ook aan dat de langste overleving gevonden wordt bij patiënten met overwegend niet-fysieke klachten. Zoals eerder betoogd werd, vormt een lange overlevingsverwachting een relatieve contra-indicatie voor palliatieve sedatie, mede om medisch-technische redenen.[35]

Tabel 8.5   Symptomen en klachten die reden vormden voor consultatie en later indicatie bleken voor besluit tot palliatieve sedatie in de periode mei 2003-december 2004 in Nijmegen

	Indicatie consultatie	Indicatie sedatie
Patiënten	325	105
Symptomen totaal	634	176
pijn	162 (50%)	27 (26%)
delier	84 (26%)	56 (53%)
kortademigheid	55 (17%)	27 (26%)
maag-darmklachten	100 (31%)	20 (19%)
anders somatisch	68 (21%)	16 (15%)
uitputting	25 (8%)	25 (24%)
psychosociaal	59 (18%)	5 (5%)
organisatie	81 (25%)	0 (–)

Niet-levensverkortend

Palliatieve sedatie *verkort het leven niet*. In de definitie wordt hiermee zowel intentie, professionele toepassing als uitkomst bedoeld. De intentie van een individuele hulpverlener is echter niet eenvoudig zichtbaar. Sterker nog, ook de hulpverlener kan beïnvloed worden door een voortdurende lijdensdruk van een patiënt voor wie hij de zorg heeft. Uitputting, afgrijzen van het geobserveerde lijden en de hoop op een kort en genadig beloop zouden de keuze van interventie kunnen bepalen. Formeel is hier geen onderzoek naar gedaan. Opvallend is wel het grote verschil tussen de uitkomsten van het onderzoek van Rietjens en anderen (wat denken de artsen gedaan te hebben)[12] en de uitkomst van onderzoek aan de patiënten zelf.[27]

Bespoediging van het levenseinde zou volgens de artsen het doel zijn bij 17% van de interventies met sedatie. Meting onder gesedeerde patiënten liet echter geen verschil in overleving zien tussen patiënten die met toxische doses behandeld werden en patiënten die op professionele manier waren gesedeerd. Vervolgens bleken bij vervolgonderzoek steeds minder artsen onprofessioneel te handelen nadat een protocol voor palliatieve sedatie beschikbaar kwam (tabel 8.6). De professionele standaardmedicatie voor palliatieve sedatie is niet-toxisch.[17,18,35] De overleving onder sedatie zou niet beïnvloed worden door de interventie.[21-26] Ook blijkt men zich te beperken tot patiënten in de terminale fase, omdat het merendeel een zeer korte tot korte periode van sedatie ondergaat voor het overlijden (figuur 8.1).

Tabel 8.6 Demografische gegevens van patiënten in palliatieve sedatie en verandering na introductie richtlijn palliatieve sedatie in de regio Nijmegen

	Sedatie voor publicatie richtlijn maart 1999-mei 2003	Episode na publicatie richtlijn mei 2003-december 2004
Totaal consultaties	509 patiënten (50 maanden)	531 (20 maanden)
Complete gegevens	248 patiënten	325
Mannen/vrouwen	149 / 99	172 / 153
Leeftijd gemiddeld (range)	63 jaar (5-93)	64 (1-99)
Maligniteit/andere diagnose	221 / 27	294 / 31
Palliatieve sedatie	42 (17%)	99 (30%)
Toxische medicatie	23 (9%)	7 (2%) (6 alsnog aangepast)
Legale euthanasie	13 (5%)	10 (3%)

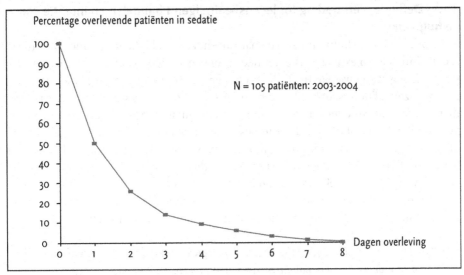

Figuur 8.1   *Overleving patiënten in palliatieve sedatie in de periode mei 2003-december 2004 (regio Nijmegen)*

8.3 ETHISCHE EN MORELE OVERWEGINGEN

Ethische kwesties worden in een groot aantal internationale publicaties over palliatieve zorg aan de orde gesteld. Ongeveer 12% van deze artikelen blijkt een belangrijke plaats voor morele overwegingen in te ruimen. Hermsen maakt een indeling naar onderwerpen als kwaliteit van de zorg, beslissingen bij het einde van het leven, communicatie, morele problemen bij onderzoek, verpleegkundige dilemma's en euthanasie.[36] Palliatieve sedatie blijkt een bescheiden plaats in te nemen, met een aandeel van 5% in deze discussies of 0,6% van alle artikelen. Herkenning van sedatie in de palliatieve zorg als een eigen entiteit in de dilemma's bij beslissingen in de terminale fase is een relatieve laatkomer, met een eerste publicatie in 1994.

Palliatieve sedatie wordt – in tegenstelling tot actieve levensbeëindiging – meestal als normaal medisch handelen beschouwd.[4] Sedatie als methode om de last van het sterven te verlichten heeft wel een controversiële plaats in de palliatieve zorg. De volgende potentiële problemen en discussiepunten kunnen aangewezen worden:[37]

- definitie;
- verhouding tot levensbeëindigend handelen;
- intentie van de hulpverlener;
- validiteit van de doctrine van dubbel effect;
- rechtvaardiging euthanasie als sedatie mogelijk is;
- plaats van vocht en voeding;
- sedatie bij wilsonbekwame personen.

8.3.1 Definitie, verhouding tot levensbeëindigend handelen en intentie van de hulpverlener

Opvallend in de literatuur zijn de nadruk en hardnekkigheid waarmee palliatieve sedatie impliciet of expliciet als potentieel levensbeëindigend handelen wordt gewantrouwd dan wel afgewezen. In alle hiervoor genoemde discussies wordt hiertegen positie gekozen: óf door sedatie als interventie af te wijzen en/of gelijk te stellen aan euthanasie óf, door middel van de definitie, sedatie juist af te zonderen van levensverkortend handelen, óf door sedatie te beschouwen als een laatste redmiddel om ondraaglijk lijden te verzachten en een mogelijk vervroegde dood hieraan ondergeschikt te maken. Janssens geeft een helder overzicht van deze discussie.[37] Hij laat zien dat palliatieve sedatie moreel verschillend is van euthanasie. De term 'slow euthanasia' of 'terminerende sedatie' is normatief en door onterechte gelijkstelling met euthanasie inhoudelijk onjuist. Zijn introductie in het hoofdstuk over sedatie eindigt als volgt.

> *Based on the moral beliefs analysed, it will be argued that the use of terminal sedation as a means of last resort in palliative care is a morally better alternative for euthanasia.*

In dit leerboek is gekozen voor een werkdefinitie van palliatieve sedatie die de ethische hindernissen omzeilt en aangeeft tot hoever moreel juist handelen reikt. In de uitvoering is gekozen voor niet-toxische medicatie. De intentie van de hulpverlener bij sedatie is immers palliatie en niet levensbekortend handelen. Deze intentie is essentieel om palliatieve sedatie te kunnen afgrenzen van euthanasie. De intentie kan niet gemeten worden, wel kan die secundair zichtbaar worden door een juiste indicatiestelling, toepassing en titratie van de gebruikte middelen. Dit wordt in de volgende paragrafen verder uitgewerkt.

8.3.2 Validiteit van de doctrine van dubbel effect

Veel minder aandacht wordt besteed aan een tweede dilemma bij sedatie dat eveneens een bijl legt aan de wortels van het paradigma palliatief handelen. Vanwege compassie met zijn lijden wordt de patiënt gesedeerd, zodat hij zich niet meer bewust is van de ondraaglijke last. Dit heeft als gevolg dat een gerichte communicatie onmogelijk gemaakt wordt, de gesedeerde persoon niet meer autonoom kan handelen en volledig afhankelijk is geworden van zorg. Het lichaam leeft, maar het bewustzijn is onderdrukt of afwezig. Emotioneel en moreel kan het verschil met de dood zo wel erg klein worden. Het is ook niet meer eenvoudig om de kwaliteit van leven te benoemen in deze omstandigheden. Juist deze aspecten: handhaven van kwaliteit van leven, autonomie en communicatie, worden als de belangrijkste doelen in de palliatieve zorg benoemd in Europa en moeten nu opgeofferd worden.[38]

Het toegebrachte verlies van bewustzijn en autonomie wordt verdedigd door middel van de doctrine van dubbel effect. Vertaald naar palliatieve sedatie houdt die in dat de ernst van het lijden zwaarder weegt dan het verlies van bewustzijn en dat andere manieren om verlichting te bewerkstelligen ontbreken. Dit is precies wat de in dit leerboek gehanteerde definitie van palliatieve sedatie aangeeft en – meer nog – wat een voorwaarde blijkt te zijn om moreel juist te handelen. De doctrine van dubbel effect wordt ook aangedragen om een potentieel levensverkortend gevolg van sedatie te verdedigen. Door voortschrijdende techniek kan sedatie steeds veiliger toegepast worden. Sedatie zelf zou dan het sterven toelaten maar niet bewerkstelligen. Bij professioneel toegepaste sedatie zou een beroep op deze doctrine wegens levensverkortend handelen niet meer nodig moeten zijn. Voorwaarde is dat niet meer wordt gehandeld in het grijze gebied tussen juiste toepassing en legale uitvoering van euthanasie.[19]

8.3.3 Rechtvaardiging van euthanasie als sedatie mogelijk is

Een ander dilemma dat ter discussie staat, is de afwijzing van euthanasie omdat sedatie ook mogelijk is bij uitzichtloos en ondraaglijk lijden. Voorstanders voor afwijzing geven aan dat euthanasie niet meer verdedigbaar is, omdat iedere argumentatie ten gunste van euthanasie ook geldt voor sedatie. Daarnaast wordt aangevoerd dat palliatieve sedatie moreel een beter alternatief vormt dan euthanasie. Tegenstanders van dit standpunt behoren tot twee verschillende kampen. In het eerste kamp wordt geen onderscheid gemaakt tussen sedatie en euthanasie. Janssens heeft dit standpunt duidelijk ontzenuwd. Het tweede kamp onderstreept het verschil tussen euthanasie en sedatie, maar voert aan dat sedatie niet de oplossing is voor alle problemen. Dit is onder meer het geval bij een langere overlevingsverwachting en ongewenst staken van vochttoediening. Ook kan de patiënt zelf bij ondraaglijk lijden de voorkeur uitspreken voor euthanasie boven sedatie als hij dit laatste bijvoorbeeld beschouwt als leidend tot een onwaardige dood.[2,4,6,7,14,20,25-27,37,50-52]

8.3.4 Plaats van vocht en voeding

Problematisch bij sedatie blijft toediening of onthouding van vocht en voeding.[36,37,39-41] Medisch zinloos handelen wordt in de publicaties als tegenpool gesteld tegenover inductie van versterven door wegnemen van het vermogen nog zelfstandig te handelen (te drinken). Veel auteurs koppelen palliatieve sedatie aan het staken van toediening van vocht en voeding. Dit wordt problematisch in die gevallen waarin onthouding van vocht (mede) de prognose bepaalt. De beslissing tot sedatie staat echter op zichzelf. De beslissing hoe verder te gaan met voeden en vocht geven is een andere, niet-inherent gekoppelde beslissing. Wel bestaan er medische argumenten om bewust te kiezen voor onthouding van vochttoediening bij een aanzienlijk aantal patiënten.

Ernstig zieke mensen die stervende zijn, nemen nog zelden adequate hoeveelheden vocht of voedsel tot zich. De voeding heeft ook geen effect meer op overleving, wordt slecht verdragen en verzwaart de last voor de patiënt. Voedingstekort leidt pas na maanden tot de dood en is daarmee ondergeschikt aan een mogelijk tekort aan vocht. Bij een zeer korte overlevingsverwachting bepaalt niet het al dan niet innemen of toedienen van vocht de overleving. Artificieel toedienen van vocht in deze omstandigheden gaat gepaard met een verhoogde kans op complicaties. Dit vormt een medische reden om af te zien van vochttoediening. Deze groep betreft het merendeel van de patiënten omdat in de huidige praktijk meer dan 85% blijkt te sterven binnen drie dagen na aanvang van palliatieve sedatie.[27,28] Prospectief onderzoek ontbreekt evenwel, zodat de exacte invloed van sedatie op overleving niet bekend is.

Een discussie over inname van vocht wordt wel bepalend bij een prognose langer dan een week in normale omstandigheden (omgevingstemperatuur, vochtigheidsgraad en conditie patiënt). Een beslissing over gebruik van vocht of artificiële toediening ervan moet dan genomen worden voorafgaand aan en onafhankelijk van de beslissing over sedatie. Het is niet de bedoeling dat de patiënt met de vochtinname stopt om maar gesedeerd te mogen worden. De besluitvorming tot diepe en continu uitgevoerde sedatie kan pas op gang komen nadat de mogelijkheid hiertoe vrijgekomen is. Wel kan de patiënt vragen om ondiepe sedatie of intermitterende sedatie waarbij de mogelijkheid tot drinken blijft bestaan. Dit brengt ons tot de volgende drie condities.

1 Staken van inname of toediening van vocht.

- De patiënt neemt zelf de beslissing om te stoppen met drinken, sondevoeding of infuus. In dit besluit wordt hij gesteund en beschermd door zijn recht op autonome wilsuitoefening en integriteit van zijn lichaam.

- Daarnaast zal het slechts in bijzondere omstandigheden en bij een beperkte groep patiënten die zelf niet meer kunnen drinken op medische gronden, niet mogelijk blijken vocht toe te dienen en zal dit, onafhankelijk van de wens van patiënt, tot de dood leiden.

- Een soortgelijke conditie doet zich voor als toediening van vocht medisch zinloos of zelfs schadelijk wordt geacht en de arts hiervan op professionele gronden moet afzien.

- In al deze omstandigheden is sedatie zonder meer uit te voeren zonder invloed uit te oefenen op de overleving.

2 Inname of toediening van vocht wordt niet gestaakt.

- Onder deze omstandigheden is diepe en continu uitgevoerde sedatie gecontraïndiceerd. Bij de zelfstandig drinkende patiënt omdat sedatie binnen een of twee weken mede tot de dood zal leiden. Ook langdurige sedatie met artificiële toediening van vocht biedt geen oplossing, aangezien dit uiteindelijk met onbehandelbare complicaties gepaard zal gaan. Een deel van de patiënten kan secundair ongevoelig worden voor benzodiazepines. Verder neemt de kans op overhydratie, aspiratie, doorliggen enzovoort exponentieel toe bij langdurige sedatie zonder bewaking en intensieve zorg. Alleen oppervlakkige of intermitterende sedatie voert tot professioneel juist handelen en is moreel aanvaardbaar onder deze conditie.[24,35,39]

3 Acute sedatie

- Zelden is acute sedatie aangewezen. De levensverwachting is dan onbepaald. Het is mogelijk dat de patiënt in enkele minuten komt te overlijden, maar het is ook mogelijk dat hij secundair stabiliseert. Een bekend voorbeeld vormt een massale haemoptoe bij oesophagusvarices. In die omstandigheden kan toediening of onthouding van vocht problematisch worden als men in tweede instantie overgaat tot voortzetting van de sedatie. Automatisch voortzetten van sedatie is niet verdedigbaar zonder aanvullende medische argumentatie dan wel door een eerdere wilsbeschikking van patiënt (d.w.z. afzien van artificiële toediening van vocht).

Tabel 8.7   Verschillende condities in vochtgebruik en keuzemogelijkheid tot sedatie

Conditie patiënt	Aanvaardbaarheid palliatieve sedatie	
	Vochtgebruik	
	Alleen normale vochtinname	Ook artificieel vochttoedining
Beperkte overleving (< dan 1 week)		
Patiënt is door stervensfase al of niet spontaan gestopt met drinken	Sedatie aanvaardbaar	Sedatie aanvaardbaar Staken vochttoediening
Langere prognose (> dan 1 week)		
Patiënt kiest zelf voor staken van vochtgebruik of -toediening	Sedatie aanvaardbaar	Sedatie aanvaardbaar Staken vochttoediening
Vochtgebruik en -toediening zijn technisch niet mogelijk, medisch zinloos of gecontraïndiceerd	Sedatie aanvaardbaar	Niet van toepassing
Vochtgebruik of -toediening blijft gewenst en mogelijk	*Volledige en continue sedatie is hier onaanvaardbaar*	*Volledige en continue sedatie is hier onaanvaardbaar*
Acute sedatie		
Geen stabilisatie en/of beperkte prognose	Voortzetten sedatie aanvaardbaar	Sedatie aanvaardbaar Staken vochttoediening
Stabilisatie en wilsbeschikking tot staken vochttoediening	Voortzetten sedatie aanvaardbaar	Sedatie aanvaardbaar Staken vochttoediening
Stabilisatie zonder wilsbeschikking	*Volledige en continue sedatie is hier onaanvaardbaar*	*Volledige en continue sedatie is hier onaanvaardbaar*

8.3.5   Sedatie bij wilsonbekwame personen

In de literatuur wordt weinig plaats ingeruimd voor de discussie met betrekking tot palliatieve sedatie bij wilsonbekwame personen of kinderen. Zolang sedatie normaal medisch handelen inhoudt, zijn alle bepalingen die algemeen gelden voor medische interventies bij deze kwetsbare groep ook van toepassing op palliatieve sedatie. Wel wordt extra aandacht gevraagd voor de mantelzorger als wettelijk vertegenwoordiger. Diens positie is uitermate kwetsbaar vanwege de emotionele lading die een keuze voor of tegen sedatie met zich mee kan brengen. Men pleit er dan ook voor de beslissing uitdrukkelijk bij de behandelaar te leggen. De mantelzorger wordt gehoord en zijn of haar mening wordt wel betrokken bij de uiteindelijke beslissing. Binnen deze groep patiënten kan men bij normale inname van vocht niet zonder meer besluiten tot een geplande sedatie. Om tot een goede afweging van keuzes te komen is moreel beraad aangewezen.[36,42-45]

Acute sedatie blijft de enige humane oplossing, ook bij de wilsonbekwame patiënt, indien een ernstige complicatie direct ingrijpen noodzakelijk maakt.

8.4 VERSCHILLENDE VORMEN VAN SEDATIE

Bij palliatieve sedatie wordt meestal uitgegaan van diepe sedatie, waarbij de patiënt alleen ongericht reageert op intensieve prikkels zonder helder wakker te worden, maar wel beschikt over de basale reflexen die de ademhaling regelen (sedatieniveau 2A volgens ASA[46] en tabel 8.8). In deze vorm is de kans dat patiënt zich nog bewust is van belastende symptomen klein en is de kans op complicaties beperkt. Toch bestaat er een gevaar voor plotselinge dood zonder bewaking van de vitale functies. Patiënt en familie moeten gewezen worden op dit risico bij de keuze voor sedatie.

Tabel 8.8 Sedatiescore gehanteerd in dit hoofdstuk

Niveau 1
Patiënt is gemakkelijk wekbaar: reflexen zoals slikken en reactie op pijn of verzorging zijn intact
Niveau 2 A Patiënt is met moeite kort wekbaar door tactiele of pijnlijke stimuli: basale ademhalings- en luchtwegreflexen zijn wel aanwezig B Patiënt is nauwelijks wekbaar met behoud van reflexen: luchtwegobstructie kan ontstaan en spontane ademhaling kan inadequaat zijn; circulatie is verstoord
Niveau 3 Patiënt is niet wekbaar: ontbreken van de basale hersenfunctie waardoor dreigende obstructie van de luchtweg en hypoxie ontstaan

(Afgeleid van American Society of Anesthesiologists; ASA: www.asahq.org)

Het is niet altijd mogelijk de sedatie voor te bereiden, want soms blijkt het nodig te zijn om acuut in te grijpen. Daarnaast hebben niet alle mensen diepe of doorlopende sedatie nodig om comfortabel te worden. In het navolgende komen de verschillende vormen van sedatie aan de orde, elk met zijn eigen karakteristieken.

8.4.1 Acute sedatie

Bij een snelle ontwikkeling van een fysiek probleem kan acuut ingrijpen noodzakelijk zijn. Een dreigende verstikking door aspiratie van necrotisch tumorweefsel bij hoofd-halstumoren, oedeem of bloeding bij een longtumor zijn bekende voorbeelden. Behalve verstikking kunnen inklemmen met opisthotonus, status epilepticus en hoge gastro-intestinale bloeding met haemoptoe redenen vormen voor acute sedatie. Externe verbloeding, bijvoorbeeld carotis 'blow-out' bij hoofd-halstumoren, blijkt zo snel dodelijk te verlopen dat zelden nog enig medische interventie uitgevoerd kan worden. In de follow-up van meer dan vijfhonderd extramurale patiënten in palliatieve zorg is gebleken dat bij drie personen of minder dan 1% acute sedatie om een dergelijke reden uitgevoerd moest worden. Door de lage incidentie is het nauwelijks mogelijk patiënt en mantelzorg goed voor te bereiden op een dergelijke complicatie. Op het moment zelf moet de arts of verpleegkundige direct ingrijpen en is overleg niet meer mogelijk. Intramuraal kan de incidentie hoger liggen, door concentratie van ernstige medische problemen of risicopatiënten. In dergelijke omstandigheden is het minder moeilijk om afspraken te maken en de individuele patiënt en zijn familie te begeleiden. Het is echter zaak dat zowel intra- als extramuraal, anticiperend op mogelijke complicaties, een behandelplan of protocol voorhanden is en middelen voor acute sedatie klaarstaan.

In paragraaf 8.6 is een protocol opgenomen voor toepassing van acute sedatie. Een acute sedatie is uit technisch oogpunt veel risicovoller dan een geplande sedatie. De ernst van de situatie die bijna altijd in minuten tot de dood zal leiden en de mensonwaardige manier waarop de patiënt dan moet sterven, rechtvaardigen echter zonder meer het risico van de interventie.

Soms blijkt de conditie van patiënt zich te stabiliseren na acute sedatie. De verleiding is dan groot voor alle betrokkenen om over te gaan op continue en diepe sedatie, mede omdat de kans op herhaling groot is. Toch zou de eerste keus moeten zijn om patiënt weer wakker te laten worden en alleen in bijzondere omstandigheden de sedatie voort te zetten. Argumentatie hiervoor werd al aangedragen in paragraaf 8.2 en 8.3 over bewuste uitvoering van sedatie. Een dergelijke keuze kan ondersteund worden door argumenten uit tabel 8.7 en de algoritme-indicatie tot sedatie uit paragraaf 8.5 (zie figuur 8.2).

8.4.2 Subacute sedatie

Uit onderzoek in Nijmegen blijkt dat een aantal condities zodanig belastend is dat binnen 24 uur besloten wordt de patiënt te sederen (tabel 8.9). Vooral het geagiteerde delier, neurologische complicaties en dyspnoe vormen voorbeelden hiervan. Opvallend is het feit dat bij een aantal patiënten de fysieke problemen stuk voor stuk gestabiliseerd zijn, maar de optelsom toch leidt tot uitputting en eveneens een reden blijkt te vormen om tot sedatie over te gaan. Subacute sedatie wordt veel vaker uitgevoerd dan acute sedatie en betreft 44% van alle sedaties.[27] Veel van deze problemen bestaan lang voordat tot sedatie besloten moet worden. Nader onderzoek is gewenst om na te gaan of een dergelijk beloop te voorkomen is door eerder adequaat ingrijpen. In deze groep patiënten zijn de problemen blijkbaar zo groot dat geen reserve meer lijkt te bestaan om de werkzaamheid van andere interventies te toetsen. De druk die uitgaat van de omstandigheden, kan het besluit tot sedatie verhaasten. Juist wanneer de druk om snel te handelen een heldere afweging van de argumenten dreigt te overschaduwen, moet consultatie van een specialistisch team overwogen worden om tot een zorgvuldig en professioneel besluit te komen.

Tabel 8.9 Kans op palliatieve sedatie gegroepeerd naar klacht na consultatie voor palliatieve problemen in Nijmegen mei 2003 tot december 2004 (n = 325 patiënten); aantal gesedeerde patiënten (n = 105) en subacute sedaties (n = 46)

	Voorkomen symptoom in enige consultatie voor de eerste keer	Kans dat het symptoom tot sedatie leidt	Kans dat het symptoom tot acute sedatie leidt	Overleving na het eerste consult: gemiddelde; mediaan (range)
Uitputting	40 (12%)	25/40: 0,63	9/40: 0,23	9; 3 (0-111)
Delier	106 (33%)	56/106: 0,53	27/106: 0,25	10; 3 (0-102)
Dyspnoe	65 (20%)	27/65: 0,42	11/65: 0,17	11; 4 (0-107)
Pijn	165 (51%)	27/165: 0,16	13/165: 0,08	29; 8 (0-422)
Neurologische complicaties	11 (3%)	5/11: 0,45	3/11: 0,27	
Wonden	26 (8%)	10/26: 0,38	7/26: 0,27	
Ileus	28 9%)	12/28: 0,43	4/28: 0,14	
Angst	17 (5%)	5/17: 0,29	2/17: 0,12	

8.4.3 Palliatieve sedatie zonder directe tijdsdruk

Een term als 'geplande sedatie' zou een verkeerde indruk kunnen wekken. Ieder beroep op sedatie in de terminale fase vindt zijn oorsprong in ondraaglijk lijden en wordt daarmee door de omstandigheden afgedwongen. In meer dan de helft van de sedaties zijn diverse stappen genomen om het lijden te verlichten. Het traject kan dagen maar ook maanden tot jaren belopen voor deze keuze gemaakt moet worden. In 90% van de sterfgevallen in Nederland is sedatie niet het eindpunt en ook bij 70% van de patiënten met kanker hoeft hiertoe niet besloten te worden.[12,14,27] In de groep patiënten die palliatieve zorg nodig hebben, vindt bij ongeveer 14% acute of subacute sedatie plaats en bij 18% palliatieve sedatie zonder directe tijdsdruk.[27] De meeste protocollen voor palliatieve sedatie zijn vooral afgestemd op de laatste groep. Ook de internationale literatuur beperkt zich meestal tot deze groep.[9-11,17,18,47]

Behalve het verschil in tijdsduur waarin een besluit tot sedatie genomen moet worden, kunnen omstandigheden de diepte en continuïteit van sedatie bepalen of juist een keuze vrijlaten. Proportionaliteit van sedatie en aard en ernst van het lijden bepalen dan een uiteindelijke keuze. In de literatuur wordt geen onderscheid gemaakt tussen deze alternatieven. Nog vaker wordt een beperkte sedatie in diepte of duur als andere vorm van supportieve therapie beschouwd en verder niet beschreven onder palliatieve sedatie. Om proportioneel te kunnen handelen, moet men bekend zij met deze alternatieven. Omdat onderzoek ontbreekt, is het nog niet mogelijk precies aan te geven hoe en waar welke vorm van sedatie het beste ingezet kan worden. De praktijk zal voorlopig moeten uitwijzen wat de beste keuze is bij de individuele patiënt.

Diepte sedatie

De mate van sedatie wordt bepaald door het comfort van de patiënt. Bij acute en ernstige problemen is het veilig om tot niveau 2A te sederen, in die zin dat daarmee de beste kans op het bereiken van comfort en rust wordt geboden. Bij evaluatie van de patiënt is het mogelijk medicatie verder te titreren, waarbij niet de sedatiediepte maar het comfort leidraad moet zijn. Delier en uitputting geven vaak aanleiding om tot sedatie over te gaan. In deze omstandigheden kan, zonder de patiënt tekort te doen, worden overgegaan tot minder diep sederen en het effect op geleide van de ervaren last verder titreren. Uiteraard is men afhankelijk van de mogelijkheid tot observatie en ingrijpen door geschoold personeel. Zo zal het in een ziekenhuis of hospice gemakkelijker zijn om met sedatiediepte te variëren dan thuis. Verder onderzoek zal moeten uitwijzen welke patiënten meer baat hebben bij diepe en welke bij minder diepe sedatie. Niet alle mensen verdragen een beperkte sedatie. Zij kunnen reageren met (toename van) verwardheid of geagiteerd delier op een lage dosis midazolam. In dergelijke omstandigheden kan men eigenlijk alleen maar de inductie voortzetten en tot diepe sedatie overgaan.

8.4.4 Intermitterende sedatie

Midazolam, het meest gebruikte middel bij palliatieve sedatie, geeft onder andere een retrograde amnesie. Door de korte halfwaardetijd is het middel goed te titreren en kan voor beperkte periode ingezet worden. Bij intermitterend gebruik wordt het tijdbeleven van de patiënt ingekort. Dit kan helpen om de uitzichtloosheid van het lijden in te perken, burnout te voorkomen of het gevoel van uitputting te verminderen. Sedatie kan toegepast worden voor een time-out van een dagdeel of langer of om de nachten (intensief) te reguleren. Ook is het mogelijk om bijvoorbeeld 's nachts diepe sedatie toe te passen en overdag de patiënt veel lichter te sederen, meer 'te laten soezen'. Bij deze vormen van sedatie is er nog een beperkte vorm van contact mogelijk en indien gewenst en mogelijk kan nog vocht of voeding genomen worden. Ook voor intermitterend gebruik ontbreekt wetenschappelijk onderzoek om de juiste plaatsbepaling te kunnen aangeven.[34]

8.5 INDICATIES EN CONTRA-INDICATIES SEDATIE

De indicatie voor palliatieve sedatie komt voort uit ondraaglijk lijden in de terminale fase. Sedatie is gecontraïndiceerd indien nog zinvolle interventies mogelijk zijn, een lange overleving verwacht wordt of als de patiënt sedatie afwijst dan wel de voorkeur geeft aan euthanasie. Relatieve contra-indicaties kunnen zijn een intermediaire prognose van een à twee weken (zie tabel 8.7), uitgebreide voorbehandeling met benzodiazepines, anti-epileptica, antidepressiva en/of antipsychotica. Bij twijfel wordt overleg met een consultatieteam aanbevolen om tot een onderbouwde keuze te kunnen komen. Bijzondere problemen kunnen ontstaan als de familie of andere hulpverleners het niet eens zijn met de voorgestelde sedatie. De wilsonbekwame patiënt vraagt eveneens extra zorgvuldigheid bij de indicatiestelling. Moreel beraad kan uitkomst bieden in dergelijke omstandigheden. In het algoritme in figuur 8.2 is de indicatiestelling voor palliatieve sedatie stapsgewijs opgenomen.

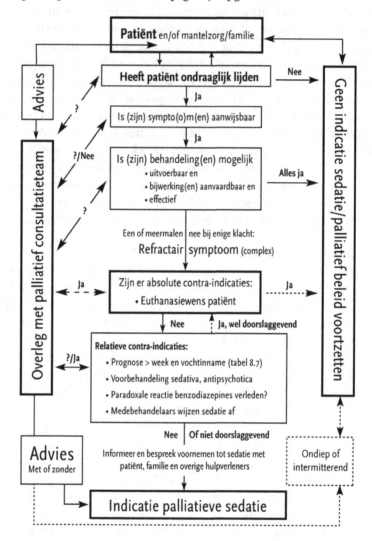

Figuur 8.2 Algoritme niet-acute sedatie

Patiënt, mantelzorg, familie of hulpverleners kunnen ieder voor zich het initiatief nemen om aan te geven dat een klacht of complex van klachten ondraaglijk (lijken te) worden. Na toetsing met de patiënt doorloopt de verantwoordelijke arts het centrale deel van het algoritme. Indien alle antwoorden de lijn ononderbroken naar beneden volgen, is de indicatie voor palliatieve sedatie onomstreden. Bij afbuigen naar rechts moeten andere maatregelen overwogen worden of beperkte sedatie (licht, intermitterend). Bij afwijken naar links wordt aanbevolen om een consult van een palliatief team in te winnen. Dit laatste kan resulteren in effectieve maatregelen, advies beperkte sedatie of volledige palliatieve sedatie.

In publicaties over palliatieve sedatie worden refractaire fysieke problemen als belangrijkste en meest frequente indicatie genoemd (zie tabel 8.5).[17,23,27] In de moderne literatuur wordt steeds vaker aangegeven dat uitputting, sociaal-emotioneel lijden en de niet-lineaire optelsom van problemen een indicatie kunnen vormen.[29,33,48,49] Ook de zelfbewuste, goed geïnformeerde moderne patiënt zou in een vroeg stadium mogelijk een discussie willen aangaan over beslissingen bij het levenseinde en naar de plaats van palliatieve sedatie kunnen vragen. Ben Zylicz heeft in het verleden gewezen op de groep patiënten die, succesvol gestabiliseerd na het doormaken van ernstige problemen in de palliatieve fase, hun balans opmaken (persoonlijke mededeling). Opmerkelijk is dat juist in deze rustige fase een klemmend beroep gedaan kan worden op euthanasie of mogelijk palliatieve sedatie.[50-52] In al deze omstandigheden heeft de patiënt recht op goede voorlichting en ondersteuning voor zijn beslissingen. Toch moet sedatie pas opgestart worden als voldaan is aan de medisch-professionele indicatie om onbehandelbare complicaties, morele dilemma's en maatschappelijk-legale problemen te voorkomen.

Sedatie is een medische handeling en de indicatie wordt dan ook door een arts gesteld. Voorwaarde is dat deze arts voldoende kennis heeft van de palliatieve mogelijkheden, de bijzondere omstandigheden en wensen van de betreffende patiënt kent en diens vertrouwen geniet. Veel patiënten in de palliatieve fase zullen in teamverband behandeld worden. Het is dan gewenst dat andere disciplines mede argumenten aandragen voor de beslissing tot sedatie. In omstandigheden dat de arts alleen een beslissing moet nemen, is het gewenst een palliatief team te consulteren of bij acute indicatie achteraf te verifiëren of voortzetting van sedatie aangewezen is. De uitvoering en evaluatie van palliatieve sedatie vinden plaats in teamverband met verpleegkundigen. Voor een goede uitvoering, begeleiding en begrip moeten zij betrokken worden bij de beslissing. Dit geldt evenzeer voor de patiënt, mantelzorger en familie. De behandelende arts is echter uiteindelijk verantwoordelijk voor deze keuze. Palliatieve sedatie kan dan ook nooit afgedwongen worden als een opzichzelfstaand recht. Professionele argumenten zullen de doorslag moeten geven om sedatie al dan niet in te zetten.

De arts moet dus ook beslissen of contra-indicaties zwaarder wegen dan de indicatie. Ook hiervoor kunnen andere disciplines, mantelzorger of familie argumenten aandragen. Alleen de patiënt of bij wilsonbekwaamheid zijn vertegenwoordiger kan sedatie als interventie afwijzen.

8.5.1 Indicatie acute sedatie

Indicaties voor acute sedatie kunnen zich voordoen in een beperkt aantal omstandigheden. Verstikking en inklemmen zijn complicaties, waarbij duidelijk zal zijn dat direct ingrijpen geboden is. Verbloeding kan heel dramatisch verlopen, toch is sedatie niet altijd nodig. Een blow-out van de carotis leidt meestal zo snel tot bewusteloosheid en dood dat sedatie geen plaats meer heeft. Een hoge tractus-digestivusbloeding met haemoptoe kan zeer belastend zijn voor de patiënt die helder blijkt en kan in een aantal gevallen wel een indicatie tot acute sedatie vormen. Een longbloeding gaat gepaard met verstikken en vormt daarmee een belangrijke indicatie tot acute sedatie. Minder eenvoudig is het om een beslissing te nemen bij een patiënt die zich pas meldt wegens uitputting door een of meer problemen en niet meer voldoende reserves blijkt te hebben om het effect van gerichte interventies af te wachten. De arts kan dan flink onder druk komen te staan om direct met palliatieve sedatie te beginnen. In deze laatste groep kan kortdurende sedatie uitkomst bieden, een time-out geven voor de patiënt en tijd opleveren om een effectieve gerichte therapie in te zetten. Juist in deze laatste groep is intensief overleg nodig met alle betrokkenen om de patiënt weer wakker te laten worden na gericht gebruikgemaakt te hebben van de time-out.

Vóór de beslissing tot acute sedatie in de terminale fase is er meestal geen tijd om het algoritme (zie figuur 8.2) nauwkeurig te doorlopen. De indicatie voor sedatie als acute ingreep kan zich plotseling voordoen, maar in een aantal gevallen ook voorzien worden.

■ Zijn acute problemen te voorzien, zoals de complicatie verstikking bij doorgroei van een tumor in de carina, dan kan men het algoritme gebruiken als voorbereiding en proactief maatregelen nemen. Minimaal moet besloten worden of acute sedatie aan de orde kan zijn, welke problemen verwacht worden en of deze ook als refractair beschouwd moeten worden. Het verdient de voorkeur patiënt en mantelzorger hierover te informeren en hierop voor te bereiden. Het is logisch dat, behalve een arts, ook de verpleegkundige de acute sedatie moet kunnen opstarten als de complicatie zich werkelijk voordoet. Afspraken, methode en instructie worden beschreven in paragraaf 8.6; de middelen kunnen klaargelegd worden (zie paragraaf 8.6). De meeste patiënten overlijden kort na de complicatie. Voor de kleine groep die wel stabiliseert na acute sedatie, moet worden overwogen of er argumenten zijn om de sedatie weer te staken of door te zetten. Zowel in tabel 8.7 als in figuur 8.2 zijn argumenten weergegeven voor of tegen voortzetting.

■ Is de sedatie acuut uitgevoerd zonder overleg vooraf en blijkt te patiënt te stabiliseren, dan kan het verleidelijk zijn om de sedatie voort te zetten. Het is echter niet ondenkbaar dat dit bij langere voortzetting tot zowel ethische als praktische uitvoeringsproblemen zal leiden. Zonder overleg vooraf is het minder eenvoudig om in de geest van de patiënt te oordelen. Ook hier kan men na doorlopen van tabel 8.7 en figuur 8.2 tot een weloverwogen keuze komen.

8.5.2 Indicatie sedatie bij chronische invaliderende aandoeningen

De indicatie voor sedatie bij chronische aandoeningen die tot de dood leiden, is in wezen niet anders dan voor patiënten met een kwaadaardige aandoening. Het probleem bij chronische aandoeningen wordt vooral veroorzaakt door de onzekerheid wat betreft het vaststellen van de palliatieve fase en de levensverwachting van de patiënt.[53,54] Meestal is de conditie geleidelijk achteruitgegaan met perioden van onzekerheid bij exacerbaties of complicaties. Vaak sterft de patiënt toch nog plotseling of overleeft hij juist een probleem waarvan men niet meer dacht dat daarvoor nog een kans op verbetering bestond. Harde criteria om zich te beperken tot palliatie alleen ontbreken meestal. Medische onzekerheid over actief beleid ontstaat als de invaliditeit zeer ernstig wordt of complicaties en exacerbaties zich aaneenrijgen. Alleen als de patiënt of wettelijk vertegenwoordiger ook aangeeft geen verdere interventies te ambiëren, kan men een palliatief traject ingaan.

8.6 PRAKTISCHE UITVOERING PALLIATIEVE SEDATIE; MIDDELEN EN DOSERINGEN[17,18,35]

Voor de praktische uitvoering van sedatie kan gebruikgemaakt worden van een lokale richtlijn, de richtlijn van het IKMN of IKO.[17,18] In tabel 8.10 zijn de verschillende stappen samengevat en hieronder worden ze meer in detail uitgewerkt. Palliatieve sedatie is een normale medische interventie, de indicatie wordt dan ook gesteld door de behandelende arts (zie paragraaf 8.5 en figuur 8.2). Wel kan erom verzocht worden door patiënt, mantelzorger of overige hulpverleners. De patiënt heeft een vetorecht om sedatie te weigeren en onder normale omstandigheden is toestemming vereist. Palliatieve sedatie wordt uitgevoerd in samenwerking met de verpleegkundige discipline, zowel intra- als extramuraal. Verpleegkundigen hebben een eigen aandeel in het aandragen van argumenten bij de besluitvorming, uitvoering en evaluatie van de interventie. Bij opstarten van de sedatie is het gewenst dat de arts aanwezig is. Behalve emotionele ondersteuning bieden aan de patiënt, familie en verpleging kan de arts ingrijpen als de inductie gecompliceerd verloopt. In ziekenhuizen en hospices waar voldoende ervaring bestaat, kan bij een acute indicatie ook de verpleging zelfstandig sedatie induceren. Heldere afspraken en een duidelijk protocol zijn daarbij voorwaarden. Tijdens sedatie gaan ziekteprocessen door en is de arts verantwoordelijk voor het beleid. Minimaal eenmaal daags wordt de toestand van de patiënt door de arts geëvalueerd en wordt die besproken met mantelzorg en verpleging. Schriftelijke verslaglegging van indicatie, medicatie en aanpassingen hierop is gewenst (zie paragraaf 8.7 en tabel 8.10). Het is goed gebruik om na het overlijden een nagesprek te houden met alle betrokkenen.

Tabel 8.10   Stappenplan palliatieve sedatie (niet acuut)

Preambule
- De behandelende arts is verantwoordelijk voor indicatie, uitvoering en evaluatie van palliatieve sedatie als normaal medisch handelen. Hij/zij moet zich competent hiertoe weten dan wel gebruikmaken van een consultatiedienst palliatieve zorg
- Alle maatregelen zijn genomen om langs andere en acceptabele wegen comfort te bereiken bij de patiënt

Stappenplan
1. Indicatiestelling (contra-indicaties?) en zo nodig consultatie (zie figuur 8.2)
2. Informeren (en toetsen besluitvorming) van medebehandelaars en verpleegkundigen
3. Vaststelling aanleiding tot sedatie, sedatievorm en evaluatie comfort patiënt
4. Informatie patiënt/mantelzorg of wettelijk vertegenwoordiger en instemming met het behandelplan (WGBO)
5. Besluitvorming over vochtbeleid, overige medicatie en medische interventies (tabel 8.7)
6. Gebruik werkprotocol en/of ad-hocverdeling taken, verantwoordelijkheden en communicatie afspraken tussen de hulpverleners (minimaal arts en verpleegkundige)
7. Vaststelling van noodzakelijke medicatie/toedieningsvorm en doseringen, en controle op beschikbaarheid medicijnen, pomp en overige middelen in overleg met verpleging (thuiszorg) (zie paragraaf 8.6)
8. Vaststelling welke personele inzet gewenst is en controle op beschikbaarheid van deskundige hulpverleners in overleg met verpleging (thuiszorg/vrijwilligers)
9. Vaststelling dag en tijdstip van sedatie/zo nodig tijdelijke maatregelen uitvoeren tot sedatie mogelijk is
10. Inductie sedatie meestal in aanwezigheid van en/of door de arts
11. Uitvoering van overige interventies (bijvoorbeeld inbrengen blaaskatheter)
12. Evaluatie comfort patiënt aansluitend aan de inductie (met verpleging en mantelzorg)
13. Bereikbaarheid en taakverdeling tussen hulpverleners bevestigen (zie stap 6) en (schriftelijk) aangeven aan mantelzorg. Speciaal aandacht voor wie wat doet bij complicaties of technische storingen
14. Dagelijks evaluatie van patiënt en toetsing bij verpleging en mantelzorg
15. Nabespreking van de palliatieve sedatie na het overlijden van de patiënt met mantelzorg
16. Nabespreking van de palliatieve sedatie na het overlijden van de patiënt met de overige betrokken hulpverleners (minimaal verpleging of thuiszorg)
17. Verslaglegging in dossier patiënt van stap 1 tot en met 16: minimaal indicatie, gebruikte methode en middelen, afzien overige interventies, evaluatiebeloop, complicatieregistratie en wijzigingen beleid

Acute palliatieve sedatie
- De noodzaak tot acute sedatie kan bij een aantal patiënten voorzien worden. In dat geval worden stap 1 tot en met 10 voorbereid. Stap 9 betreft dan afspraken over aanleiding tot acute sedatie (bijvoorbeeld verstikking), methode van uitvoering en afspraken of ook verpleegkundigen in dergelijke omstandigheden zelfstandig mogen ingrijpen
- Indien een acute sedatie niet voorzien is, vinden stap 1 en 10 nagenoeg gelijktijdig plaats. Achteraf moet dan alsnog uitdrukkelijk beoordeeld worden of er een indicatie persisteert om de sedatie voort te zetten voordat men tot een definitieve continu uitgevoerde palliatieve sedatie overgaat. Daarnaast zullen aansluitend stap 2 tot en met 8 eveneens moeten plaatsvinden.
- Stap 11 tot en met 17 zijn na acute sedatie gelijk aan niet-acute palliatieve sedatie

8.6.1   Middelen[17,18,35,53]

Midazolam

Het middel van eerste keuze bij palliatieve sedatie is midazolam. Door de korte halfwaardetijd (2,5 uur) van dit benzodiazepine is het eenvoudig titreerbaar. Metabolisatie geschiedt door de lever en de afbraak blijft lang intact, ook bij verminderde leverfuncties. Door eerder gebruik van anti-epileptica of benzodiazepines kan de afbraak versneld zijn. De plasmaspiegel stijgt niet bij nierinsufficiëntie of uitdroging. Het middel is zowel oraal, intraveneus als subcutaan toe te dienen en met diverse middelen te combineren als eenmaal een stabiele fase is bereikt (zie voor een overzicht www.palliatiefconsult.nl). In verband met de veiligheid en eenvoud heeft de subcutane toedieningsweg de voorkeur. Toepassing met pomp en continue infusie heeft de voorkeur boven intermitterende toediening. Het nadeel van een apparaat bij het bed wordt ruimschoots goedgemaakt door de constante spiegel en eenvoud van toediening.

Overige benzodiazepines

Alle overige benzodiazepines hebben een langere of zeer veel langere halfwaardetijd. Titratie is dan minder eenvoudig en intermitterend sederen nauwelijks mogelijk. Daarnaast is het uiteindelijke plateau dat bereikt wordt veel meer afhankelijk van lever- en nierfunctie, waardoor meer kans bestaat op intoxicatie. Een deel van de middelen heeft een opvallend bifasisch effect, waardoor vlak na toediening slaap geïnduceerd wordt, maar vervolgens door herverdeling de patiënt weer wakker wordt. Omdat de uiteindelijke eliminatie traag is, zal het effect van de tweede fase erg lang aanhouden (tot > 7 dagen bij bijvoorbeeld diazepam). In dit overzicht is gebruikgemaakt van lorazepam als middel van tweede keuze bij die patiënten bij wie continue infusie niet goed te realiseren is. Door de lange halfwaardetijd is zo wel een stabiele sedatie te bereiken, maar is titratie minder eenvoudig en ook de kans op intoxicatie is veel groter. Intermitterende sedatie is met dit middel niet mogelijk. Als 'hand-out' medicatie is gekozen voor Rivotril® en diazepam wegens de eenvoud van toediening thuis (buccaal en rectaal) en lange halfwaardetijd, om het aantal interventies door de mantelzorg zo beperkt mogelijk te doen zijn.

Antipsychotica

De indicatie voor antipsychotica bij palliatieve sedatie is ruim aanwezig. Persisterend geagiteerd delier is een belangrijke indicatie voor sedatie, waarbij antipsychotica voortgezet moeten worden. Daarnaast kunnen proactief antipsychotica ingezet worden bij patiënten die opiaatafhankelijk zijn, oudere patiënten die gesedeerd worden en bij (partiële) resistentie op benzodiazepines alleen. Antipsychotica worden meestal additioneel toegepast en zijn als monotherapie ongeschikt voor diepe sedatie.

In dit overzicht wordt levomepromazine als breedspectrumantipsychoticum met slaapverwekkende, analgetische en anti-emetische eigenschappen toegepast. Het heeft een lange halfwaardetijd (15-78 uur) en wordt in de lever deels omgezet in actieve metabolieten. De halfwaardetijd neemt toe bij lever- en nierinsufficiëntie. Behalve oraal en intramusculair kan het middel ook subcutaan toegepast worden.[53] Een- tot tweemaal daags doseren is meestal voldoende. Bij de fragiele patiënt kan drie tot zes uur na toediening een bloeddrukdaling optreden die dosisafhankelijk is. Wegens de lange halfwaardetijd moet na drie dagen stabiele instelling overwogen worden de dagdosis te verlagen.

Haloperidol heeft een gering sedatief effect, wat gewenst is in de ambulatoire zorg, bij sedatie is het daarom middel van tweede keus. Sommige patiënten kunnen paradoxaal reageren met initiële opwinding onder haloperidol door de anticholinerge bijwerking van het middel. Bij hoge doseringen bestaat er kans op extrapiramidaal syndroom en maligne neurolepticasyndroom, net als bij levomepromazine.

Opiaten

Morfine en morfinomimetica worden bij sedatie additioneel gebruikt als analgeticum. In lage dosering (0,5-1 mg/uur) kan het ook toegepast worden bij kortademigheid of als 'roes'middel. Volgens onderzoek van Rietjens en Verhagen is morfine voor palliatieve sedatie in het verleden toegepast bij 10-43% van de patiënten.[12,27] *Als sedativum zijn opiaten obsoleet.* Onder gebruik van morfinomimetica is het sensorium onvoldoende gedempt om onbewust te zijn van de symptomen over een breed dosistraject. Daarnaast is de kans op agitatie, onrust en delier onacceptabel groot als hogere doseringen gebruikt worden dan nodig om pijnstilling te bereiken. Pas bij toxische doseringen kan voldoende sedatie bereikt worden, maar bestaat ook een grote kans op ademdepressie. Op professionele gronden moeten opiaten dan ook afgewezen worden als primaire medicatie voor palliatieve sedatie.

8.6.2 Palliatieve sedatie zonder directe tijdsdruk

Voorbereiding

1 Doorloop indicatiestelling sedatie (zie figuur 8.2 en tabel 8.7).
2 Toets de wensen van patiënt (mantelzorger, familie) zie hiervoor ook punt 12.
3 Toets opinie van medebehandelaars.
4 De definitieve beslissing wordt genomen door de behandelende arts.
5 Maak keuze voor aard (intermitterend/continu) en mate (beperkt/diep) van sedatie.
6 Saneer medicatie (alleen noodzakelijke medicatie voortzetten/omzetten naar parenteraal/bij uitzondering oraal voortzetten middels sonde/PEG-katheter of rectaal).
7 Beslis over wijze van toediening sedatie/organiseer noodzakelijke technologische hulpmiddelen (voor Technologieprotocol zie www.palliatiefconsult.nl).
8 Organiseer en informeer mondeling of schriftelijk de bij de zorg betrokken professionele hulpverleners over de strekking en gevolgen van de behandelovereenkomst.
9 Stel binnen het zorgteam in overleg vast welke praktische organisatie van zorg noodzakelijk is.

10 Maak heldere afspraken wie wat uitvoert (arts, specialistisch team, apotheek, thuiszorg enz.).

11 *De behandelende arts is eindverantwoordelijk voor de indicatie, uitvoering, evaluatie en opvang complicaties van de sedatie.*

12 Overleg met patiënt wie zaakwaarnemer is bij sedatie, welke keuzes gemaakt worden aangaande vocht, voeding en behandeling complicaties.

13 Spreek met zaakwaarnemer vaste overlegmomenten af (evaluatie comfort, nieuwe complicaties, verandering medicatie, belasting familie enz.).

14 Bespreek de verwachtingen en zorgen van familie aangaande de sedatie, geef de beperkingen aan en mogelijke complicaties.

15 Spreek met zaakwaarnemer af wie waarvoor gebeld kan worden bij acute problemen.

16 Geef de patiënt gelegenheid om afscheid te nemen (rituelen: sacramenten, zegening kinderen, bijleggen ruzies, afronden verplichtingen enz.).

Toepassing (diepe) palliatieve sedatie

Houd rekening met de volgende bijzondere omstandigheden.

■ Continue subcutane of intraveneuze toediening van medicatie met pomp heeft de voorkeur boven subacute en geplande toepassing palliatieve sedatie (versus oraal of rectaal dan wel met intervallen gedoseerd parenteraal).

■ Verhoogde resistentie kan bestaan na chronisch gebruik van sedativa, antiepileptica, antidepressiva of antipsychotica in het verleden.

■ Verhoogde gevoeligheid kan bestaan bij leverinsufficiëntie, nierinsufficiëntie en combinatietherapie.

■ *Sedatie is geen alternatief voor pijnbehandeling. Adequate pijnbehandeling voortzetten of toevoegen!*

■ Bij bestaande tekenen van delier (vraag naar visuele hallucinaties) of bij onrust antipsychotica toevoegen.

■ Paradoxale reacties kunnen optreden bij alle en vooral oudere patiënten, kinderen of bij (onbewust) afweer of verzet tegen sedatie (uiting: delier, onrust, dementieel syndroom, *klaarwakker* zijn). Dit komt zelden voor, vaker blijkt er sprake te zijn van onderdosering (zie hieronder).

■ Schijnbaar paradoxale reacties kunnen geïnduceerd worden door te lage oplaaddosis, te lage onderhoudsdosis of door ontwikkeling van secundaire resistentie door versnelde afbraak.

■ Dosering van > 20 mg midazolam/uur is zinloos bij benzodiazepine-naïeve patiënten, omdat alle receptoren bezet zijn. Mogelijk is er dan sprake van echte resistentie.

■ Doseringen dienen individueel aangepast te worden. Combinaties van medicamenten kunnen elkaar versterken.

Medicatieadvies

Diepe sedatie gewenst (niveau 2A)

Continue infusie (subcutaan (s.c.) of intraveneus (i.v.))

a Eerste keuze: midazolam (Dormicum®) heeft korte halfwaardetijd (2,5 uur), dus goed titreerbaar (plateau na 6 uur), wordt hepatogeen gemetaboliseerd:

■ oplaaddosis 10 mg (bij oudere of benzodiazepine-naïeve patiënten 5 mg) subcutaan (of langzaam intraveneus). Altijd door de arts zelf! Zo nodig na 0,5-1 uur herhalen indien inductie sedatie onvoldoende is. Halfuur na laatste oplaaddosis pas weggaan (ademstilstand zelden na 30 minuten);

■ gevolgd door 0,03 mg/kg/*uur* continu (gemiddeld 1,5-2,5 mg/uur bij 50-80 kg);

■ op geleide van bewustzijn per uur dosis verdubbelen tot gewenste niveau van sedatie is bereikt;

■ maximaal titreren tot 0,3 mg/kg/*uur* in de opstartfase; lukt het niet patiënt voldoende te sederen, overweeg dan de mogelijkheid van resistentie door eerdere medicatie, paradoxale reacties of andere complicaties en overweeg aanvullende maatregelen en/of co-medicatie (indien patiënt meer dan enkele dagen gesedeerd is, kunnen door adaptatiemechanismen hogere doseringen nodig zijn en zonder bezwaar toegediend worden);

■ bij de stabiel ingestelde patiënt kunnen midazolam en morfine in één spuit gecombineerd worden;

■ bij gelijktijdig morfinegebruik, preëxistent delier of onrust, recent gebruik benzodiazepines of oudere patiënt: *antipsychotica toevoegen*. Bij overige patiënten ernstig overwegen (vermindert de kans op complicaties of resistentie maar maakt het medicatievoorschrift meer complex). De voorkeur gaat uit naar levomepromazine (Nozinan®) 25 mg (i.m., i.v. of s.c.), maar omdat het thuis niet vergoed wordt, kan als alternatief 2,5 mg haloperidol (Haldol®) (s.c. of i.m. of i.v.) als premedicatie (10-30 min. tevoren) toegediend worden. Deze medicatie als onderhoud eenmaal per 24 uur herhalen en dosering aanpassen aan de behoefte (ophogen bij onrust of andere tekenen delier). Haloperidol geeft meer kans op initiële excitatie! Beide stoffen stapelen, na de derde dag overwegen om de dosis te halveren.

b Alternatief en tweede keus: lorazepam (Temesta®) 4 mg (bij oudere of benzodiazepine-naïeve patiënten 2 mg) oplaaddosis s.c. gevolgd door 0,05 mg/kg/*dag* in twee doses (bolus s.c.) verdelen en titreren naar behoefte (lange halfwaardetijd (>12 uur), plateau na 2 dagen, klaring via de lever). Op geleide van bewustzijn per 6 uur dosis verdubbelen tot gewenste niveau van sedatie is bereikt.

Alternatief voor continue infusie

a   Eerste keuze: midazolam subcutaan 3-6 dd 10 mg (bij oudere of benzodiazepine-
naïeve patiënten 5 mg), ophogen tot maximaal 60 mg per gift, eventueel gecombineerd met sederend antipsychoticum 1 dd (levomepromazine 25-100 mg), titreren
naar behoefte (moeizaam vol te houden, maar redelijk te titreren). *Uitvoering:* levomepromazine 25 mg premedicatie, na 10 min. midazolam 10 mg s.c. (5 mg bij oudere
of benzodiazepine-naïeve patiënten). Na 1 uur evaluatie:
- sedatie onvoldoende diep, dan dubbele dosis midazolam herhalen en opnieuw na
1 uur evalueren;
- sedatie voldoende, dan volgende dosis midazolam toedienen indien de sedatie
oppervlakkig wordt:
  is dit na < 8 uur, dan volgende dosis midazolam verdubbelen;
  is dit na > 8 uur, dan overgaan op schema 3 dd midazolam met laatst toegediende
  dosis en levomepromazine eenmaal 25 mg/24 uur (i.m., i.v. of s.c.).
In verband met de lange halfwaardetijd van levomepromazine na de derde dag overwegen om de dosis hiervan te halveren. Levomepromazine zo nodig verhogen als de-
liercomponent een storende factor blijkt te zijn bij de sedatie.

b   Alternatief en tweede keuze: lorazepam 1-2 dd 4 mg (bij oudere of benzodiazepi-
nenaïeve patiënten 2 mg) (maximaal 8 mg) subcutaan, eventueel gecombineerd met
sederend antipsychoticum (levomepromazine 25-100 mg/24 uur i.m., i.v. of s.c.), titreren naar behoefte (praktisch eenvoudiger uitvoerbaar maar moeilijker te titreren).

Rescue/medicatie

Afzonderlijke afspraken maken voor problemen met sedatie, pijn en/of delier, alleen
als mantelzorger of familie het onderscheid kan maken tussen de verschillende
symptomen. Anders overwegen om alleen sedativa als hand-out achter te laten.

1   Voor te ondiepe sedatie, toepasbaar door mantelzorg/niet-medische hulpverlener, bij patiënt achterlaten:
- clonazepam (Rivotril®) 2,5 mg/ml: 5-10 druppels buccaal (0,5-1 mg) (zo nodig
herhalen tot maximaal 3 mg/24 uur). Bij onvoldoende effect dienstdoende arts informeren;
- diazepam (Stesolid®) rectiole 10 mg rectaal (ook buccaal toegepast) (zo nodig
herhalen, maximaal 30 mg/24 uur). Bij onvoldoende effect dienstdoende arts informeren;
- lorazepam (Temesta®) 4 mg/ml: 5 druppels buccaal (1 mg) (zo nodig herhalen,
maximaal 8 mg/24 uur). Bij onvoldoende effect dienstdoende arts informeren.

2   Voor pijn: rescue-medicatie afspreken afhankelijk van bestaand gebruik analgetica (zetpil, buccaal of bolus bij gebruik tweede pomp naast sedatiemedicatie).

3   Voor onrust of delier: haloperidol: druppels 2 mg/ml: 10-20 druppels, zo nodig
eenmaal herhalen.

Beperkte sedatie gewenst (niveau 1: patiënt nog wekbaar)

a   Midazolam, zoals bovenbeschreven maar diepte van sedatie beperken op basis van comfort en kliniek. Aanvangsdosis vaak 0,5-1 mg/uur voldoende.

b   Promethazine (Phenergan®) 25 mg + levomepromazine 12,5 mg, oplaaddosis gevolgd door zelfde dosis continu *intraveneus*. Dosis per 4 uur aanpassen tot gewenste niveau van sedatie is bereikt. Door lange halfwaardetijd wordt plateau pas na 2-3 dagen bereikt (kan het beste i.v. getitreerd worden, alternatief 24-uursdosis verdelen over 2-3 giften i.m.). Na drie dagen ernstig overwegen om 24-uursdosis te halveren in verband met de stapeling.

8.6.3   Acute palliatieve sedatie

Diepe sedatie gewenst (niveau 2A)

Bij acute sedatie is altijd diepe sedatie gewenst. De indicatie is zeer beperkt en komt voort uit een acuut optredende, meestal levensbedreigende complicatie die het sterven bij helder bewustzijn onwaardig doet verlopen. Dit betreft vooral alle vormen van verstikking, sommige verbloedingen, inklemmen met opisthotonus en status epilepticus.

a   Midazolam 10 mg (5 mg bij oudere en of fragiele patiënt, 15 mg bij niet-benzodiazepine-naïeve patiënt) subcutaan, zo nodig na 10 minuten herhalen en na 20 minuten met *dubbele dosis* tot gewenste sedatiediepte bereikt is. Bij toepassing intraveneus wordt veel sneller sedatie bereikt, maar deze werkwijze vergroot ook de kans op ademstilstand en acute dood. Eigenlijk alleen toepasbaar als patiënt al een infuus heeft of de vaten eenvoudig aan te prikken zijn. Midazolam: dosis berekend als boven, toedienen gedurende een periode van 20 seconden. Na 5 minuten herhalen indien nodig. Voortzetting sedatie middels continu infuus als boven omschreven na heroverwegen indicatiestelling (paragraaf 8.5). Toediening van levomepromazine overwegen bij kans op delier of partiële resistentie.

b   *Alternatief:* lorazepam (Temesta®) 4 mg (bij oudere of benzodiazepine-naïeve patiënten 2 mg), zo nodig na 10 minuten 2 mg herhalen tot gewenste sedatie bereikt is (dosis niet verdubbelen omdat de kans op toxische accumulatie met acute apnoe groter is dan bij gebruik van midazolam, ook enkele uren na staken medicatie). Na inductie met lorazepam hebt u meestal voldoende sedativum gegeven voor de eerste 12-24 uur. Bij toepassing intraveneus wordt veel sneller sedatie bereikt maar het vergroot ook de kans op ademstilstand en acute dood. Voortzetting sedatie-dagdosis als boven omschreven (niet continu) en als indicatie bewust gesteld is.

Hand-out medicatie acute sedatie 'thuis'
(voor bijvoorbeeld anticipatie op acute verstikking)

1   Drie ampullen midazolam 15 mg, spuiten en naalden achterlaten bij patiënt voor de dienstdoende arts. Overweeg levomepromazine (tweemaal ampul 25 mg) toe te voegen bij kans op delier of partiële resistentie. Het verdient aanbeveling een schriftelijke instructie op naam van de patiënt achter te laten inclusief achtergrond patiënt en behandelafspraken (wel/geen reanimatie, wel/geen ziekenhuisopname enz). Alleen na heldere afspraken en instructie kunnen ook verpleegkundigen in noodgevallen acute sedatie toepassen. Met familie wordt afgesproken wanneer wie gebeld kan worden en hoe de acute dienst bereikbaar is.

2   Medicatie voor mantelzorg:
- clonazepam (Rivotril®) 2,5 mg/ml: 5-10 druppels buccaal (zo nodig herhalen);
- diazepam (Stesolid®) rectiole 10 mg rectaal (zo nodig herhalen);
- lorazepam (Temesta®) 4 mg/ml: 5 druppels buccaal (1 mg) (zo nodig herhalen).

Altijd dienstdoende arts bellen als patiënt acuut gesedeerd moet worden.

8.6.4 Aanvullende maatregelen

De meeste patiënten zijn in de stervensfase en 85% overlijdt binnen de eerste 24 uur. Juist de fragiliteit geeft meer kans op complicaties die te voorzien zijn. Vaak optredende problemen zijn blaasretentie of urine-incontinentie, uitdrogen van de mond en decubitus. Wanneer direct aanvullende maatregelen worden genomen, is de kans groter dat de patiënt comfortabel blijft en de situatie hanteerbaar. Gedacht kan worden aan:
- blaaskatheter (eventueel na inductie sedatie);
- decubitusprofylaxe/wisselligging (protocol wijkzorg of intramuraal verpleegkundig protocol);
- mondverzorgingsprotocol;
- eenmaal per drie dagen klysma bij uitblijven defecatie (ook bij afwezigheid voeding);
- dagelijks wassen, scheren, opmaken en overige verzorging overeenkomstig gewoonten en wensen patiënt;
- bij voortzetting vochttoediening of voeding: PEG-katheter (maagsonde) en regime afspreken (zie ook tabel 8.7). Overhydratie vormt een groter gevaar voor discomfort van de patiënt dan dehydratie!
- afspraken, taken en verantwoordelijkheden van de verschillende hulpverleners afstemmen;
- afspraken over bereikbaarheid maken en dienstdoende hulpverleners informeren;
- afspraken met betrekking tot herevaluatie toestand patiënt (bij voorkeur dagelijks, schriftelijk vastleggen);
- nagesprek na overlijden patiënt.

8.6.5 Verpleegkundig team

Palliatieve sedatie is niet uitvoerbaar zonder samenwerking met de verpleegkundigen of ziekenverzorgenden (verpleeghuis en sommige hospices).[18,56-60] Zij zijn vaak verantwoordelijk voor continuering van de medicatie, evaluatie van het comfort van de patiënt, signaleren van complicaties of nieuwe problemen, de extra verpleegkundige zorg die met sedatie gepaard gaat en opvang van de familieleden. Om samenwerking mogelijk te maken zal er een duidelijke taakverdeling nodig zijn en afspraken over overleg en dossiervoering. Een concreet protocol met werkinstructie voor arts en verpleegkundige is hierbij voorwaarde. De verpleegkundigen zullen over voldoende deskundigheid moeten beschikken voor uitvoering of opgeleid moeten worden. De verpleegkundige zal ook moeten kunnen beschikken over voldoende tijd en de middelen die nodig zijn voor de uitvoering van de sedatie. Intramuraal worden zij wisselend betrokken bij de besluitvorming. Het verdient aanbeveling om dit te formaliseren evenals in de extramurale setting. Wel blijft de arts verantwoordelijk voor de uiteindelijke indicatiestelling. Met uitzondering van de acute sedatie zal de verpleegkundige meestal aangeven wanneer de sedatie opgestart kan worden, omdat zij inzicht heeft of alle technische voorzieningen aanwezig en de hulpverleners gereed zijn. De aanleiding voor sedatie moet bekend zijn bij de verpleegkundige om adequaat te kunnen observeren, signaleren en reageren op veranderingen bij de patiënt. De sedatie-inductie wordt meestal samen met de arts uitgevoerd. Dit om medische problemen direct te kunnen opvangen. In bijzondere omstandigheden kan de verpleegkundige zelfstandig tot sedatie overgaan. Acute sedatie bij problemen die voorzien zijn zoals een blow-out van de carotis of verstikking vormen voorbeelden. In hospices bijvoorbeeld met veel ervaring kan men ook tot afspraken komen om de sedatie door verpleegkundigen te laten opstarten wegens minder acute problemen zoals delier of uitputting. Voorwaarden zijn hierbij concrete en schriftelijke werkafspraken, bereikbaarheid van de arts en bevestiging achteraf dat men juist gehandeld heeft. Tijdens sedatie is er dagelijks overleg om de medische en verpleegkundige aspecten van de begeleiding op elkaar af te stemmen. Na afsluiting van de sedatie, als patiënt overleden is, is een nagesprek tussen arts en verpleegkundige van groot belang voor evaluatie en teambuilding. Als een verpleegkundige acuut heeft moeten ingrijpen met sedatie, is het absoluut noodzakelijk dit na te bespreken. Enerzijds om technische en legale redenen, anderzijds en vooral omwille van de heftige emotionele impact die een dergelijke stap met zich meebrengt. Meestal sterft de patiënt aansluitend aan de sedatie-inductie door het onderliggende lijden. De verpleegkundige zal zich meestal zeer onzeker voelen of hij/zij juist gehandeld heeft en niet mede oorzaak is van het overlijden. Een heldere evaluatie geeft kans om hierover te praten en de zaken in het juiste perspectief te zien en de betreffende verpleegkundige te bevestigen in de stappen die hij/zij heeft moeten nemen.

8.6.6 Complicaties

Het belangrijkste probleem bij palliatieve sedatie is het feit dat fysieke problemen zichtbaar blijven voor de familie en verzorgenden, dat de aftakeling doorgaat en bijzondere nieuwe problemen zich voor kunnen blijven doen. Er kan onzekerheid ontstaan over de interpretatie van symptomen en wat patiënt hier nog bewust van ervaart. Dit proces is aanvaardbaar als de dood op korte termijn volgt. Hoe langer echter de stervensfase duurt, hoe meer kans bestaat op uitputting van de familie, onzekerheid of sedatie wel een goede keuze was, onzekerheid over het (bewuste) lijden van patiënt, boosheid, afweer en gestoorde rouw bij de nabestaanden. Ook de professionele hulpverleners kunnen deze last persoonlijk gaan ervaren. De arts zal hierdoor onder druk komen te staan om medicatie onnodig op te hogen om zo het leven (sterven) te bekorten of alsnog over te gaan op euthanasie. Dit laatste is tijdens diepe sedatie niet legaal mogelijk. Zonder indicatie verhogen van medicatie leidt tot meer complicaties, zal het leven waarschijnlijk niet bekorten en moet op professionele en morele gronden afgewezen worden. Voorlichting voor de start van sedatie, duidelijk aangeven wat verwacht mag worden, wat wel en niet kan tijdens sedatie, afzien van een harde prognose met betrekking tot de overleving onder sedatie, dagelijks evaluatie van de toestand van patiënt, informatie aan overige hulpverleners en familie en bereikbaarheid bij problemen, zijn de beste voorwaarden om uitputting te voorkomen. Als de arts zich onder druk gezet voelt om stappen te nemen waar hij niet achter kan staan, is consultatie een mogelijkheid om tot een meer gefundeerd besluit te komen of acceptabele alternatieven te vinden.

Bij de dagelijkse evaluatie moet gericht gezocht worden naar complicaties of potentiële problemen. Daarnaast is dagelijks overleg met verzorgenden en familie een belangrijke bron van informatie over het comfort van de patiënt, zoals dat door hen ervaren wordt. Zoals eerder aangegeven is niet de diepte van sedatie een doel op zichzelf maar slechts een middel om dit comfort te bereiken of te handhaven.

De meest voorkomende problemen onder sedatie zijn de volgende:
- onrust;
- koorts;
- insulten;
- rochelen;
- persisterende pijn;
- resistentie.

Onrust

Controleer (behandeloptie tussen haken):
- blaasretentie (katheter);
- obstipatie (rectaal laxeren);

■ pijn (pijndiagnostiek; adequate maatregelen; analgetica op geleide van pijnscore, zie ook persisterende pijn hieronder). Bedenk dat iedere vorm van discomfort een indruk kan wekken van pijn bij een gesedeerde (niet-wilsbekwame) patiënt. Bij lichte sedatie zal de patiënt bij iedere verzorging ongericht afweren (rust wordt verstoord). Stijfheid (overweeg NSAID), te lang op een zijde liggend, gedeeltelijk geobstrueerde ademwegen (stabiele zijligging, bij rochelen: butylscopolamine), te warm of te koud, diarree (krampen: butylscopolamine) enzovoort kunnen allemaal de patiënt onrustig maken, laten grimasseren en afweer oproepen;

■ hypoxie, bijvoorbeeld door obstructie van de ademwegen (causaal behandelen);

■ hypoglykemie (antidiabetica staken/100 cc glucose 5% hypodermoclyse);

■ koorts (zie hieronder);

■ paradoxale reacties (sneller induceren of gekozen sedativa wijzigen, zie alternatieven);

■ onttrekkingsdelier (roken: nicotinepleister geven; morfine: grote pupillen bij tekort dan 10% dagdosis s.c. toedienen; antidepressiva; anticholinergisch werkende overige medicatie, alcohol: sedativa geven, gebruik corticosteroïden: dexamethason toedienen);

■ intoxicatiedelier (morfine [kleine pupillen bij intoxicatie] en overige medicatie) (medicatie aanpassen antipsychotica toevoegen);

■ uitdroging: (verdenking hypertone dehydratie: eenmalig 250-500 cc glucose 5% subcutaan als hypodermoclyse; alleen herhalen op indicatie);

■ tachycardie (Selokeen® 25 mg s.c).

Overweeg toevoegen sederend antipsychoticum (levomepromazine 25-100 mg/24 uur s.c., bij onvoldoende effect combineren met promethazine 25-100 mg in verhouding 1:2 i.m. of i.v.).

Koorts

Overweeg koelen; paracetamol of langwerkend NSAID. Zelden is koorts een indicatie voor het maligne neurolepticasyndroom (antipsychotica staken).

Insulten

■ diazepam (Stesolid®) rectiole 10 mg of clonazepam (Rivotril®) 2,5 mg/ml: 5-10 druppels buccaal, zo nodig herhalen;

■ persisterende insulten: instellen op Diphantoïne® of overgaan op fenobarbital, zie onder.

Rochelen

■ de sedatie kan te diep zijn (midazolamdosis verminderen);

■ door uitdroging en prerenale nierinsufficiëntie kan morfine stapelen (dosis morfine halveren of verder verminderen of overgaan op fentanyl, waarvan de klaring niet afhankelijk is van de nierfunctie);

■ terminale fase met onvoldoende resterende reflex om sputum te kunnen klaren (stabiele zijligging, butylscopolamine (Buscopan®) 10-20 mg s.c 1-3 dd).

Persisterende pijn

Beoordelen van pijn tijdens diepe sedatie is lastig. Onwillekeurige afweer op prikkels, delier, angst bij onvoldoende sedatie en paradoxe reacties kunnen op pijn lijken. Onderstaande lijst wijst op pijn vooral als patiënt hiermee (steeds) reageert op prikkeling of belasting van een specifiek deel van het lichaam (bijvoorbeeld tijdens verzorging) en niet voor de rest van het lichaam. Naarmate meer aspecten gelijktijdig aanwezig zijn, bestaat er meer kans op persisterende pijnbeleving bij de patiënt. Observaties bespreken met mantelzorg en verpleging als aanvulling op eigen observatie. *Nooit zonder duidelijke indicatie opiaten ophogen of introduceren, omdat de kans op toxiciteit en secundaire problemen hiermee onnodig groter wordt!*

Pijnobservatieschema bij niet-aanspreekbare patiënt

a gezichtsuitdrukking (grimasseren);
b foneren, kreunen;
c bewegen met afweer (gericht en/of ongericht);
d tonus spiergroepen;
e ademhalingsfrequentie in omstandigheden oplopend, pols en RR in omstandigheden oplopend/wegvallend.

Stappenplan bij verdenking persisterende pijn

1 Is pijnstilling op adequate wijze voortgezet na introductie sedatie?
■ Nee: doseerfouten, intervalprobleem, toedieningsweg controleren/aanpassen.
■ Ja: ga door met 2.
2 Is er een nieuw probleem dat pijn veroorzaakt?
■ Ja: of oorzaak behandelen of symptomatisch.
■ Nee: ga door met 3.
3 Is sedatie voldoende diep?
■ Nee: verder titreren.
■ Wel diep genoeg: zie 4.
4 Zijn er aanwijzingen voor delier, ongerichte afweer, angst, volle blaas enzovoort?
■ Ja: deze behandelen.
■ Nee: zie 5.
5 Aspecten van parameters pijnscore aanwezig?
■ Nee: heroverweeg andere diagnose en terug naar 1.
■ Ja: onder de werkhypothese pijn adequate pijnstilling instellen-uitbreiden.

6 Evalueer effect.

- Verdwijnen parameters van potentiële pijn: keuze is adequaat geweest.
- Heroverweeg de differentiaaldiagnose bij onvoldoende respons op aanpassing van de pijnstilling.

Bespreek uw diagnose en behandelstrategie met familie en verpleegkundigen om vertrouwen en coöperatie te blijven houden.

Resistentie (meerdere alternatieven)

Echte resistentie zijn wij in een groep van 150 palliatief gesedeerde patiënten slechts eenmaal tegengekomen. Het betrof een patiënt die uitgebreid voorbehandeld was met sedativa, antidepressiva en antipsychotica. Met fenobarbital is de sedatie toch mogelijk gebleken. Alle overige patiënten met problemen bij inductie of doorslapen, bleken steeds een aanwijsbaar ander probleem te hebben zoals volle blaas, pijn, krampen bij diarree, een te trage inductie of delier. Meestal voldoet onderstaand stappenplan om een oplossing te vinden.

Stappenplan bij verdenking resistentie

Bij inductie

1 Neem de tijd en rust voor uzelf, de patiënt en mantelzorg als het geen acute sedatie betreft (het is slaapinductie en geen inleiding voor anesthesie).
2 Controleer medicatie, toedieningsweg en locatie van de infusienaald (infraclaviculair blijft meestal lang doorbloed en zorgt voor een goede verspreiding door de ademhaling).
3 Verdubbel de dosis midazolam bij de derde bolusinjectie en overweeg toevoegen van slaapverwekkend antipsychoticum (levomepromazine: 12,5-100 mg).
4 Doorloop het stappenplan onder 'secundaire resistentie'.

Secundaire resistentie (wakker worden na geslaagde inductie)

1 Overweeg of de patiënt wel diep gesedeerd moet zijn of is ondiepe sedatie al voldoende voor comfort?
2 Is er wel voldoende rust in de omgeving van patiënt, kan er (onbewust) verzet zijn tegen de sedatie?
3 Zijn er somatische klachten die een extra prikkel geven (blaas, darmkrampen, slijmproductie keel, pijn, stijfheid, onvoldoende wisselligging, te warm of koud, obstipatie, maagretentie enz.)? Overweeg de problemen gericht te behandelen, eventueel midazolam ophogen en/of antipsychoticum toe te voegen.
4 Speelt delier een rol? (Behandel als complicatie delier).
5 Echte resistentie? (Is berekening dosering juist, gebruikte oplossing juist, toedie-

ningsweg in orde, oplaaddosis goed, partiële resistentie, inductieversnelde afbraak?)
6 Voeg sederend antipsychoticum toe (levomepromazine 25-100 mg/24 uur s.c. of
zo nodig in combinatie met promethazine 25-100 mg in verhouding 1:2 in een of twee
giften i.m. of i.v.).
7 Midazolam mag doorgedoseerd worden tot 20 mg/uur, hogere doseringen zijn
niet zinvol omdat alle receptoren bezet zullen zijn.

Indien geen effect behaald wordt tot en met stap 7, bestaat waarschijnlijk echte resistentie:
1 fenobarbital 200 mg oplaaddosis gevolgd door 100-300 mg continu/24 uur (zeer
lange halfwaardetijd, plateau na 2-4 weken, klaring via de nieren). Fenobarbital kan
niet gecombineerd worden met morfine in een spuit. Overweeg na enkele dagen om de
onderhoudsdosis te halveren in verband met stapeling van het middel. Of ga over op:
2 *propofol, alleen in klinische situatie en uitgevoerd door anesthesioloog.*

8.7 VOORLICHTING, BESLISSINGEN OVERIGE (MEDISCHE) INTERVENTIES, EVALUATIE, BELOOP EN BEGELEIDING

8.7.1 Voorlichting

Zowel de patiënt, zijn familie als ook overige betrokken hulpverleners hebben behoefte aan informatie.[57,60-64] Deze behoefte kan zowel ontstaan in een vroeg stadium
van de ziekte als na stabilisatie, volgend op een ernstige complicatie of in de fase dat
patiënt ondraaglijk lijdt. In de voorlichting over palliatieve sedatie moet minimaal aan
de orde komen wat het is, hoe en wanneer de indicatie gesteld wordt en wie verantwoordelijk is. De uitvoering moet toegelicht worden, de controles en begeleiding tijdens sedatie en wat men ervan mag verwachten, maar ook de beperkingen en mogelijke complicaties. Vooral moet uitdrukkelijk het verschil met euthanasie en levensbekortend handelen aan de orde komen. De paragrafen 8.2 tot en met 8.5 over de definitie, vormen van sedatie en indicatie geven voldoende houvast voor de algemene voorlichting. Een lokaal geaccordeerd uitvoeringsprotocol of paragraaf 8.6 kan dienst
doen als leidraad bij bespreking van de praktische uitvoering. Tabel 8.2 biedt veel mogelijkheden om het verschil met euthanasie aan te geven en kan ondersteuning bieden om te voorkomen in het grijze gebied hiertussen te belanden.

Bij voorlichting vooraf of bij een palliatieve sedatie zonder (sub)acute indicatie res-
teert voldoende tijd om alle aspecten te bespreken en formeel instemming van de patiënt of diens vertegenwoordiger te krijgen. Een belangrijke indicatie voor sedatie is
delier. In dergelijke omstandigheden kan patiënt niet helder instemmen met sedatie.
Voor de wettelijke vertegenwoordiger is het niet eenvoudig om een zo ingrijpende interventie te ondersteunen. Een goede voorlichting is voorwaarde om de besluitvor-

ming te verlichten. Na een acute sedatie moet men achteraf de tijd nemen om familie en wettelijke vertegenwoordiger te informeren, zeker als er een indicatie bestaat om de sedatie voort te zetten. Bij subacute sedatie moet men zich beperken tot hoofdlijnen vanwege de tijdsdruk en beperkte belastbaarheid van patiënt.

Als de indicatie voor sedatie gesteld is en de patiënt hiermee akkoord gaat, moeten de overige betrokken hulpverleners geïnformeerd worden. Indicatie, intentie van de sedatie en methode moeten besproken worden evenals de taakverdeling, onderlinge communicatie en verantwoordelijkheid. Een uitvoeringsprotocol vereenvoudigt de logistiek en voorkomt dat men ad-hoc-zaken moet regelen of telkens opnieuw het wiel moet uitvinden. Steeds meer palliatieve consultteams maken gebruik van lokaal of regionaal geaccordeerde werkafspraken.

Tijdens sedatie blijft de behoefte aan voorlichting bestaan bij familie. Juist bij langer voortgezette sedatie kan deze behoefte toenemen, gevoed door de emotioneel belastende situatie. In het bijzonder blijft aandacht nodig voor de voortgaande fysieke afbraak en complicaties, hoe dit ervaren wordt en wat wel en niet behandeld moet worden. Andere belangrijke emoties van de mantelzorg kunnen hun onzekerheid aangaande het comfort van de patiënt zijn, de eerder gemaakte keuzes, hun gevoel van onmacht en ervaren belasting. Door dit bespreekbaar te maken, blijft men partners in de begeleiding van patiënt en kan emotionele uitputting van de familie uitgesteld worden.

8.7.2 Beslissingen overige (medische) interventies

De beslissing tot palliatieve sedatie staat niet op zichzelf. Het is een van de mogelijk noodzakelijke keuzes, die gemaakt moeten worden in een gecompliceerde stervensfase. Andere momenten zijn hieraan voorafgegaan waarin de patiënt geconfronteerd kan zijn met keuzes voor behandeling met curatieve intentie, levensverlengende interventies of ingrepen om het lijden te verlichten. Gedurende informatieve gesprekken, coachend tijdens actieve therapie en na slecht nieuws heeft de behandelende arts de mogelijkheid gehad om hem te leren kennen. In deze gesprekken kunnen hoop, zorgen en angsten van patiënt aan de orde zijn geweest en zijn verwachting ten aanzien van de hulpverlener. Al deze contacten bieden de hulpverlener de mogelijkheid met de patiënt van gedachten te wisselen over zijn mening en wensen met betrekking tot actieve interventies, reanimatiebeleid, afzien van behandeling of vocht en voeding, euthanasie, de plaats van sterven, thuiszorg, de opvang van familie en kinderen enzovoort. Het is in deze lijn van uitwisseling dat palliatieve sedatie in het gunstigste geval in een eerdere fase aan de orde kan zijn geweest, op een moment dat de authentieke keuze hierin van de patiënt nog niet gestoord is door een hoge lijdensdruk. Wanneer een patiënt geconfronteerd wordt met ondraaglijk lijden door een refractair symptoom, ontbreekt vaak de rust om zijn wensen ongedwongen te exploreren. Als men de patiënt langer gevolgd heeft, kan men eenvoudiger terugkomen op eerder gevoerde gesprekken en toetsen of hij zijn mening hierover niet gewijzigd heeft.

Sedatie als acute interventie

Als de mogelijkheid van een acute indicatie voor sedatie voorzien wordt en patiënt ervoor openstaat, moet dit besproken worden. Dan wordt het mogelijk om proactief maatregelen te nemen, methode en werkwijze te bespreken en acute medicatie klaar te zetten (zie paragraaf 8.6). Sommige patiënten stabiliseren achteraf na een acute sedatie. Dan wordt het van belang zijn wensen te kennen over het al dan niet voortzetten of onderbreken van de sedatie. Zie ook reversibiliteit van sedatie. Zoals in paragraaf 8.5 besproken is, kan sedatie alleen voortgezet worden als hiertoe voldoende indicatie blijft bestaan.

Falende sedatie

De inductie van sedatie kan moeizaam verlopen of zelfs mislukken. Ook secundair kan patiënt wakker worden en zich weer volledig bewust worden van de klachten. Echte resistentie is zeer zeldzaam (1%).[27,35] Wel kan de indruk ontstaan dat de sedatie niet diep genoeg is als men er een verkeerde verwachting van heeft. Per slot is het geen narcose gecombineerd met spierverslapping. Patiënt kan dan ook wisselend diep slapen, soms op intensieve fysieke of emotionele prikkels reageren zoals wisselligging of aanspreken door de partner. Ook zijn basale reflexen, onwillekeurige beweging of stamreacties als kreunen, ongerichte afweer of grimasseren mogelijk zonder dat de sedatie onvoldoende is. Ontbreekt goede voorlichting, dan kan familie of verpleging druk gaan uitoefenen om alsnog de medicatie op te hogen. Mocht het gebruik van fenobarbital ook op medische gronden noodzakelijk blijken, dan is de kans op een fatale ademdepressie groter. Het is mogelijk dat patiënt of vertegenwoordiger mede betrokken wil worden bij een dergelijke meer riskante keuze.

Bij de voorlichting moet duidelijk zijn dat het comfort van patiënt primair is en niet het verlies aan bewustzijn, dat alleen het middel is om dit te bereiken. Sedatie wordt proportioneel uitgevoerd op geleide van de klacht. De diepte van de slaap op zichzelf is dan ook niet de leidraad voor het handelen. Alleen bij acute sedatie wordt meestal wel diepe sedatie nagestreefd wegens de acute ernstige problematiek. Wisselende diepte van sedatie zonder verlies van comfort kan dan ook zonder meer acceptabel zijn. Ook voor de familie blijft een variabele sedatie aanvaardbaar als de intentie tot palliatie duidelijk besproken is in tegenstelling tot sedatie voor de sedatie.

Sedatie kan ook falen omdat een bijzondere vorm gewenst was (oppervlakkig, beperkt of intermitterend) en de titratie niet lukt. De sedatie kan te diep of te oppervlakkig, te kort of te lang uitpakken. De patiënt kan het overlaten aan de arts om te beslissen hoe verder te gaan, maar ook aangeven wat de grenzen van de behandelingsovereenkomst dan inhouden.

Voeding en vochttoediening

Het merendeel van de patiënten dat in aanmerking komt voor palliatieve sedatie, is al gestopt met adequate inname van voeding of vocht door de voortschrijdende ziekte. Zij zijn al stervende en het is niet alleen medisch zinloos maar meestal ook gecontraïndiceerd om artificieel vocht toe te dienen. In een beperkte groep is wel een keuze noodzakelijk. Patiënt kan zelf stoppen met inname van vocht of verdere toediening weigeren. Alleen als men de vochttoediening wil handhaven is dit in sommige gevallen een contra-indicatie voor diepe en volledige sedatie (zie tabel 8.7 en paragraaf 8.5). Bij wilsonbekwame patiënten kan dit besluit niet eenvoudig genomen worden. Overleg met de wettelijke vertegenwoordiger, bespreking met het behandelteam, consultatie of eventueel moreel beraad kan nodig blijken om tot een onderbouwd resultaat te kunnen komen.

Overige ondersteunende medische interventies onder sedatie

Tijdens sedatie verbetert het comfort van patiënt als een blaaskatheter geplaatst wordt, hij rectaal gelaxeerd wordt bij fecale impactie enzovoort. Patiënt en familie zullen met dergelijke interventies makkelijk kunnen instemmen. Belangrijker is het om duidelijke afspraken te maken met betrekking tot meer controversiële interventies zoals voeding (medisch zinloos), vochttoediening (tabel 8.7), uitzuigen (zinloos) en opvang overige complicaties (per incident medische relevantie en doelmatigheid van interventie beoordelen onder palliatieve sedatie, zie ook paragraaf 8.6.6). Bij langere overleving kan de behoefte ontstaan om het besluit tot palliatieve sedatie te heroverwegen. Mogelijk zal men gebruik willen maken van de reversibiliteit van sedatie (zelden) of juist om euthanasie verzoeken. Onder de huidige wetgeving is het niet mogelijk om bij een gesedeerde patiënt euthanasie toe te passen. Een authentieke wens tot euthanasie vormt dan ook een contra-indicatie voor palliatieve sedatie.

Gebruikmaken van reversibiliteit van sedatie

Met de patiënt zelf kan besproken worden wat zijn wensen zijn als er een indicatie voor acute sedatie wordt voorzien. Bij besluit tot intermitterende sedatie of kortdurende time-out bij uitputting zal uitdrukkelijk het doel van de sedatie om het tijdelijk toe te passen besproken worden. Bij wilsonbekwaamheid is geen overleg met de patiënt zelf meer mogelijk. Palliatieve sedatie wordt het meest frequent toegepast bij geagiteerd refractair delier in de terminale fase. Een deel van deze patiënten blijkt te stabiliseren na 24-48 uur. Bij het ontbreken van een wilsverklaring of afspraak zal de arts moeten beslissen of de sedatie na stabilisatie alsnog verminderd kan worden of gestaakt.

Levensverkortend handelen of euthanasie is onder sedatie niet mogelijk

Onder palliatieve sedatie is de patiënt zich niet meer bewust van enig fysiek lijden en sociaal-emotioneel of spirituele belasting wordt niet meer ervaren. Ook kan hij niet meer zelf verzoeken om een actieve levensbeëindiging. Hiermee vervallen de essentiële voorwaarden om euthanasie toe te passen of om legaal tot levensverkortend handelen over te gaan. Er is geen ruimte of keuze anders dan professioneel te blijven handelen, ook als de patiënt niet snel sterft. Voor de familie kan het wachten op de dood toenemend belastend worden, juist omdat de fysieke afbraak doorgaat, de kwetsbaarheid van de slapende patiënt groot lijkt en zij machteloos moeten toezien. Alleen intensieve begeleiding van de familie kan uitputting bij hen voorkomen. Uiteraard zal men afzien van levensverlengende interventies omdat die alleen verlenging van het sterven tot gevolg hebben.

Wilsverklaring en wettelijk vertegenwoordiger

Onder palliatieve sedatie is patiënt wilsonbekwaam. Zonder duidelijke afspraken vooraf worden alle beslissingen tot uitvoeren of afzien van interventies gestuurd door wat als professioneel normaal en juist handelen kan worden aangemerkt (Wet BIG). Uit eerdere gesprekken, een duidelijke wilsbeschikking en/of overleg met de wettelijke vertegenwoordiger kan afgezien worden van mogelijke interventies (WGBO). Of een behandeling nog medisch zinvol is, moet beoordeeld worden door de arts en kan nooit afgedwongen worden op basis van uitvoerbaarheid alleen. Bij verschil van mening hierover tussen hulpverleners en familie blijft de arts verantwoordelijk voor de uiteindelijke keuze, maar uitleg en dialoog zijn belangrijke pijlers om het beleid te ondersteunen.

8.7.3 Evaluatie, beloop en begeleiding

Palliatieve sedatie is een medisch-technische interventie met een belangrijke emotionele en sociale impact. Evaluatie en begeleiding bevatten dan ook zowel technische als emotioneel-sociale elementen, voorwaarden en vaardigheden. Daarnaast is een aantal fasen te onderscheiden: de fase van voorlichting, de fase van besluitvorming (deze twee vallen samen bij (sub)acute sedatie), de fase van sedatie-inductie, een plateaufase gedurende sedatie, soms een fase van complicaties en ten slotte de nazorg na overlijden van de patiënt.

Inductie

Ondanks beperkt wetenschappelijk bewijs is er voldoende ervaring om palliatieve sedatie volgens een professionele richtlijn uit te voeren (niveau 5).[17,18,27,47] Een stappenplan is opgenomen in tabel 8.10. Professioneel handelen vereist een indicatiestelling (zie figuur 8.2), behandelplan en evaluatie. Palliatieve sedatie is alleen mogelijk als teamwerk met minimaal samenwerking van arts en verpleegkundigen. Werkafspraken en afbakening van taken binnen dit behandelteam vormen de voorwaarden om de samenwerking goed te laten verlopen. Technische voorzieningen en medicatie moeten beschikbaar zijn, evenals voldoende tijd en deskundigheid van alle betrokken hulpverleners. Een overzicht van medicatie, doseringen en middelen wordt gegeven in paragraaf 8.6. Meestal bewaakt de verpleegkundige deze aspecten en bepaalt deze ook het moment van opstarten als acute noodzaak tot sedatie ontbreekt. Hierna of parallel volgt het overleg met patiënt of wettelijk vertegenwoordiger, mantelzorg en zo mogelijk familie. Doel van dit overleg is informatie geven, toetsen of sedatie als juist ervaren wordt en toestemming verkrijgen. Daarnaast worden doel en methode van de sedatie, zin en nut van overige interventies doorgesproken, begeleiding tijdens sedatie en de rollen van de verschillende hulpverleners en familie worden vastgelegd (zie paragraaf 8.7.1).

Bij acute sedatie-inductie is alleen tijd voor indicatiestelling en directe uitvoering. Achteraf zullen dan alsnog de overige stappen uitgevoerd moeten worden. Als voorzien wordt dat een noodzaak tot acute sedatie zich kan voordoen, moet men dit voorbereiden volgens hetzelfde stappenplan. Juist bij patiënten met hoofd-halstumoren (verbloeden, verstikken), hoge tractus-digestivustumoren (verbloeden), longtumoren (verstikken) en czs-tumoren of metastasen (status epilepticus, inklemmen) kan men dit op basis van lokalisatie of uitbreiding soms verwachten. Juist in dergelijke omstandigheden moet helder afgesproken worden of ook de verpleging een acute sedatie mag uitvoeren (altijd handelinstructie achterlaten met aanleiding, medicatie en dosering! Zie paragraaf 8.6.) en welke stappen de familie mag nemen.

Verslaglegging

Voor continuïteit van zorg en evaluatie van het beleid is schriftelijke verslaglegging noodzakelijk. Leg minimaal vast of voorlichting gegeven is, welke afspraken gemaakt zijn tot overige interventies en wie aangewezen is als wettelijk vertegenwoordiger. In het geval van acute sedatie aangeven welke stappen achteraf genomen zijn. Registreer van de besluitvorming minimaal indicatie, ontbreken van contra-indicaties, met wie overlegd is en zo mogelijk acceptatie door patiënt of wettelijk vertegenwoordiger. Indien de besluitvorming problematisch is geweest, altijd argumentatie en consultatie registreren. Bereken medicatie voor inductie en onderhoud, leg dit vast evenals de medicatie en dosering bij doorbraakproblemen. Leg vast of verwijs naar een werkprotocol wie welke taken uitvoert en hoe men te bereiken is. Teken overige interventies, de indicatie en effectevaluatie op. Registreer complicaties en verandering van beleid. Overweeg aantekeningen te maken van het dagelijkse overleg en evaluatie met verpleging en mantelzorg of familie.

Begeleiding tijdens sedatie

Tijdens de sedatie zal dagelijks de patiënt medisch geobserveerd moeten worden en overleg met de familie plaatsvinden evenals met de verpleging, om het niveau van sedatie bij te sturen en complicaties te behandelen. Als de patiënt nu werkelijk tot rust komt, blijkt de familie ook de eigen uitputting te gaan voelen. Deze periode kenmerkt zich door grote contrasten voor de mantelzorg: er is rust, maar de fysieke aftakeling gaat door; patiënt slaapt maar onzeker blijft voor hen of lijden nog ervaren kan worden; patiënt leeft, maar communicatie is niet mogelijk en de dood is in aantocht, waardoor men niet meer weet of men blij mag zijn of al moet rouwen. Bij een langere periode van sedatie, vaak vanaf de derde dag, raakt de familie daardoor uitgeput. Technisch wordt de sedatie dan mogelijk ook moeizamer door progressie van de onderliggende ziekte en/of het ontstaan van nieuwe fysieke problemen. Een aantal patiënten ontwikkelt een partiële resistentie tegen benzodiazepines of kan problemen krijgen met opiaten of andere middelen die gaan stapelen (antipsychotica). Zeker in de thuissituatie zal men nu extra verpleegkundige zorg of vrijwilligers moeten inzetten om een burnout te voorkomen.

In de stervensfase kunnen zich bijzondere problemen voordoen, zoals beschreven in paragraaf 8.6.6. Lang niet altijd is een interventie noodzakelijk; steeds zal men moeten afwegen of de patiënt een en ander nog ervaart. Iedere extra interventie vergroot de kans op nieuwe complicaties, waarbij steeds beoordeeld zal moeten worden of het comfort hiermee gediend is. Wel is het vaak niet eenvoudig om pijnperceptie, afweer, terminale onrust of te ondiepe sedatie van elkaar te onderscheiden. Observatie en interpretatie door familie, verpleging en artsen kunnen juist nu uiteen gaan lopen en soms lijnrecht tegenover elkaar komen te staan. In deze fase zullen observatiemomenten en onderling overleg geïntensiveerd moeten worden om als team goed te kunnen blijven functioneren. Zo nodig kan consultatie of expertise van een palliatief team uitkomst brengen.

Afronding na overlijden

Palliatieve sedatie is normaal medisch handelen zonder inductie van sterven of verkorting van het leven. Er mag dan ook een verklaring van natuurlijke dood afgegeven worden na professioneel uitgevoerde sedatie.

De begeleiding van familie na het sterven lijkt niet anders dan ieder sterven na een periode van palliatieve begeleiding. Extra aandacht zal besteed moeten worden aan de mogelijk indringende aspecten van lijden die vooraf zijn gegaan aan de besluitvorming tot sedatie. Dit klemt zeker als er sprake is geweest van acute sedatie en men mogelijk geen afscheid meer heeft kunnen nemen. In een pilot-onderzoek in Nijmegen meldt de familie vooral het grote belang van de rust die ontstaat nadat sedatie-inductie heeft plaatsgevonden.

Samen met het team van hulpverleners is een nagesprek zinvol, omdat meerdere disciplines betrokken zijn en het voor weinig teams een routinebehandeling is of zal worden. Zeker na acute of problematisch verlopen sedaties moet overleg volgen, om het team een volgende maal weer optimaal te kunnen laten functioneren. Heeft een verpleegkundige zelfstandig moeten ingrijpen, dan zal de verantwoordelijke arts altijd een persoonlijk gesprek moeten voeren om keuze en uitvoering te bespreken en zo mogelijk te bevestigen.

Also if these conditions are met, however, palliative sedation is an extreme measure of symptom control and in some situations the line between what is and is not responsible medical care may be thin. Although in principle it can be a form of good clinical practise, at the same time fundamental values are at stake. This means that the practise of palliative sedation should be transparent and that the physicians are accountable for that practise. It is crucial that diagnostic and prognostic clarity with respect to the patient's disease and anticipated life span is ensured. Furthermore, whenever possible terminal sedation is to be discussed with the patient himself. Finally, society may justly require that procedural safeguards be in place, including sufficient documentation and a second opinion in cases where death is not imminent.

S. Gevers, Amsterdam[13]

LITERATUUR

1 Maas, P.J. van der, J.J.M. van Delden & L. Pijnenborg, *Medische beslissingen rond het levenseinde*. Sdu, Den Haag (1991).

2 Wal, G. van der & P.J. van der Maas, *Euthanasie en andere medische beslissingen rond het levenseinde*. Sdu, Den Haag (1996).

3 Heide, A van der, L. Deliens, K. Faisst, T. Nilstun, M. Norup, E. Paci, G. van der Wal & P.J. van der Maas, 'End of life decision making in 6 European countries: descriptive study'. In: Lancet (2003), pp. 345-50.

4 Legemaate, J., *De zorgverlening rond het levenseinde: Begripsomschrijvingen en zorgvuldigheidseisen*.KNMG, Utrecht (2005).

5 Quill, T.E., R. Dresser & D.W. Brock, 'The Rule of Double Effect – A critique of its role in end-of-life decision making'. In: N Eng J Med (1997), 337(24), pp. 1768-71.

6 Sulmasy, D.P., 'The Rule of Double Effect. Clearing up the double talk'. In: *Arch Int Med* (1999), 159, pp. 545-50.

7 Krakauer, E.L., R.T. Penson & R.D. Truong, ' Sedation for Intractable Distress of a Dying Patient: Acute Palliative Care and the Principle of Double Effect'. In: *The Oncologist* (2000), 5, pp. 53-62.

8 Janssens, R. & D. Willems, *Ethische vragen in de palliatieve zorg*. Bohn Stafleu Van Loghum, Houten (2003), pp. 37-45.

9 Morita, T., S. Tsuneto & Y. Shima, 'Definition of sedation for symptom relief: a systematic literature review and a proposal of operational criteria'. In: *Journal of Pain and Symptom Management* (2002), 24, pp. 447-53.

10 Cowan, D. & D.Walsh, 'Terminal sedation in palliative medicine – definition and review of literature'. In: *Support Care Cancer* (2001), 9, pp. 403-7.

11 Beel, S., E. McClement & M. Harlos, 'Palliative Sedation Therapy: a Review of Definitions and Usage'. In: *Int J Pal Nurs* (2002), 8, pp. 190-9.

12 Rietjens, J.A.C., A. van der Heide, A.M. Vrakking, B.D. Onwuteaka-Philipsen, P.J. van der Maas & G. van der Wal, 'Physicians report of terminal sedation without hydration or nutrition for patients nearing deaths in the Netherlands'. In: *Annals of Internal Medicine* (2004), 141, pp. 178-85.

13 Gevers S., 'Terminal sedation: a legal approach'. In: *European Journal of Health Law* (2003), 10, pp. 359-67.

14 Wal, G. van der, A. van der Heide, B.D. Onwuteaka-Philipsen & P.J. van der Maas, *Medische beslissingen aan het einde van het leven – De praktijk en de toetsingsprocedure euthanasie*. De Tijdstroom, Utrecht (2003), pp. 75-101.

15 Delden, H. van, *Medicine based ethics*. Universiteit Utrecht, Utrecht (2003) oratie.

16 Bood, A. 'Terminale sedatie'. In: Centrum voor Ethiek en Gezondheid, *Signalering ethiek en gezondheid 2004*. CEG, Den Haag/Zoetermeer (2004), pp. 31-56.

17 Verhagen, E.H., A. de Graeff & G.M. Hesselman, *Sedatie in de laatste levensfase. Richtlijnen palliatieve zorg*. IKMN, Utrecht (2002), pp. 313-25.

18 Verhagen, C., Ondersteuningspunt Palliatieve Zorg Nijmegen. *Richtlijn palliatieve sedatie in de terminale fase*. Nijmegen, IKO (2003) (versie 1, april) www.palliatiefconsult.nl.

19 Schuurmans, J., J. Fokke, J. Haaijman, R. van Dongen, J. Prins, M. Gribling & C. Verhagen, 'Gevaarlijk terrein: grijs gebied tussen euthanasie en palliatieve sedatie minimaliseren'. In: *Medisch Contact* (2004), 45, pp. 1887-90.

20 Broeckaert, B., 'Palliatieve Zorg en Euthanasie: Alternatieven?' In: M. Adams, *Euthanasie – nieuwe knelpunten in een voortgezette discussie*. Kok, Kampen (2003), pp. 61-84.

21 Sykes, N. & A. Thorns, 'The use of opioids and sedatives at the end of live'. In: *The Lancet Oncology* (2003), 4, pp. 312-8.

22 Verhagen, E.H., M.R. Eliel, A. de Graeff & S.C.C.M. Theunissen, 'Sedatie in de laatste levensfase'. In: *NTvG* (1999), 143, pp. 2601-3.

23 Chiu, T.Y., W.Y. Hu, B.H. Lue, S.Y. Cheng & C.Y. Cheng, 'Sedation for refractory symptoms of terminal cancer patients in Taiwan'. In: *J Pain Symptom Management* (2001), 21, pp. 467-72.

24 Stone, P., C. Phillips, O. Spruyt & C. Waight, 'A comparison of the use of sedatives in a hospital support team and in a hospice'. In: *Palliat Med* (1997), 11, pp. 140-4.

25 Sykes, N. & A. Thorns, 'Sedative use in the last week of life and the implications of end-of-life decision making'. In: *Arch Inter Med* (2003), 163, pp. 341-4.

26 Morita, T., J. Tsunoda, S. Inoue & S. Chihara, 'Effects of high dose opioids and sedatives on survival in terminal cancer patients'. In: *J Pain Symptom Management* (2001), 21, pp. 282-9.

27 Verhagen, C.A.H.H.V., *Incidence, methods and outcome of palliative sedation before and after publication of a specific guideline in the Netherlands*. Aachen, EAPC 8-10 april (2005), p. 148.

28 Kohara, H, H. Ueoka, H. Takeyama, T. Murakami & T. Morita, 'Sedation for terminal ill patients with cancer with uncontrollable physical distress'. In: *J of Palliative Medicine* (2005). pp. 20-5.

29 Morita, T, 'Palliative sedation to relieve psycho-existential suffering of terminally ill cancer patients'. In: *J Pain Symptom Management* (2004), 28, pp. 445-50.

30 Fainsinger, R.L., D. de Missac, I. Mancini & D. Oneschuk, 'Sedation for delirium and other symptoms in terminally ill patients in Edminton. In: *J Palliat Care* (2000), 16, pp. 5-10.

31 Fainsinger, R.L., A. Waller, M. Bercovici, K. Bengtson, W. Landman & M. Hoskings, 'A multicentre international study of sedation for uncontrolled symptoms in terminally ill patients'. In: *Palliat Med* (2000), 14, pp. 257-65.

32 McIver, B., D. Walsh & K. Nelson, 'The use of chlorpromazine for symptom control in dying cancer patients'. In: *J Pain Symptom Management* (1994), 9, pp. 341-5.

33 Verhagen, E.H., G.M. Hesselman, T.C. Besse & A. de Graeff, 'Palliatieve sedatie'. In: *NTvG* (2005), 149, pp. 458-61.

34 Rousseau, P., 'Palliative sedation in the control of refractory symptoms'. In: *J Pall Med* (2005), 8, pp. 10-2.

35 Cheng, C., C. Romer-Becuwe & J. Pereira, 'When Midazolam Fails'. In: *Journal of Pain and Symptom Management* (2002), 23, pp. 256-65.

36 Hermsen, M., *Ethics of palliative care in practise*. Radboud Universiteit, Nijmegen (2005), proefschrift.

37 Janssens, R., *Palliative care; concepts and ethics*. Katholieke Universiteit, Nijmegen (2001), proefschrift.

38 World Health Organization, *WHO Definition of Palliative Care* (2004).

39 Quill, T.E. & I.R. Byock, 'Responding tot Intractable Terminal Suffering: The Role of terminal Sedation and Voluntary Refusal of Food and Fluids'. In: *Ann Int Med* (2000), 132, pp. 408-14.

40 McDonald, N., 'Ethical issues in hydration and nutrition'. In: *Topics in Palliative Care* (1998), 2, pp. 153-63.

41 Patchett, M., 'Providing hydration for the terminally ill patient'. In: *Int J Pall Nursing* (1998), 4, 143-6.

42 Commissie Aanvaardbaarheid Levensbeëindigend handelen KNMG. *Medisch handelen rond het levenseinde bij wilsonbekwame patiënten.* Bohn Stafleu Van Loghum, Houten/Diegem (1997).

43 Gezondheidsraad. *Patiënten in een vegetatieve toestand.* Gezondheidsraad, Den Haag (1994), p. 12.

44 Ponsioen, B.P., W.H.A. Elink Schuurman, A.J.P.M. van den Hurk, B.N.M. van der Poel & E.H. Runia, 'Terminale sedatie: consultatie van een tweede arts zoals bij euthanasie of hulp bij zelfdoding'. In: *NTvG* (2005),149, 445-8.

45 Steinkamp, N. & B. Gordijn, 'Ethical case deliberation on the ward. A comparison of four methods'. In: *Medicine, Health Care Phil* (2003), 6, pp. 235-46.

46 American Society of Anesthesiologists ASA, www.asahq.org.

47 Braun, T.C., N.A. Hagen & T. Clark, 'Development of a clinical practise guideline for palliative sedation'. In: *J Palliat Med* (2003), 6, pp. 345-54.

48 Taylor, B.R. & R.M. McCann, 'Controlled sedation for physical and existential suffering?' In: *J Palliat Med* (2005), 8, 144-7.

49 Rousseau, P.C., 'Existential suffering and palliative sedation in terminal illness'. In: *Prog Palliat Care* (2002), 10, 222-4.

50 Zylicz, Z. & M.J.P.A. Janssens, 'Options in palliative care. Dealing with those who want to die'. In: *Baillère's Clinical Anaesthesiology* (1998), 12, pp. 121-31.

51 Janssens, J.P.A., M. Wijn, Z. Zylicz, A.M.J. ten Have, R. Reuzel & J.P. Crul, 'Controversen rondom terminale sedatie'. In: *TGE* (2002), 12 (3), pp. 79-83.

52 Crul, J.P., 'Terminale sedatie als alternatief voor euthanasie'. In: *Medisch Contact* (2004), 34, pp. 1312-4.

53 Murray, S.A., M. Kendall, K. Boyd & A. Sheikh, 'Illness trajectories and palliative care'. In: *BMJ* (2005), 330, pp. 1007-11.

54 Lyness, J.M., 'End-of-life care: issues relevant to the geriatric psychiatrist'. In: *Am J Geriatr Psychiatry* (2004), 12, 457-72.

55 Trissel, L.A., *Handbook of Injectable Drugs* (11th ed.). American Health-System Pharmacists (2001).

56 Dicks, B., 'The contribution of nursing to palliative care'. In: *Pall Med* (1990), 4, pp. 197-203.

57 Copp, G. & V. Dunn, 'Frequent and difficult problems perceived by nurses caring for the dying in community, hospice and acute care setting'. In: *Pall Med* (1993), 7, pp. 19-25.

58 Basset, C., 'Ethical problems in nursing the terminal ill'. In: *Eur J Pall Care* (1995), 2, pp. 166-8.

59 Prior, D., 'Caring in palliative nursing: competency or complacency?' In: *Int J Nursing* (2001), 7, pp. 339-43.

60 Morita, T., M. Miyashita, R. Kimura, I. Adachi & Y. Shima, 'Emotional burden of nurse in palliative sedation therapy'. In: *Palliat Med* (2004), 18, pp. 550-7.

61 McWilliam, C.L., J.B. Brown & M. Stewart, 'Breast cancer patients' experiences of patient-doctor communication: a working relationship'. In: *Pat Educ Couns* (2000), 39, pp. 191-204.

62 Steinhauser, K.E., N.A. Christakis & E.C. Clipp, 'Factors considered important at the end of life by patients, family, physicians, and other care providers'. In: *JAMA* (2000), 284, pp. 2476-82.

63 Steinhauser, K.E., N.A. Christakis & E.C. Clipp, 'Preparing for the end of life: preferences of patients, families, physicians, and other care providers'. In: *J Pain Symptom Managements* (2001), 22, pp. 727-37.
64 Morita, T., M. Ikenaga, I. Adachi, I. Narabayashi, Y. Kizawa, Y. Honke, H. Kohara, T. Mukaiyama, T. Akechi & Y. Uchitomi, 'Family experience with palliative sedation therapy for terminally ill cancer patients'. In: *J Pain Symptom Management* (2004), 28, pp. 557-65.
65 Edwards, P., 'An overview of the end of life discussion'. In: *Int J Pall Nursing* (2005), 11, pp. 21-7.

9 Organisatie van palliatieve zorg

S. Teunissen en E. Witteveen

9.1 INLEIDING

Waardoor onderscheidt de organisatie van palliatieve zorg zich van de organisatie van andere zorg? Wat zijn de uitgangspunten? Wat is ervoor nodig? Wie zijn wanneer nodig? Welke keuzes zijn mogelijk?

Kenmerkend voor de patiënt in de palliatieve fase is dat de situatie waarin hij zich bevindt snel (en vaak ook onverwacht) kan veranderen. Patiënten lopen daardoor het risico steeds in nieuwe en andere 'transities' terecht te komen. Een transitie kan worden beschouwd als een moment waarop de overgang naar een volgende stap in het ziektetraject plaatsvindt. De definitie van Davies (1995) geeft veel meer aan wat de impact ervan is: 'transition is the individual's passage through one set of hopes and expectations, to another'.

Er zijn twee verschillende soorten transities te onderscheiden. De overgang naar verdere achteruitgang en, al dan niet tegelijkertijd, de overgang van de ene zorgsituatie naar een andere.

Iedere volgende transitie, of die nu de overgang naar verdere aftakeling is of de noodzakelijke overplaatsing naar een andere zorglocatie, vraagt om een beschouwing van het bestaande zorgaanbod ten opzichte van datgene wat nodig is in de nieuwe situatie. Wat moet/kan gecontinueerd worden, wat moet/kan worden toegevoegd? Wie blijven betrokken en wie zijn aanvullend nodig? Aan welke randvoorwaarden moet worden voldaan?

Voor de patiënt en zijn naasten komt het er in het perspectief van de steeds beperktere levensverwachting op aan dat datgene dat noodzakelijk is snel en sluitend wordt geregeld, dat heldere informatie wordt gegeven en dat er vertrouwen kan ontstaan in de nieuwe situatie. Door vertrouwen ontstaat rust en door rust ontstaat ruimte voor datgene wat de patiënt en zijn naasten belangrijk vinden.

In dit hoofdstuk wordt inzicht gegeven in verschillende niveaus en aspecten van de organisatie van palliatieve zorg door een beschouwing van de vraag (als basis voor de organisatiebehoefte), het concrete aanbod van zorg (de feitelijke organisatie), modellen van palliatieve zorg (alternatieven voor de organisatie van de zorg), de samen-hang, samenwerking en deskundigheid.

9.2 DE VRAAG NAAR PALLIATIEVE ZORG*

In 1997 overleden in Nederland 145.000 mensen. Daarvan overleden 55.000 mensen van twintig jaar of ouder als gevolg van kanker of een andere niet-acute aandoening (onder andere COPD, hartfalen, diabetes, nierziekten, neurologische aandoeningen). Van de ruim 37.000 mensen die overleden aan kanker stierf 65% thuis (dit is inclusief bijna-thuis-huizen en hospices), 28% in het ziekenhuis, 5% in een verpleeghuis en 1% in een verzorgingshuis.

Schattingen geven aan dat het aantal mensen dat overlijdt ten gevolge van een niet-acute aandoening in 2015 zal zijn gestegen tot 66.000. De vraag naar palliatieve zorg zal daardoor met 20% toenemen.

De locatie van terminale zorg en overlijden wordt bepaald door veel verschillende factoren. De aard en ernst van de ziekte spelen een rol, evenals de complexiteit van de zorgvragen die zich in de loop van de tijd ontwikkelen. Ook het geslacht van de patiënt is van invloed. Mannen sterven vaker dan vrouwen thuis of in het ziekenhuis. Vrouwen sterven vaker in een verpleeg- of verzorgingshuis. De leeftijdsverdeling tussen patiënten die thuis of in het ziekenhuis sterven, is ongeveer gelijk. Naarmate mensen ouder (ouder dan 75 jaar) worden, sterven ze vaker in een verpleeg- of verzorgingshuis.

Palliatieve zorg richt zich op patiënten in alle leeftijdscategorieën en wordt daar gevraagd waar de patiënt verblijft. Kenmerkend voor zieken in de laatste levensfase is de wens om daar te verblijven waar de beste mogelijkheden bestaan om de eigen behoeften te verwezenlijken teneinde het lijden zoveel mogelijk te beperken. Door de voortschrijdende ziekte, door noodzakelijke behandelingen ter bestrijding van symptomen (bijvoorbeeld palliatieve chemo- of radiotherapie of de aanwending van invasieve technieken voor pijnbestrijding) is het niet altijd mogelijk de zorg thuis te realiseren. Transities tussen verschillende locaties van zorg zijn daardoor nauwelijks te vermijden. De complexiteit van benodigde (medisch-technische) handelingen is vaak richtinggevend voor de keuze van de 'vervangende' locatie. De totale zorg is gericht op compensatie of het oplossen van zorgproblemen (zorgtekorten) en beantwoording van zorgbehoeften (zorgvragen). De concrete vraag om palliatieve zorg wordt voornamelijk bepaald door de overname van lichamelijke verzorging (ten gevolge van de toenemende functionele beperkingen), symptoombestrijding (multisymptomatologie, zie paragraaf 2.3.1) en ondersteuning bij het hanteren van het toenemend verlies (angst en depressie). Onderzoek laat zien dat 25% tot 50% van de patiënten in de palliatieve fase op enig moment geconfronteerd wordt met somberheid en angst.

* Gegevens zijn overgenomen uit hoofdstuk 2 van Francke en Willems (2000).

Iedere transitie zal in het teken staan van het op te lossen probleem (of de problemen), maar behoud of optimalisering van kwaliteit van leven is uiteindelijk de belangrijkste uitkomstmaat.

De betekenis van een noodzakelijke overplaatsing van de ene naar de andere zorglocatie is dus groot voor de patiënt en de zijnen. Voor veel patiënten kan de overgang van thuis naar het ziekenhuis of verpleeghuis een onomkeerbaar proces markeren. Een proces dat leidt tot stapeling van verliezen: verlies van de eigen woonomgeving, zelfstandigheid, vertrouwde gebruiken en gewoonten en van hoop. Onbekendheid, onrust en vrees leiden tot afhankelijkheid, gevoelens van angst en in het slechtste geval verlies van controle. Evaluatiestudies bevestigen dat een transitie veel meer betekent dan louter een verwijzing of verschuiving. Er worden in relatie tot de transitie specifieke thema's onderscheiden die nadrukkelijk en specifiek aandacht behoeven om de overplaatsing en daarmee gepaard gaande interventies 'succesvol' (te verwachten effectiviteit) te laten zijn (Ronaldson & Devery 2001). Het gaat om:

- tempo en timing van de overplaatsing;
- onzekerheid, misverstanden en angst;
- informatie en voorlichting;
- acceptatie van weer verdere achteruitgang.

Transities brengen vooral een risico voor verwarring van verantwoordelijkheden in de hulpverlening met zich mee. Voor patiënt en naasten is het essentieel om in een veranderende situatie vol onzekerheid zoveel mogelijk helderheid over de mogelijke ondersteuning te krijgen. Het is daarom van belang de breukvlakken tussen thuis, verzorgingshuis, verpleeghuis, hospice en ziekenhuis zichtbaar te maken en er vervolgens – in het licht van bovengenoemde thema's – rekening mee te houden in de organisatie van de zorg.

9.3 HET AANBOD VAN PALLIATIEVE ZORG

In Nederland wordt anno 2001 eigenlijk overal en door iedere zorgorganisatie palliatieve zorg aangeboden. In de eigen woonomgeving van de patiënt (thuis of in verzorgingshuis), in ziekenhuizen, in vervangende woonsituaties zoals verpleeghuizen en in speciaal daartoe ingerichte organisaties zoals bijna-thuis-huizen en hospices. Afstemming tussen de verschillende zorgaanbieders vraagt nog veel aandacht. In deze paragraaf wordt de huidige situatie van het concrete aanbod beschreven.

9.3.1 Structuur van de reguliere zorg

Er zijn talloze manieren om het grote zorgaanbod in de Nederlandse gezondheidszorg in te delen. Het meest bekend is de indeling naar eerstelijns- en tweedelijnszorg, ook intramurale en extramurale zorg genoemd.

Onder eerstelijnszorg wordt verstaan die zorg die op eigen initiatief bereikbaar is en beschikbaar is in de directe woonomgeving van de patiënt. Hieronder wordt dan verstaan de zorg geleverd door huisarts, wijkverpleegkundigen, gezinsverzorgenden, fysiotherapeuten en maatschappelijk werkenden. Geestelijke zorg (in de zin van pastorale zorg) vindt daarentegen plaats vanuit de eigen gemeenschap en maakt geen formeel onderdeel uit van het aanbod van de eerstelijnszorg. Patiënten die van deze zorg gebruikmaken, verblijven in de eigen woonsituatie, een woonzorgcentrum of in een hospice.

Onder tweedelijnszorg wordt verstaan de zorg geleverd door intramurale instellingen als ziekenhuizen, verpleeghuizen, en extramurale regionale instellingen voor ambulante geestelijke zorg. Dit betekent dus niet per definitie dat de patiënt ook binnen de instelling verblijft. De functie van een ziekenhuis, aanbod van specialistische medische zorg, kan zowel klinisch als poliklinisch plaatsvinden. Opname in een verpleeghuis is bestemd voor die patiënten die specialistische (verpleegkundige) zorg behoeven, in combinatie met meer generalistische (para)medische zorg.

Naast de indeling intramuraal versus extramuraal bestaat al enige jaren het begrip 'transmuraal'. In eerste instantie werd daarmee alle zorg aangeduid die werd verleend op een andere plaats dan gebruikelijk. Sinds de verschijning van het rapport 'Transmurale somatische zorg' van de Nationale Raad voor de Volksgezondheid (vws 1992) wordt een definitie gehanteerd: 'Transmurale zorg betreft vormen van zorg die, toegesneden op de behoefte van de patiënt, verleend worden op basis van afspraken, afstemming en regie tussen generalistische en specialistische zorgverleners, waarbij sprake is van een gemeenschappelijk gedragen verantwoordelijkheid met expliciete deelverantwoordelijkheden.'

Hoewel het hier niet de bedoeling is om uitgebreid in te gaan op de financiering van de verschillende mogelijkheden in de zorgverlening, is enige toelichting op zijn plaats. Financiële regelgeving kan namelijk verschillen opleveren in de toegang van de zorg. Voor consultatie van een medisch specialist is afhankelijk van de verzekeringsvorm een verwijzing nodig van de huisarts. De indicatiestelling en omvang van de zorg door wijkverpleging en gezinszorg worden in een deel van het land nog door de thuiszorginstellingen zelf gedaan, de ontwikkeling is er echter op gericht dit uit te besteden aan Regionale IndicatieOrganen (rio's). De eigen bijdrage die voor beide vormen van zorgverlening geldt, kan in sommige situaties de aanvraag tot zorgverlening tegenhouden.

9.3.2 Thuis

Patiënten zijn bij voorkeur tijdens de palliatieve en terminale fase zoveel mogelijk thuis. Dat stelt eisen aan de situatie thuis omdat evenredig aan de verslechterde prognose de zorg complexer en intensiever wordt. Er moet een goed systeem van thuiszorg beschikbaar zijn. De huisarts is altijd de centrale functionaris. Daarnaast speelt de thuiszorg een cruciale rol. Thuiszorg is volgens de definitie van de Nationale Raad voor de Volksgezondheid 'het geheel van verzorging, verpleging, behandeling en begeleiding van de hulpvrager in de thuissituatie, dat verricht wordt met behulp van zelfzorg, vrijwilligerswerk en (aanvullende) professionele zorg en dat er specifiek op gericht is de hulpvrager in staat te stellen zich te handhaven in de thuissituatie.'

Professionele zorgverlening gedurende 24 uur per dag in de thuissituatie (voornamelijk bestaande uit wijkverpleging en gezinsverzorging) is in Nederland alleen te realiseren als eigen financiële middelen beschikbaar zijn. De thuiszorginstellingen zijn in staat maximaal tweeënhalf uur per etmaal wijkverpleegkundige zorg te leveren, zo nodig verdeeld over de dag, avond en weekeinden. Een beperkt aantal instellingen is in staat 24-uursbeschikbaarheid te garanderen. Gezinszorg, eveneens onder de hoede van de thuiszorginstellingen, kan voor maximaal acht uur per dag geboden worden, echter niet tijdens avonden en weekeinden. Onderzoek laat dan ook zien dat de cruciale factor voor het al dan niet thuis kunnen blijven tijdens de palliatieve en terminale fase de aanwezigheid van adequate mantelzorg is. Professionele hulpverleners zouden dan ook expliciet aandacht moeten besteden aan mantelzorgers vanwege de kans op burn-out bij een langdurig stervensproces. Om dat te voorkomen is het belangrijk voortijdig te verkennen wat de mogelijkheden zijn voor respijtopname (tijdelijke opname om de mantelzorg te ontlasten) en voor definitieve opname wanneer de zorg, vooral in de terminale fase, te zwaar wordt voor de naasten en voor de patiënt. Deze specifieke opnamefaciliteiten bestaan in steeds meer verpleeghuizen, verzorgingshuizen en hospices (zie verderop in deze paragraaf).

Palliatieve zorg thuis stelt bijzondere eisen aan de communicatie, coördinatie en continuïteit. Patiënten en naasten zijn in deze fase vaak onzeker en hebben behoefte aan een vertrouwd gezicht, niet alleen om zeker te zijn dat de hulpverlener van alle afspraken op de hoogte is, maar vooral omdat de persoon van de hulpverlener in deze fase een zeer belangrijke rol speelt. Waarneemsituaties moeten om die reden (binnen de grenzen van het mogelijke) vermeden worden.

Financiering van palliatieve en terminale zorg thuis verloopt via de reguliere kaders (Algemene Wet Bijzondere Ziektekosten) voor de thuiszorg. De beperkende termijn (maximaal tweemaal zes weken) die voorheen bestond voor de Intensieve Thuiszorg is in 1999 opgeheven. Het vormt echter nog steeds een knelpunt om voldoende inzet voor ondersteuning in de huishoudelijke zorg te realiseren.

9.3.3 **Woonzorgcentra**

In de woonzorgcentra (voorheen verzorgingshuizen/bejaardenhuizen) komt men op twee manieren met palliatieve en terminale zorg in aanraking: doordat bewoners overlijden en doordat mensen specifiek voor kortdurende terminale zorg in het centrum worden opgenomen op een zogenoemde hospiceafdeling. Een dergelijke unit bestaat meestal uit 1 à 2 kamers waar het zorgaanbod mede wordt bepaald door samenwerking met lokale vrijwilligersgroepen terminale zorg (vaak na bemiddeling en coördinatie van de Landelijke Stichting Vrijwilligers Terminale Zorg vtz). In ongeveer 30 van de in totaal 1500 woonzorgcentra bestaat een dergelijke unit (Meerveld en Koning 1997).

Palliatieve en terminale zorg is een normaal onderdeel van het werk in een woonzorgcentrum: vrijwel alle bewoners overlijden in het huis (jaarlijks eenvijfde deel van het totaal aantal bewoners), een nog onbekend deel daarvan heeft een periode van palliatieve zorg nodig. Het woonzorgcentrum is voor de meeste bewoners hun thuissituatie; vrijwel altijd vinden de palliatieve zorg en het sterven dus plaats in de eigen woonomgeving. De woonomgeving is vaak kleiner dan in een eigen huis; dit kan leiden tot beperkingen ten aanzien van bijvoorbeeld apparatuur en het verzorgen van de patiënt in bed. Soms maakt dat het 'ombouwen' van de woonkamer noodzakelijk. Ook kan het tot gevolg hebben dat de aanwezigheid van familieleden zorgt voor overvolle kamers, waarin naasten moeilijker dan thuis 's nachts kunnen blijven. De meeste woonzorgcentra laten in de terminale fase wel toe dat familieleden blijven slapen; aparte voorzieningen daarvoor zijn er vrijwel niet. Meestal bestaat er een aantal leefregels in een huis, bijvoorbeeld ter voorkoming van brandgevaar. Vaak is er echter een grote mate van vrijheid, zolang andere bewoners niet onnodig worden gehinderd. Een voordeel van het verzorgingshuis boven de situatie thuis is dat er 24 uur per dag professionele hulp is, zonder dat daarvoor een beroep behoeft te worden gedaan op speciale regelingen.

Er is nog niet veel onderzoek gedaan naar de kwaliteit van de palliatieve en terminale zorg in de woonzorgcentra. Uit het bestaande onderzoek blijkt dat de lichamelijke verzorging wel alle nodige aandacht krijgt, maar dat voor de zorg voor de psychosociale, emotionele en existentiële aspecten vaak minder tijd en deskundigheid aanwezig zijn dan de verzorgenden zouden willen. Juist voor dit aspect wordt soms een tijdelijke verhoging van de inzet van personeel bij een patiënt in de terminale fase nodig geacht. Door het Nederlands Instituut voor Onderzoek in de Gezondheidszorg nzi is een protocol 'terminale zorg in verzorgingshuizen' (Francke 2000) uitgebracht dat handvatten geeft voor de inrichting en toetsing van de zorg in verzorgingshuizen. Meestal blijft de huisarts in het verzorgingshuis de behandelend arts. In sommige huizen wordt ervoor gekozen die taak aan de verpleeghuisarts over te laten (onder andere op 'verpleegunits'). Als nadeel van het handhaven van de eigen huisarts wordt in het onderzoek genoemd dat de relatie met de huisarts sterk wisselend is en afhangt van de mate waarin die geïnteresseerd is in palliatieve zorg. Een voordeel kan zijn dat bewoners niet gedwongen worden van arts te veranderen, hetgeen vooral in de palliatieve fase van een ziekte van groot belang kan zijn.

Woonzorgcentra hebben een belangrijke functie in het kader van 'flankerend beleid' voor ouderen die thuis verblijven en tijdelijk moeten worden opgenomen. De zogenoemde 'ziekenboegen' en Tijdelijke Opvang Plaatsen (top) zijn echter niet allemaal berekend op het opnemen van ernstig zieke ouderen in de palliatieve of terminale fase. De 'respijt'-functie zal, gezien de te verwachten toename van oudere patiënten die palliatieve zorg behoeven, in de toekomst waarschijnlijk belangrijker worden.

Financiering van eventuele extra activiteiten rondom palliatieve zorg vindt plaats vanuit de reguliere kaders.

9.3.4 Verpleeghuizen

De grenzen tussen het verpleeghuis en het verzorgingshuis zijn de afgelopen jaren minder duidelijk geworden; de overheid streeft naar een voortzetting van die tendens, waarbij verzorgingshuizen (woonzorgcentra) steeds vaker functies vervullen die voorheen bij het verpleeghuis hoorden. In het Beleidstoetsingskader Sector Verpleeghuizen van het ministerie van vws (1996) wordt aangegeven dat in de toekomst verpleeghuiszorg in toenemende mate extramuraal ingezet moet worden en dat 20% van de verpleeghuiszorg in verpleegunits van verzorgingshuizen gerealiseerd kan worden en 10% thuis. In genoemd beleidsdocument wordt voorgesteld alleen bepaalde categorieën patiënten in het verpleeghuis op te nemen:

- somatisch zieken die 24-uurszorg behoeven;
- gedragsgestoorde en complexe psychogeriatrische patiënten;
- revalidatiepatiënten.

Hiermee is in overeenstemming dat de verpleeghuizen binnen de palliatieve zorg een specifieke plaats hebben: steeds meer units voor palliatieve en/of kortdurende terminale zorg worden in verpleeghuizen ingesteld. Van de 325 verpleeghuizen bleek in een onderzoek (Verwey 1998) in 1997 64% specifieke aandacht aan palliatieve en terminale zorg te besteden, hetzij alleen voor eigen patiënten, hetzij ook voor anderen.

De terminale zorg voor in het verpleeghuis opgenomen patiënten maakt deel uit van de reguliere zorg in het verpleeghuis. Veel verpleeghuizen hebben hun medewerkers de afgelopen jaren op dit gebied extra geschoold. Daardoor is in de meeste verpleeghuizen deskundigheid aanwezig met betrekking tot het behandelen van en adviseren over patiënten die complexe zorg behoeven door middel van een probleemgeoriënteerde aanpak in een multidisciplinaire omgeving. Zorgplannen zijn in de verpleeghuizen gemeengoed.

Verpleeghuizen doen op twee manieren aan vernieuwing in de palliatieve zorg: door het opzetten van units voor 'kortdurende terminale zorg' (maximaal zes weken) en door het vervullen van de functie van regionaal deskundigheidscentrum, waardoor hulpverleners in de thuissituatie advies kan worden ingewonnen.

Anno 2001 zijn er ongeveer 35 verpleeghuizen met zo'n speciale unit. Veel meer huizen hebben concrete plannen voor de toekomst. Voor de units voor kortdurende zorg is vanuit een experiment in 1995 een kwaliteitsprotocol (Meerveld 1995) opgesteld, waarin zowel het leefklimaat, de personele eisen als de visie op de zorg en de zorgorganisatie in de terminale fase gedetailleerd verwoord zijn. In het al genoemde onderzoek van de koepelorganisatie Nederlandse Vereniging voor Verpleeghuizen (NVVZ) bleek echter dat dit protocol slechts door een kleine groep verpleeghuizen (8%) werkelijk gebruikt werd (Verwey 1998).

De regionale rol wordt door veel verpleeghuizen geambieerd, maar nog slechts zelden ook echt tot uitvoer gebracht. In sommige regio's wordt sinds 1997 projectmatig 'verpleeghuisverplaatste zorg' of 'verpleeghuisthuiszorg' aangeboden. Dergelijke projecten bieden patiënten uit diverse diagnosegroepen de mogelijkheid met ondersteuning vanuit het verpleeghuis thuis te blijven wanneer thuiszorg en mantelzorg tezamen onvoldoende gespecialiseerde zorg kunnen bieden.

De meest frequent voorkomende beperkingen die verpleeghuizen ervaren bij het leveren van kwalitatief hoogstaande palliatieve zorg in de terminale fase zijn: bouwkundige belemmeringen (te weinig eenpersoonskamers, geen aparte unit), financiële beperkingen (te weinig personeel, gebrekkige vergoeding voor extra medicatie en technologie) en onvoldoende bekendheid als instelling voor palliatieve en terminale zorg. Het grootste knelpunt vormt de financiering. Een verpleeghuis krijgt uit de AWBZ (Algemene Wet Bijzondere Ziektekosten) een standaardvergoeding per dag per bed, ongeacht de zorgzwaarte. Dat betekent dat er in tegenstelling tot zorg thuis of in een woonzorgcentrum niet geprofiteerd kan worden van bijvoorbeeld de regeling intensieve thuiszorg. De ontwikkeling van palliatieve zorg in verpleeghuizen zal de komende jaren vermoedelijk grotendeels bepaald worden door aanpassing van het budget.

De NVVZ heeft een Platform Palliatieve Terminale Zorg Verpleeghuizen vanwaaruit initiatieven worden begeleid en ondersteund.

9.3.5 'Bijna-Thuis-Huizen', gasthuizen en herstellingsoorden

Het Bijna-Thuis-Huis biedt onderdak aan een stervende mens en zijn naaststaanden wanneer zorg thuis om praktische redenen niet meer mogelijk is. Het eigen sociale systeem van de zieke wordt zoveel mogelijk intact gehouden. De 'bijna-thuishuizen' (in 2000: 16) zijn meestal gesitueerd als één of meer geschakelde eengezinswoningen in een woonwijk. Ondersteunende zorg (bij onder andere lichamelijke verzorging, ADL en HDL) wordt geboden door vrijwilligers. Een in palliatieve zorg gespecialiseerde huisarts biedt desgewenst aanvullende medische zorg en begeleiding naast de zorg van de eigen huisarts. Ondanks het feit dat de Bijna-Thuis-Huizen geen deel uitmaken van de reguliere gezondheidszorg en er daardoor geen financiering bestaat vanuit de AWBZ kunnen de huizen sinds januari 2001 een beroep doen op de subsidieregeling intensieve thuiszorg (ITZ-regeling, College voor Zorgverzekeringen 2001). Ook bestaan er vergoedingsafspraken met regionale ziektekostenverzekeraars. Het grootste deel van de onkosten wordt echter gefinancierd vanuit eigen fondsen (sponsoring, schenkingen, enzovoort). Meestal wordt aan de 'bewoners' (patiënt en naasten) naar draagkracht een kleine bijdrage gevraagd van enkele tientjes per dag.

Recent zijn ook enkele herstellingsoorden gestart met een aanbod voor dit soort laag complexe zorg aan patiënten in de palliatieve fase.

9.3.6 Hospices

Hospices (letterlijk: gastenverblijven) zijn aan het eind van de twintigste eeuw ontstaan in Frankrijk als plaatsen om te sterven; ze werden sterfhuizen genoemd. Het begin van de twintigste-eeuwse hospicebeweging wordt echter gelegd bij de opening van het St. Christopher's hospice in Londen in 1967. Hospices in Engeland waren aanvankelijk vooral intramuraal (volgens een recent overzicht telt Engeland nu zo'n 200 intramurale hospices en 350 thuiszorghospices), terwijl met 'hospices' in de Verenigde Staten thuiszorg aan stervenden wordt bedoeld. In de meeste Engelse hospices zijn medisch specialisten werkzaam, in de meeste Amerikaanse niet.

Er is in de loop der jaren een verschil ontstaan tussen het hospice als 'locatie van zorg' en de hospicezorg als filosofie. Het Engelse adviesorgaan voor 'Hospice and Specialist Palliative Care Services' beschreef al in 1995 dat hospice en hospicezorg meer verwijzen naar een filosofie van zorg dan naar een speciaal gebouw of een speciale service. Hospicezorg behelst in de opvatting van de Engelse National Council 'een programma van zorg en een scala aan vaardigheden dat aangeboden moet kunnen worden in alle situaties waarin een patiënt zich in de palliatieve fase bevindt (a wide range of settings)'. Bovendien waarschuwt men: 'de beschikbaarheid, de variëteit en de kwaliteit van de hospicezorg zijn niet gegarandeerd door het gebruik van het begrip.'

De pioniers van de hospicezorg in Nederland hebben een belangrijke rol gespeeld bij het 'op de agenda krijgen' van palliatieve zorg. De belangrijkste maatschappelijke functie van de hospices is echter waarschijnlijk geweest dat het stervensproces er niet meer werd beschouwd als het moment waarop de gezondheidszorg 'niets meer voor u kan doen', maar als een periode van het leven waarin goede zorg juist belangrijke verbeteringen van de kwaliteit van leven en sterven kan bieden.

Eind 2000 telt Nederland zo'n 10 zelfstandige hospices. Alle zijn aangesloten bij de Stichting Nederlandse Hospice Beweging en/of het Netwerk Palliatieve zorg voor Terminale patiënten in Nederland (NPTN). Enkele hospices hebben zich onderscheiden in de 'Alliantie van High Care Hospices'.

De hospices verschillen nogal in omvang en aanbod van zorg. In de meeste hospices wordt de zorg verleend door een gecombineerd team van professionele en niet-professionele hulpverleners. Vrijwilligers zijn meestal in een meerderheid in het team vertegenwoordigd; in vrijwel alle situaties hebben zij een specifieke training gevolgd. De meeste hospices zijn kleinschalige organisatorische eenheden, variërend in aantal bedden van twee tot twintig. Ze worden gefinancierd door particuliere fondsen en geleid vanuit een stichting. Veelal is er sprake van een religieuze of anderszins specifieke levensbeschouwelijke basis voor het initiatief. Kort gezegd is de doelstelling van deze hospices, mensen die in hun laatste levensfase niet thuis kunnen overlijden een vervangend 'thuis' te bieden, waar totale en menselijke zorg wordt verleend in een zo huiselijk mogelijke omgeving. Er wordt veel ruimte en aandacht gegeven aan de naasten van de patiënt. Belangrijk uitgangspunt in de hospicezorg wordt gevormd door de opvatting dat goede palliatieve zorg de vraag om euthanasie doet verdwijnen. Concrete verzoeken tot euthanasie worden in een hospice dan ook zelden gehonoreerd.

In sommige hospices blijft de huisarts de behandelend arts, in andere is een medisch specialist of verpleeghuisarts, verbonden aan een nabijgelegen ziekenhuis of verpleeghuis verantwoordelijk voor het medisch beleid. Een enkel hospiceteam heeft de ambitie, kwaliteit en capaciteit om op te treden als consultatieteam voor huisartsen, verpleeg- en verzorgingshuizen. In zo'n situatie neemt het hospice de functie in van 'expertisecentrum'. In 2001 is de mogelijkheid voor consultatie op locatie nog slechts vanuit enkele van de zogenoemde high-care-hospices mogelijk. Hospiceartsen maken overigens vaker deel uit van regionale ondersteuningsteams (zie verderop in paragraaf 9.3.9) waardoor de overdracht van specifieke kennis uit de hospicezorg in ieder geval plaatsvindt. Deze structuur kan nog verder worden ontwikkeld.

Het beleid van de overheid is erop gericht om de hospicezorg onderdeel te laten zijn van de gewone gezondheidszorg en geen aparte voorziening met aparte financieringsbronnen. De hospices kunnen voor de financiering van de zorg sinds januari 2001 een beroep doen op de subsidieregeling intensieve thuiszorg (itz-regeling). Dat betekent dat de regionale zorgkantoren de zorgvragen vanuit een hospice zullen behandelen alsof het vragen vanuit de thuissituatie betreffen.

Voor er sprake kan zijn van een volledige organisatorische integratie, zullen echter nog veel vragen moeten worden beantwoord over met name de specificiteit van enerzijds de locatie van een hospice (is er een noodzaak voor een apart gebouw met speciale uiterlijke kenmerken?) en anderzijds de kenmerken van de filosofie van de hospicezorg als expertzorg (wetenschappelijk onderbouwde zorg die vraagt om specifieke vaardigheden). Hiertoe is door de minister van vws een task force ingesteld onder de naam Projectgroep Integratie Hospices (pih). De verwachting is dat vanaf 2002 een nieuwe structuur zichtbaar wordt.

9.3.7 Ziekenhuizen

In 1997 overleed 28% van de 37.000 mensen die jaarlijks in Nederland sterven aan een niet-acute aandoening in een ziekenhuis.

Vanaf eind jaren tachtig gingen er in diverse ziekenhuizen projecten van start om technologische zorg voor mensen met kanker in de palliatieve fase van ziekenhuis naar thuis te verplaatsen. De eerste initiatieven op dit gebied hadden het karakter van 'ziekenhuisverplaatste zorg', waarbij de specialist en verpleegkundige uit het ziekenhuis de patiënt thuis de behandeling gaven waarvoor ze anders in het ziekenhuis zouden moeten worden opgenomen (bijvoorbeeld palliatieve chemotherapie, bloedtransfusie, pijnbestrijding). Huisarts en wijkverpleegkundige werden hierbij echter slechts zijdelings betrokken (Van Lammeren 1994).

Vanaf 1992 werden deze initiatieven gevolgd door projecten die actief ondersteuning aanboden aan de huisarts en wijkverpleegkundige om technologische handelingen over te nemen van het ziekenhuis. Kennisoverdracht, deskundigheidsbevordering thuis bij de patiënt en 24-uursbereikbare ondersteuning vanuit het ziekenhuis leverden veel nieuwe mogelijkheden op voor patiënten om thuis de laatste levensfase door te brengen (Witteveen 1998). Andersoortige projecten die volgden, hebben vooral betrekking op transmurale zorg met het doel de coördinatie en continuïteit van zorg te verbeteren. Onderzoek in een van de toonaangevende projecten op dit gebied toonde aan dat een transmuraal zorgprogramma hospitalisatie van kankerpatiënten in de terminale fase vermindert en de kwaliteit van leven positief beïnvloed wordt (Witteveen 1998).

Sinds 1995 zijn er initiatieven zichtbaar voor units in ziekenhuizen die zich specifiek richten op zorg en behandeling voor patiënten met complexe problemen in de palliatieve fase. Medio 2001 zijn nog slechts enkele (drie) van dit soort 'palliatieve zorgunits' operationeel.

Evaluatie van het proces rondom deze specifieke zorg in een categoraal ziekenhuis leert dat specifieke randvoorwaarden noodzakelijk zijn om een dergelijke unit bestaansrecht te geven. Belangrijke vraagstellingen zijn: welke zijn de opnamecriteria, wat zijn de doelstellingen van de zorg en welke mogelijkheden zijn er voor kennisoverdracht en consultatie vanuit een dergelijke unit? De wijze waarop de meerwaarde toetsbaar kan worden gemaakt voor patiënt, naasten en professionals is nog niet uitgekristalliseerd.

In ziekenhuizen waar geen projectmatige aandacht wordt besteed aan palliatieve zorg worden professionals toch geconfronteerd met de eisen die de zorg voor patiënten in de palliatieve fase stelt. Expertise, communicatie en continuïteit zijn de belangrijkste aandachtspunten in de zorg die (nog) meer op maat moet worden gegeven dan de zorg voor andere patiënten. Knelpunten worden gevormd door de 'op curatie gerichte attitude', de vaak grote groep van betrokken disciplines, de functionele taakverdeling en de variëteit aan 'curatieve eisen' die gesteld wordt aan de individuele hulpverlener. Kansen voor verbetering zijn te vinden in het aanstellen van een 'eerstverantwoordelijke verpleegkundige', in het gebruik van de 'richtlijnen palliatieve zorg' van de Integrale Kankercentra, in het opzetten van kleinschalige deelprojecten binnen diverse specialistische aandachtsgebieden en in meer samenwerking met de eerste lijn in transmurale projecten. Bovenal moeten bestuurders en beleidsmakers meer aandacht besteden aan een cultuuromslag in de klinische zorg voor niet-curabele patiënten in de laatste levensfase.

9.3.8 Technologische ondersteuning

Op sommige momenten in de palliatieve fase is voor de controle van bepaalde symptomen zoals pijn, misselijkheid en braken of verwardheid, technologie onmisbaar in de toediening van continue medicatie en/of vocht. De mogelijkheden en belemmeringen rondom het gebruik van technologie hebben te maken met verschillende aandachtspunten voor de organisatie van de zorg:

- de locatie waarin ze wordt toegepast;
- gebruik en betrouwbaarheid van materialen;
- de bereidheid van hulpverleners te participeren in de toepassing ervan;
- de deskundigheid van betrokken hulpverleners;
- de beschikbaarheid van 24-uursondersteuning;
- juridische consequenties van de toepassing op bepaalde locaties.

In deze paragraaf zal uitgebreid ingegaan worden op deze aspecten thuis en worden aandachtspunten in het verpleeghuis en in het ziekenhuis beknopt genoemd.

Technologie thuis

De toegenomen aandacht voor thuiszorg heeft ook geleid tot nieuwe ontwikkelingen. Eén ervan betreft de introductie van medische technologie. Technologie thuis, techniek in de thuiszorg en thuiszorgtechnologie zijn hiervoor een aantal synoniemen. Het gebruik van medische apparatuur in de thuissituatie is niet nieuw, al langer bekend zijn thuisdialyse en thuisbeademing. Het betreft hier zeer gespecialiseerde behandelingen die door de patiënt zelf of door professionele zorgverleners vanuit de tweede lijn, thuis worden toegepast bij een specifieke patiëntencategorie. Van inbreng of ondersteuning door de eerste lijn is nauwelijks sprake. De belangrijkste reden om technologie thuis te stimuleren voor patiënten in een laatste levensfase is de substitutie van klinische zorg door thuiszorg. Of anders gezegd: bij deze categorie patiënten zal de toepassing van technologie thuis opname in het ziekenhuis verkorten of zelfs voorkomen. Infuustherapie vormt het belangrijkste onderdeel van technologie thuis voor deze patiëntencategorie. Verder moet nog gedacht worden aan ascitesdrainage, zuurstoftoediening, afzuigapparatuur en vernevelaars.

Infuustechnologie

Met infuustechnologie wordt niet alleen de aanwezigheid van de benodigde apparatuur, katheters en overig infuusmateriaal bedoeld, maar ook de organisatie en de uitvoering van de verpleegkundige en medische zorg die hieraan gekoppeld zijn.

Bij infuustherapie staat pijnbestrijding op de voorgrond, maar infuustherapie kan ook toegepast worden voor de toediening van vocht of andere medicatie.

Het inbrengen van katheters voor intrathecale pijnbestrijding is een handeling die door een anesthesist tijdens een klinische opname wordt verricht. Ditzelfde geldt voor het inbrengen van centraal-veneuze katheters al of niet gekoppeld aan een poortsysteem, waarbij het noodzakelijk is middels radiologische controle de positie van de tip van de katheter te bepalen alvorens de intraveneuze toediening te starten. De keuze van de katheter wordt bepaald door de verwachte duur van de behandeling en de gegeven vloeistof en medicatie. In de thuissituatie gaat de voorkeur uit naar de koppeling aan een onderhuids poortsysteem om enerzijds de infectiekans zo laag mogelijk te houden en anderzijds de verzorging te vergemakkelijken. Of de toediening middels een al of niet draagbare infusiepomp moet plaatsvinden, hangt af van de gewenste controle. Bij pijnbestrijding verdient het gebruik van de zogeheten PCA(patient controlled analgesia)-pomp de voorkeur. Naast de continue toediening kan de patiënt naar eigen inzicht zichzelf tot een door de verantwoordelijk specialist of huisarts bepaald maximum extra pijnstilling toedienen.

Nadat eenmaal een goede toegangsweg is gecreëerd, kan verdere zorg in de thuissituatie plaatsvinden. De noodzakelijke handelingen, zoals het verwisselen van infuussystemen en het wisselen van medicatiereservoirs, hoeven niet dagelijks plaats te vinden en kunnen van tevoren gepland worden.

Infuustechnologie kent een aantal deelaspecten die achtereenvolgens nader toegelicht zullen worden:
A   de beschikbaarheid van apparatuur, materiaal en medicatie;
B   logistieke en handelingsprotocollen;
C   deskundigheidsbevordering; en
D   24-uursbereikbaarheid en beschikbaarheid.

Ad a   De beschikbaarheid van apparatuur, materiaal en medicatie

Niet alle apparatuur die in het ziekenhuis wordt toegepast, leent zich voor substitutie, maar liever gewoon verplaatsing naar de thuissituatie en dit geldt ook voor infusiepompen. Echter, de fabrikanten hebben in deze niet stilgezeten en momenteel is er een scala van mogelijkheden op dit terrein aanwezig. Keerzijde hiervan is dat door de diversiteit geen ervaring wordt opgebouwd. Het is dan ook raadzaam om binnen een bepaalde regio het aantal verschillende infusiepompen zo beperkt mogelijk te houden. De verstrekking van medicatie, infuussystemen en overig materiaal door de perifere apotheker kan ondersteund worden door een zogenoemde netwerkapotheker. Dit is een apotheker met kennis en ervaring op het gebied van infusietechnieken en gemachtigd tot levering aan collega-apothekers van alle benodigdheden, waaronder medicatiereservoirs die aan al dan niet draagbare infusiepompen gekoppeld dienen te worden.

Ad b   Logistieke en handelingsprotocollen

Schriftelijke ondersteuning bij uitvoering van handelingen rondom de infuustherapie is van groot belang. Niet alleen voor de dagelijkse praktijk, maar ook in het kader van de wettelijke regelingen voor verpleegkundigen, waarbij schriftelijke weergave van de handelingen zelfs een vereiste is. Vanuit diverse organisaties en instellingen zijn protocollen ontwikkeld die in grote lijnen niet veel van elkaar afwijken. Hierbij is aansluiting op protocollering in het ziekenhuis van belang om verantwoord te kunnen handelen en continuïteit van zorg te garanderen. Belangrijk verschil betreft het steriel handelen. In een ziekenhuis wordt van het principe uitgegaan dat bij de verzorging van bijvoorbeeld centraal-veneuze katheters steriel moet worden gewerkt. In de thuissituatie wordt zo schoon mogelijk met inachtneming van normale hygiënische maatregelen en waar nodig steriel gewerkt.

Naast handelingsprotocollen zijn logistieke protocollen noodzakelijk.

Hierin worden regelingen en afspraken opgenomen over werkstructuren. Met name de verantwoordelijkheden over de verschillende onderdelen dienen hierin vastgelegd te worden alsmede de afspraken voor de 24-uursbereikbaarheid.

Ad c   Deskundigheidsbevordering in de technologie

Voor huisartsen zijn infuustechnieken geen dagelijkse praktijkvoering. Ook in de opleiding is hiervoor tot op heden weinig aandacht en de praktische ervaring zal zich beperken tot de enkele patiënten per jaar die terminale zorg behoeven in zijn of haar praktijk. Eenvoudige en eenduidige protocollering is dan ook een eerste vereiste. Korte bijscholingscursussen waarin opgenomen de kennismaking met de verschillende materialen is een doeltreffende manier van deskundigheidsbevordering. Een korte instructie hierna aan het bed van de patiënt is in vele gevallen voldoende.

Voor wijkverpleegkundigen ligt dit weer anders: het betreft hier medische handelingen die alleen met toestemming en onder verantwoordelijkheid van de (huis)arts uitgevoerd mogen worden. Na instructie en certificering zijn wijkverpleegkundigen in staat tot het zelfstandig uitvoeren van alle noodzakelijke handelingen bij infuustherapie. Dat wil zeggen: het verwisselen van infuussystemen, aansluiten van infusiepompen en aankoppelen van medicatiereservoirs. Wijkverpleegkundigen zijn meestal generalistische verpleegkundigen, die de volledige verpleging van diverse patiëntencategorieën beheersen. Dit is voor wat betreft de infusietechnieken niet haalbaar: er wordt gezien het geringe aantal patiënten onvoldoende ervaring opgedaan om calamiteiten te kunnen opvangen. De meeste thuiszorginstellingen hebben gekozen voor de training van gespecialiseerde wijkverpleegkundigen, die een groter aantal patiënten kunnen behandelen op een meer specifiek onderdeel.

Ad d   24-uursbereikbaarheid en -beschikbaarheid

Een belangrijke voorwaarde voor het slagen van infuustherapie thuis is de 24-

uursbereikbaarheid en -beschikbaarheid. In het geval van calamiteiten is het voor de huisarts of wijkverpleegkundige noodzakelijk dat er snel contact is met een ter zake kundig persoon. De informatie omtrent deze bereikbaarheid dient eenvoudig te zijn en bij voorkeur uniform. Een team van tweedelijnsverpleegkundigen met ruime ervaring op het gebied van infuustechnieken, die bij toerbeurt oproepbaar zijn, verdient de voorkeur als steunpunt voor de eerste lijn. Een dergelijk team kan zeer goed regionaal functioneren en derhalve diverse thuiszorginstellingen en huisartsengroepen ondersteunen.

Overige technologie

Toepassing van overige technologie in de thuissituatie is beperkt. Het meest voor de hand liggend is ondersteuning bij het verrichten van puncties en/of drainage.

De afname van ascites bij een patiënt met een peritonitis carcinomatosa is een betrekkelijk eenvoudige procedure die moet worden uitgevoerd door de huisarts. Eenmalige instructie is meestal toereikend. De specialist kan hiertoe aan huis komen, dan wel kan de huisarts aanwezig zijn als drainage nog poliklinisch plaatsvindt.

De afname van pleuravocht vraagt wat meer ervaring en in de meeste gevallen is zuigdrainage vereist teneinde een klaplong te voorkomen. Bovendien is doorlichting vooraf noodzakelijk. Over het algemeen is het niet aan te raden een pleurapunctie thuis te verrichten.

De toediening van zuurstof is een reeds lang toegepaste technologie in de thuissituatie, waarvoor behalve de logistieke zorg voor zuurstoftanks geen andere specifieke handelingen vereist zijn. Instructie door de wijkverpleegkundige is natuurlijk wel een vereiste.

De verscheidenheid in afzuigapparaten en vernevelaars neemt de laatste jaren eveneens toe. Het betreft hier meestal apparatuur waarmee wijkverpleegkundigen gewoon zijn te werken en die door de thuiszorginstellingen (of thuiszorgwinkels) geleverd kunnen worden.

Technologie in het verpleeghuis en hospice

De in de vorige paragraaf beschreven technieken zijn evenzeer toepasbaar in verpleeghuizen en hospices. De verpleeghuis- of hospicearts bevindt zich in een vergelijkbare positie als de huisarts, alhoewel de ervaring en expertise nogal verschillen per instelling. In sommige verpleeghuizen/hospices is met name de techniek van subcutane toediening van bijvoorbeeld morfine geïntegreerd in het aanbod van palliatieve zorg. Over het algemeen echter komen de verschillende technieken weinig frequent voor en de enige ervaring is opgedaan tijdens de klinische stage in de opleiding. In tegenstelling tot de thuissituatie zijn in het verpleeghuis en hospice permanent verpleegkundigen aanwezig. Echter, ook hier geldt dat zij pas de handelingen rondom de infusietechniek mogen uitvoeren indien zij daartoe bekwaam en gemachtigd zijn.

Uiteraard moeten ook deze zorgverleners kunnen terugvallen op een gedurende 24 uur bereikbaar steunpunt.

Sommige verpleeghuizen hebben er bewust voor gekozen alle technologische handelingen uit te besteden aan een facilitair bedrijf teneinde kwaliteit en continuïteit van die zorg te kunnen garanderen. Andere verpleeghuizen hebben juist gespecialiseerde verpleegkundigen aangesteld voor die specifieke zorg en beschikken over specifiek op de situatie toegesneden protocollen. In de hospices heeft men er veelal voor gekozen de technologie niet of met consultatieve ondersteuning vanuit een ziekenhuis toe te passen.

Technologie in het ziekenhuis

Er is een aantal indicaties waarom een patiënt in de palliatieve of terminale fase om redenen van de techniek nog moet worden opgenomen. Het inbrengen van centraal-veneuze, spinale of epidurale katheters vindt klinisch plaats. Overigens moet hierbij bedacht worden, indien het uitsluitend de toegang tot pijnbestrijding betreft, dat de subcutane toedieningsmogelijkheid niet vergeten moet worden. Deze kan volledig thuis, in verpleeghuis of hospice gestart worden.

Hoewel het in de meeste gevallen mogelijk is ascitesdrainage 'blind' te verrichten, kan het in voorkomende gevallen nodig zijn deze punctie te verrichten onder echografische controle. Dit kan als poliklinische verrichting plaatsvinden. De afname van pleuravocht kan poliklinisch plaatsvinden. Echter, wanneer er tevens pleuradese moet plaatsvinden, is opname noodzakelijk. Het verrichten van pleuradrainage in de thuissituatie wordt in zijn algemeenheid niet aangeraden in verband met de mogelijkheid van een pneumothorax.

9.3.9 Transmurale ondersteuningsteams en consultatie

In het begin van de jaren negentig van de vorige eeuw kwam vanuit de ziekenhuizen een beweging op gang van transmuraal werkende professionals (al dan niet in teams) ten behoeve van de ondersteunende zorg (voornamelijk thuiszorgtechnologie) voor patiënten in de palliatieve (terminale) fase. Nieuwe spelers in het domein van de terminale zorg waren daarnaast de 'facilitaire bedrijven'. Commerciële bedrijven die behalve de distributie van de zogenoemde PCA-pompen (patient controlled analgesia) ook de instructie van professionals, patiënt en naasten verzorgden en desgewenst ook een 24-uursbereikbare dienst vervulden.

In de loop der jaren werden initiatieven voor samenwerkende teams tussen ziekenhuis en thuiszorg genomen waardoor de facilitaire bedrijven weer wat meer naar de achtergrond schoven. Sinds 1998 is het fenomeen van 'ondersteuningsteams palliatieve zorg' in opkomst. Een verzamelnaam voor teams die door middel van (transmurale) consultatie (telefonisch en/of op de locatie waar de patiënt verblijft) adviezen en ondersteuning geven aan behandelaars en (professionele) zorgverleners. Leden van dergelijke teams zijn daartoe veelal getraind in alle aspecten van palliatieve zorg en in consultatieve vaardigheden. In principe wordt de zorg niet overgenomen, maar worden kennis en vaardigheden overgedragen aan de consultvragers. Anno 2001 zijn in vrijwel iedere provincie een of meerdere van dit soort teams operationeel. Qua werkwijze zijn verschillende soorten ondersteuningsteams te onderscheiden:

■ 'thuiszorgteams' die de totale thuiszorg en huisartsenzorg als hun werkterrein beschouwen;

■ 'ziekenhuisteams' die ondersteuning van behandelende teams in de kliniek en polikliniek nastreven;

■ gecombineerde 'ziekenhuis-thuiszorgteams' die een transmuraal werkveld beogen;

■ gecombineerde 'ziekenhuis-verpleeghuisteams' die eveneens een transmuraal werkveld ambiëren;

■ gecombineerde 'hospice-verpleeghuis-thuiszorgteams' die binnen hetzelfde transmurale werkveld adviseren.

De teams kenmerken zich bijna allemaal door een flexibele werkwijze van 'consultatie op maat'. Het aantal professionals dat participeert in de diverse teams varieert tussen de 2 en 25. Soms is consultatie op de locatie waar de patiënt verblijft mogelijk, in andere gevallen wordt volstaan door een patiëntenbespreking en/of individueel (telefonisch) advies. Meestal is er sprake van samenwerking met een Integraal Kankercentrum waardoor gebruikgemaakt kan worden van de daar reeds jaren bestaande consultatiestructuur.

De eerste ervaringen maken zichtbaar dat de samenstelling van het team (mate van deskundigheid, flexibiliteit, evenwichtigheid, teambuilding), het gekozen model en de condities voor samenwerking (medische verantwoordelijkheid, aard ondersteuning, taakverdeling), de organisatorische inbedding en de financiering te benoemen zijn als kritische succes- en faalfactoren (zie tabel 9.1).

Tabel 9.1   Succes- en faalfactoren transmurale palliatieve teams

Samenwerking
- weerstanden
- (on)duidelijkheid over verantwoordelijkheid
- (on)duidelijkheid over inhoud en doelgroep van palliatieve zorg
- (on)duidelijkheid over taken binnen team
- (on)bekendheid met werk of cultuur buiten team
- (geen) teambuilding
Samenstelling team
- (gebrek aan) deskundigheid en ervaring
- (on)evenwichtige samenstelling
Organisatie en financiering
- onvoldoende tijd en middelen

Bron: Abma (1999)

Alhoewel voor de hand liggend, is het in een ontwikkelingsfase van belang meerdere vormen van consultatie te onderscheiden. De consultatievraag kan betrekking hebben op:

■ een specifieke casus, de patiëntgebonden consultatie: concrete gegevens met betrekking tot ziektegeschiedenis en verloop zijn vereist om tot een toegespitst advies (telefonisch of middels 'bed-side teaching') te komen, snelheid is noodzaak en overname van behandeling moet worden voorkomen; in het uiterste geval is medebehandeling wenselijk;

■ emotionele ondersteuning van de consultvrager: concrete patiëntgegevens zijn niet van belang; begrip van de situatie, een luisterend oor en reflectie wel;

■ algemene kennis of informatie betreffende vaardigheden: concrete patiëntgegevens zijn niet van belang, expertise is absolute noodzaak.

De effectiviteit van transmurale ondersteuningsteams is nog nauwelijks geëvalueerd. In een NIVEL-rapport waarin de werkwijze van negen regionale ondersteuningsteams wordt beschreven, zijn succes- en faalfactoren gedefinieerd.

Tabel 9.2   Succes- en faalfactoren consultatieteams (Francke 1999)

Succesfactoren
- geslaagde teambuilding
- het achter de hand hebben van opnamefaciliteiten
- een goede financiering
Belemmerende factoren
- een afhoudende houding van artsen ('palliatieve zorg is bij ons al goed geregeld')
- problemen met bereikbaarheid van het team
- het ontbreken van een gemeenschappelijk zorgconcept

Tot slot moet hier nog worden genoemd dat er ook initiatieven zijn van consultatiemogelijkheden voor patiënten en naasten. Wanneer in de eigen situatie onvoldoende kennis en ervaring beschikbaar zijn bij de oplossing van bijvoorbeeld financiële of juridische problemen, kan kosteloos een beroep worden gedaan op een 'pool van gespecialiseerde vrijwilligers'.

Deze vrijwilligers zijn advocaat, jurist of accountant en kunnen via het Landelijk Steunpunt Vrijwilligers Terminale Zorg door patiënten worden geconsulteerd. Voor zorgorganisaties bestaat de mogelijkheid om tegen geringe vergoeding op een vergelijkbare pool van bijvoorbeeld softwarespecialisten en fondsenwervers terug te vallen via het Netwerk voor Palliatieve Zorg aan Terminale Patiënten in Nederland (NPTN). Men moet bij voorkeur wel lid zijn van dit netwerk. Voor deze vrijwillige consulenten wordt overigens gesteld dat het noodzakelijk is dat zij zich de palliatieve filosofie hebben eigengemaakt en dat duidelijk is welke verwachtingen en afspraken een rol spelen.

9.4 MODELLEN VAN PALLIATIEVE ZORG

Palliatieve zorg is zoals zichtbaar werd in de vorige paragraaf niet gebonden aan een specifieke locatie. Het niveau waarop de zorg wordt aangeboden, is wel verschillend per locatie. Op basis van dat onderscheid zijn momenteel verschillende modellen te onderscheiden. De modellen zijn veelal afgeleid van ervaringen buiten Nederland. De keuze voor het best passende niveau van palliatieve zorg is afhankelijk van allerlei factoren.

Van belang bij de besluitvorming is enerzijds de complexiteit van handelingen in de symptoombestrijding, anderzijds gaat het eenvoudig om de beschikbaarheid en bereikbaarheid van faciliteiten. De generalist blijft vrijwel altijd hoofdbehandelaar, maar roept de hulp in van een specialist.

9.4.1 Modellen buiten Nederland

De organisatie van palliatieve zorg in Nederland is voor een deel gebaseerd op ervaringen elders in Europa, Australië, Canada en de Verenigde Staten. De grote variëteit aan modellen van palliatieve zorg komt voort uit mogelijkheden en beperkingen die ontstaan binnen het gezondheidszorgsysteem, de daaruit voortkomende regelgeving en financiering.

Er zijn enkele overzichten gepubliceerd waarin modellen worden gecategoriseerd in een algemeen raamwerk: onderscheiden wordt zorg vanuit het ziekenhuis (consultatieteams, specialistische units, ziekenhuisverplaatste zorg), poliklinieken (poliklinische zorg en dagbehandeling), vrijgevestigde hospices (specialistische centra, dagbehandeling en consultatieteams) en de thuiszorg (verpleegkundige teams, multidisciplinaire teams).

Onderscheiden worden vervolgens drie niveaus: 'low, medium, high care'. De niveaus verwijzen naar de complexiteit van zorg. Complexiteit kan verwijzen naar de moeilijkheidsgraad van symptoombestrijding, naar het aantal betrokken disciplines betreffende het aantal probleemgebieden waar een patiënt ondersteuning in vraagt. De wijze waarop complexiteit wordt gedefinieerd, is dus zo uiteenlopend dat een goede algemeen geldende beschrijving hier niet mogelijk is. In de Verenigde Staten bestaan vooral consultatie- en ondersteuningsteams in de ziekenhuizen, varianten op ziekenhuisverplaatste zorg en mogelijkheden voor dagbehandeling. Specialistische verpleegkundigen vormen veelal de spil in de zorg. In dichtbevolkte gebieden bestaan veel mogelijkheden voor dagbehandeling. In de dunbevolkte gebieden worden vele kilometers afgelegd om patiënten thuis te bezoeken en te behandelen.

In het Verenigd Koninkrijk wordt vrijwel de gehele vraag aan palliatieve zorg beantwoord door de hospiceorganisaties (onder andere St. Christopher's, Macmillan, Marie Curie, Sun Ryder). De hospices variëren in capaciteit, mate van specialisatie en mogelijkheden. Er zijn zogenoemde daghospices (ontlasting van de mantelzorg en aanbod van ontspannings- en sociale activiteiten), maar ook hospiceziekenhuizen waar respijtzorg, hoogwaardig technologische behandeling en gespecialiseerde psychosociale zorg mogelijk zijn. Vanuit vrijwel alle hospices zijn consultatie, kennisoverdracht en zorg in de thuissituatie mogelijk.

Op het gebied van consultatie bestaat in Canada een soort 'tweetrapssysteem' waarbij een of meer (huis)artsen in een regio zich extra verdiepen in de palliatieve zorg om in eerste instantie te kunnen fungeren als vraagbaak voor hun collega's. Wanneer ook voor deze huisartsen het probleem te ingewikkeld is, zijn zij op de hoogte van de meest geschikte consulent om vervolgens te consulteren. In schema:

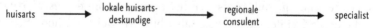

De lokale deskundigen volgen eerst een uitgebreide cursus palliatieve zorg en komen daarna enkele keren per jaar bijeen om bijgeschoold te worden en om ervaringen uit te wisselen. Voor de verpleegkundige zorg bestaat in Engeland een vergelijkbare variant: de 'lokale verpleegkundig specialist palliatieve zorg', de Macmillan-nurse.

De multidisciplinariteit van palliatieve zorgteams loopt uiteen; de kerndisciplines zijn de arts, verpleegkundige en geestelijk verzorger. De beschikbaarheid van zorg wordt uiteraard bepaald door de samenstelling van de teams. In bijvoorbeeld Italië zijn multidisciplinaire thuiszorgteams beschikbaar voor consultatie, maar vooral ook voor uitvoering van zorg en behandeling.

Concluderend kan worden gesteld dat sommige palliatieve zorg 'services' zich slechts richten op een aspect van de zorg voor een bepaalde patiëntengroep in een deel van de palliatieve fase, terwijl andere totale, geïntegreerde zorg bieden voor alle patiënten in de gehele palliatieve fase. Goede vergelijkende studies naar de effectiviteit op het niveau van patiënt en naaste(n) zijn nog niet veel gedaan. De verschillende modellen zijn niet zozeer elkaars alternatieven, maar veel meer complementair.

9.4.2 Modelontwikkeling in Nederland

Extra- en intramurale palliatieve zorg: onderscheid in niveaus

In Nederland spitst de discussie over modellen van palliatieve zorg zich toe op de complexiteit van de zorgvraag in de zin van benodigde specialistische kennis. In navolging van het buitenland worden in die ontwikkeling drie niveaus onderscheiden: laag, matig en hoog complexe zorg. Opvallend is echter dat in de praktijk eigenlijk alleen de low en high care zorg expliciet zijn uitgewerkt.

Laag complexe zorg ofwel generieke zorg

Laag complexe zorg is zorg die zich kenmerkt door de uitvoering van eenvoudige routinehandelingen. Deze laag complexe zorg wordt verleend door mantelzorgers, vrijwilligers en de reguliere instanties thuis of in het verzorgingshuis, maar ook in de

'Bijna-Thuis-Huizen'. Hulpverleners hebben veelal een algemene bijscholing palliatieve zorg gevolgd.

Middelmatig complexe zorg ofwel gespecialiseerde palliatieve zorg

Deze zorg vraagt om uitvoering van eenvoudige routinehandelingen en specifieke standaardprocedures rondom symptoombestrijding en emotionele begeleiding. Gespecialiseerde zorg wordt verleend in instellingen die tot op bepaalde hoogte zijn ingericht op de eisen die gesteld worden aan de zorg voor mensen in de laatste levensfase, zoals speciale units in verzorgingshuizen, verpleeghuizen en hospices met een lokale functie. Hulpverleners zijn geschoold in specifieke aspecten van de palliatieve zorg.

Hoog complexe zorg ofwel specialistische palliatieve zorg

In deze zorg wordt uitvoering van nieuwe methoden en procedures in de bestrijding van symptomen ontwikkeld, naast de gehanteerde routinehandelingen en standaardprocedures. Deze specialistische zorg wordt geboden vanuit specialistische palliatieve zorgunits (in verpleeghuis, hospice of ziekenhuis). Hulpverleners zijn opgeleid en getraind om op een integrale wijze multidimensionale palliatieve zorg te verlenen.

Modellen voor consultatie

In Nederland zijn anno 2001 verschillende modellen voor consultatie te onderscheiden die overeenkomen met in de internationale literatuur omschreven modellen (Bosanquet en Salisbury 1999). Het in paragraaf 9.3.9 beschreven aanbod van transmurale ondersteuningsteams is voor het grootste deel onder te brengen in de volgende modelmatige weergave.

1   Consultverlening vanuit de *thuiszorg georiënteerde benadering*.

2   De *ziekenhuis georiënteerde benadering* in de vorm van in en vanuit het ziekenhuis werkende consultatieteams.

3   De *integrale zorgteams* die op verzoek adviezen en zorg/behandeling kunnen leveren in de verschillende domeinen van de palliatieve zorg (somatisch, psychisch, sociaal, spiritueel) zien we in Nederland in iedere regio op de een of andere wijze terug vanwege de *multidisciplinaire samenstelling* die is gekozen voor het kernteam dan wel voor de 'schil(len)' eromheen.

Binnen de genoemde modellen is altijd plaats voor *transmurale zorg* op basis van de filosofie dat palliatieve zorg overal waar de patiënt verblijft in een optimale vorm beschikbaar moet zijn.

De *regionale keuze* voor een of meer bepaalde modellen (met een of meer ondersteuningsteams) is nadrukkelijk gerelateerd aan de kenmerken van een regio. Het is de 'couleur locale' die de mate van aansluiting en het succes van de ondersteuning lijkt te bepalen (COPZ evaluatierapport, 2001). Het zijn ook die *regionale kenmerken en eerdere ontwikkelingen* die bepalend zijn voor de inbedding van de consultatieve projecten.

De in het buitenland populaire poliklinische palliatieve zorg (palliatieve zorg polikliniek of gespecialiseerde dagbehandeling en dagopvang) is tot nu toe niet in Nederland uitgewerkt.

Kenmerkend voor alle modellen is dat de doelstelling is de professional te ondersteunen in zijn zorg en behandeling. Zorg wordt in principe niet overgenomen, in tegenstelling tot de ervaringen in bijvoorbeeld Engeland, Italië en de Verenigde Staten.

De consultatie wordt in alle modellen met accentverschillen uitgevoerd.

Er bestaat een onderscheid tussen telefonische en bed-sideconsultatie. Niet altijd wordt een onderscheid gemaakt tussen patiëntgebonden en niet-patiëntgebonden vragen.

De opvallendste overeenkomst in het consultatieaanbod bestaat uit het feit dat er steeds sprake is van de mogelijkheid tot overleg met een multidisciplinaire achterban.

Intervisie ('peer groups'), die in de literatuur als instrument voor interdisciplinaire samenwerking uitgebreid beschreven wordt, krijgt in vrijwel alle modellen op de een of andere wijze (al dan niet gerelateerd aan patiëntencasuïstiek) gestalte.

Tot slot noemen we het voor Nederland unieke model van Steun en Consultatie bij Euthanasie dat de zogenoemde SCEN-artsen opleidt. Het betreft hier een vorm van collegiale consultatieve ondersteuning voor huisartsen die geconfronteerd worden met patiënten met een euthanasieverzoek.

9.5 SAMENHANG EN SAMENWERKING

Samenhang in de palliatieve zorg is nodig om 'zorg op maat' te realiseren. Zorg op maat is sterk afhankelijk van 'sturing op maat'. Sturing op maat is sterk afhankelijk van samenhang in regelgeving en financiering.

Samenhang in het continuüm van belevingsgerichte palliatieve zorg wordt zichtbaar door de kanteling van aanbod- naar vraaggerichte organisatie. Werkprocessen en organisatiestructuur moeten daartoe worden aangepast. Het is echter vooral de attitude van waaruit wordt gewerkt die aanpassing behoeft om transities voor een patiënt en naasten zo goed mogelijk te laten verlopen. Transmurale samenwerking is net als in veel andere domeinen van zorg een sleutelbegrip. Horizontale integratie tussen zorginstellingen (bijvoorbeeld een samenwerkingsverband tussen verpleeghuizen in een regio) kan voorkomen dat gelijksoortige instellingen binnen een bepaalde regio naast elkaar aan hetzelfde werken, hetgeen noch de samenhang, noch de doelmatigheid bevordert. Verticale integratie tussen zorginstellingen (bijvoorbeeld een samenwerkingsverband tussen een thuiszorgorganisatie, verpleeghuis en ziekenhuis) die verschillende zorgfuncties leveren, kan de samenhang in de zorg sterk verbeteren.

9.5.1 Voorwaarden voor transities

Door de inzet en betrokkenheid van betrokken partijen kunnen veel barrières worden overwonnen en kan een belangrijk deel van de palliatieve zorg op verschillende locaties worden gecontinueerd. Desalniettemin ontbreken veelal formele structuren voor organisatie overstijgende afspraken, over de beschikbaarheid en bereikbaarheid van kennis en vaardigheden en over de vergoeding van diensten.

Om een goede inschatting te maken van het niveau van palliatieve zorg, en aldus de te maken transitie, dat op een bepaald moment nodig is, kunnen we kijken naar een aantal kenmerken van de patiënt, zijn directe omgeving, de aanwezige en potentiële problemen. In eerste instantie worden de zorgtekorten (medisch, ADL, HDL, coping, mantelzorg) beschreven. Daarnaast zijn er verschillende instrumenten (checklists) die het verder analyseren van de situatie vergemakkelijken.

Tabel 9.3 Analyse van de complexiteit van zorg

1 De zorgvraag
- Is of zijn de zorgvraag/zorgvragen duidelijk?
- Wat is de levensverwachting?
- Is er sprake van verwachte fluctuaties in de ziektetoestand (mate van stabiliteit)?
- Zijn eventuele fluctuaties voorspelbaar (indicatoren)?
- Is er sprake van meerdere ziektebeelden, handicaps of gedragsproblemen die elkaar beïnvloeden?
2 De patiënt
- Wat is de mate waarin de patiënt in staat is adequaat te communiceren middels woord, geschrift of gebaar?
- Wat is de mate waarin de patiënt inzicht heeft in de eigen situatie?
- Wat zijn de verwachtingen van de patiënt?
3 De omgeving waarin de patiënt zich bevindt
- Is er mantelzorg beschikbaar, wie in welke mate?
- In welke mate heeft de omgeving inzicht in de situatie?
- Wat is de mate waarin de omgeving van de patiënt psychisch belast is?
- Wat is de mate waarin de directe omgeving van de patiënt gemotiveerd is mee te werken in de zorg?
- In welke mate zijn de woon- en verblijfsomgeving van de patiënt betrouwbaar en veilig?
- Is duidelijk welke verpleegtechnische interventies moeten worden uitgevoerd en in welke mate daarvoor medisch-technische apparatuur nodig is?
- Wat zijn de verwachtingen van naaststaanden?
- Komen het inzicht en de verwachtingen van patiënt en naaststaanden overeen?

Bron: Teunissen (1999).

9.5.2 Coördinatie en continuïteit

Coördinatie en continuïteit van zorg zijn voor de patiënt in de palliatieve fase noodzakelijke voorwaarden om een gevoel van veiligheid en kleinschaligheid te ervaren. Om een klimaat van vertrouwen te creëren waarin de patiënt ruimte vindt voor datgene wat hij meer is dan zijn ziekte, voor datgene waar hij zelf prioriteit aan geeft in die laatste levensfase.

Coördinatie betekent hier onderlinge afstemming. Idealiter is er sprake van een naadloze aansluiting in tijd en qua inhoud van de zorg. De coördinator van de zorg is degene die zorg draagt voor het goed op elkaar afstemmen van verschillende interventies, handelingen en activiteiten. De coördinator maakt afspraken naar de wens van de patiënt en naasten, is namens hen de 'zorgplanner'. Hij heeft de regie van de zorg in handen.

Continuïteit verwijst naar een ononderbroken samenhang in de zorg. Het gaat om het goed op elkaar aansluiten van de verschillende aspecten van zorg tot in de kleine details. Daarbij zijn vier vormen van continuïteit te onderscheiden.

1 Continuïteit met betrekking tot de aanpak, de inhoudelijke uitvoering van interventies en de verschillende aspecten van zorg. Welke interventies worden hoe en door wie en onder wiens verantwoordelijkheid uitgevoerd? Denk aan het gebruik van materialen voor medisch-technisch handelen, wondverzorging of verschillen in voorgeschreven medicatie en/of toedieningswijze; denk ook aan woordgebruik.

2 Continuïteit in het proces van de zorgverlening: wat gebeurt er op welk moment door wie? Denk hierbij aan de taakverdeling. Wat in een ziekenhuis door een verpleegkundige wordt gedaan, mag een wijkverpleegkundige soms niet doen en moet worden uitgevoerd door een huisarts, hetgeen uitermate verwarrend kan zijn voor patiënt en naasten.

3 Continuïteit in de zorgvoorzieningen en de structuur ervan: wat zijn de randvoorwaarden, beschikbare middelen, gezamenlijke afspraken over gebruik van protocollen en richtlijnen, mogelijkheden voor 24-uursbereikbaarheid en ondersteuning en consultatie?

4 Continuïteit in persoon, de beperking van het aantal hulpverleners.

Betrokken hulpverleners op een 'nieuwe' locatie moeten zich daarom eigenlijk steeds de vraag stellen of de patiënt zich op een bepaald moment op de 'locatie naar wens' bevindt en of start dan wel continuering van specifieke interventies op de desbetreffende locatie haalbaar is. De haalbaarheidsvraag spitst zich toe op drie vragen.

1 Zijn de juiste kennis en expertise bereikbaar en aanwezig (gedurende 24 uur per dag)?

2 Is er voldoende en de juiste menskracht beschikbaar om verantwoordelijkheid voor continue zorg te verlenen?

3 Zijn de zorg en behandeling financieel realiseerbaar?

Nieuwe interventies moeten eigenlijk alleen aangeboden worden wanneer de vragen positief beantwoord worden.

9.5.3 Bereikbaarheid en beschikbaarheid van informatie

Om de overdracht van zorg gedurende de palliatieve fase zo goed mogelijk te laten verlopen, worden duidelijke afspraken gemaakt over de wijze van communicatie tussen patiënt en mantelzorgers enerzijds en de verschillende hulpverleners anderzijds. Uitgangspunt is dat de patiënt op iedere locatie waar hij zich bevindt, op ieder gewenst moment een beroep kan doen op de ondersteuning van professionele hulpverleners. Duidelijkheid hierover is van essentieel belang. Dit geldt ook voor de verschillende bij de zorg betrokken professionals. Zij moeten steeds over informatie kunnen beschikken die nodig is om de hulpvraag van de patiënt te kunnen beantwoorden en de patiënt naar de juiste collega te verwijzen. Elkaar informeren over ieders mogelijkheden en beperkingen, deskundigheid en bijbehorende grenzen, en over de relatie met de patiënt is van wezenlijk belang.

Het zorgdossier vormt de basis voor de zorg aan een individuele patiënt. Het gebruik van een klachtendagboek door de patiënt, dat gebruikt wordt om de aanwezigheid en intensiteit van klachten en de prioriteit in bestrijding van de klachten aan te geven, kan extra ondersteuning bieden. Voor patiënten die niet meer goed aanspreekbaar zijn en waarbij de belangrijkste communicatie non-verbaal plaatsvindt, kunnen de mantelzorgers door het gebruik van een vergelijkbaar systeem overigens goede 'brugfunctionarissen' zijn in een adequate en sluitende communicatie tussen hulpverleners.

Bij iedere transitie van locatie vraagt de schriftelijke overdracht bijzondere aandacht. Zolang de elektronische mogelijkheden nog beperkt zijn, is het raadzaam gebruik te maken van checklists en richtlijnen die hiertoe zijn ontwikkeld (bijvoorbeeld 'Richtlijn Continuïteit in zorgverplaatsing van kankerpatiënten' van het Integraal Kankercentrum Oost of de Samenwerkingsrichtlijn van het Integraal Kankercentrum Limburg). Idealiter krijgen beleving en verwachtingen rondom de transitie, zoals verwoord door patiënt en naasten, een duidelijke plaats in de overdracht, evenals de informatie en begeleiding die door de behandelaar zijn aangeboden. Continuïteit in persoon is dan weliswaar niet meer mogelijk, voortzetting van eenzelfde 'toon' is voor patiënt en naasten meestal wenselijk. Beloftes aan de patiënt die geconcretiseerd zijn in afspraken hebben per definitie een belangrijke plaats in het document. De organisatie van de zorg valt of staat met de wijze waarop men met elkaar communiceert. Het gaat dan zowel om de formele als om de informele contacten. Weergave van de juiste gegevens over beschikbaarheid en inzet van zorgverleners, bereikbaarheid van noodzakelijke gegevens en haalbaarheid van de toepassing van interventies zullen per locatie waar de patiënt verblijft verschillend zijn. De organisatie van de zorg bestaat voor het grootste deel uit het elkaar informeren over en betrekken bij besluitvorming over in te zetten zorg. Gebruik van een checklist die voor alle bij de zorg betrokkenen inzichtelijk maakt hoe de zaken in elkaar zitten en op elkaar afgestemd zijn, is hierbij onontbeerlijk om onduidelijkheid en onrust te voorkomen.

9.5.4 Rapportage en documentatie

Voor de thuiszorg zijn verschillende zorgmappen in omloop die qua inhoud sterk op elkaar lijken. Het moment van starten van het gebruik van een zorgdossier is niet in algemene zin aan te geven. Meestal is het pas zinvol vanaf het moment dat er minstens twee disciplines bij de zorg betrokken zijn, en wanneer er sprake is van frequente (bijvoorbeeld dagelijkse) zorg door minstens één discipline. Doorgaans bevindt het zorgdossier zich bij de patiënt thuis. Het is zijn eigendom en vormt zo een uiting van respect voor autonomie. Het kan dan door alle informele en formele hulpverleners die bij de patiënt komen, worden gebruikt, maar vooral ook door patiënt en naasten zelf. Vragen en actuele ervaringen, boosheid, angst en hoop kunnen er in worden verwoord teneinde het onderwerp van gesprek te maken met de coördinator van zorg. Het zorgdossier kan bij eventuele bezoeken aan poliklinieken door de patiënt worden meegenomen, zodat de behandelingen die thuis zijn ingesteld en de afspraken die zijn gemaakt ter beschikking staan van de specialist en omgekeerd de bevindingen en adviezen van de specialist meteen na het bezoek ter beschikking staan van de huisarts.

Zie onderstaand kader voor een voorbeeld van het zorgdossier intensieve thuiszorg van het Nederlands Huisartsen Genootschap (NHG).

Zorgdossier Intensieve Thuiszorg NHG

Het NHG-dossier heeft acht hoofdstukken
1   personalia van de patiënt, aanwezigheidsrooster en de bereikbaarheid van de betrokken informele en formele hulpverleners
2   medische aspecten, zoals diagnose, voorgeschiedenis en behandelplan
3   medicatie, allergieën en dieet
4   communicatie tussen verschillende disciplines
5   rapportage van de huisarts
6   rapportage van de thuiszorg
7   rapportage van overige betrokkenen
8   opbergmap voor brieven en dergelijke

Aanvullende informatie met betrekking tot concrete zorgvragen, uitleg over de zorg zoals die aan patiënt en naasten wordt aangeboden, samenvatting van gesprekken en door de patiënt en naaste(n) verwoorde beleving van de ziekte dienen in de palliatieve fase nadrukkelijk te worden toegevoegd.

Voor de klinische situatie bestaan modellen voor zogenoemde Patiënten Informatie Dossiers (PID's) of Zorgmappen. Het zijn zogenoemde 'combinatie-instrumenten' die (al dan niet elektronisch) gebruikt kunnen worden om enerzijds informatie te verstrekken aan de patiënt en anderzijds te zorgen voor een verslaglegging van gebeurtenissen en bevindingen. De dossiers zijn en blijven eigendom van de patiënt, maar alle gedurende het ziektetraject betrokken behandelaars en zorgverleners kunnen het dossier gebruiken. Goede evaluatiestudies zijn nog onvoldoende uitgevoerd, maar patiënten geven aan dat dergelijke instrumenten ondersteunend zijn bij het verwerven van (volledige) informatie en het behoud van controle over de eigen situatie.

9.5.5 Transmurale indicatiestelling en financiering

Ondanks het brede aanbod van zorg en de vele nieuwe mogelijkheden is het niet mogelijk zomaar alle zorg te verkrijgen die men wenst. Voor de zorg thuis, in een verpleeg- of verzorgingshuis moet een indicatie worden bepaald. Indiceren is 'het resultaat van een geformaliseerd proces van het op objectiveerbare wijze vaststellen van de hulpbehoefte en het vervolgens aangeven van de in dat kader in redelijkheid aangewezen zorg naar aard, inhoud en omvang' (Nationale Raad voor de Volksgezondheid, Indicatiestelling op maat 1994).

Indicatiestelling vindt in Nederland plaats vanuit de Regionale IndicatieOrganen (RIO's)*. Voor het indiceren bestaat een modelprotocol geïntegreerde indicatiestelling voor het terrein van wonen, welzijn en zorg van het Breed Indicatie Overleg: BIO-protocol. Het uitgangspunt voor de indicering zijn de zorgbehoeften c.q. de behoefte aan hulpmiddelen (vanwege de gestoorde zelfzorgfunctie). Er worden drie vormen onderscheiden:

- criteriumgericht; beoordeeld wordt of de patiënt aan de criteria voldoet die passen bij de hulpvraag;
- oplossingsgericht; op basis van problemen in de zelfzorg geeft de indicatieadviseur een advies ('oplossing');
- probleemgericht; indicatieadviseur, patiënt en naasten stellen gezamenlijk vast wat problemen zijn (protocollaire beschrijving). Er vindt dus een probleemanalyse plaats van zelfzorgtekorten, waarna zorgfuncties worden gezocht om de tekorten te compenseren.

Bij patiënten in de palliatieve fase wordt gestreefd naar integrale indicering: alle mogelijke gevolgen van de beperkingen voor de zelfzorg worden nagelopen, waarna op basis van de systematiek van 'probleemgericht indiceren' de juiste oplossing wordt gezocht binnen bestaande criteria. Na een selectie uit alternatieven (oplossingen die het minst ingrijpend zijn maar wel voldoende langdurig en adequaat zijn) wordt de

---

* RIO's zijn door de overheid ingesteld en belast met het stellen van indicaties voor AWBZ Zorg, in eerste instantie beperkt tot de Verpleging & Verzorging (thuiszorg, verpleeghuizen, verzorgingshuizen). In de nabije toekomst komt daar ook de indicering bij voor aanspraken uit de Wet Voorzieningen Gehandicapten (WVG).

zorg toegewezen. Ten slotte wordt bekeken of betrokkenen voor vergoeding van de zorg in aanmerking komen (of men AWBZ verzekerd is).

In eerste instantie wordt geprobeerd de betrokkene(n) zo lang mogelijk zelfstandig te laten blijven met ondersteuning van hulpmiddelen. Pas als dat niet tot een oplossing van de zelfzorgproblemen leidt, wordt personele zorg ingezet, eventueel in combinatie met hulpmiddelen en voorzieningen. Het RIO is in staat over instellingsmuren heen te kijken en een deel van de tekortkomingen in de zorg te voorkomen en te kijken naar benodigde zorgfuncties (dat wil zeggen zorgtaken door een beroepsgroep), ook in andere zorginstellingen.

In sommige situaties kan een urgentie worden ingesteld. Een eenduidige systematiek hiervoor bestaat niet. Wel worden drie urgentiecategorieën onderscheiden: hoogst urgent, urgent en dringend gewenst.

Realisatie van de zorg vindt plaats door meer of minder betrokkenheid van het RIO. In principe zijn instellingen autonoom, hetgeen impliceert dat er geen plaats is als er geen plaats is. De patiënt moet dan wachten. Sommige instellingen beschouwen 'geen plaats' als hun probleem en gaan zelf op zoek naar een (incidentele) plaats in een vergelijkbare instelling waardoor de zorg eerder geboden kan worden. Voor patiënten in de palliatieve fase neemt het RIO soms de verantwoordelijkheid voor de zorgrealisatie, hetgeen betekent dat men de wachtlijstproblematiek zal beïnvloeden.

Transmurale indicatiestelling verwijst dus vooral naar de mate waarin het RIO verantwoordelijkheid voor het realiseren van de zorg op zich neemt. Wanneer een transitie enigszins voorspelbaar is, is het zinvol voor patiënt en naasten vast gestructureerd na te denken over de zelfzorgtekorten en daardoor benodigde hulpmiddelen en zorgtaken. Het gesprek met een indicatieadviseur zal dan meer volgens de wensen van de patiënt verlopen en op die manier wellicht tot een beter resultaat leiden.

Daadwerkelijke zorg wordt verleend door de zorgaanbieders: thuiszorgorganisaties, verzorgings- en verpleeghuizen, hospices en ziekenhuizen.

De verzekering en financiering van de zorg gebeuren vanuit het 'driecompartimentenmodel'.

Tabel 9.4 Driecompartimentenmodel voor verzekering en financiering van zorg

Compartiment 1   - verzekering van alle 'care'-aspecten   - vergoedingen worden bepaald via de Algemene Wet Bijzondere Ziektekosten (AWBZ)
Compartiment 2   - verzekering van alle curatieve zorg   - vergoedingsmogelijkheden worden bepaald op basis van de Ziekenfondswet en de Wet op de Toegang Zorgverzekeringen
Compartiment 3   - aanbod van aanvullende zorgpakketten (door individuele zorgverzekeraars)

In ieder compartiment zijn, gerelateerd aan de aard van de zorg, specifieke afspraken gemaakt.

Verstrekking van palliatieve zorg vindt plaats vanuit elk compartiment. Door de schotten in de regelgeving komt het regelmatig voor dat het aanbieden van zorg op maat onmogelijk is.

Alle ontwikkelingen zijn gericht op het realiseren van meer flexibiliteit en samenhang in de zorg: ketenzorg. Meer samenhang in de zorg heeft tot doel de kwaliteit van de zorg te verhogen en ondoelmatigheden te voorkomen. Onnodige uitgaven worden daardoor als het goed is vermeden. De verwachting is dat in de toekomst zorgvragers, zorgaanbieders en zorgverzekeraars in overleg met regionale en lokale overheden meer onderlinge afspraken gaan maken. Indicatiestelling, zorgtoewijzing en zorgverlening worden naar verwachting meer gekoppeld. Als ideaalmodel is gekozen voor de ziektebeeldgerichte benadering (diseasemanagement). Het gebruik van multidisciplinaire protocollen (op basis van samenwerking tussen generalistische en specialistische aanbieders van zorg) moet een referentiekader vormen voor de indicatiestelling, toewijzing en uitvoering van zorg.

9.5.6 Regionale samenwerking

Naar verwachting zal de vraag naar laag complexe palliatieve zorg in de toekomst groter zijn dan die naar hoog gespecialiseerde zorg (Francke en Willems 2001). Concentratie en spreiding van de zorg met daaruit voortkomende taakverdeling kunnen op basis van dat uitgangspunt verder vorm krijgen.

Voor iedere regio kan dan een aantal functies in de zorgketen worden omschreven:
- verschillende soorten en mogelijkheden voor laag en middel complexe palliatieve zorg (combinaties van professionele en niet-professionele zorg);
- een goed bereikbare mogelijkheid voor hoog complexe zorg voor crisisinterventie en hoog complexe problematiek;
- een of meer ambulante teams voor de uitvoering en ondersteuning van deelgebieden in de zorg (bijvoorbeeld thuiszorgtechnologie);
- een of meer gespecialiseerde consultatieteams ('telefonische helpdesk') ter ondersteuning van professionals;
- structureel aanbod van deskundigheidsbevordering (theorie en praktijk) voor professionals uit de kerndisciplines van de verschillende niveaus;
- mono- en multidisciplinaire netwerken met intervisiemogelijkheden;
- een systeem voor kwaliteitsbewaking door middel van registratie en visitatie;
- beschikbaarheid van een sociale kaart (databank) van alle palliatieve zorgfuncties in de regio.

Een centraal steunpunt dat fungeert als coördinatiecentrum van het regionale netwerk van zorgaanbieders, provincie, gemeentes en verzekeraars is aan te bevelen.

9.5.7 Landelijke samenwerking en ontwikkelingen in beleid

Vanuit de overheid zijn vanaf 1996 activiteiten ondernomen en trajecten geïnitieerd om de palliatieve zorg in Nederland te verbeteren. In 1996-1999 heeft dat geresulteerd in de oprichting van drie programma's die – onder toezicht van het ministerie van Volksgezondheid, Welzijn en Sport – parallel aan elkaar activiteiten ontplooien binnen het landelijke stimuleringsprogramma Palliatieve Zorg in de Terminale fase. Het doel van het programma is de kwaliteit, de beschikbaarheid en de bereikbaarheid van palliatieve zorg in Nederland te verbeteren. Het doel moet gerealiseerd worden door enerzijds structuuraanpassing en zorgcoördinatie en anderzijds kennisontwikkeling (onderzoek) en deskundigheidsbevordering (onderwijs). Samenwerking, samenhang, afstemming en waar mogelijk integratie van activiteiten zijn als voorwaarde gesteld.

ZorgOnderzoek Nederland: werkgroep palliatieve zorg in de terminale fase

Sinds 1996 kent ZorgOnderzoek Nederland (ZON)* een deelprogramma ter verbetering van de palliatieve zorg in de terminale fase. Voor de uitvoering van het deelprogramma is een werkgroep opgericht die een vertegenwoordiging vormt van alle voor het veld relevante disciplines (waaronder ook de Nederlandse Patiënten Consumenten Federatie en Vrijwilligers Terminale Zorg).

Tabel 9.5   Deelprogramma Palliatieve Terminale Zorg ZON

Fase 1: 1996-1997   • Exploratieve studie naar de bestaande situatie rond palliatieve terminale zorg in Nederland. Inventarisatie van aanbieders van zorg, van scholing en deskundigheidsbevordering   • Rapport: Palliatieve Zorg in Nederland: structuur, deskundigheid en zorg voor de zorgenden. (NIVEL 1997)
Fase 2: 1997-1999   • Vervolgstudie naar de te verwachten ontwikkelingen in de vraag naar palliatieve zorg (door NIVEL en Instituut voor Extramurale Gezondheids- en Omgevingsvraagstukken (EMGO) van de Vrije Universiteit in Amsterdam)   • Publicatie: Palliatieve zorg vandaag en morgen. Toekomstscenario's (Elsevier 2000)
Fase 3: 1999-2002   • Korte Interventie Projecten ten behoeve van de ontwikkeling van kwaliteitscriteria. Een ontwikkeltraject in het 'veld'. Lokale initiatieven vormen de basis voor het ontwikkelen van kwaliteitscriteria vanuit het perspectief van de zieke mens. Speciale aandacht gaat uit naar kinderen en allochtonen

---

* ZorgOnderzoek Nederland is een intermediaire organisatie voor de programmering en financiering van projecten, experimenten en onderzoek op het terrein van gezondheid, preventie en zorg. ZON stimuleert onderzoek en bruikbare vernieuwing in de gezondheidszorg en bevordert dat de praktijk de resultaten hiervan gebruikt. ZON verbindt onderzoek, beleid en praktijk van zorg en preventie in Nederland.

ZorgOnderzoek Nederland speelt een belangrijke rol in de coördinatie van activiteiten en is de gesprekspartner voor de overheid en de vele gremia die betrokken zijn bij de ontwikkeling van palliatieve zorg.

Projectgroep 'Task Force Integratie Hospices'

De overheid erkent de belangrijke rol die hospices spelen in de ontwikkeling van de palliatieve zorg in Nederland, maar vindt dat ze onderdeel moeten worden van het reguliere zorgsysteem. Daarom is het beleid van de overheid erop gericht om hospices te integreren met bestaande voorzieningen. Voor de begeleiding en uitvoering van dat beleid, waarvoor minimaal twee jaar wordt uitgetrokken, is een 'Task Force Integratie Hospices' in het leven geroepen.

Tabel 9.6   Programma Task Force Integratie Hospices

Fase 1: 1999-2000 • **Inventarisatiestudie naar de bestaande hospicezorg: hospices en hospice-units** • **Knelpuntenanalyse hospicezorg**
Fase 2: 2001-2002 • **Onderscheid low care versus high care hospicezorg** • **Advies aan de overheid voor integratietraject hospicezorg in de reguliere zorg**

In de projectgroep hebben vertegenwoordigers van de hospicezorg, verzorgings- en verpleeghuizen, de thuiszorg, huisartsen, Integrale Kankercentra en ziektekostenverzekeraars zitting naast de Nederlandse Patiënten Consumenten Federatie en de Vrijwilligers Terminale Zorg. ZorgOnderzoek Nederland heeft als waarnemer een plaats in de groep.

De Centra voor Ontwikkeling van Palliatieve Zorg in de terminale fase

Voorts heeft de overheid besloten tot stimulering van de ontwikkeling van palliatieve zorg door de instelling van een zestal Centra voor Ontwikkeling van Palliatieve Zorg (copz). Deze lokale en regionale samenwerkingsverbanden (veelal een academisch centrum en een Integraal Kankercentrum) zijn gesitueerd in Amsterdam, Maastricht, Nijmegen, Rotterdam, Utrecht en Groningen. Deze copz-en hebben een opdracht op het gebied van structuuraanpassing en zorgcoördinatie die zich toespitst op consultatieverlening en transmurale samenwerkingsverbanden in de vorm van lokale en regionale netwerken. Daarnaast worden wetenschappelijke vragen met betrekking tot de specifieke kenmerken van de patiënt in de palliatieve fase gestimuleerd en is een traject uitgezet om de deskundigheid van professionals te verbeteren.

Tabel 9.7   Programma Centra voor Ontwikkeling van Palliatieve Zorg

Fase 1: 1998-2001
Structuuraanpassing   • Lokale en regionale inventarisatie van initiatieven in de palliatieve zorg   • Ontwikkeling van consultatieve faciliteiten voor professionals   • Ontwikkeling van een landelijk registratie-instrument en een databank voor de registratie van consultatiegegevens   **Onderzoek**   • Uiteenlopende studies naar centrale thema's in de palliatieve zorg (ethische dilemma's, symptomen, wensen en behoeften)   **Onderwijs**   • Ontwikkeling van modules voor initieel en post-initieel onderwijs en voor bij- en nascholing
Fase 2: 2002-2003
Implementatie consultatiemodellen in de reguliere zorg (inclusief voortzetting evaluatieonderzoek)   • Voortzetting lopend onderzoek   • Implementatie onderwijs en nascholing in het reguliere aanbod   • Kortdurende interventieprojecten gerelateerd aan regionale aandachtsgebieden

De verwachting is dat er in 2003 aan het einde van de programmaperiode een aantal modellen voor zorg, onderzoek en onderwijs is ontstaan op basis waarvan verdere keuzes kunnen worden gemaakt voor het structurele aanbod van palliatieve zorg in de Nederlandse gezondheidszorg.

Integrale Kankercentra

De negen Integrale Kankercentra (ikca) hebben sinds hun oprichting in 1983 een prominente rol in de regionale oncologische zorg door invulling te geven aan coördinatie van studies (datamanagement), oncologische consultatie (vanuit de academische centra) en deskundigheidsbevordering. Daarnaast faciliteren de ikca professionele netwerken (in de vorm van regionale tumor-werkgroepen) en mogelijkheden voor lokale en regionale kwaliteitstoetsing (onder andere regionale behandelrichtlijnen). Palliatieve zorg heeft al langere tijd expliciete aandacht van de ikca. Belangrijk is vooral het initiatief voor de ontwikkeling van landelijke richtlijnen palliatieve zorg.

In de toekomst zullen de ikca een prominente rol spelen in de facilitering van consultatie en deskundigheidsbevordering voor professionals werkzaam in de palliatieve fase. Hierdoor zijn zij een belangrijke gesprekspartner voor de overheid en financiers.

9.6 DESKUNDIGHEID

In hoofdstuk 2 is beschreven aan welke eisen hulpverleners in de palliatieve zorg moeten voldoen. Het gaat erom dat men zich de filosofie eigenmaakt en vervolgens kennis en vaardigheden ontwikkelt die noodzakelijk zijn voor het leveren van kwalitatief goede zorg op een bepaald uitvoeringsniveau (laag, middel of hoog complex) en uitvoeringsmodel (uitvoerend en/of adviserend thuis, intramuraal of transmuraal).

Specifieke en erkende opleidingsmogelijkheden binnen de palliatieve zorg zijn er echter nog nauwelijks in Nederland. De voornaamste verklaring hiervoor ligt besloten in het feit dat palliatieve zorg in ons land geen erkend geneeskundig specialisme is. Verantwoordelijke Nederlandse beroepsgroepen hangen de visie aan dat de principes van palliatieve zorg, ofwel de 'palliatieve benadering' (in de Engelstalige literatuur 'palliative approach') van patiënten in de laatste fase van ziekte en behandeling, door de gehele linie van de gezondheidszorg aangeboden moeten worden waar deze nodig zijn. Op basis van de in opdracht van ZON uitgevoerde scenariostudie (Francke en Willems 2000) heeft de overheid in 2000 gekozen voor een generalistische benadering van de palliatieve zorg. Concreet betekent het dat de patiënt overal waar hij verblijft palliatieve terminale zorg moet kunnen ontvangen. Vertaald naar de professionele hulpverlener betekent het dat alle professionele hulpverleners op alle zorglocaties in staat moeten zijn palliatieve zorg te verlenen. Deskundigheid die men zelf niet bezit, kan worden verkregen via de lokale en regionale 'consultatieteams palliatieve zorg' die in de toekomst een structurele plaats in de Nederlandse gezondheidszorg zullen innemen.

Die eis heeft consequenties voor het initiële en post-initiële onderwijs en voor bij- en nascholing. De ontwikkelingen in het aanbod gaan dan ook snel. Specifieke curricula zijn anno 2001 echter nog niet vastgesteld.

9.6.1 Protocollen, richtlijnen en standaarden

Eenduidige evidence based protocollen, richtlijnen en standaarden over de diagnosticering en behandeling van symptomen, de ondersteuning en begeleiding bij psychosociale en existentiële problemen ontbreken in de palliatieve zorg. Vrijwel alle organisaties waar palliatieve zorg wordt verleend, beschikken over eigen protocollen waarin werkafspraken rondom bepaalde problemen zijn beschreven. De Koninklijke Nederlandse Maatschappij ter bevordering van de Geneeskunst (KNMG), het Nederlands Huisartsengenootschap (NHG), de Nederlandse Vereniging van Verpleeghuizen (NVVV), het Centraal Bureau voor Intercollegiale Toetsing (CBO consensus richtlijnen voor intramurale zorg) en de Integrale Kankercentra (IKCa) hebben allemaal richtlijnen voor bepaalde aspecten van de palliatieve zorg uitgegeven die op verschillende zorglocaties door elkaar heen worden gebruikt. Niveaus van zorg worden daarin nauwelijks onderscheiden. Evidence-based-richtlijnen zijn op verschillende locaties in ontwikkeling, maar zullen nog geruime tijd op zich laten wachten gezien het vaak moeilijke wetenschappelijk onderzoek dat hiervoor nodig is. De mate van landelijke (en internationale) samenwerking tussen alle betrokken partijen en instituten in de komende jaren zal bepalend zijn voor het succes dat in dit gebied kan worden gerealiseerd.

9.6.2 Kwaliteitstoetsing

Bij kwaliteit van palliatieve zorg gaat het om verantwoorde zorg die doeltreffend, doelmatig en patiëntgericht wordt verleend en bovenal aansluit op de reële behoefte van de patiënt en naaste(n). Daarbij wordt de kwaliteit bepaald door voldoende afstemming en samenwerking tussen de zorgaanbieders. Zowel de relationele als de functionele kwaliteit stelt voorwaarden aan de organisatie van de zorgverlening. Het gaat om:

- goede structurering van de organisatie;
- inhoudelijke uitwerking van de zorg in protocollen en (evidence-based) richtlijnen;
- passende en goede verdeling van verantwoordelijke en adequate toerusting met personele en materiële middelen.

Kwaliteit wordt beïnvloed door maatschappelijke en professionele waarden en door bestaande wetenschappelijke kennis. Het feit dat de palliatieve zorg een gebied in ontwikkeling is, maakt toetsing van de zorg moeilijk. Gewerkt moet worden aan de ontwikkeling van criteria die toetsing mogelijk maken. Kwaliteitsbewaking kan gestalte krijgen door criteria te ontwikkelen voor:

- de structuur van de zorg; welke voorzieningen zijn waar en in welke mate nodig?
- het proces van de zorgverlening; welke activiteiten zijn altijd nodig, welke bieden ondersteuning?
- de inhoud (product) van de zorg; wat is belangrijk voor patiënten en naaste(n); wat is het gewenste effect/resultaat (uitkomst/maten) van de verschillende dimensies in de zorg?

Toetsing kan plaatsvinden in de vorm van toetsingsbesprekingen, zoals in een huisartsen- of specialistengroep, in de vorm van farmacotherapeutisch overleg (FTO) of een multidisciplinair overleg (MDO). Vaak vindt toetsing plaats tegen de achtergrond van een expliciete standaard (richtlijn of protocol), waartegen het werkelijke handelen kan worden afgezet. Op het gebied van de palliatieve zorg bestaan nog maar weinig zulke protocollen; voorbeelden zijn de WHO-ladder voor de pijnbestrijding en door de Integrale Kanker Centra ontwikkelde richtlijnen met betrekking tot een beperkt aantal andere symptomen en problemen. Er zijn ook vormen van toetsing mogelijk zonder zo'n expliciete richtlijn. Een voorbeeld is intervisie, een vorm van toetsing die ontwikkeld is binnen de maatschappelijke hulpverlening, maar die in toenemende mate ook door professionals in de palliatieve zorg gebruikt wordt (bijvoorbeeld in de vorm van 'peer groups'). Ten aanzien van elementen als de communicatie met de patiënt en de familie bestaan nog weinig toetsingsmodellen.

Kwaliteitsbewaking kan behalve door toetsing, die meestal achteraf plaatsvindt, ook tijdens het zorgproces gebeuren. In sommige situaties wordt bijvoorbeeld gewerkt met (interdisciplinaire) werkafspraken rond de palliatieve zorg om een zo goed mogelijke afstemming van de hulpverleners te bereiken. Tijdens teambesprekingen kan gebruikgemaakt worden van checklists om zeker te zijn dat de belangrijke elementen van de zorg aandacht krijgen. Een instrument dat hiervoor in Engeland is ontwikkeld, is de Support Team Assessment Schedule (zie hoofdstuk 10).

LITERATUUR

Abma, T.A., 'Transmurale palliatieteams. Ervaringen en kritische succesfactoren'. In: *Medisch Contact* (1999) 54, 8, pp. 271-277.

Bosanquet, N. & C. Salisbury, *Providing a Palliative Care Service: towards an evidence base*. Oxford University Press (1999).

Detmar, S.B., *The role of quality of life in daily clinical oncology practice*. Proefschrift. Amsterdam (2001).

Doyle, D., G.W.C. Hanks & N. MacDonald (Eds.) *Oxford Textbook of Palliative Medicine*. Second Edition. Oxford University Press, Oxford (1998).

Dunlop, R.J. & J.M. Hockley, *Hospital-based palliative care teams*. Second Edition. Oxford University Press, Oxford (1998).

Elving, W.J.L., *Patiëntgeoriënteerde oncologische zorg*. Proefschrift. Twente (1999).

Francke, A.L. & N.A. Hulshof, *Ondersteuningsteams palliatieve zorg. Een studie naar de stand van zaken*. Utrecht/Maastricht: NIVEL/AZM. Utrecht (1998).

Francke, A.L. & D.L. Willems, *Palliatieve zorg vandaag en morgen*. Elsevier, Maarssen (2000).

Gessel, H. van, 'Palliatieve zorgvoorzieningen'. In: *Pallium* (2000), 3(6), pp. 16-22.

Lammeren, G. van, *Ziekenhuisverplaatste zorg voor mensen met kanker. Eindverslag project ziekenhuisverplaatste zorg Canisius Wilhelmina Ziekenhuis Nijmegen*. NZI, Utrecht (1994).

Linden, B. van der, *The birth of integration*. Proefschrift. Utrecht (2001).

Meerveld, J. & C. Koning, *Kwaliteitsprotocol kortdurende terminale zorg in verpleeghuizen*. NVVZ, Utrecht (1995).

Meerveld, J. & C. Koning, *Terminale zorg in verzorgingshuizen, een verslag van een inventariserende studie*. NZI, Utrecht (1997).

National Hospice and Specialist Palliative Care Services. *Occasional Paper 8*. London (1995).

Ronaldson, S. & K. Devery, 'The experience of transition to palliative care services: perspectives of patients and nurses'. In: *Int J Pall Nursing* (2001), 7(4), pp. 171-177.

Teunissen, S, (red.), *Consultatie vanuit de Centra voor Ontwikkeling van Palliatieve Zorg: tweede tussenrapportage april 2001*. Utrecht (2001).

Teunissen, S. & S. Swart, 'Consultatie'. In: *Pallium* (2001) 3(2), pp. 10-14.

Teunissen, S. & D. Willems, *Algemene inleiding palliatieve zorg*. Pallium cahier. Bohn Stafleu Van Loghum, Houten (1999).

Wiel, H. van de & J. Wouda, *Communicatie in de palliatieve fase*. Pallium cahier. Bohn Stafleu Van Loghum, Houten (1999).

Verwey, K., S. Mostert & J. Meerveld, *Palliatieve terminale zorg in verpleeghuizen in Nederland*. NVVZ, Utrecht (1998).

Witteveen, P.O., *Home care technology for patients with cancer or serious infections*. Proefschrift. Utrecht (1998).

10 Schriftelijke wilsverklaringen

E.J.C. de Jong

10.1 INLEIDING

Het verlenen van palliatieve zorg is niet beperkt tot die patiënten die dit bewust meemaken en zelf nog beslissingen kunnen nemen. Het is niet uitzonderlijk dat patiënten aan wie palliatieve zorg wordt verleend alvorens te overlijden een periode doormaken waarin zij niet meer in staat zijn zelf te beslissen. Zo'n periode kan slechts kort duren, maar het is ook mogelijk dat een patiënt enige maanden tot zelfs jaren in een situatie van wat meestal wilsonbekwaamheid wordt genoemd verkeert. Ook bij dergelijke patiënten moeten beslissingen worden genomen, beslissingen die soms letterlijk van levensbelang zijn. Soms zal in dergelijke situaties een schriftelijke wilsverklaring voorhanden zijn. Een wilsverklaring kan de arts die voor een moeilijke beslissing staat een handvat bieden. Bekend is evenwel dat dit niet altijd het geval is; soms roepen schriftelijke wilsverklaringen meer vragen op dan zij beantwoorden. Hieronder zal ingegaan worden op de verschillende soorten wilsverklaringen die er zijn en welke waarde deze kunnen hebben voor de arts en andere hulpverleners.

10.2 SOORTEN SCHRIFTELIJKE WILSVERKLARINGEN

In een schriftelijke wilsverklaring kunnen verschillende zaken worden vastgelegd. Zo kan daarin worden opgenomen wie volgens de patiënt bij wilsonbekwaamheid als diens vertegenwoordiger moet worden beschouwd, welke (be)handelingen iemand nog wel of niet meer wenst te ondergaan, onder welke omstandigheden iemand wenst dat geen behandeling meer wordt ingesteld of onder welke omstandigheden men wenst dat het leven actief wordt beëindigd. In veel gevallen zal een schriftelijke wilsverklaring zich richten op meerdere van deze elementen. Zo kan een 'euthanasieverklaring' mede de aanwijzing van een gemachtigde bevatten.

Voor de betekenis van een wilsverklaring is de benaming niet van belang; of een dergelijke verklaring nu euthanasieverklaring, non-reanimatieverklaring of levenstestament wordt genoemd, een wilsverklaring zal steeds op haar inhoud moeten worden getoetst.

Naast de wilsverklaringen die beogen invloed uit te oefenen op een situatie dat de betrokkene nog in leven is, bestaan er wilsverklaringen die pas na de dood van de betrokkene van belang zijn. Een bekend voorbeeld is het donorcodicil. Dergelijke wilsverklaringen zullen hier niet besproken worden.

10.3 VORMVEREISTEN EN RECHTSGELDIGHEID

Een wilsverklaring zoals hier aan de orde hoeft niet aan bepaalde vormvereisten te voldoen om rechtskracht te hebben; dat heeft als uitgangspunt iedere wilsverklaring. Soms wordt wel naar voren gebracht dat een wilsverklaring, buiten dat deze schriftelijk dient te zijn opgesteld, moet bevatten datum, plaats en handtekening of dat vastlegging in een – om de vijf jaar te herbevestigen – notariële akte gewenst is, maar dergelijke en andere voorwaarden kunnen niet uit wettelijke bepalingen of andere regelgeving worden afgeleid. Alleen met betrekking tot wilsverklaringen die beogen de toestemming voor een bepaalde (be)handeling te weigeren, is in de wet vastgelegd dat deze verklaring schriftelijk moet zijn vastgelegd. Andere wettelijke vormvereisten kent de wilsverklaring niet. Dat laat onverlet dat bijvoorbeeld het gegeven dat een wilsverklaring in een notariële akte is vastgelegd, voor de arts die met een dergelijke verklaring wordt geconfronteerd behulpzaam kan zijn, in die zin dat daaruit kan blijken dat de patiënt goed over de wilsverklaring heeft nagedacht.

10.4 VERTEGENWOORDIGING VAN MEERDERJARIGE WILSONBEKWAMEN

Het vraagstuk van de (juridische) waarde van de schriftelijke wilsverklaring kan niet los worden gezien van de vraag wie in het geval dat een meerderjarige patiënt als wilsonbekwaam wordt beschouwd, namens deze beslissingen mag nemen over de medische behandeling. Dit is van belang, omdat bij het gebruik van schriftelijke wilsverklaringen vaak mede wordt beoogd aan te geven wie namens de betrokkene mag beslissen.

Als uitgangspunt geldt dat voor het instellen van een geneeskundige behandeling bij een patiënt diens toestemming vereist is. Is de patiënt zelf niet in staat toestemming te geven, dan is de toestemming van diens vertegenwoordiger noodzakelijk. In beide gevallen geldt dat toestemming in beginsel pas gegeven kan worden nadat de hulpverlener voldoende informatie heeft verstrekt om een afgewogen beslissing mogelijk te maken. Aangenomen dat de patiënt zelf niet tot het nemen van een beslissing in staat is, is de volgende vraag wie als vertegenwoordiger op mag treden. In de wettelijke regeling van de geneeskundige behandelingsovereenkomst in het Burgerlijk wetboek (WGBO) is een hiërarchische volgorde aangegeven van personen die als zodanig op kunnen treden. Deze volgorde is: de curator, de mentor, de schriftelijk gemachtigde, de echtgenoot of andere levensgezel, een ouder, een kind en ten slotte een broer of zuster.

In het geval van wilsonbekwaamheid van de patiënt is een hulpverlener gehouden de verplichtingen die voor hem uit de wgbo jegens de patiënt voortvloeien (informatieplicht, toestemmingsvereiste, inzagerecht, recht op afschrift), jegens degene die de patiënt vertegenwoordigt na te komen. De reikwijdte van de beslissingsbevoegdheid van degene die een patiënt vertegenwoordigt, is echter niet onbeperkt. Ten eerste dient de vertegenwoordiger de 'zorg van een goed vertegenwoordiger' te betrachten en is deze persoon gehouden de patiënt zoveel mogelijk bij de vervulling van zijn taak te betrekken.

Ten tweede geldt dat, in het geval een wilsonbekwame patiënt zich verzet tegen een verrichting van ingrijpende aard waarvoor diens vertegenwoordiger toestemming heeft gegeven, deze verrichting alleen mag worden uitgevoerd indien zij kennelijk nodig is om ernstig nadeel voor de patiënt te voorkomen.

Ten derde is van belang dat de hulpverlener niet gehouden is zijn verplichtingen jegens de vertegenwoordiger van een patiënt na te komen, als die nakoming niet verenigbaar is met de zorg van een goede hulpverlener. Dit betekent onder meer dat in sommige gevallen, ook zonder dat de vertegenwoordiger erin toestemt, bepaalde handelingen bij een patiënt verricht mogen worden als dit voortvloeit uit de zorg van een goede hulpverlener. Te denken valt aan het toedienen van pijnstilling aan een patiënt die naar de mening van de hulpverleners pijn lijdt en de vertegenwoordiger daartoe geen toestemming geeft. Dan mag de pijnstilling toch toegediend worden.

10.5 AANWIJZEN VERTEGENWOORDIGER

De schriftelijke wilsverklaring kan in dit verband op verschillende punten van belang zijn. Zo kan ermee aangegeven worden wie volgens de patiënt als diens vertegenwoordiger moet worden beschouwd. Wordt in de wilsverklaring zelf aangegeven wie dit is, dan kan deze persoon op basis van de wilsverklaring als schriftelijk gemachtigde optreden. Ook is echter mogelijk dat in de wilsverklaring wordt aangegeven wie door de rechter als curator of als mentor benoemd zou moeten worden. Uit een dergelijke verklaring vloeit niet rechtstreeks een recht om als vertegenwoordiger op te treden voort. Dit zal afhankelijk zijn van de vraag of curatele dan wel mentorschap wordt aangevraagd bij de (kanton)rechter en ten tweede van de beslissing die de rechter vervolgens neemt. Bij het instellen van een mentorschap of curatele is de (kanton)rechter gehouden zoveel mogelijk de uitdrukkelijke voorkeur van de betrokkene te volgen, tenzij gegronde redenen zich daartegen verzetten.

Een wilsverklaring waarin door de patiënt een gemachtigde wordt benoemd, is relatief weinig problematisch, zij het dat ook hier de verderop te bespreken algemene bezwaren tegen wilsverklaringen van toepassing kunnen zijn. Wel is denkbaar dat het voor de arts niet altijd duidelijk is welke positie een schriftelijk gemachtigde inneemt, bijvoorbeeld als de echtgenoot van een patiënt en de schriftelijk gemachtigde niet in dezelfde persoon verenigd zijn. Alhoewel de wet de vertegenwoordiging van een wilsonbekwame meerderjarige patiënt aan een hiërarchische volgorde onderwerpt, zal het in de praktijk vaak zo zijn dat de arts zich bij beslissingen laat leiden door allen die kennelijk met het lot van de patiënt begaan zijn.

10.6 INHOUDELIJKE WILSVERKLARINGEN

Meer complex zijn over het algemeen de schriftelijke wilsverklaringen waarin de betrokkene niet (alleen) aangeeft wie als vertegenwoordiger moet worden beschouwd, maar heeft vastgelegd wat onder bepaalde omstandigheden door de arts of door de vertegenwoordiger van de patiënt besloten moet worden. Dergelijke wilsverklaringen worden in de literatuur over het algemeen verdeeld in negatieve en positieve/actieve wilsverklaringen.

10.6.1 Negatieve wilsverklaringen

Door middel van het opstellen van een negatieve wilsverklaring geeft iemand aan dat hij, al dan niet onder bepaalde omstandigheden, geen toestemming geeft om jegens hem een bepaalde geneeskundige behandeling in te stellen. Een bekend voorbeeld is de non-reanimatieverklaring. In de wet is met betrekking tot de negatieve wilsverklaring een regeling opgenomen. De desbetreffende bepaling luidt: 'In het geval waarin een patiënt van zestien jaren of ouder niet in staat kan worden geacht tot een redelijke waardering van zijn belangen ter zake, worden door de hulpverlener en een persoon als bedoeld in de leden 2 of 3 van artikel 465, de kennelijke opvattingen van de patiënt, geuit in schriftelijke vorm toen deze tot bedoelde redelijke waardering nog in staat was en inhoudende een weigering van toestemming als bedoeld in lid 1, opgevolgd. De hulpverlener kan hiervan afwijken indien hij daartoe gegronde redenen aanwezig acht.' (7:450 lid 3 BW)

Met een *persoon als bedoeld in de leden 2 of 3 van artikel 465* wordt bedoeld degene die ingevolge deze bepaling de patiënt vertegenwoordigt, bijvoorbeeld de mentor, de schriftelijk gemachtigde of de echtgenoot van de patiënt. De arts en degene die de patiënt vertegenwoordigt, zijn gehouden de 'kennelijke opvattingen' die uit de wilsverklaring naar voren komen, op te volgen. Zowel arts als vertegenwoordiger zijn echter niet gehouden de wilsverklaring klakkeloos te gehoorzamen, maar krijgen de ruimte tot interpretatie van de wilsverklaring. Zoals reeds eerder vermeld is de arts bovendien niet verplicht de persoon die de patiënt vertegenwoordigt altijd te volgen; de zorg van een goed hulpverlener kan dat rechtvaardigen. Bovendien wordt aangegeven dat de arts, als hij daartoe gegronde redenen heeft, van een wilsverklaring af mag wijken.

De formulering 'indien hij daartoe gegronde redenen aanwezig acht' roept onmiddellijk de vraag op wat onder 'gegronde redenen' moet worden verstaan. Dat is echter een vraag die alleen in concrete situaties goed te beantwoorden is. Wel kan in zijn algemeenheid iets gezegd worden over wat *niet* onder gegronde redenen moet worden verstaan. Het gaat daarbij om situaties dat een arts een op zich medisch zin-

SCHRIFTELIJKE WILSVERKLARINGEN *381*

volle behandeling wil instellen, maar uit een wilsverklaring blijkt dat de patiënt daarvoor geen toestemming geeft.

De persoonlijke opvatting van een arts over schriftelijke wilsverklaringen is op zich geen voldoende grond om een negatieve wilsverklaring te mogen negeren. Ook de mening van de vertegenwoordiger van de patiënt of van diens andere naasten vormen, als deze mening afwijkt van hetgeen in de wilsverklaring naar voren wordt gebracht, op zich geen gegronde redenen om de wilsverklaring niet te volgen. Verder wordt veelal aangenomen dat, indien het opvolgen van de wilsverklaring een resultaat tot gevolg zou hebben dat mede met het oog op de professionele standaard sterk afwijkt van hetgeen gebruikelijk is, dit op zich ook geen gegronde reden is om een wilsverklaring te passeren.

10.6.2 Positieve wilsverklaringen

Positieve wilsverklaringen beogen niet een nalaten maar juist een handelen door een hulpverlener. Een voorbeeld van een dergelijke verklaring is de euthanasieverklaring. In zo'n verklaring verzoekt de patiënt dat diens leven, mocht hij of zij in een bepaalde situatie komen te verkeren, actief wordt beëindigd. Ook is mogelijk dat in een wilsverklaring juist is opgenomen dat nimmer tot actief levensbeëindigend handelen mag worden overgegaan en dat altijd doorbehandeld moet worden (levenswensverklaring). De positie van dergelijke verklaringen is gecompliceerd.

Het kan zijn dat de wens tot euthanasie en de aanwezigheid van een euthanasieverklaring toen de patiënt nog wilsbekwaam was met de arts besproken zijn. Evenzeer bestaat echter de mogelijkheid dat de arts op geen enkele wijze van tevoren met de patiënt over zijn verzoek tot euthanasie heeft kunnen overleggen. Met name de laatste situatie is gecompliceerd. Een euthanasieverklaring is in beginsel een verzoek tot het verrichten van een handeling die (vooralsnog) strafbaar is gesteld. Vooropstaat dat een arts niet gehouden is aan een dergelijke verklaring gehoor te geven. Dit beginsel wordt vaak aangeduid met het adagium dat een patiënt niet meer *precedent autonomy* heeft dan hij *present autonomy* heeft; men mag niet bij wilsverklaring eisen dat het leven onder bepaalde omstandigheden wordt beëindigd, aangezien men dat bij wilsbekwaamheid evenmin kan eisen. Ook de naasten van een patiënt hebben niet het recht om van de arts te verwachten dat deze het leven van een patiënt beëindigt.

Het is echter mogelijk dat een arts in de omstandigheden komt te verkeren dat hij wel gehoor zou willen geven aan een euthanasieverklaring en tot actieve levensbeëindiging over wil gaan. Met name wanneer de situatie van de patiënt daartoe aanleiding geeft én de patiënt een wilsverklaring heeft opgesteld die lijkt te duiden op de situatie die is ingetreden, kan een dergelijk dilemma zich voordoen. Daarbij zal met name ook de visie van de vertegenwoordiger van de patiënt en van diens andere naasten van groot belang zijn.

Dan dringt de vraag zich op in hoeverre een verzoek dat slechts schriftelijk en in algemene bewoordingen tot de arts komt, de toets van het nadrukkelijk, weloverwogen en duurzaam verzoek van de patiënt zou kunnen doorstaan. Ook de beoordeling of de betrokkene een uitzichtloos en ondraaglijk lijden ondergaat, wordt aanzienlijk moeilijker wanneer de patiënt dit zelf niet meer aan kan geven. Het is echter denkbaar dat de bedoelingen van de patiënt uit de wilsverklaring voldoende kunnen worden afgeleid en dat er ondanks de wilsonbekwaamheid kan worden gesproken van een vrijwillig en weloverwogen verzoek. Ook de bepaling of sprake is van een duurzaam, ondraaglijk, ernstig en uitzichtloos lijden is niet per definitie onmogelijk in het geval de patiënt dit zelf niet meer bewust aan kan geven.

Zoals een arts niet gehouden is een handeling te verrichten die in beginsel strafbaar is, zo is een arts ook niet gehouden om een handeling te verrichten die als medisch zinloos moet worden beschouwd. Wanneer bijvoorbeeld in een wilsverklaring is neergelegd dat de betrokkene als hij in coma is geraakt, alle mogelijke levensverlengende handelingen wenst te ondergaan, is een arts daartoe niet gehouden als dat tot medisch zinloos handelen zou leiden. Medisch zinloos handelen mag niet worden ingesteld, ook niet als de patiënt dat wil.

10.7 BEZWAREN TEGEN WILSVERKLARINGEN

Vervolgens is de vraag aan de orde welke problemen wilsverklaringen in de praktijk oproepen. Die problemen hebben enerzijds te maken met de praktische bezwaren van wilsverklaringen, anderzijds met meer principiële bezwaren. Waar het daarbij steeds op neer komt is de vraag, onder welke omstandigheden er sprake is van voldoende gegronde redenen om legitiem tot het besluit te kunnen komen dat een wilsverklaring terzijde gelegd mag worden.

10.7.1 Interpretatieproblemen

Soms zullen schriftelijke wilsverklaringen interpretatieproblemen opleveren. Deze problemen kunnen van verschillende orde zijn. Ten eerste kan gedacht worden aan problemen met de interpretatie van de formuleringen die gebruikt worden. Met name bij normatieve/waarderende verklaringen kan dit zich voordoen, bijvoorbeeld doordat gebruik wordt gemaakt van uitdrukkingen als 'menswaardige levensstaat' of 'onafwendbare ontluistering'. Dergelijke formuleringen roepen vaak de vraag op wat de betrokkene daarmee precies bedoeld heeft. Het gaat dan om interpretatie van de voorwaarden waaronder de wilsverklaring geacht wordt in werking te treden.

Interpretatieproblemen kunnen ten tweede een rol spelen als het gaat om de vraag welke handelingen de patiënt wenst of weigert als een bepaalde situatie zich voordoet. Bijvoorbeeld de patiënt die weigert dat hij, als hij langer dan drie maanden in coma ligt, gereanimeerd wordt. In zo'n situatie kan de vraag zijn of de patiënt onder reanimatie tevens beademing verstaat, als de indicatie daartoe niet uit een acute ademstilstand voortkomt, maar uit een zich langzaam ontwikkelende respiratoire insufficiëntie.

Een derde vorm van interpretatieproblemen doet zich voor als het opvolgen van een op zich duidelijke wilsverklaring een zo weinig invoelbaar gevolg zou hebben dat men zich in gemoede af kan vragen of de betrokkene dat werkelijk gewenst heeft. Als voorbeeld moge dienen de patiënt die in een wilsverklaring heeft aangegeven vanwege religieuze redenen elke vorm van pijnstilling te weigeren. De arts en andere hulpverleners die bemerken dat deze patiënt inmiddels veel pijn lijdt, zullen in zo'n situatie geneigd zijn toch pijnstilling toe te dienen. Op zich is dit 'gebrek' aan invoelend vermogen geen voldoende reden om een wilsverklaring naast zich neer te leggen. Het beginsel van zelfbeschikking brengt met zich mee dat men binnen de wettelijke kaders gerechtigd is beslissingen over zichzelf te nemen, ook als die door anderen niet altijd begrepen worden. Als uit zo'n beslissing voortvloeit dat een hulpverlener niet die handelingen mag verrichten die naar zijn inzicht de patiënt wel goed zouden doen, dan prevaleert de weigering van de patiënt.

Echter, behalve dat de hulpverlener op zo'n moment moeite zal hebben om de wens van de betrokkene in te voelen, doet zich in zo'n geval tevens de vraag voor of de huidige opvattingen van de betrokkene nog wel gelijk zijn aan de opvattingen van de betrokkene ten tijde van het opstellen van de wilsverklaring. Deze problematiek raakt tevens aan de discussie die wel gevoerd wordt over de vraag of de persoon die de wilsverklaring heeft opgesteld dezelfde persoon is als degene die de gevolgen van het opvolgen van een wilsverklaring ondergaat. Dan gaat het derhalve om de vraag of de wens van de patiënt nog steeds is zoals die in de wilsverklaring is omschreven. Daarbij is tevens mogelijk dat de wilsverklaring van de betrokkene bijvoorbeeld gebaseerd is op angst, op verkeerde veronderstellingen of op onvoldoende kennis van de medische mogelijkheden.

Wanneer leiden interpretatieproblemen tot gegronde redenen om een wilsbeschikking te negeren? Telkens wanneer een wilsverklaring vragen oproept en tot interpretatieproblemen leidt, zal men zich afvragen of er gegronde redenen zijn om de wilsverklaring (gedeeltelijk) te passeren. Dit probleem speelt vooral bij negatieve wilsverklaringen, verklaringen waarin behandelingen worden geweigerd. Bij positieve/actieve wilsverklaringen is dat eigenlijk niet het geval, omdat het dan gaat om handelingen die op grond van medisch-ethische overwegingen reeds geweigerd kunnen of zelfs moeten worden.

Alle hierboven beschreven vormen van interpretatieproblemen kunnen met vele voorbeelden geïllustreerd worden. Daaruit volgt eigenlijk automatisch dat een concreet antwoord op de vraag wanneer interpretatieproblemen voldoende gronden opleveren om een wilsverklaring te mogen negeren, niet gegeven kan worden. Een belangrijke rol bij de interpretatie van een wilsverklaring is weggelegd voor de vertegenwoordiger van de betrokkene (bijvoorbeeld de mentor, de persoonlijk gemachtigde, de levensgezel). Zeker in het geval deze vertegenwoordiger door de patiënt zelf is aangewezen, moet ervan uitgegaan worden dat interpretatie van een wilsverklaring in eerste instantie aan deze persoon toekomt. Daaruit volgt dat de ruimte voor interpretatie voor de arts dan niet zo groot is. Die ruimte is ook beperkt als de patiënt in de wilsverklaring heeft opgenomen dat hij het risico aanvaardt dat de wilsverklaring niet meer herroepen kan worden en dat uitvoering van deze wilsverklaring ook kan betekenen dat de patiënt daar geen 'voordeel' van lijkt te hebben.

Er blijven echter situaties denkbaar dat ook de vertegenwoordiger van de patiënt niet weet wat deze met de wilsverklaring bedoeld heeft en dat het gehoor geven aan een wilsverklaring lijden toevoegt waar dit op een relatief eenvoudige manier weggenomen kan worden. Dan is in het bijzonder van belang de vraag, of het toegestaan is dat een arts die geconfronteerd wordt met een patiënt die ernstig lijdt **ten gevolge van** een in een wilsverklaring neergelegde weigering, de wilsverklaring negeert en de patiënt die behandeling geeft die naar zijn stellige overtuiging voor de patiënt op dat moment wenselijk is. Te denken valt aan de situatie dat een patiënt in een wilsverklaring heeft opgenomen dat geen enkele vorm van pijnstilling mag worden gegeven als dit als mogelijk neveneffect heeft dat daarmee het overlijden bespoedigd wordt. Het antwoord op de hier gestelde vraag is mede afhankelijk van de waarde die aan een schriftelijke wilsverklaring wordt gehecht. Wanneer ervan uitgegaan wordt dat een zodanige verklaring ongeacht de consequenties voor de patiënt gehonoreerd zou moeten worden, dan zou er geen ruimte zijn voor de arts om jegens een patiënt ondanks zijn wilsverklaring toch een bepaalde behandeling in te stellen. Echter, als een wilsverklaring niet als een keurslijf wordt gezien, maar als een hulpmiddel dat een functie kan vervullen bij de besluitvorming omtrent de patiënt, dan ontstaat voor de arts enige ruimte om in uitzonderingsgevallen van een wilsverklaring af te wijken. Dit is ook de strekking van de eerder besproken wettelijke regeling van de schriftelijke wilsverklaring, waarin wordt aangegeven dat de hulpverlener gehouden is de **kennelijke opvattingen** van de patiënt te volgen. Een arts is dan niet altijd gedwongen het lijden van een patiënt machteloos aan te zien. Als de arts ervan overtuigd is – een overtuiging die slechts dan nadat met andere hulpverleners is overlegd tot stand kan komen – dat de inhoud van de wilsverklaring niet langer de kennelijke bedoelingen van de patiënt kán bevatten, dan zal de arts gerechtigd zijn in te grijpen en het lijden te verzachten. Dat daarmee een uitzondering op de regel wordt geformuleerd is duidelijk. Indien het toepassen van een dergelijke uitzondering als neveneffect heeft dat de dood van de betrokkene mogelijk wordt bespoedigd, dan is zorgvuldige besluitvorming zo mogelijk nog meer van belang, maar ook dan zal het lijden van de patiënt soms een dergelijke ingreep rechtvaardigen.

10.7.2 Mogelijke principiële bezwaren tegen schriftelijke wilsverklaringen

Tegen schriftelijke wilsverklaringen kunnen niet alleen de hiervoor genoemde praktische bezwaren naar voren worden gebracht, maar ook meer principiële argumenten. Alhoewel dergelijke principiële bezwaren niet weggecijferd mogen worden, moet meteen aangegeven worden dat deze naar huidig inzicht niet van invloed mogen zijn op de concrete arts-patiëntrelatie waarin de laatste middels een wilsverklaring een bepaalde behandeling weigert. Met andere woorden: als een patiënt in een wilsverklaring aangeeft een behandeling niet te willen ondergaan, kan de arts deze wilsverklaring niet uitsluitend op basis van zijn principiële bezwaren tegen wilsverklaringen negeren. Daarvoor zullen aan de patiënt zelf gerelateerde argumenten nodig zijn.

Meer ruimte voor principiële bezwaren aan de zijde van de arts ligt er bij de actieve/normatieve wilsverklaringen. Deze vragen van de arts een handelen, een handelen dat de arts op grond van medisch-professionele, maar soms ook op grond van persoonlijke redenen mag weigeren. Met name geldt dit als het gaat om een verzoek om levensbeëindigend handelen. Een korte bespreking van principiële bezwaren tegen wilsverklaringen is niettemin op zijn plaats.

Zo wordt door sommigen, met name vanuit een filosofisch/psychologisch gezichtspunt, naar voren gebracht dat de identiteit van een persoon kan veranderen, bijvoorbeeld door het optreden van dementie (Dresser 1995). Een wilsverklaring die destijds is opgesteld kan dan op de 'nieuwe' persoon niet worden betrokken, omdat de opsteller van de wilsverklaring een ander was dan degene die nu in de situatie verkeert waarop de wilsverklaring doelt. Veelal wordt deze theorie aangevoerd voor de situaties waarin het gehoor geven aan een wilsverklaring strijdig zou zijn met wat 'goed' lijkt voor de betrokkene. Belangrijk is dat over deze visie op de persoonsidentiteit geen consensus bestaat. Minstens net zo belangrijk is het gegeven dat het recht nauwelijks tot geen aanknopingspunten kent waaraan de theorie van de verschillende persoonsidentiteiten kan worden opgehangen. Het zou aan elke schriftelijke wilsverklaring rechtsgeldigheid ontzeggen, nu de essentie van de wilsverklaring juist is, dat hij die bekwaam is een beslissing neemt voor het geval wilsonbekwaamheid optreedt.

Een ander meer principieel bezwaar tegen met name negatieve wilsverklaringen is dat het weigeren van een behandeling vaak gebaseerd is op onvoldoende informatie en/of angst en niet spoort met het vereiste van informed consent (Dresser 1995). In feite gaat het om een 'non-informed refusal'. Dit argument vindt weinig steun in de literatuur, althans niet in die zin dat daaruit zonder meer een voldoende reden om een dergelijke wilsverklaring te mogen negeren zou voortvloeien. Veelal wordt naar voren gebracht dat het voor het weigeren van een behandeling niet nodig is dat betrokkene voldoende informatie heeft gehad. Daarbij moet echter wel onderkend worden dat zich in een concreet geval wel het probleem kan voordoen dat de patiënt zichzelf tekort lijkt te doen door bepaalde handelingen te weigeren op basis van mogelijk verkeerde of te weinig informatie.

Ook wordt wel als bezwaar aangevoerd, dat iemands visie verandert onder invloed van ziekte of gebrek. Een gezond persoon kan zich niet voorstellen hoe het zal zijn om daadwerkelijk ernstig ziek te zijn dan wel de gevolgen van een ongeval te beleven (Hulstaert 1995, Hope 1996). In concrete gevallen blijkt de mens meer aan het leven te hechten dan hijzelf, toen hij nog gezond was, bedacht zou hebben. Mogelijk zou dan door het voldoen aan een schriftelijke wilsverklaring een verkeerde beslissing worden genomen. Ook hier geldt dat dit argument op zich niet voldoende is om een wilsverklaring terzijde te leggen. Steeds zal in een concreet geval getracht moeten worden te achterhalen wat deze patiënt bedoeld heeft.

10.8 CONCLUSIE

De vraag of een schriftelijke wilsverklaring van de patiënt de arts behulpzaam kan zijn wanneer ingrijpende beslissingen moeten worden genomen over wilsonbekwame patiënten laat zich niet zonder meer positief beantwoorden. Als er al een wilsverklaring is, is er een gerede kans dat deze zodanige onduidelijkheden oplevert dat de arts er niet goed mee uit de voeten kan en een eigen koers moet varen als het gaat om wat in het belang van de patiënt is. Daarbij zullen de naasten van een patiënt in de meeste gevallen een belangrijke plaats innemen. Ten aanzien van de euthanasieverklaring geldt bovendien de strafrechtelijke onzekerheid. Er kan niet met zekerheid gezegd worden of het voldoen aan een euthanasieverzoek dat slechts door middel van een schriftelijke wilsverklaring aan de arts bekend is gemaakt, voor de arts tot een sepot zal leiden. Dat blijft vooralsnog een ongewisse zaak.

LITERATUUR
Dresser R., 'Dworkin on dementia: Elegant theory, questionable policy'. In: *Hastings Center Report* (1995), 25, nr. 6, pp. 32-38.
Dupuis, H.M., *Wel of niet behandelen? Baat het niet, dan schaadt het wel*. Ambo, Baarn (1994).
Dworkin, R., 'Autonomy and the demented self'. In: *The Millbank Quarterly*, (1986), vol. 64, suppl. 2.
Hope, T., 'Advance directives'. In: *J Med Ethics* (1996), 22, pp. 69-68.
Hulstaert, P.F. & A. Vos. 'Schriftelijke wilsverklaringen. Enkele medische aspecten'. In: *Medisch Contact* (1990), pp. 1309-1310.
Newton, M.J., 'Precedent autonomy: life-sustaining intervention and the demented patient'. In: *Cambridge Quarterly of Healthcare ethics* (1999), 8, pp. 189-199.
Nys, H., 'Anticipatory decision making & incompetent patients. Recent developments in Europe'. In: *Medicine and Law* (1997), 16, pp. 1-7.
Sutorius, E.Ph.R. & D.J. Jansen. 'De juridische status van het levenstestament'. In: *Ars Aequi* (1991), nr. 11.
Teno, J.M., J. Lynn, R.S. Phillips et al., 'Do Formal Advance Directives Affect Resuscitation Decisions and the Use of Resources for Seriously Ill Patients?' In: *J Clin Ethics* (1994), 5 (1), pp. 23-30.
Tweede Kamer, *Juridische status van wilsverklaringen in de gezondheidszorg*. Tweede Kamer 1999-2000, 26885, nr 1.
Veen, E.B. van, 'Schriftelijke wilsverklaringen'. In: *Tijdschrift voor Gezondheidsrecht* (1995), 5.

11 Juridische aspecten van een overlijden

E.J.C de Jong

11.1 INLEIDING

Het recht verbindt aan het overlijden van een mens vele gevolgen. De praktiserend arts zal een aantal van die gevolgen moeten kennen, omdat het recht de arts daarbij soms een prominente rol toebedeelt. Hieronder zal aandacht worden besteed aan de juridische gevolgen van een overlijden en in het bijzonder aan hetgeen in dergelijke gevallen van de arts verwacht wordt.

De juridische consequenties van het overlijden van een persoon vloeien voort uit verschillende onderdelen van de Nederlandse wet- en regelgeving. Belangrijke wetten in dit verband zijn de Wet op de Lijkbezorging, de Wet op de Orgaandonatie en het Burgerlijk Wetboek, en dan met name de bepalingen met betrekking tot het erfrecht, het personen- en familierecht, het verzekeringsrecht en de geneeskundige behandelingsovereenkomst. Ook niet-wettelijke regels kunnen echter van belang zijn, zoals nog besproken zal worden. In het bijzonder kan daarbij gedacht worden aan richtlijnen van de KNMG met betrekking tot het beroepsgeheim na het overlijden van een patiënt.

Het doodscriterium

Alvorens het overlijden van een mens rechtsgevolgen kan hebben, zal vastgesteld moeten worden dat de dood is ingetreden. De wet geeft, behalve als het gaat om het vaststellen van de hersendood, geen antwoord op de vraag wanneer dat precies het geval is. Het vaststellen van het overlijdenscriterium is altijd met opzet overgelaten aan de geneeskunst. Met uitzondering van de gevallen waarin de hersendood aan de orde is in het kader van orgaandonatie, levert dit nooit veel problemen op. Feitelijk komt het erop neer, dat iemand overleden is als dit door een arts bevestigd wordt. De reden dat bij een overlijden altijd een arts wordt ingeschakeld, is overigens niet dat de dood door een arts moet worden geconstateerd. Dat mag door eenieder gebeuren. Echter bij iedere overledene dient lijkschouwing plaats te vinden en lijkschouwing mag alleen door een arts verricht worden. Dat maakt de bemoeienis van een arts bij een overlijden onontbeerlijk.

Bescherming integriteit lichaam na de dood

De integriteit van het lichaam van een overledene wordt door het recht beschermd. Dat betekent onder meer dat met het lichaam van een overledene alleen handelingen mogen worden verricht als daarvoor een wettelijke grondslag bestaat. Is die grondslag er niet dan zal het lichaam met rust moeten worden gelaten. Zo is het bijvoorbeeld niet toegestaan om invasief onderzoek op een overledene te verrichten anders dan wanneer dat wettelijk geregeld is (bijvoorbeeld ten behoeve van de obductie).

Het lichaam van een overledene kan bovendien slechts een beperkt aantal bij wet geregelde zogenoemde 'eindbestemmingen' hebben.

11.2 LIJKSCHOUWING

Nadat iemand overleden is, dient lijkschouwing verricht te worden. Lijkschouwing mag slechts door een arts gebeuren. Het doel van de lijkschouwing is te onderzoeken of een verklaring van overlijden afgegeven kan worden. Een verklaring van overlijden is nodig om van de ambtenaar van de burgerlijke stand verlof tot begraving dan wel crematie te kunnen verkrijgen.

Wat onder lijkschouwing feitelijk moet worden verstaan zegt de wet niet. Volgens het bulletin van de Geneeskundige hoofdinspectie over de Wet op de lijkbezorging (1994) houdt lijkschouwing in een persoonlijk onderzoek door een arts, waarbij wordt vastgesteld óf de dood is ingetreden en zo ja, wanneer en onder welke omstandigheden. In het bijzonder moet volgens de Hoofdinspectie de vraag worden beantwoord of er sprake is van een natuurlijk dan wel een niet-natuurlijk overlijden. Dat blijkt ook uit de nadere bepalingen hieromtrent: als de arts die de lijkschouwing verricht er niet van overtuigd is dat de betrokkene op een natuurlijke wijze is overleden, dan mag geen verklaring van overlijden worden afgegeven.

Het woord schouwen impliceert dat het om een uitwendig onderzoek gaat. Invasief onderzoek of het afnemen van lichaamsmateriaal valt onder obductie.

Lijkschouwing dient in eerste instantie te geschieden door óf de behandelend arts óf de gemeentelijk lijkschouwer. In sommige gevallen zal na de behandelend arts ook de gemeentelijk lijkschouwer een overledene moeten schouwen. Alhoewel de wet er niet toe verplicht dat lijkschouwing zoveel mogelijk in eerste aanleg door de behandelend arts gebeurt, is dit over het algemeen wel gebruikelijk. Daar liggen voornamelijk praktische en emotionele redenen aan ten grondslag.

11.2.1 Lijkschouwing door de behandelend arts

Het begrip 'behandelend arts' moet in het kader van de lijkschouwing ruim worden begrepen. Daaronder valt ook de waarnemend arts. Ook al zal die soms met de behandeling van een patiënt weinig te doen hebben gehad, toch heeft hij als waarnemer de overledene tijdens het leven als laatste op enigerlei wijze onder zijn zorg gehad. Het is geen noodzakelijke voorwaarde dat de arts bij het overlijden aanwezig is geweest. Deze arts mag dan de lijkschouwing verrichten en trachten zich een beeld te vormen van de doodsoorzaak. Daarbij kan hij uiteraard informatie inwinnen bij de naasten van de overledene, maar ook bij de huisarts. Het kan ook zo zijn dat een overledene meer behandelend artsen had, bijvoorbeeld als de patiënt in een ziekenhuis overlijdt.

Als een arts uitsluitend en min of meer bij toeval met een overledene wordt geconfronteerd zonder dat hij op enige manier als behandelend arts kan worden beschouwd, dan is deze arts niet bevoegd de schouw te verrichten. Dan moet de behandelend arts of de gemeentelijk lijkschouwer worden ingeschakeld. Een behandelend arts mag niet de lijkschouwing verrichten als tussen hem en de overledene bloed- of aanverwantschap tot in de derde graad of een huwelijk bestond.

Natuurlijke en niet-natuurlijke dood

Aangenomen dat in eerste instantie de behandelend arts of diens waarnemer de lijkschouwing verricht, kan deze arts een verklaring van overlijden (het zogenoemde A-formulier) afgeven, indien hij ervan overtuigd is dat er sprake is van een natuurlijke dood. Onder een natuurlijke dood wordt verstaan ieder overlijden dat het gevolg is van uitsluitend een spontane ziekte en/of ouderdom (GHI-bulletin 1994). Is de vereiste overtuiging niet aanwezig, dan mag geen verklaring van overlijden worden afgegeven en moet de gemeentelijk lijkschouwer worden ingeschakeld.

De gemeentelijk lijkschouwer moet uiteraard ook worden ingeschakeld wanneer er duidelijk sprake is van een niet-natuurlijke dood. De wet zegt echter niet wat onder een niet-natuurlijke dood moet worden verstaan. Meestal wordt daarom aansluiting gezocht bij hetgeen hierover in het GHI-bulletin wordt vermeld. Op grond daarvan wordt aangenomen dat onder een niet-natuurlijke dood moet worden begrepen: ieder overlijden dat (mede) het gevolg is van uitwendig (fysisch of chemisch) ingrijpen, ook wanneer dit niet door menselijk toedoen is veroorzaakt. Van een niet-natuurlijke dood is onder meer sprake als het gaat om misdrijven tegen het leven of ongevallen, maar ook wanneer het levensbeëindigende handelingen verricht door een arts (of een ander) betreft. Ook wanneer de dood een indirect gevolg is van een ingrijpen van buitenaf is er sprake van een niet-natuurlijke dood. Dat is bijvoorbeeld het geval wanneer er sprake is van een volgorde van gebeurtenissen die uiteindelijk tot de dood leiden. Zo'n volgorde kan zijn: auto-ongeval – contusio cerebri – coma – pneumonie – overlijden. Alhoewel de directe doodsoorzaak dan de pneumonie is, is er vanwege het causale verband tussen het ongeval en de pneumonie toch sprake van een niet-natuurlijk overlijden.

Overlijden door suïcide wordt eveneens als een niet-natuurlijke dood beschouwd; het lichaam van de overledene moet ook dan door de gemeentelijk lijkschouwer worden geschouwd. Bekend is het misverstand over het overlijden ten gevolge van het inslaan van de bliksem. Alhoewel het hier een (zeldzaam) natuurverschijnsel betreft, wordt zo'n overlijden toch als niet-natuurlijk aangemerkt.

Bedacht moet worden dat het onderscheid tussen natuurlijke en niet-natuurlijke dood soms een sterk arbitrair karakter heeft. Dat komt onder meer tot uiting als het gaat om een overlijden als gevolg van een medische behandeling. Daarover zegt het eerdergenoemde bulletin van de hoofdinspectie voor de Gezondheidszorg, dat ieder overlijden dat een direct of indirect gevolg is van een *fout* in de beroepsuitoefening als een niet-natuurlijk overlijden moet worden beschouwd. Complicaties echter van medisch juist geïndiceerde, juist gedoseerde en technisch juist uitgevoerde handelingen kunnen geacht worden te behoren tot het verloop van de ziekte waarvoor de patiënt werd behandeld en dus als een natuurlijk overlijden, aldus de Hoofdinspectie. Het arbitraire in dezen is uiteraard gelegen in het begrip 'fout'. Dat begrip wordt niet gedefinieerd. Feitelijk komt het er dus op neer dat die beoordeling aan de behandelend arts wordt overgelaten. Het GHI-bulletin merkt hierover op, dat in deze situaties voor de arts geldt, dat er 'een zware wissel getrokken wordt op zijn medisch-ethische normstelling'.

Lijkschouwing hoeft niet in alle gevallen eerst door de behandelend arts te gebeuren. Als bijvoorbeeld volstrekt helder is dat de betrokkene ten gevolge van een niet-natuurlijke oorzaak om het leven is gekomen (bijvoorbeeld verkeersongeval of misdrijf), dan heeft lijkschouwing door de behandelend arts geen zin, omdat deze toch geen verklaring van overlijden zal mogen afgeven. Dan kan beter meteen de gemeentelijk lijkschouwer worden ingeschakeld.

Het afgeven van een verklaring van overlijden, terwijl men niet de overtuiging heeft dat de dood ten gevolge van een natuurlijk overlijden is ingetreden, is een strafbaar feit.

A- en B-formulier

De verklaring van overlijden is niet vormvrij; het model is wettelijk bepaald. De verklaring van overlijden wordt meestal met de overledene 'meegegeven' dan wel door de begrafenisondernemer meegenomen. De verklaring is bedoeld voor de ambtenaar van de burgerlijke stand.

Als de behandelend arts de verklaring van overlijden afgeeft, dan moet door deze arts ook het B-formulier worden ingevuld. Dit (geanonimiseerde) formulier wordt gebruikt ten behoeve van de statistiek. De verklaring van overlijden bevat geen medische gegevens omtrent de overledene, het statistiekformulier wel, maar dat is anoniem. Indien een waarnemend behandelend arts de verklaring van overlijden meent te kunnen afgeven, zal deze arts om het statistiekformulier te kunnen invullen zich soms door huisarts of specialist moeten laten informeren. De huisarts of specialist mag de gegevens die daarvoor nodig zijn aan deze arts verstrekken.

In de praktijk komt het voor dat de waarnemend arts wel de lijkschouwing verricht, maar dat de formulieren later door de behandelend (huis)arts worden ingevuld. Dit is niet toegestaan; degene die de verklaring van overlijden afgeeft, moet het lijk persoonlijk geschouwd hebben. Ook is niet toegestaan dat de twee formulieren door verschillende artsen worden ingevuld. Uitzondering op die regel is de situatie dat door behandelend arts noch gemeentelijk lijkschouwer een verklaring van overlijden afgegeven wordt. In zo'n geval zal de lijkbezorging pas plaatsvinden nadat de officier van justitie het lijk heeft 'vrijgegeven'. Het formulier voor de statistiek moet dan worden ingevuld door een 'arts, aangewezen door de officier van justitie'. Die arts kan bijvoorbeeld de gemeentelijk lijkschouwer zijn of de patholoog die de obductie heeft verricht.

Tijdstip lijkschouwing

Met name bij patiënten van wie het overlijden te verwachten viel, speelt nog wel eens de vraag of lijkschouwing zo spoedig mogelijk na het overlijden hoort plaats te vinden, of dat daarmee gewacht kan worden tot (bijvoorbeeld) de ochtend. Deze vraag wordt door de Wet op de Lijkbezorging en ook elders niet rechtstreeks beantwoord, in die zin dat er geen wettelijke bepaling bestaat waarin een termijn wordt genoemd. Ook voor wat betreft het afleggen van de overledene en/of overbrenging naar een mortuarium is er in beginsel geen noodzaak om meteen de lijkschouwing te verrichten; ook zonder lijkschouwing door een arts mag dit plaatsvinden. Indien er echter het geringste vermoeden bestaat dat er sprake is van een niet-natuurlijke dood, dan zal het lichaam met rust moeten worden gelaten tot er geschouwd is.

Degene die de lijkschouwing zal verrichten, zal zelf de afweging moeten maken of de lijkschouw direct moet gebeuren of even kan wachten. Veelal zal die afweging tevens te maken hebben met de vraag of de aanwezigheid van een arts direct na het overlijden om welke reden ook gewenst is. Zo kan de aanwezigheid van familieleden een reden zijn direct de schouw te verrichten, of onervarenheid van het verplegend personeel met betrekking tot het constateren van de dood. In het bijzonder kan ook de mogelijkheid van voornamelijk weefseldonatie een goede reden zijn om zo kort mogelijk na het overlijden de verschillende dan te volgen stappen te zetten (zie verder).

Afgezien van de vraag of er mogelijk een morele plicht is om zo spoedig mogelijk na een overlijden de schouw te verrichten, zou er vanuit forensisch-geneeskundig oogpunt geredeneerd kunnen worden dat lijkschouwing plaats moet vinden zo kort mogelijk na het overlijden en voordat de overledene verzorgd en/of vervoerd is. Het doel van de lijkschouw is echter niet primair van forensische aard, maar heeft tot doel het afgeven van een verklaring van overlijden. Weliswaar kan het resultaat van de lijkschouw ertoe leiden dat door justitie een onderzoek wordt ingesteld, maar dat is een onvoldoende grond om in alle gevallen te eisen dat direct na het overlijden een arts de schouw moet verrichten. Dit laat onverlet dat de arts die vermoedt of weet (bijvoorbeeld bij euthanasie) dat er sprake is van een niet-natuurlijke dood, onverwijld de gemeentelijk lijkschouwer dient in te schakelen en geacht mag worden geen handelingen te (laten) verrichten die het onderzoek door de lijkschouwer kunnen belemmeren.

11.2.2 Lijkschouwing door de gemeentelijk lijkschouwer

Zowel in het geval de behandelend arts niet bevoegd is om de lijkschouwing te verrichten als in de situatie dat de behandelend arts meent geen verklaring van overlijden te kunnen afgeven, dient hij de gemeentelijk lijkschouwer in te schakelen. In het laatstgenoemde geval dient dat zelfs 'onverwijld' te gebeuren.

Een gemeente is verplicht een of meer gemeentelijk lijkschouwers te benoemen. In beginsel kan dat eenieder zijn die ingevolge de Wet-BIG de titel 'arts' mag voeren. Is een arts in een gemeente tot gemeentelijk lijkschouwer benoemd, dan is hij tevens bevoegd in andere gemeenten als zodanig op te treden.

Een gemeentelijk lijkschouwer mag niet als zodanig optreden wanneer hij in de twee jaren voorafgaande aan het overlijden de betrokkene medische of verloskundige hulp heeft verleend. Ook is de gemeentelijk lijkschouwer niet bevoegd de lijkschouw te verrichten wanneer tussen hem en de overledene bloed- of aanverwantschap tot in de derde graad of een huwelijk bestond. In dergelijke gevallen zal een andere gemeentelijk lijkschouwer moeten worden ingeschakeld.

De positie van een gemeentelijk lijkschouwer is van een wezenlijk andere aard dan die van een (waarnemend) behandelend arts. De gemeentelijk lijkschouwer verricht zijn werkzaamheden ten behoeve van justitie en is dan ook gehouden jegens voornamelijk de officier van justitie volledige openheid van zaken te geven. Een behandelend arts echter behoudt na het overlijden van een patiënt zijn verantwoordelijkheden ten opzichte van die patiënt, niet in het minst voor wat betreft de zwijgplicht (zie ook hoofdstuk Dossierplicht en beroepsgeheim na de dood).

Voor de gemeentelijk lijkschouwer geldt hetzelfde als voor de behandelend arts: slechts als de gemeentelijk lijkschouwer ervan overtuigd is dat er sprake is van een natuurlijke dood, mag deze een verklaring van overlijden afgeven. Ook moet hij het B-formulier invullen, over het algemeen na overleg met de behandelend arts van de overledene. Hij hoeft dan geen verslag uit te brengen aan de officier van justitie.

Dat moet wel gebeuren als de gemeentelijk lijkschouwer meent niet tot het afgeven van een verklaring van overlijden over te kunnen gaan, namelijk omdat hij niet de overtuiging heeft dat er sprake is van een natuurlijke dood dan wel omdat hij de overtuiging heeft dat er sprake is van een niet-natuurlijke dood. Ook voor de melding aan de officier van justitie bestaat een model.

Indien de gemeentelijk lijkschouwer geen verklaring van overlijden afgeeft dient hij wel de ambtenaar van de burgerlijke stand te waarschuwen. De laatste kan vervolgens pas verlof tot begraving of verbranding afgeven als de officier van justitie daartoe een verklaring van geen bezwaar heeft afgegeven. Afhankelijk van de berichtgeving van de gemeentelijk lijkschouwer en eventueel van anderen zal de officier beslissen of verder onderzoek nodig is. Als er aanwijzingen zijn dat er sprake is van een niet-natuurlijke dood is ontleding, conservering, sectie of orgaandonatie slechts toegestaan nadat de officier van justitie daartoe toestemming heeft gegeven. Ook is dan vervoer van het lijk niet toegestaan zonder toestemming van de officier van justitie. Verder kan het lichaam in beslag worden genomen (op grond van het Wetboek van strafvordering) en kan een gerechtelijke sectie (op grond van de Wet op de lijkbezorging) worden verricht. Wordt op basis van deze sectie alsnog een natuurlijk overlijden vastgesteld, dan zal het lichaam door de officier spoedig worden vrijgegeven. Dat zal bij een niet-natuurlijk overlijden, in het bijzonder bij een overlijden ten gevolge van een misdrijf, niet altijd het geval zijn. Dan kan tussen het moment van overlijden en de uiteindelijke lijkbezorging geruime tijd verstrijken.

11.3 MELDINGSPROCEDURE BIJ EUTHANASIE EN HULP BIJ ZELFDODING

Een verbijzondering van het inschakelen van de gemeentelijk lijkschouwer door de behandelend arts betreft de zogenoemde meldingsprocedure. Als een patiënt overlijdt ten gevolge van euthanasie, hulp bij zelfdoding of levensbeëindiging zonder uitdrukkelijk verzoek, is er in formele zin altijd sprake van een niet-natuurlijke dood. Het gaat bovendien vooralsnog om handelingen die strafbaar zijn gesteld. Euthanasie kan gestraft worden met maximaal 12 jaar gevangenisstraf, hulp bij zelfdoding met maximaal drie jaar (respectievelijk art. 293 en 294 Wetboek van Strafrecht). Levensbeëindiging zonder verzoek is niet in een aparte delictsomschrijving vastgelegd. Dat betekent dat, indien in een dergelijk geval tot vervolging wordt overgegaan, meestal moord subs. doodslag ten laste gelegd zal worden. Het strafrecht kent op dat punt geen nuanceringen.

Als het gaat om een geval van euthanasie, hulp bij zelfdoding of levensbeëindiging zonder uitdrukkelijk verzoek, mag de behandelend arts geen verklaring van overlijden afgeven. Het inschakelen van de gemeentelijk lijkschouwer wordt in dergelijke gevallen beheerst door de zogenoemde meldingsprocedure. Deze procedure is in 1990 totstandgekomen nadat daarover overeenstemming was bereikt tussen het Openbaar Ministerie, het Staatstoezicht op de Volksgezondheid en de KNMG. De meldingsprocedure kwam destijds tot stand teneinde te bereiken dat artsen op een welomschreven en met name uniforme wijze gevallen van euthanasie en hulp bij zelfdoding zouden melden bij de gemeentelijk lijkschouwer. Vóór die tijd werd er op allerlei manieren gemeld, soms direct aan de officier van justitie.

De meldingsprocedure is in 1994 in een gewijzigde vorm verankerd in de Wet op de Lijkbezorging. De belangrijkste wijziging die tegelijkertijd totstandkwam, is dat de meldingsprocedure niet alleen meer gold voor euthanasie en hulp bij zelfdoding, maar ook voor situaties waarin sprake is van levensbeëindiging zonder uitdrukkelijk verzoek.

In 1998 is de meldingsprocedure opnieuw herzien. Belangrijkste wijzigingen waren het instellen van verschillende trajecten voor het melden van euthanasie en hulp bij zelfdoding enerzijds en het melden van levensbeëindiging zonder uitdrukkelijk verzoek anderzijds en de daarmee verband houdende instelling van vijf regionale toetsingscommissies en één (nog in te richten) centrale beoordelingscommissie. De melding van euthanasie en hulp bij zelfdoding verloopt via één van de regionale toetsingscommissies, melding van levensbeëindiging zonder uitdrukkelijk verzoek behoort bij de centrale beoordelingscommissie gemeld te worden. Een belangrijke uitzondering op deze indeling is de volgende. Indien het gaat om euthanasie of hulp bij zelfdoding bij een patiënt met een somatische aandoening wiens vermogen tot het uiten van een weloverwogen verzoek gestoord kan zijn geweest, bijvoorbeeld als gevolg van een depressie of een beginnende dementie, of wiens lijden van psychische oorsprong is, of die minderjarig was, dan dient gehandeld te worden alsof er levensbeëindiging zonder uitdrukkelijk verzoek heeft plaatsgevonden en dient de melding te verlopen via de centrale beoordelingscommissie. Deze uitzonderingen zijn niet zonder kritiek (Legemaate 1997), maar zijn vooralsnog gehandhaafd.

De procedure

De meldingsprocedure bij euthanasie en hulp bij zelfdoding ziet er als volgt uit. De arts die euthanasie dan wel hulp bij zelfdoding heeft verricht, kan vanwege de niet-natuurlijke dood geen verklaring van overlijden afgeven en dient de gemeentelijk lijkschouwer in te schakelen. De arts is gehouden aan de hand van een lijst met aandachtspunten verslag uit te brengen aan de gemeentelijk lijkschouwer. Deze lijst met aandachtspunten bevat een groot aantal vragen over de patiënt en over de gevolgde procedure. De gemeentelijk lijkschouwer verricht de lijkschouw en verifieert met welke middelen het leven is beëindigd. Verder moet de lijkschouwer erop toezien dat het verslag van de arts volledig en duidelijk is ingevuld. Ook neemt hij, indien aanwezig, het schriftelijke verzoek van de patiënt om euthanasie of hulp bij zelfdoding in ontvangst en de verklaring van de geconsulteerde arts. De gemeentelijk lijkschouwer waarschuwt de burgerlijke stand, brengt (telefonisch) verslag uit aan de officier van justitie en stuurt alle gegevens op naar de desbetreffende regionale toetsingscommissie. Het verslag aan de officier van justitie wordt tevens schriftelijk verricht met behulp van een formulier waarop de lijkschouwer aangeeft, dat de behandelend arts van de overledene heeft medegedeeld dat de dood is ingetreden ten gevolge van de toepassing van levensbeëindiging op verzoek/hulp bij zelfdoding. Tevens geeft de lijkschouwer op dit formulier aan dat hij van de behandelend arts een verslag heeft ontvangen dat is opgesteld aan de hand van de lijst met aandachtspunten en dient de lijkschouwer te verklaren dat hij heeft geverifieerd hoe en met welke middelen het leven is beëindigd, of hij de wilsverklaring van de overledene en/of een verklaring van de geconsulteerde arts heeft ontvangen en dat hij alle bescheiden aan de toetsingscommissie zal toezenden. De officier van justitie beslist vervolgens of het lichaam van de overledene wordt 'vrijgegeven', dat wil zeggen of een verklaring van geen bezwaar tegen begraven of cremeren wordt afgegeven.

De regionale toetsingscommissies en de verdere procedure

De regionale toetsingscommissies, waarvan er vijf zijn, bestaan uit een jurist die tevens voorzitter is, een arts en een ethicus. Tevens is aan een dergelijke commissie een jurist als secretaris verbonden. Deze heeft in de vergaderingen van de commissie een adviserende stem.

De taak van de commissie bestaat uit het beoordelen van het handelen van de behandelend arts. Die beoordeling vindt plaats aan de hand van de schriftelijke stukken die van de gemeentelijk lijkschouwer zijn ontvangen. Mocht de commissie behoefte hebben aan nadere informatie dan kan zij daartoe de behandelend arts, de gemeentelijk lijkschouwer, de consulent of andere betrokken hulpverleners benaderen.

In de ministeriële regeling terzake wordt tevens aangegeven wanneer een commissie tot het oordeel dient te komen dat de arts zorgvuldig gehandeld heeft. Dat is het geval wanneer:

- er sprake was van een vrijwillig, weloverwogen en duurzaam verzoek;
- er sprake was van uitzichtloos en ondraaglijk lijden van de patiënt naar heersend medisch inzicht;
- de arts ten minste één andere, onafhankelijke arts heeft geraadpleegd;
- de levensbeëindiging medisch zorgvuldig is uitgevoerd.

De commissie dient binnen twaalf weken verslag uit te brengen aan het Openbaar Ministerie en aan de regionaal inspecteur van de gezondheidszorg. Tegelijkertijd wordt ook de arts van het oordeel van de commissie op de hoogte gebracht, waarbij duidelijk wordt gemaakt dat de beslissing of al dan niet vervolging zal worden ingesteld voorbehouden is aan het Openbaar Ministerie. De commissie is bevoegd haar oordeel tegenover de arts nader toe te lichten. Indien de commissie tot de conclusie is gekomen dat de arts zorgvuldig heeft gehandeld, zal normaal gesproken geen vervolging volgen, maar geheel zeker kan de arts daarover niet zijn. Dat is pas het geval indien van het Openbaar Ministerie hierover bericht is ontvangen. Voordat het zover is zijn echter meestal vele maanden verstreken.

Meldingsprocedure bij levensbeëindiging zonder uitdrukkelijk verzoek

Over de meldingsprocedure bij levensbeëindiging zonder uitdrukkelijk verzoek en de centrale beoordelingscommissie waren bij de totstandkoming van dit boek nog geen concrete gegevens bekend. Aangezien het bij levensbeëindiging zonder verzoek uiteraard ook om een niet-natuurlijk overlijden gaat, zal ook in dergelijke gevallen de gemeentelijk lijkschouwer moeten worden ingeschakeld. Aangenomen mag worden dat die persoon op de hoogte is van de procedure die verder gevoerd moet worden.

Kritiek op de meldingsprocedure

De meldingsprocedure is niet zonder kritiek. Belangrijk punt van kritiek is dat de meldingsprocedure in strijd is met het Europeesrechtelijke beginsel dat een verdachte niet gehouden is aan zijn eigen veroordeling mee te werken (het zogenoemde nemo-tenetur-beginsel). Door de gemeentelijk lijkschouwer in te schakelen en middels de lijst met aandachtspunten uitdrukkelijk aan te geven dat een in beginsel strafbaar feit is begaan, zou een arts zijn eigen positie kunnen ondermijnen, hetgeen in strijd zou zijn met het genoemde beginsel.

Tot nog toe echter is dit verweer nog niet door een rechtscollege aanvaard (Zie Hof Leeuwarden 4 april 1996 (zaak Kadijk), TVGR 1996/35; Rb Almelo 28 januari 1997, TVGR 1997/44; Rb Leeuwarden 8 april 1997, TVGR 1997/45). Mogelijk is daarbij van belang dat het niet voldoen aan de meldingsprocedure op zich niet strafbaar is. De behandelend arts zou ervoor kunnen kiezen aan de gemeentelijk lijkschouwer slechts te laten weten dat niet kan worden overgegaan tot het afgeven van een verklaring van overlijden. Over het algemeen is men echter van mening dat een arts openheid behoort te betrachten in gevallen van levensbeëindiging. Vanuit dat oogpunt bezien kan men veronderstellen dat het meewerken aan de meldingsprocedure tot de professionele standaard van de arts behoort. Ook de KNMG stelt zich op dat standpunt. In een tuchtrechtelijke procedure is door het Medisch Tuchtcollege Amsterdam overwogen dat zolang de meldingsprocedure rechtskracht heeft, een arts in voorkomende gevallen zo goed mogelijk op de daarin vermelde punten dient in te gaan (Staatscourant 1997, nr. 105).

De Wet Toetsing Levensbeëindiging en Hulp bij Zelfdoding

De wet bepaalt dat een arts die euthanasie of hulp bij zelfdoding pleegt niet strafbaar is indien hij of zij aan de zorgvuldigheidseisen die in het wetsvoorstel worden genoemd, heeft voldaan en over de handeling verslag uitbrengt aan de gemeentelijk lijkschouwer. Melding is dus noodzakelijk om niet strafbaar te zijn.

De zorgvuldigheidseisen houden in dat de arts:

- de overtuiging heeft gekregen dat er sprake was van een vrijwillig en weloverwogen verzoek van de patiënt;
- de overtuiging heeft gekregen dat er sprake was van een uitzichtloos en ondraaglijk lijden van de patiënt;
- de patiënt heeft voorgelicht over de situatie waarin deze zich bevond en over diens vooruitzichten;
- met de patiënt tot de overtuiging is gekomen dat er voor de situatie waarin deze zich bevond geen redelijke andere oplossing was;
- ten minste één andere, onafhankelijke arts heeft geraadpleegd die de patiënt heeft gezien en schriftelijk zijn oordeel heeft gegeven over de voornoemde zorgvuldigheidseisen;

- de levensbeëindiging of euthanasie of hulp bij zelfdoding medisch zorgvuldig heeft uitgevoerd.

Levensmoeheid, de reden waarom in de zaak-Brongersma (Rechtbank Haarlem 30 oktober 2000) hulp bij zelfdoding was toegepast (vlak voordat de Tweede Kamer het wetsvoorstel behandelde), valt volgens de regering niet onder het begrip 'uitzichtloos en ondraaglijk lijden'. Vooralsnog moet derhalve worden aangenomen dat euthanasie of hulp bij zelfdoding in dergelijke gevallen (ook wel de 'klaar-met-leven'-situaties genoemd) in beginsel strafbaar blijven. Dat laat onverlet dat in een concreet geval de arts door de rechter kan worden ontslagen van rechtsvervolging.

De wet in het kort

Ingevolge de jurisprudentie was het tot op heden niet strikt noodzakelijk dat de onafhankelijk arts die van tevoren geconsulteerd wordt over het verzoek de patiënt zelf ook zag. Dat was alleen het geval indien het een verzoek om euthanasie of hulp bij zelfdoding betrof bij een patiënt met een uitsluitend psychisch lijden, zoals in het geval waarin de psychiater Chabot aan een patiënte hulp bij zelfdoding verleende (HR 21 juni 1994, TVGR 1994/47). Nu is in de zorgvuldigheidseisen opgenomen dat de consulterende arts de patiënt altijd moet hebben gezien. Overigens was die eis ook al vastgelegd in de regels die de KNMG met betrekking tot euthanasie of hulp bij zelfdoding had opgesteld (KNMG 1995).

In de wet is mede bepaald dat in het geval de patiënt zelf wilsonbekwaam is geworden, een schriftelijke wilsverklaring opgemaakt door de patiënt voordat deze wilsonbekwaam werd, als een verzoek kan gelden. Van belang is wel dat in zo'n geval aan alle zorgvuldigheidseisen ook voldaan moet zijn voordat straffeloos euthanasie kan worden gepleegd. In het bijzonder zal ook sprake moeten zijn van het vereiste van ondraaglijk lijden. In het geval van wilsonbekwaamheid, met name bij coma, zal dat moeilijk te beoordelen zijn.

Toetsing blijft plaatsvinden door de regionale toetsingscommissies. De commissie moet de arts binnen uiterlijk 12 weken bekendmaken met haar oordeel over de verleende hulp. Is de commissie van oordeel dat de arts aan de zorgvuldigheidseisen heeft voldaan dan is de zaak daarmee afgedaan en wordt er verder niemand van op de hoogte gebracht. Als de commissie oordeelt dat de arts niet aan de zorgvuldigheidseisen heeft voldaan, dan brengt de commissie de regionaal inspecteur voor de gezondheidszorg en het College van procureurs-generaal, een onderdeel van het Openbaar Ministerie, daarvan op de hoogte.

11.4 ORGAAN- EN WEEFSELDONATIE

De gang van zaken rond orgaan- en/of weefseldonatie wordt beheerst door de Wet op de orgaandonatie (WOD). Het veelgebruikte onderscheid tussen orgaandonatie en weefseldonatie is in deze wet niet terug te vinden. De wet namelijk spreekt alleen over orgaandonatie. Onder orgaan wordt verstaan een bestanddeel van het menselijk lichaam (bijvoorbeeld nier, huid, bot), met uitzondering van bloed, geslachtscellen of bestanddelen van een menselijke vrucht. Daar waar gesproken wordt over orgaandonatie wordt derhalve steeds ook weefseldonatie bedoeld. Ook patiënten die na een periode van palliatieve zorg overlijden, kunnen in beginsel als weefseldonor fungeren.

Postmortale donatie

Een gevoelig punt in de discussie over postmortale orgaandonatie is lange tijd het beslissysteem geweest. Ondanks dat bij de totstandkoming van de WOD veelvuldig gepleit is voor een geen-bezwaarsysteem (iedereen donor, tenzij gemaakt bezwaar), kent de wet een systeem waarin voor orgaanuitname een positieve beslissing altijd noodzakelijk is. Die positieve beslissing kan blijken ofwel uit het donorformulier dat in het centrale register is gedeponeerd of uit een donorcodicil. Op het donorformulier dat iedereen die 18 jaar wordt krijgt toegezonden, kan worden aangegeven of men toestemming geeft voor het na de dood uitnemen van (bepaalde) organen, dan wel dat men daar bezwaar tegen heeft, dan wel dat men de beslissing overlaat aan al dan niet nader genoemde nabestaanden. De donorformulieren worden na terugzending centraal opgeslagen en kunnen, op het moment dat het overlijden daar is, worden geraadpleegd. Het centrale register is gevestigd in Kerkrade en kan door of op verzoek van een arts worden geraadpleegd via de meldkamer van de Nederlandse Transplantatie Stichting te Leiden.

Is een wilsbeschikking van de overledene niet aanwezig dan is de uitdrukkelijke toestemming van de nabestaanden vereist. In eerste instantie is dat de echtgenoot/levensgezel met wie de betrokkene samenleefde en als deze niet kan of wil beslissen, de meerderjarige bloedverwanten tot en met de tweede graad. Zijn deze er ook niet of niet bereikbaar, dan komt de beslissing toe aan de aanverwanten tot en met de tweede graad. Laatstgenoemde bloed- of aanverwanten moeten in consensus toestemming voor orgaanuitname geven. Is er verdeeldheid dan kan er geen toestemming worden gegeven.

Indien er een wilsbeschikking is waaruit blijkt dat de overledene geen toestemming geeft voor orgaanuitname, dan hebben de nabestaanden daar uiteraard geen stem meer in. Als er zowel een donorcodicil als een centraal geregistreerde wilsverklaring is, dan gaat, als daartussen verschil bestaat, hetgeen het laatst is vastgelegd vóór.

De rol van de arts bij postmortale donatie

Voordat bij een overledene een orgaan mag worden verwijderd, moet door een arts die niet bij de uitname of implantatie betrokken is de dood worden geconstateerd. Deze arts dient er vervolgens zorg voor te dragen dat nagegaan wordt of er een wilsverklaring van de overledene met betrekking tot orgaandonatie is, ofwel in het centrale register ofwel in de vorm van een donorcodicil. Is dit niet het geval dan behoort de arts conform het protocol de nabestaanden te consulteren. Met 'het protocol' wordt bedoeld het protocol dat elk ziekenhuis of verpleeginrichting ingevolge de WOD behoort vast te stellen. Alhoewel voor huisartsen zo'n protocol niet van toepassing zal zijn, zijn zij wel gehouden na te gaan of een overledene zijn wil over orgaandonatie al dan niet heeft vastgelegd in het centrale register of in een codicil.

Wanneer een overledene daadwerkelijk als (weefsel)donor zal fungeren moet de arts die de dood heeft vastgesteld er zorg voor dragen dat het vermoedelijk beschikbaar komen van organen/weefsels voor implantatie gemeld wordt bij een orgaancentrum. Bij patiënten bij wie palliatieve zorg is verleend, zal meestal alleen sprake zijn van donatie van corneae, huid, hartkleppen en botten. Het te benaderen orgaancentrum is dan Bio Implant Services (BIS). Is ook uitname van vitale organen mogelijk dan moet daarvan melding gedaan worden bij de Nederlandse Transplantatie Stichting.

Voorbereidende en preserverende handelingen

Als een patiënt tevoren toestemming heeft gegeven voor orgaanuitname, dan mogen er reeds voordat deze persoon overlijdt ter voorbereiding van orgaanuitname maatregelen worden getroffen als daarmee niet gewacht kan worden tot na het overlijden van de patiënt. Voorwaarde is wel dat de behandeling van deze patiënt daardoor niet in gevaar komt.

Ook biedt de wet de mogelijkheid dat bij een patiënt direct na diens overlijden handelingen worden verricht die erop gericht zijn organen te preserveren. Er hoeft dan niet eerst gewacht te worden tot onderzocht is of er toestemming is voor orgaanuitname. In dit kader is deze bepaling van belang, omdat met een beroep hierop eventueel gestart kan worden met een zogenoemde non-heart-beating procedure. Als blijkt dat er geen toestemming voor orgaanuitname is, dan dienen de aangevangen handelingen gestaakt te worden.

11.5 OBDUCTIE

Het lichaam van een overledene kan in een aantal gevallen aan obductie (sectie, autopsie) worden onderworpen. Zoals in het eerste hoofdstuk reeds gemeld is obductie alleen toegestaan als de wet daartoe de mogelijkheid biedt.

In medische kringen wordt meestal onderscheid gemaakt tussen een medische obductie enerzijds en een gerechtelijke obductie anderzijds. De basis van dit onderscheid is voornamelijk gelegen in de rechtsgrond waarop de obductie wordt uitgevoerd. Bij een medische obductie is die rechtsgrond de toestemming van de overledene zelf of van diens nabestaanden; bij een gerechtelijke obductie is de rechtsgrond het bevel van een gerechtelijke autoriteit.

Daarnaast is de doelstelling van de medische obductie en de gerechtelijke sectie niet geheel gelijk. Bij de medische obductie is het doel voornamelijk het opsporen of bevestigen van de doodsoorzaak, terwijl het bij een gerechtelijke sectie bijvoorbeeld ook om het verzamelen van bewijsmateriaal tegen een verdachte kan gaan.

11.5.1 Medische obductie

Een medische obductie mag worden verricht indien de overledene daar bij leven toestemming voor heeft gegeven. Daar zal meestal geen sprake van zijn. In dat geval mogen de nabestaanden vervangende toestemming geven. Eerst komen daarvoor in aanmerking de echtgenoot, geregistreerde partner of levensgezel. Mocht een dergelijke persoon er niet zijn of niet bereikt kunnen worden, dan volgen de meerderjarige bloed- of aanverwanten tot en met de derde graad, de erfgenamen of degenen die de zorg voor het lijk op zich nemen.

Zoals gezegd is het doel van een medische obductie het vaststellen dan wel bevestigen van de doodsoorzaak. Dat is althans de gangbare opvatting. De wet laat zich niet uit over het doel van een obductie. Ook is nergens vastgelegd wat onder obductie moet worden verstaan. Meestal zal dat weinig problemen opleveren, maar soms ontstaat verwarring over de vraag of voor het tijdens de obductie openen van de schedel nu wel of niet aparte toestemming moet worden gevraagd. Strikt juridisch is dat niet nodig, omdat de wet dat niet vereist. Echter, als aangenomen wordt dat ook het geven van toestemming voor obductie slechts mogelijk is wanneer daaraan voorafgaand door de arts is verteld wat dat in grote lijnen inhoudt, dan moet aangenomen worden dat het openen van de schedel van tevoren wel expliciet gemeld moet worden aan de nabestaanden. Met enige regelmaat blijkt namelijk dat dit voor nabestaanden geen vanzelfsprekende zaak is, zeker niet wanneer de oorzaak van het overlijden waarschijnlijk in de borst- of buikholte gelegen is. Eventueel kunnen de nabestaanden dan toestemming geven voor obductie zonder dat de schedel geopend zal worden.

Het vragen van toestemming voor obductie (en ook voor orgaandonatie) luistert bijzonder nauw als het gaat om een islamitische patiënt. De Inspectie voor de Gezondheidszorg adviseert daarom om reeds bij de geringste taalproblemen een tolk in te schakelen en daarbij ook niet te volstaan met telefonische tolkenhulp.

Een medische obductie bij een niet-natuurlijke dood dan wel bij het vermoeden daarvan mag alleen plaatsvinden nadat ook de officier van justitie daarvoor toestemming heeft gegeven. Ontstaat pas tijdens de obductie een vermoeden van een niet-natuurlijk overlijden, dan moet de obductie worden stopgezet en pas worden voortgezet na toestemming van de officier.

11.5.2 Gerechtelijke obductie

Een gerechtelijke obductie wordt verricht in het kader van een strafrechtelijk onderzoek op last van de officier van justitie of een andere gerechtelijke autoriteit. Veelal zal het daarbij situaties betreffen waarin een niet-natuurlijk overlijden ten gevolge van een misdrijf wordt vermoed, maar ook in het geval van een natuurlijk overlijden is in beginsel gerechtelijke sectie mogelijk, als dat maar plaatsvindt in het kader van een strafrechtelijk onderzoek. Het lichaam van de overledene kan daartoe in beslag worden genomen. Toestemming van de overledene of diens nabestaanden is in dergelijke gevallen niet vereist.

Obductie zonder toestemming van de nabestaanden is ook mogelijk als dat vereist wordt voor het belang van de volksgezondheid. Dan is wel de toestemming van de regionaal inspecteur voor de volksgezondheid vereist. De voorbeelden van situaties waarin dit aan de orde zou kunnen komen, zijn volgens de toelichting bij de wet het opsporen van besmettelijke ziekten en het ten behoeve van de statistiek zeker stellen van de doodsoorzaak. Ook sectie in verband met een in te stellen of reeds lopende tuchtrechtelijke klacht wordt als voorbeeld genoemd.

Pacemakers

Pacemakers worden soms na het overlijden verwijderd. Er is echter geen specifieke wettelijke grondslag op grond waarvan daartoe zonder meer kan worden overgegaan. Dat betekent dat toestemming van de inmiddels overledene dan wel van diens nabestaanden daarvoor in beginsel vereist is. Het antwoord op de vraag wie eigenaar is van een in het lichaam aangebrachte pacemaker staat niet vast.

Balseming (thanatopraxie)

Als regel geldt dat een lijk niet gebalsemd mag worden of op een ander wijze aan een conserverende bewerking mag worden onderworpen. De uitzonderingen op deze regel zijn de volgende.

Ten eerste mag conserverende bewerking wel plaatsvinden als het lichaam bestemd is voor ontleding ten behoeve van het wetenschappelijk onderzoek en onderwijs. Dat geldt eveneens als het lichaam naar het buitenland vervoerd zal worden. Ook als iemand aan boord van een schip overlijdt mag balseming plaatsvinden.

Verder kan de minister van vws in uitzonderlijke gevallen op niet nader genoemde gronden ontheffing van de genoemde regel geven. Bij de totstandkoming van de wet werd daarbij gedacht aan balseming van 'vooraanstaande personen'. Ook na balseming zal het lichaam een eindbestemming moeten krijgen.

Vervoer naar het buitenland

Het vervoer van een lijk naar het buitenland kan zonder verdere bemoeienis van een arts plaatsvinden. De begrafenisondernemer zal de praktische kant van een dergelijke situatie voor zijn rekening nemen. Afhankelijk van het land waar het lichaam naar vervoerd zal worden, is een 'laissez-passer' van de burgemeester nodig, dan wel een andere verklaring van toestemming voor vervoer. Soms is in dat kader ingevolge buitenlandse wet- of regelgeving een geneeskundige verklaring van de gemeentelijk lijkschouwer vereist.

10.6 LIJKBEZORGING

Het lichaam van een overledene kent drie mogelijke eindbestemmingen, te weten begraving, verbranding of ontleding. De regels die hier behandeld worden, zijn voor begraving en verbranding grotendeels gelijk; ontleding is van een heel andere orde.

10.6.1 Begrafenis en crematie

De meest gangbare vormen van lijkbezorging zijn begraving en verbranding. Daartoe zal door de nabestaanden een begrafenisondernemer worden ingeschakeld die de noodzakelijke maatregelen zal nemen. Zoals hierboven reeds aangegeven kan verbranding of begraving pas plaatsvinden nadat de ambtenaar van de burgerlijke stand daarvoor verlof heeft verleend. Dat verlof kan pas worden verleend nadat een verklaring van overlijden is overlegd dan wel een verklaring van geen bezwaar van de officier van justitie.

Begraving of verbranding mag niet eerder dan 36 uur en niet later dan de vijfde dag na het overlijden plaatsvinden. De wet zegt dat de burgemeester een andere termijn kan stellen, na daarover een arts te hebben gehoord. Meestal gaat het daarbij om uitstel op verzoek van de nabestaanden, bijvoorbeeld om verre familieleden de gelegenheid te geven de begrafenis of crematie bij te wonen. Lijkbezorging eerder dan 36 uur na het overlijden zal vaak een religieuze achtergrond hebben. Het horen van de arts zal er in de praktijk meestal op neer komen dat de huisarts van de overledene wordt gevraagd om te verklaren dat er geen bezwaar is de overledene eerder dan wel later te begraven of te cremeren. Welke norm men daarbij zou moeten hanteren wordt niet nader toegelicht.

10.6.2 Ontleding

Een bijzondere wijze van lijkbezorging is ontleding in het belang van de wetenschap of wetenschappelijk onderwijs. Ontleding kan plaatsvinden in het geval de betrokkene daar zelf middels een codicil toestemming voor heeft gegeven. Als een dergelijk codicil er niet is, kan in theorie ook door de nabestaanden toestemming worden gegeven. Alleen volledig intacte lichamen zijn geschikt voor ontleding. Dat betekent onder meer dat na obductie en/of orgaandonatie een lichaam niet meer geschikt is voor de wetenschap.

Ontleding is een eindbestemming van het lichaam. Begrafenis of crematie in het bijzijn van de nabestaanden is daarna meestal niet meer mogelijk. Aanvaarding van een lichaam ter ontleding legt het anatomisch instituut de plicht op om voor eventuele begraving of verbranding van de stoffelijke resten te zorgen. Over het algemeen bestaat er een overschot aan lichamen die ter ontleding worden aangeboden.

Gedeeltelijke ontleding, bijvoorbeeld het uitnemen van de hersenen ten bate van wetenschappelijk onderzoek, is juridisch gezien hetzelfde als obductie. In dat geval zal na het uitnemen van bepaalde organen begraving of crematie volgen. De kosten die met het vervoer van het lichaam ten behoeve van de gedeeltelijke ontleding gepaard gaan, zijn over het algemeen voor het instituut dat het onderzoek verricht.

11.7 MEDISCHE GEGEVENS NA DE DOOD VAN EEN PATIËNT

De vraag hoe omgegaan moet worden met het beroepsgeheim na het overlijden van een patiënt is niet altijd eenvoudig te beantwoorden. Vele personen en instanties kunnen interesse tonen voor gegevens die de overledene betreffen. Zo zijn levensverzekeraars vaak geïnteresseerd in de doodsoorzaak van een patiënt, vragen nabestaanden soms een kopie van het obductieverslag of wil een organisatie als Eurotransplant weten of er contra-indicaties zijn om een orgaan bij een ander te implanteren. De algemene regel met betrekking tot het beroepsgeheim in dergelijke gevallen is, dat dit geheim van de patiënt ook na diens dood gerespecteerd moet worden. Strikte navolging van deze regel zou er echter toe leiden dat er na de dood geen enkele informatie over de overledene aan wie dan ook verstrekt zou mogen worden. Dat zou tot situaties kunnen leiden die met name jegens de naasten van de overledene als onjuist moeten worden beschouwd. Meestal wordt dan ook aangenomen dat het verstrekken van (een aantal) gegevens van een overledene wel toegestaan is indien op enigerlei wijze verondersteld kan worden dat de overledene tegen die gegevensverstrekking geen bezwaar zou hebben gehad. Dat is ook de richtlijn die door de KNMG wordt voorgestaan. De toestemming van de overledene moet als het ware worden gereconstrueerd. Vaste criteria aan de hand waarvan dit moet plaatsvinden, zijn er niet. Daarom zal de arts zelf die reconstructie moeten verrichten. Daarbij kunnen allerlei omstandigheden een rol spelen, bijvoorbeeld door wie het verzoek wordt gedaan, hoe de verhouding was tussen de overledene en degene die de gegevens wenst, wat het doel is van het verzoek (genetisch onderzoek, aanvechting testament, schadeclaim, uitkering uit een verzekering, indienen klacht enzovoort), wat de aard is van de te verstrekken gegevens, hoe privacygevoelig die gegevens zijn, wat de gevolgen zijn van het eventueel verstrekken van de gegevens voor bijvoorbeeld de nabestaanden en wat dies meer zij. De manier waarop de gegevens verstrekt zouden moeten worden (mondeling, inzage, afschrift), doet voor de principiële vraag of dit toegestaan is niet ter zake.

In de meeste gevallen zal de toestemming voor het verstrekken van een beperkt aantal gegevens, bijvoorbeeld aan de nabestaanden, wel verondersteld kunnen worden. Van belang is wel dat de nabestaanden juridisch gezien geen zeggenschap hebben over deze gegevens. Met andere woorden: de machtiging van bijvoorbeeld een weduwe om gegevens over haar overleden echtgenoot te verstrekken aan een verzekeringsmaatschappij heeft op zich geen rechtskracht. De arts zal zelf moeten nagaan wat de overledene gewild zou hebben.

Gegevensverstrekking op bevel van de rechter

Het komt voor dat, indien geweigerd wordt gegevens te verstrekken, de rechter wordt gevraagd om daartoe een bevel te geven. De rechter zal een dergelijke vordering veelal op de bovengenoemde grond toetsen, overigens zonder kennis te nemen van de gegevens waarom gevraagd wordt. Vaak worden dergelijke (civielrechtelijke) vorderingen afgewezen (De Jong 1998).

Ook politie en justitie tonen nog wel eens belangstelling voor gegevens van overledenen. Ook richting dergelijke instanties echter geldt het beroepsgeheim en kan alleen informatie worden verstrekt wanneer op enige manier de toestemming van de overledene gereconstrueerd kan worden. Het verschoningsrecht geeft de arts de mogelijkheid – en sommigen menen de plicht – om zelfs voor de rechter het zwijgen te bewaren. Ook het in beslag nemen van een medisch dossier door justitie, al dan niet met behulp van huiszoeking, is in Nederland in principe niet toegestaan. De Hoge Raad heeft echter de mogelijkheid erkend dat in zeer uitzonderlijke omstandigheden het belang dat de waarheid aan het licht komt zo groot kan zijn, dat schending van het beroepsgeheim door inbeslagneming mag plaatsvinden (HR 14 oktober 1986; NJ 1987, 490). Dat gebeurde bijvoorbeeld in het geval waarin het AMC weigerde aan justitie het dossier af te geven van een 33-jarige vrouw die vermoedelijk ten gevolge van het gebruik van XTC-pillen bewusteloos raakte en later overleed (Van Campen 1996).

Gegevens nodig voor verweer

Soms zal een arts de gegevens van een overleden patiënt nodig hebben om verantwoording over zijn handelen af te kunnen leggen. Gedacht kan worden aan een tuchtrechtelijke procedure, waarbij de nabestaanden een klacht indienen over het handelen van een arts jegens de inmiddels overledene. In dergelijke situaties kan over het algemeen niet zo eenvoudig verondersteld worden, dat de overledene zou instemmen met het gebruik van diens gegevens voor het verweer dat de arts moet voeren tegen een door de nabestaanden ingezette procedure. Niettemin kan de arts in dergelijke gevallen over het algemeen toch gebruikmaken van die gegevens. Dat gebeurt dan niet op grond van de veronderstelde toestemming van de overledene, maar met een beroep op de principes van 'fair trial' en 'equality of arms'. Deze beginselen, die met name in Europeesrechtelijke verdragen zijn vastgelegd, beogen te bewerkstelligen dat in gerechtelijke procedures beide partijen over dezelfde middelen beschikken en in het bijzonder dat degene die de kans loopt door een gerechtelijke uitspraak direct geraakt te worden, zich daartegen met de beschikbare middelen moet kunnen verdedigen. Vanuit dat oogpunt bezien zal een arts, voorzover dat nodig is, gerechtigd zijn gebruik te maken van patiëntengegevens voor zijn verweer.

Van belang is wel dat de bovengenoemde principes uit het Europese recht alleen dan rechtstreeks van toepassing zijn als het gaat om gerechtelijke procedures die de arts feitelijk in zijn positie kunnen raken. Gedacht moet worden aan de mogelijkheid van een gevangenisstraf, een eis tot schadevergoeding of een schorsing van de registratie. Procedures bij een klachtencommissie kunnen dergelijke zware gevolgen niet hebben; als een klachtencommissie een klacht gegrond verklaart kan zij daaraan geen maatregel koppelen. Dat heeft tot gevolg dat een arts bij zijn verweer tegen een bij een klachtencommissie ingediende klacht de gegevens van een overledene niet op grond van de genoemde principes kan gebruiken.

Soms zal een arts patiëntengegevens kunnen gebruiken op grond van zowel de veronderstelde toestemming als de genoemde beginselen. In het bijzonder moet daarbij gedacht worden aan de situaties dat een arts zich dient te verantwoorden voor het verricht hebben van euthanasie of hulp bij zelfdoding.

Doodsoorzaak en levensverzekeraars

De doodsoorzaak, maar meer nog het ziekteverloop dat aan het overlijden voorafging, kan voor een levensverzekeraar belangrijke informatie opleveren. Dergelijke informatie namelijk kan van belang zijn voor de vraag of uitkering zal plaatsvinden, in het bijzonder in de situatie dat vermoed wordt dat de verzekerde bij het aangaan van de verzekering fraude heeft gepleegd. De discussie of een behandelend arts een doodsoorzaakverklaring mag afgeven aan een verzekeringsmaatschappij en zo ja, onder welke voorwaarden, wordt reeds meer dan een eeuw gevoerd (Horstman 1996). Alhoewel die discussie ook nu nog bij tijd en wijle oplaait, is het vooralsnog zo, dat het vermoeden van verzekeringsfraude een onvoldoende reden is om het beroepsgeheim (gedeeltelijk) op te offeren. Wel mag onder voorwaarde dat de opgave van de doodsoorzaak alleen gebruikt zal worden voor statistische doeleinden die doodsoorzaak worden verstrekt. Als het verzoek om de doodsoorzaak de arts bereikt terwijl nog onduidelijk is of uitkering zal volgen, doet de arts er goed aan het verstrekken van de doodsoorzaak uit te stellen tot daarover zekerheid is ontstaan.

Dossierplicht na de dood

Het dossier van een overleden patiënt mag niet meteen worden vernietigd. De bewaarplicht blijft ook na de dood bestaan. Dit betekent dat gegevens kunnen (en moeten) worden vernietigd 10 jaar nadat zij zijn vervaardigd. Als redelijkerwijs aangenomen moet worden dat gegevens ook na die 10 jaar nog bewaard zouden moeten worden (bijvoorbeeld gegevens over erfelijke afwijkingen), dan moeten de gegevens langer worden bewaard.

11.8 TESTAMENT

11.8.1 Aanvechting testament

Niet iedere nabestaande is tevreden met het deel van de erfenis dat op grond van een testament aan hem of haar toekomt. Wanneer in een dergelijk geval het testament wordt aangevochten, neigt men er dikwijls toe de behandelend arts daarin te betrekken. Een tweetal situaties doet zich daarbij geregeld voor.

Ten eerste wordt de behandelend arts niet zelden gevraagd een verklaring af te geven, waarin de arts aangeeft dat de overledene ten tijde van het opstellen van het testament niet voldoende in staat was zijn belangen te behartigen. Een dergelijk verzoek stuit op het bezwaar dat, indien een arts daaraan gehoor zou geven, er sprake zou zijn van een schending van de zwijgplicht. Toestemming van de overledene kan in dezen niet verondersteld worden, aangezien de verstrekking van een dergelijke verklaring gebruikt zou worden om het testament van diezelfde overledene aan te vechten. Bovendien zou het verstrekken van een dergelijke verklaring in strijd zijn met de KNMG-richtlijn dat een behandelend arts geen geneeskundige verklaringen over eigen patiënten behoort af te geven. Onder een geneeskundige verklaring wordt verstaan een (schriftelijke) verklaring door een arts waarin deze een op medische gegevens gebaseerd waardeoordeel met betrekking tot een patiënt of een ander weergeeft, welke verklaring aan een derde zal worden overgelegd.

De tweede mogelijkheid is dat de behandelend arts niet gevraagd wordt om een verklaring over de overledene, maar dat inzage of afschrift in het dossier wordt gevraagd. Ook een dergelijk verzoek kan niet gehonoreerd worden op grond van de hierboven genoemde strijd met de zwijgplicht die dat zou opleveren. Zoals eerder opgemerkt, zal een civielrechtelijke vordering tot inzage of afschrift in het dossier van een overledene meestal afgewezen worden.

Van belang bij dit alles is, dat het verlijden van een testament reeds met waarborgen is omgeven. Een notaris die met een verzoek tot het opstellen c.q. wijzigen van een testament wordt geconfronteerd, moet op grond van zijn eigen verantwoordelijkheid een beslissing nemen over de vraag of de betrokkene voldoende in staat is om een beslissing als de onderhavige te nemen. Mocht de notaris twijfelen aan het feit of betrokkene voldoende compos mentis is, dan kan hij op dat moment de hulp van een (onafhankelijk) arts inschakelen.

11.8.2 De arts als erfgenaam

Soms zal een patiënt zijn arts willen opnemen in het testament. Wanneer dit voor het overlijden met de arts besproken wordt, doet deze er verstandig aan de patiënt te wijzen op de bezwaren die dit mogelijk met zich meebrengt. In de KNMG-gedragsregels voor artsen is een expliciete bepaling opgenomen die zich tegen het door artsen accepteren van legaten van patiënten verzet. Deze gedragsregel luidt: 'De arts accepteert voor zichzelf geen nalatenschap van de patiënt, wanneer diens wilsuiting is opgesteld tijdens een ziekte waarbij de arts de patiënt heeft bijgestaan (Burgerlijk Wetboek, Boek 4, art. 953, lid 1). De arts aanvaardt tijdens het leven van zijn patiënt geen geschenken die in onevenredige verhouding tot de gebruikelijke honorering staan.'

De gedragsregel verwijst tevens naar het Burgerlijk Wetboek dat eveneens een bepaling terzake kent. Alhoewel gedragsregel en wettelijke bepaling niet geheel identiek zijn, is de strekking van beide bepalingen duidelijk: een arts behoort niet te erven van zijn patiënten. De wettelijke bepaling opent zelfs de mogelijkheid om een legaat dat ten onrechte door een arts is geaccepteerd, terug te vorderen.

Ook instellingen voor de verzorging en verpleging van bejaarden of verstandelijk gehandicapten en de voor deze instellingen werkzame personen, al dan niet in dienstverband, kunnen volgens de wet niet van patiënten erven. Onder verstandelijk gehandicapten moeten in dit verband zowel geestelijk gehandicapten als psychiatrische patiënten worden gerekend.

Het rechtsgevolg van een wilsbeschikking die in strijd met de wet is opgesteld, is dat deze wilsbeschikking nietig is. Dit betekent dat de wilsbeschikking wat dat gedeelte betreft nooit bestaan heeft en dat het legaat dientengevolge aan een ander toekomt. Ook de wilsbeschikking waardoor een legaat niet aan de arts zelf toekomt maar aan diens echtgeno(o)t(e) of een andere naaste, is nietig.

Bovendien heeft het Centraal Tuchtcollege voor de Gezondheidszorg uitgemaakt dat een huisarts tuchtrechtelijk verwijtbaar handelt indien hij er medewerking aan verleent dat niet hijzelf maar zijn stiefzoon erft van een inmiddels overleden patiënte van de huisarts (CTG 7 september 2000. Stcrt. 16 oktober 2000).

11.8.3 De arts als executeur-testamentair

Het komt voor dat een behandelend arts, in verreweg de meeste gevallen de (verpleeg)huisarts, door de patiënt wordt gevraagd om na het overlijden als executeur-testamentair op te treden. Alhoewel er geen expliciete regels zijn die zich hiertegen verzetten, is de ongeschreven regel dat een arts er verstandig aan doet die taak niet op zich te nemen. Allerlei complicaties laten zich denken, bijvoorbeeld in de richting van andere patiënten. Als een patiënt de arts in een wilsbeschikking als executeur-testamentair heeft aangewezen, is de arts niet verplicht deze opdracht te aanvaarden.

LITERATUUR
Campen, M.M.J. van & T.J. Verdam, 'Strafrechtelijk opsporingsbelang en medisch beroepsgeheim'. In: *Medisch Contact* (1996), nr 36.
Geneeskundige Hoofdinspectie van de Volksgezondheid, *Informatie voor artsen met betrekking tot de Wet op de Lijkbezorging*. Staatstoezicht op de Volksgezondheid, Rijswijk (1991).
Horstman, K., *Verzekerd Leven*. Babylon-De Geus, Amsterdam (1996).
Hubben, J.H., 'Justitie plaatst medisch beroepsgeheim onder druk'. In: *Nederlands Juristenblad* (1996), nr 39.
Jong, E.J.C. de, 'Van artsen, legaten en geschenken'. In: *Medisch Contact* (1995), nr 14.

Jong, E.J.C. de, 'Orgaandonatie'. In: J. Legemaate (red.), *Regelgeving beroepsuitoefening*. Kluwer, Deventer (1997).

Jong, E.J.C. de & W.P. Rijksen, 'Het medisch dossier in beslag'. In: *Nederlands Tijdschrift voor Geneeskunde* (1998), 142, nr 16.

Jong, E.J.C. de, 'Mogen nabestaanden het dossier van een overledene inzien? Zes rechterlijke uitspraken'. In: *Medisch Contact* (1998), nr 32/33.

Kelk, C., 'De praktijk van euthanasie: het einde van een rijpingsproces?' in: *Nederlands Juristenblad* (1997), nr 3.

Kastelein, W.R., 'Justitie en beroepsgeheim'. In: *Tijdschrift voor Gezondheidsrecht* (1996), nr 4.

KNMG, *Richtlijnen inzake het omgaan met medische gegevens*.

KNMG, *Standpunt hoofdbestuur inzake euthanasie*. Utrecht (1995).

KNMG, *Medisch handelen rond het levenseinde bij wilsonbekwame patiënten*. Bohn Stafleu Van Loghum, Houten/Diegem (1997).

Legemaate, J., 'Euthanasie: nog meer paradoxen?' In: *Nederlands Juristenblad* (1997), nr 45/46.

Legemaate, J. & R.J.M. Dillmann (red.). *Levensbeëindigend handelen door een arts: tussen norm en praktijk*. Bohn Stafleu Van Loghum, Houten/Diegem (1998).

Maurik, H. van, 'Groen licht voor een euthanasiewet'. In: *Medisch Contact* (2001), nr 4.

Ploem, M.C., 'Inzage in het medisch dossier na overlijden van de patiënt: uitgangspunten en actuele ontwikkelingen in de rechtspraak'. In: *Nederlands Tijdschrift voor Geneeskunde* (1999), 143, pp. 36.

Putten, W.G.H.M. van der, *Handboek Wet op de lijkbezorging*. Koninklijke Vermande, Lelystad (1993).

Reinders, U.J.L. et al., Artsen herkennen niet-natuurlijke dood onvoldoende. Medisch Contact 1999, nr 49.

Roscam Abbing, H.D.C., 'Verantwoord omgaan met medische informatie'. In: *Tijdschrift voor Gezondheidsrecht* (1997), nr 4.

Wal, G. van der & P.J. van der Maas, *Euthanasie en andere medische beslissingen rond het levenseinde*. SDU uitgevers, Den Haag (1996).

Wöretshofer, J., 'De meldingsprocedure strafrechtelijk bezien'. In: *Tijdschrift voor Gezondheidsrecht* (1994), nr 7.

12 Wetenschappelijk onderzoek in de palliatieve fase

D.L. Willems

12.1 INLEIDING

Wetenschappelijk onderzoek bij patiënten in de palliatieve (terminale) fase van het ziekte- en behandelingsproces is de afgelopen drie decennia sterk tot ontwikkeling gekomen (Robbins 1997). In het *Oxford Textbook of Palliative Care* wordt onderscheid gemaakt tussen vier soorten onderzoek: onderzoek naar specifieke symptomen zoals pijn, psychosociaal onderzoek, zorgonderzoek en verpleegkundig onderzoek (Doyle 1998).

Het doen van onderzoek in deze patiëntengroep heeft vanaf het begin discussie opgeroepen. Sommigen achten het ethisch onaanvaardbaar om deze kwetsbare patiëntengroep aan onderzoek te onderwerpen, bijvoorbeeld omdat het afnemen van vragenlijsten en het doen van extra diagnostische tests voor de patiënten en hun familie te belastend zouden zijn, of omdat het doen van experimenten in deze fase in strijd zou zijn met de wens van mensen om waardig te sterven (De Raeve 1994).

Het uitgangspunt van dit handboek is anders. Het is voor de kwaliteit van de palliatieve zorg, net als voor andere terreinen van de gezondheidszorg, onmisbaar dat er goed wetenschappelijk onderzoek wordt verricht, zowel op het gebied van de symptoombestrijding als op dat van de kwaliteitsaspecten van de zorg. Goed onderzoek vergroot het inzicht in de problemen, zorgen en wensen van patiënten en hun naasten, het kan leiden tot belangrijke verbeteringen in de symptoombestrijding en het omgaan met psychosociale en spirituele problemen, en zonder goed onderzoek zal niet duidelijk worden welke vormen van zorgorganisatie voor deze groep patiënten het meest adequaat zijn. In paragraaf 12.2 wordt ingegaan op de stand van zaken in het onderzoek. Paragraaf 12.3 bespreekt de belangrijkste obstakels voor onderzoek in de palliatieve zorg, terwijl in paragraaf 12.4 een globaal overzicht wordt gegeven van veelgebruikte meetinstrumenten. De paragrafen 12.5 en 12.6 bespreken de belangrijkste typen onderzoek die in het veld van de palliatieve zorg gebruikt (kunnen) worden.

12.2 STAND VAN ZAKEN

Onderzoek in de palliatieve zorg verkeert in een beginfase. Dit wordt weerspiegeld in de omvang van het onderzoek, de tijdschriften waarin wordt gepubliceerd, de vraagstellingen en de gebruikte methoden.

Een in 1996 gepubliceerde review van publicaties over wetenschappelijk onderzoek in de palliatieve zorg over de periode van 1966-1996 vond bijna 400 studies in 122 verschillende tijdschriften, vrijwel allemaal met lage Citation Index, dat wil zeggen in tijdschriften die niet tot de top worden gerekend (Corner 1996). Dit is enerzijds te verklaren uit de kwaliteit van het onderzoek, maar anderzijds is de belangstelling van medische toptijdschriften voor onderzoek in de palliatieve zorg slechts langzaam aan het groeien. Dat is te begrijpen: onderzoek in de palliatieve zorg levert per definitie geen curatieve 'doorbraken' op – het is onderzoek met weinig 'glamour'; bovendien is de belangstelling voor palliatieve zorg jarenlang gering geweest doordat alle aandacht uitging naar de soms indrukwekkende vooruitgang op curatief gebied. De laatste jaren is hier verandering in gekomen, getuige onder andere de grote reeks publicaties uit de support-studie (Study to Understand Prognoses and Preferences for Outcomes and Risks of Treatment) in de Verenigde Staten; een ander voorbeeld is het in november 2000 verschenen speciale nummer van de *Journal of the American Medical Association* gewijd aan zorg rond het levenseinde (vol. 284 19).

Er bestonden in 1996 vijf tijdschriften die zich geheel of gedeeltelijk op het gebied van de palliatieve zorg specialiseerden, en die samen 36% van de onderzoekspublicaties voor hun rekening namen: *Journal of Pain & Symptom Management, Palliative Care, Palliative Medicine, Supportive Care in Cancer*, en het *American Journal of Hospice Care*. Intussen is dat aantal zeker toegenomen. Uit het genoemde literatuuroverzicht blijkt dat de belangrijkste onderwerpen van onderzoek waren: pijn- en symptoombehandeling (26%), evaluatie van vormen van zorg (35%), vóórkomen van symptomen en problemen (20%) en overige onderwerpen (20%), waaronder behoefte aan onderwijs.

De verschillende typen onderzoek waren als volgt verdeeld: descriptief / kwantitatief (44%), descriptief / kwalitatief (14%), interventiestudies (35%) en overige designs, waaronder studies ter ontwikkeling van meetinstrumenten (9%). De meeste studies waren retrospectief, dat wil zeggen dat achteraf (bijvoorbeeld in patiëntendossiers) werd nagegaan wat de effectiviteit van een ingestelde behandeling was geweest; 5% van het totaal van de interventiestudies had de vorm van gerandomiseerde trials. Het onderzoek ging vrijwel uitsluitend over patiënten met kanker, en bijna niet over andere ziekten die palliatieve zorg nodig maken, zoals hartfalen, obstructieve longziekten of degeneratieve neurologische ziekten.

Over de aard en de kwaliteit van palliatieve zorg is nog weinig bekend. Wel is duidelijk dat er nog veel lacunes in het onderzoek zijn. Zonder uitputtend te willen zijn: er is meer onderzoek nodig naar de behoeften en wensen van patiënten en hun naasten in deze fase, zowel wat betreft informatie als wat betreft zorg. Verder moet er nog veel gedaan worden aan het ontwikkelen van goede meetinstrumenten, uitkomstmaten en indicatoren voor verantwoorde zorg. Hoe valt verbetering of minder snelle verslechtering van kwaliteit van leven in de palliatieve en in de terminale fase vast te stellen? Ook de effectiviteit van diagnostische procedures en behandelingen van veelvoorkomende medische en verpleegproblemen in de palliatieve en terminale zorg verdient verdere wetenschappelijke evaluatie. Voorts is onderzoek gewenst naar manieren om de functionele autonomie en sociale steun van patiënten in stand te houden of te bevorderen, en naar het omgaan met een door de ziekte beperkte autonomie. Goede evaluatie is noodzakelijk van de verschillende vormen waarin palliatieve zorg wordt of kan worden georganiseerd.

Een heel apart terrein van onderzoek betreft ethische problemen in de palliatieve zorg. In toenemende mate probeert de ethiek de studeerkamer te verlaten en onderzoek te doen naar de manier waarop in de praktijk met ethische problemen wordt omgegaan en naar de opvattingen van betrokkenen over ethische vragen. Doorgaans gaat het dan om kwalitatief onderzoek. Ook onderzoek naar spirituele en existentiële problemen is de laatste jaren in ontwikkeling.

Er is nog weinig bekend over prognostische factoren, bijvoorbeeld ten aanzien van behandelbaarheid van symptomen zoals pijn, ten aanzien van al dan niet thuis kunnen sterven, ten aanzien van resterende levensverwachting; er is nog weinig onderzoek gedaan naar de relatie tussen de kwaliteit van de palliatieve zorg en medische beslissingen rond het levenseinde, zoals euthanasie. Er bestaat nog te weinig inzicht in factoren die de kans op een ongeëigende kwaliteit van sterven vergroten of verkleinen.

12.3 PROBLEMEN ROND WETENSCHAPPELIJK ONDERZOEK IN DE PALLIATIEVE ZORG

12.3.1 Methodische en onderzoekstechnische problemen

Onderzoek in de palliatieve zorg kent een aantal specifieke methodologische problemen die te maken hebben met de eigen kenmerken van de patiëntengroep (Rinck 1997).

Het is ten eerste vaak moeilijk om voldoende patiënten te motiveren voor deelname aan onderzoek, bijvoorbeeld omdat zijzelf of hun naasten geen zin meer hebben in onderzoek of omdat ze bezwaren hebben tegen randomisatie ('dobbelen'), als daarvan tenminste sprake is. Ten tweede kan de fysieke of psychische toestand van patiënten snel slechter worden, zodat het invullen van vragenlijsten of het ondergaan van een interview voor hen moeilijk en zelfs onmogelijk wordt. Een derde probleem kan voortkomen uit het feit dat veel patiënten perioden kennen van verslechterde cognitieve functie, waardoor vaak op naasten moet worden teruggevallen voor het verkrijgen van gegevens. Een volgend probleem wordt gevormd door het feit dat veel patiënten in een slechte conditie zijn en daardoor op de gangbare meetinstrumenten initieel al zo laag scoren, dat de meestal geringe verbetering of de vertraagde verslechtering moeilijk te meten wordt (zogenoemde bodemeffecten, zie paragraaf 12.4.2). Ten slotte is er bij onderzoek waarin patiënten over een langere periode (weken tot maanden) gevolgd worden, vrijwel altijd een grote uitval ten gevolge van overlijden (afhankelijk van de duur van de follow-up).

Al deze problemen leiden sommige onderzoekers ertoe om te pleiten voor andere of minder strikte methodologische eisen dan bij onderzoek in de curatieve zorg. Recent verscheen in het *British Medical Journal* een artikel, waarin ervoor werd gepleit om minder hoge eisen te stellen aan een onderzoek naar een voorziening die bedoeld was om terminale patiënten thuis te kunnen laten sterven dan naar bijvoorbeeld het effect van langdurige bestrijding van hoge bloeddruk (Keeley 1999).

12.3.2 Ethische problemen

Klinische trials en ander interventieonderzoek in de palliatieve zorg zijn vanzelfsprekend gebonden aan de gangbare regels voor onderzoek met mensen, die door de World Medical Association zijn vastgelegd in de verklaring van Helsinki uit 1964 en de diverse amendementen daarop (1989). Het belangrijkste doel – heel in het kort – van die regels is om ervoor te zorgen dat patiënten die participeren in medisch-wetenschappelijke experimenten, daarvan geen (of zo weinig mogelijk) nadelen ondervinden en er zelf over beslissen op grond van volledige informatie over de voor- en nadelen en behandeld worden volgens de best beschikbare standaarden ('Good Clinical Practice'). In Nederland hebben de regels rond medisch-wetenschappelijk onderzoek met mensen sinds 1 december 1999 een wettelijke status in de Wet op het Medisch-wetenschappelijk Onderzoek met mensen (wmo). Deze wet legt onder andere vast dat medisch onderzoek waarbij mensen als proefpersoon worden gebruikt, moet worden beoordeeld door een erkende medisch-ethische commissie, bijvoorbeeld van het ziekenhuis waar het onderzoek wordt uitgevoerd.

Zoals gesteld in de inleiding, is interventieonderzoek in de palliatieve fase nodig. Maar zulk onderzoek roept enkele specifieke ethische problemen op. Randall en Downie (1998) noemen er drie: de patiënten in deze groep zijn *kwetsbaarder* dan andere: ze zijn zieker en hebben meer symptomen en zijn soms cognitief niet in staat om een beslissing te nemen over al dan niet meedoen aan onderzoek; verder hebben ze vaak *geen tijd* om 'de wetenschap een dienst te bewijzen', omdat ze in hun laatste maanden of weken zijn, en ten slotte kan het voor *familieleden*, die doorgaans nauw bij de zieke betrokken zijn, niet aanvaardbaar zijn dat ze aan onderzoek meedoen. Daar valt aan toe te voegen dat deze patiënten, misschien nog meer dan anderen, beschermd moeten worden tegen niet strikt noodzakelijke experimenten (de eis van 'equipoise'). Patiënten in de terminale fase kunnen soms moeilijk onderzoek weigeren, zeker wanneer dat gevraagd wordt door de behandelende artsen die veel voor ze hebben gedaan en van wie ze zich sterk afhankelijk voelen. Daarbij speelt ook het 'laatste-strohalmgevoel' een rol: ondanks de verzekering van onderzoekers en artsen dat een onderzoek (bijvoorbeeld in fase-1-experimenten, die gericht zijn op het vaststellen van de toxiciteit van een geneesmiddel en niet op genezing) voor patiënten zelf geen voordeel zal hebben, blijven veel patiënten op een levensverlengend effect hopen (Brinkman-Woltjer 1988). Een belangrijke vraag is ten slotte of het feit dat patiënten soms niet (willen) weten dat ze in de terminale fase zijn, de mogelijkheid om toestemming te vragen beïnvloedt. Met deze aspecten moet bij het opzetten van het onderzoek uitdrukkelijk rekening worden gehouden.

Tegen het doen van gerandomiseerd onderzoek in de palliatieve zorg is door sommige auteurs op ethische gronden bezwaar gemaakt (De Raeve 1994). Volgens hen is het in strijd met het fatsoen om het lot te laten beslissen welke behandeling een ernstig zieke of stervende patiënt krijgt. De patiënten zijn volgens hen te kwetsbaar om aan experimenten te worden blootgesteld. Hoewel dit bezwaar zeer begrijpelijk is, snijdt het toch geen hout, omdat gerandomiseerd onderzoek altijd, maar zeker in de palliatieve zorg, alleen te rechtvaardigen is als echt niet bekend is of de ene behandeling beter is dan de andere en als het onderzoek absoluut niet in een andere, minder kwetsbare patiëntengroep kan worden gedaan. Er moet een belangrijke mate van, zoals het in de ethische literatuur over onderzoek met mensen heet, 'equipoise' bestaan (Freedman 1987). Wanneer niet bekend is of middel A beter is dan middel B, dan is er geen redelijke grond waarom men de voorkeur zou geven aan A of B, en valt het te verdedigen om het toeval te laten beslissen. De noodzaak om met kwetsbare patiënten, zoals patiënten in de palliatieve fase, extra voorzichtig te zijn kan er wel toe leiden dat er extra op gelet wordt dat een experiment niet langer doorgaat dan strikt nodig is (hoewel ook te vroeg stoppen ethisch onverdedigbaar is).

Sommige auteurs accepteren wel het randomiseren van patiënten naar verschillende behandelingen waarvan de effectiviteit onbekend is, maar zijn op ethische gronden tegen het geven van een placebo aan de controlegroep, alweer omdat het niet fatsoenlijk zou zijn om deze patiënten 'voor de gek te houden' met een nepbehandeling (Kirkham 1997). Ook hier kan worden aangevoerd dat wanneer echt niet bekend is of een behandeling beter helpt dan niets doen, en het onderzoek beslist in deze populatie moet gebeuren, er geen bezwaar is tegen het bij toeval toedienen van placebo of medicijn. Onderzoek met placebo's staat de laatste jaren nogal ter discussie, omdat het maar zelden zo is dat er voor een klacht geen enkele werkzame behandeling is. Zo zou placebogecontroleerd onderzoek bij pijnklachten natuurlijk altijd verwerpelijk zijn: de controlegroep moet dan de optimale gangbare behandeling krijgen. Dat kan anders liggen bij een symptoom waarvoor geen standaardbehandeling bestaat, zoals verminderde eetlust.

Aan zorgonderzoek, zeker wanneer dat experimenteel van opzet is, kunnen specifieke ethische problemen kleven die te maken hebben met de onmogelijkheid om aan patiënten individueel instemming te vragen: zorgonderzoek richt zich vaak op de evaluatie van zorgsystemen die het niveau van de individuele arts en patiënt overstijgen (supra-individuele of clusterrandomisatie). Daarbij worden vaak praktijken of ziekenhuizen gerandomiseerd, hetgeen het vragen van informed consent aan de individuele patiënt bemoeilijkt. Hiervoor wordt soms gewerkt volgens zogenoemde Zelen-designs, genoemd naar hun ontwerper, waarbij patiënten niet vóór, zoals gebruikelijk en juridisch vereist, maar pas na randomisatie worden geïnformeerd en op dat moment kunnen instemmen (of niet) met het onderzoek (Zelen 1979). Het Zelen-design werd ontworpen om de rekrutering van patiënten voor oncologische trials te vergemakkelijken, maar wordt in die context vrijwel nooit geaccepteerd, omdat patiënten niet meer kunnen instemmen met de randomisatie zelf (Altman 1995). Bij onderzoek waarbij supra-individueel wordt gerandomiseerd, wordt een dergelijk design vaker gebruikt en acceptabel gevonden (Edwards 1999).

Kwalitatief onderzoek (zie paragraaf 11.5.2) moet met dezelfde waarborgen worden omkleed als kwantitatief onderzoek (Wilkie 1997). Patiënten, familie en hulpverleners mogen alleen met goede redenen worden blootgesteld aan observaties of aan langdurige interviews. Net als bij kwantitatief onderzoek moeten zij op de hoogte zijn van de doelstelling, het belang en de opzet van het onderzoek. Omdat kwalitatief onderzoek doorgaans een open design heeft, kan het moeilijker zijn dan bij kwantitatief onderzoek om de patiënten volledig te informeren over wat er in het kader van het onderzoek gaat gebeuren. Aan de andere kant is er bij kwalitatief onderzoek vrijwel nooit sprake van risico voor de patiënt, zoals dat bijvoorbeeld bij medicatietrials wel het geval is. De ervaring is dat patiënten en familie een zeer positieve houding ten opzichte van interviews hebben – dat is mooi, maar moet ook een reden zijn om extra voorzichtig te zijn.

Participerende observatie brengt een eigen vorm van ethische problematiek met zich mee, omdat de onderzoeker tegelijk tot op zekere hoogte hulpverlener wordt. De vraag is hier niet of de onderzoeker mag observeren (dat doet hij vanuit zijn rol als hulpverlener) maar of, en in hoeverre, de observaties gebruikt mogen worden in publicaties over het onderzoek. Moet aan patiënten en familieleden, ook wanneer zij in de publicatie onherkenbaar zijn gemaakt (als dat tenminste kan), toestemming worden gevraagd? En hoe groot kan dan hun inbreng in de uiteindelijke tekst zijn?

Ook aan hulpverleners mag slechts na gedegen informatie over de doelstelling en opzet van het onderzoek medewerking gevraagd worden.

12.4 MEETINSTRUMENTEN VOOR SYMPTOMEN, KWALITEIT VAN LEVEN EN KWALITEIT VAN ZORG

Om het effect van een behandeling te kunnen evalueren zal meestal getracht worden het te meten, dat wil zeggen om een verschil in bijvoorbeeld symptoomlast in getal uit te drukken. Daarvoor zijn instrumenten nodig. Meetinstrumenten in de palliatieve zorg moeten aan een belangrijke extra voorwaarde voldoen: de belasting van patiënten en hun naasten moet minimaal zijn. Vragenlijsten moeten kort en emotioneel niet onnodig belastend zijn, extra diagnostische interventies moeten of vermeden of tot het minimum beperkt worden.

Een belangrijke conceptuele vraag is in hoeverre kwaliteit van leven inderdaad in getallen, in scores op vragenlijsten te vangen is (dezelfde vraag kan gesteld worden voor pijnmeting). Is het voor zo'n met betekenis geladen concept niet veel beter om er gewoon met mensen over te praten hoe het met ze gaat? Geeft een open interview niet veel meer informatie? Waarschijnlijk is in algemene zin geen antwoord op die vraag te geven, omdat het sterk van het doel afhangt: is het doel een *beschrijving* van (de kwaliteit van) het leven van patiënten in de terminale fase, dan geeft een open interview waarschijnlijk zinvoller informatie dan alleen een vragenlijst; gaat het echter om het *vergelijken* van de effecten van behandelingen, dan is een meetinstrument waarschijnlijk onontbeerlijk (al kan een opener manier van vragen stellen ook hierbij zinvol zijn).

In de navolgende paragrafen worden voorbeelden van meetinstrumenten gegeven. Het overzicht is niet uitputtend. Voor zo compleet mogelijke informatie wordt verwezen naar de internetsite van dr. J. Teno, onder wiens leiding een uitgebreide 'gereedschapskist' (toolkit) wordt samengesteld en voortdurend aangepast (http://www.chcr.brown.edu/pcoc/toolkit.htm).

12.4.1 Symptoomschalen

Er bestaat een grote variëteit aan pijnschalen, zoals de McGill Pain Questionnaire, de Brief Pain Inventory en de Memorial Pain Assessment Scale (tabel 12.1). Dit zijn tamelijk uitgebreide vragenlijsten waarmee meerdere aspecten van pijn (intensiteit, plaats, type pijn, stemming, nachtrust en dergelijke) worden vastgelegd. Zowel voor het gebruik in de dagelijkse praktijk als voor gebruik in wetenschappelijk onderzoek zijn eenvoudiger instrumenten ontwikkeld die doorgaans alleen de intensiteit van de pijn meten. Bijvoorbeeld verschillende visueel analoge schalen, waarop patiënten hun pijn ergens tussen o (geen pijn) en 10 (ergst denkbare pijn) moeten rubriceren (zie bijlage 1 voor een voorbeeld van een visueel analoge schaal).

Andere simpele pijnschalen maken gebruik van vier of vijf woorden op een lijn (een zogenoemde Likertschaal), meestal 'geen – weinig – matig – ernstig – zeer ernstig'. Deze eenvoudige schalen zijn in diverse onderzoeken gevalideerd en hoewel beperkter, soms even geschikt als de ingewikkelder lijsten.

Voor het meten van andere lichamelijke symptomen worden doorgaans soortgelijke simpele scoringsinstrumenten gebruikt. Een generiek (algemeen) instrument voor het vastleggen van symptomen is de Rotterdamse symptoomlijst, die is ontwikkeld voor gebruik in oncologische trials en bestaat uit 34 items met een 4-puntsschaal, waarop aan symptomen en problemen zoals vermoeidheid, pijn, obstipatie, angst en eenzaamheid aan de patiënt een gewicht wordt toegekend. Het invullen van de lijst duurt gemiddeld ongeveer acht minuten.

Een ander, in Angelsaksische landen veelgebruikt en specifiek op palliatieve zorg gericht instrument, is de Edmonton Symptom Assessment Scale (esas, zie bijlage 4) die bestaat uit acht visueel-analoge scoringslijstjes, waarop de patiënt, een naaste of een hulpverlener op een schaal van 0-100 kan aangeven hoeveel last de patiënt van een bepaald symptoom heeft (Bruera 1991). De gescoorde symptomen zijn: pijn, activiteit, misselijkheid, depressie, angst, sufheid, eetlust, welbevinden en ademnood. De som van al deze scores vormt dan de 'symptom distress score' (symptoomlastscore). Het instrument lijkt vooral nuttig voor de dagelijkse zorg (het wordt in het ziekenhuis in Edmonton, waar het is ontwikkeld, tweemaal per dag ingevuld); de laatste jaren blijkt het ook goed bruikbaar voor wetenschappelijk onderzoek.

12.4.2 Meetinstrumenten voor de kwaliteit van het leven

Sinds enkele decennia is er een enorm aantal instrumenten voor het meten van de kwaliteit van leven van vooral kankerpatiënten ontwikkeld. Een overzicht uit november 1998 kwam tot meer dan 70 algemene en meer dan 300 ziektespecifieke instrumenten (Sloan 1998). Aan vrijwel alle instrumenten wordt nog steeds gesleuteld. Onderzoek naar de kwaliteit van leven en sterven is juist bij deze groep patiënten van groot belang, omdat die kwaliteit de belangrijkste indicator is van het effect van behandeling en zorg (zie ook hoofdstuk 2 van dit handboek). Voor iedere medicamenteuze of andere interventie geldt dat niet alleen het effect op het betreffende symptoom telt, maar ook het effect op de 'overall'kwaliteit van leven.

Hoewel algemeen wordt gesteld dat kwaliteit van leven de uitkomstmaat bij uitstek is in de palliatieve zorg, zijn er nog weinig specifiek op de palliatieve zorg gerichte instrumenten. In veel publicaties wordt twijfel gemeld aan de toepasbaarheid in de palliatieve fase van meetinstrumenten die zijn ontwikkeld in de curatieve kankerbehandeling, zoals de kwaliteit-van-levenlijst die is ontwikkeld door de European Organisation for Research and Treatment of Cancer (eortc) en de McGill Quality of Life Questionnaire. De eortc-qlq30 is een modulair opgebouwd instrument met een 30-tal basisvragen die voor alle vormen van kanker gelden, en een groot aantal specifieke modules voor de verschillende typen carcinomen.

Niet alle items van dergelijke vragenlijsten zijn nog relevant voor mensen in de palliatieve fase, terwijl onderwerpen die dan juist zeer belangrijk zijn, vaak onderbelicht blijven. Met name het spirituele/existentiële domein en de behoefte aan psychosociale ondersteuning worden in deze vragenlijsten gemist (Cohen 1997). Veel kwaliteit-van-leveninstrumenten meten verbetering of verslechtering ten opzichte van een stabiele uitgangssituatie; bij patiënten in de palliatieve zorg is het doel van de zorg vaker het afremmen of draaglijk maken van de verslechtering. Het is onduidelijk of de bestaande instrumenten ook daarvoor geschikt zijn. Zowel in Europa als in Canada wordt gewerkt aan kwaliteit-van-leveninstrumenten die zijn toegesneden op deze patiëntengroep.

Kwaliteit-van-leveninstrumenten worden voor het gebruik uitgebreid getest op validiteit, betrouwbaarheid en reproduceerbaarheid, en op gevoeligheid voor verandering (sensitiviteit). Als voorbeeld van zo'n evaluatie kan dienen een recente publicatie over de ontwikkeling en de testfase van een meetinstrument, de Edmonton Functional Assessment Tool (EFAT). Dit instrument bestaat uit tien items waarop de arts een score van 0 tot 4 kan invullen: communicatie, alertheid, pijn, gevoel, ademhaling, evenwicht, mobiliteit, activiteit, rolstoelmobiliteit en ADL. De kwaliteit van het instrument werd aan twee criteria afgemeten: ten eerste werd de mate bepaald waarin verschillende beoordelaars tot hetzelfde oordeel kwamen ('interrater reliability') en ten tweede werd de validiteit bepaald als de mate waarin de resultaten van metingen met dit instrument overeenkwamen met soortgelijke, reeds gevalideerde instrumenten. Hiervoor werden genomen de Karnofsky Performance Scale, die met enkele vragen de functionele toestand van de patiënt meet, en de ECOG-schaal (Eastern Cooperative Oncology Group), die de functionele toestand vastlegt in vijf categorieën, van normaal tot volledig geïnvalideerd. Op beide criteria deed de EFAT het goed; volgens de auteurs zou het instrument gebruikt kunnen worden om de prognose van patiënten te schatten.

Net als bij de meetinstrumenten voor verschillende symptomen is er ook bij instrumenten voor het meten van de kwaliteit van leven een voortdurend streven naar zo eenvoudig mogelijke vragenlijsten. Een voorbeeld van een kort instrument is de Euroqol, een lijst met 15 korte vragen en een visueel-analoge schaal voor de algehele kwaliteit van leven, die vooral wordt gebruikt in kosten-effectiviteitsanalyses. Ook meetinstrumenten die gereduceerd zijn tot één vraag, bijvoorbeeld de Spitzer Uniscale, hebben voor het vaststellen van de algemene kwaliteit van leven soms goede karakteristieken in vergelijking met langere vragenlijsten (Sloan 1998). Een bijkomend voordeel van dergelijke zeer korte meetinstrumenten is dat ze ook gebruikt kunnen worden als feed-backinstrument voor de dagelijkse zorg. Zo wordt de ESAS in Canada veel gebruikt als dagelijkse 'thermometer' in de zorg voor patiënten.

Een belangrijk probleem met het meten van kwaliteit van leven in de palliatieve zorg is het optreden van de zogenoemde response-shift: in de loop van hun ziekteproces gaan mensen hun standaard voor de kwaliteit van leven bijstellen, hetgeen vergelijkingen gedurende het ziekteproces bemoeilijkt (Sprangers 1996).

Zogenoemde bodemeffecten vormen een volgend methodologisch probleem: patiënten die in een zeer slechte toestand verkeren, komen daardoor in de onderste, doorgaans niet verder uitgesplitste waarden van de meetinstrumenten terecht (of zelfs onder de 'bodem' van het meetinstrument, bijvoorbeeld wanneer terminale patiënten hun toestand als erger dan de dood beschouwen) waardoor het moeilijk of onmogelijk wordt om (kleine) verbeteringen of vertraagde verslechtering in de toestand zichtbaar te maken (Streiner 1991).

In de dagelijkse zorg is het vaak van belang om instrumenten te hebben die niet alleen meten maar ook aanwijzingen geven voor eventuele aanpassingen in de zorg. Een voorbeeld van zo'n instrument, dat in Groot-Brittannië is ontwikkeld, maar ook in Nederlandse vertaling beschikbaar is, is de STAS (Support Team Assessment Schedule, zie bijlage 6) (Higginson 1993). Dit instrument registreert in een aantal domeinen de problemen en zorgbehoeften van de patiënt en kan gedurende een zorgepisode worden gebruikt om de kwaliteit van de zorg in de gaten te houden. De STAS is tot nu toe nog nauwelijks gebruikt in wetenschappelijk onderzoek, maar biedt naar verwachting goede mogelijkheden om het verloop van de zorg en de mate waarin die voldoet aan de behoefte ook over groepen patiënten in kaart te brengen.

Een soortgelijk instrument – en dat is het laatste dat we hier zullen bespreken – is het specifiek op de verpleeghuizen toegesneden Resident Assessment Instrument (RAI), een algemeen instrument voor kwaliteitsverbetering in verpleeghuizen met een palliatieve zorgmodule; ook hier geldt dat de waarde voor wetenschappelijk onderzoek nog moet worden bewezen.

12.5 TYPEN ONDERZOEK

In deze paragraaf worden achtereenvolgens drie typen onderzoek besproken: beschrijvend onderzoek naar het voorkomen van problemen in de palliatieve fase en naar factoren die het optreden en het beloop daarvan beïnvloeden, kwalitatief onderzoek en experimenteel onderzoek naar het effect van behandelingen.

12.5.1 Onderzoek naar prevalentie en incidentie van problemen en symptomen

Er bestaat nog te weinig inzicht in het voorkomen van lichamelijke en psychologische symptomen en problemen in de palliatieve fase, met name bij patiënten thuis en in verpleeg- en verzorgingshuizen. Wat er gedaan is aan beschrijvend onderzoek, is grotendeels buiten Nederland verricht en is meestal beperkt tot de specialistische setting. Er zijn geen redenen om aan te nemen dat het beeld in de Nederlandse specialistische centra anders is, maar de thuis- en verpleeghuiszorg kent waarschijnlijk wél een eigen palliatieve epidemiologie: sommige klachten en problemen zijn thuis zeldzaam in vergelijking met bijvoorbeeld het hospice en wellicht andersom.

Beschrijvend onderzoek (ook wel surveys genoemd) betreft het voorkomen en het beloop van klachten en problemen in de palliatieve fase. Meestal wordt dergelijk onderzoek gedaan met behulp van voor het onderzoek ontwikkelde vragenlijsten, waarop aan patiënten wordt gevraagd hun symptomen en problemen en de ernst daarvan in de loop van de tijd aan te geven. Ook patiëntendossiers c.q. zorgdossiers die niet met een wetenschappelijke bedoeling zijn opgesteld, leveren vaak uitgebreide informatie op over het voorkomen van symptomen en problemen, en ze kunnen in onderzoek goed te gebruiken zijn (hoewel natuurlijk niet altijd). Voor onderzoek in de palliatieve zorg, waarin patiënten het liefst zo weinig mogelijk belast worden met de gegevensverzameling, is het gebruik van (nauwkeurig bijgehouden) zorgdossiers in principe te verkiezen.

Onderzoek naar de prevalentie van symptomen en problemen kan op verschillende manieren gebeuren: longitudinaal of cross-sectioneel, prospectief of retrospectief. Om betrouwbare gegevens te verkrijgen, moet een representatieve groep patiënten worden onderzocht. Enkele voorbeelden.

In 1996 publiceerden Vaino en Auvinen de resultaten van een prospectieve internationale studie naar de symptoomprevalentie onder patiënten, opgenomen in zeven hospices in de Verenigde Staten, Finland, Australië, Engeland, Spanje en Canada (1996). In totaal werden de symptomen van 1640 patiënten geregistreerd met behulp van gestandaardiseerde, door arts of verpleegkundige bij opname af te nemen vragenlijsten. Patiënten die vanwege hun slechte algemene toestand of cognitieve beperkingen niet geïnterviewd konden worden, werden uitgesloten. Voor pijn werd een vierpuntsschaal gebruikt en voor andere symptomen een tweepuntsschaal (niet/mild tegenover matig/ernstig). 51% van de populatie bleek matige tot ernstige pijn te hebben; ernstige pijn kwam het vaakst voor bij patiënten met prostaatcarcinoom (41%) en minder vaak bij long- en borstkanker (beide 21%). Algehele verzwakking kwam evenveel voor als matige tot ernstige pijn (51%). Gewichtsverlies, verlies van eetlust, obstipatie, misselijkheid en dyspneu kwamen voor bij 20 tot 30% van de patiënten. Slapeloosheid en verwardheid kwamen bij rond de 10% van de patiënten voor. Het gemiddelde aantal symptomen per patiënt bedroeg 2,8.

Het onderzoek had verschillende beperkingen die voor meer prevalentieonderzoek in de palliatieve fase gelden. Ten eerste is het gedaan in een specifieke setting met zijn eigen epidemiologie: het hospice. Ten tweede waren, zoals gezegd, de patiënten met de ernstigste symptomen uitgesloten van de studie. Ten derde bleek het invullen van de vragenlijsten in de zeven participerende hospices niet op dezelfde manier gebeurd. Ten vierde beperkte de studie zich tot kankerpatiënten. Ten slotte was de inclusieperiode over de zeven hospices sterk verschillend: van drie maanden tot drie jaar.

De auteurs concluderen dat hun onderzoek laat zien dat er tussen verschillende soorten kanker verschillen zijn met betrekking tot symptomen in de palliatieve fase. Dit spreekt, zeggen zij, tegen de opvatting dat er een 'common terminal pathway' bestaat, waarin de symptomen van patiënten en de wijze waarop zij die beleven steeds minder verschillen naarmate ze dichter bij de dood komen (zie ook hoofdstuk 2 van dit handboek).

Een deel van het beschrijvend onderzoek in de palliatieve zorg is gericht op de laatste dagen of weken. Een voorbeeld van een retrospectief onderzoek vond plaats in het palliatieve-zorgprogramma van het Memorial Sloan Kettering Hospital in New York. De dossiers van 90 opeenvolgende patiënten werden onderzocht om de symptoomlast vier weken en een week voor het overlijden te beschrijven (Coyle 1990). Alle onderzochte patiënten in deze groep (die, zo zeggen de auteurs, 'zware' patiënten omvat) hadden pijn, 67% had zowel viscerale als neuropathische pijn. Zowel vier weken als een week voor het overlijden klaagde meer dan de helft van de patiënten over vermoeidheid en algehele zwakte. Sufheid was vooral in de laatste week frequent aanwezig; ook benauwdheid kwam in de laatste week meer voor dan vier weken voor het overlijden. Het aantal symptomen nam toe: vier weken voor het overlijden had 58% van de patiënten drie of vier symptomen, terwijl een week voor het overlijden 36% van de patiënten vijf symptomen had of meer.

Onderzoek naar voorspellende factoren voor het optreden van ernstige symptomen is nog schaars. Als voorbeeld kan gelden een onderzoek uit 1994 naar risicofactoren voor het ontwikkelen van motorische onrust (acathisie) (Gattera 1994). In een retrospectief casecontrol-onderzoek met 100 cases en 365 controls werden vooral gebruikte medicijnen als risicofactoren gevonden: haloperidol, prochloorperazine, promethazine en – belangrijk – morfine (OR 5,3).

In de palliatieve zorg zijn veel surveys gedaan over pijn. Een voorbeeld is het prospectieve onderzoek van Twycross en anderen in 1996, waarin 111 patiënten met kanker en pijn, die waren verwezen naar een palliatief zorgcentrum, werden onderzocht. Door middel van de Brief Pain Inventory (BPI) werd wekelijks gedurende vier weken nagegaan hoe ernstig de pijn was en hoeveel verschillende soorten pijn deze patiënten hadden; bovendien werd het effect van behandeling gemeten (Twycross 1996). Het onderzoek diende tegelijkertijd om de bruikbaarheid van de BPI als instrument voor gebruik in de patiëntenzorg vast te stellen. De mediaan van het aantal verschillende soorten pijn bedroeg bij opname drie (40% meer dan vier). Bij opname had 36% van de patiënten onaanvaardbare pijn, en na vier weken gold dit nog voor 23%. De BPI werd door 60% incompleet ingevuld, waarschijnlijk vanwege zijn lengte, en was volgens de auteurs ongeschikt voor klinisch gebruik.

Het voorkomen van problemen op het spirituele dan wel existentiële vlak is nog vrijwel niet onderzocht. Voorts is nog weinig onderzoek gedaan naar het beloop van symptomen in de palliatieve fase, bijvoorbeeld naar vragen als: worden alle symptomen langzamerhand erger, of verdwijnen sommige in de loop van de terminale fase en komen er andere voor in de plaats? Om het beloop te kunnen beschrijven zouden patiënten met verschillende primaire diagnosen gevolgd moeten worden vanaf het moment dat het accent van curatieve naar palliatieve behandeling verschuift.

12.5.2 Kwalitatief onderzoek

Er zijn verschillende redenen waarom veel wetenschappelijk onderzoek in de palliatieve en terminale zorg kwalitatief van aard moet zijn (Clark 1997). Ten eerste spelen zingeving en de existentiële betekenis van gebeurtenissen in de laatste fase van het leven doorgaans een grote rol. Om daar inzicht in te krijgen zijn methoden nodig die meer gericht zijn op begrijpen dan op verklaren, meer op inzicht dan op kwantificering. Ten tweede draait het in de palliatieve en terminale zorg vrijwel uitsluitend om niet volledig kwantificeerbare effecten van zorg als kwaliteit van leven en sterven.

Er is in de sociale wetenschappen, en recent ook in de geneeskunde, veel gedebatteerd over de waarde en de wetenschappelijkheid van kwalitatief onderzoek. Sommigen zien het niet als wetenschap, maar als (eventueel veredelde) journalistiek of literatuur, anderen achten de waarde van kwalitatieve methoden beperkt tot het leveren van hypothesen voor kwantitatief onderzoek (de zogenoemde heuristische functie); weer anderen menen dat kwalitatieve benaderingen altijd noodzakelijk zullen blijven voor bepaalde onderwerpen, zoals de betekenis van symptomen en ziekte, of onderzoek naar waarden en normen (Mays 1996). Een laatste visie is dat voor ieder onderwerp kwalitatief en kwantitatief onderzoek hun eigen waarde hebben – beide onderzoeksvormen zijn dan complementair. Er zijn buiten de palliatieve zorg interessante voorbeelden van dergelijke combinaties van kwantitatief en kwalitatief onderzoek (Morgan 1998). Toegepast op de palliatieve zorg zou een onderzoek naar het gebruik van pompjes voor de subcutane toediening van morfine enerzijds gericht kunnen zijn op het kwantitatief meten van de effecten van dergelijke pompjes op de pijn, en anderzijds op een beschrijving van veranderende betekenis die pijn door zo'n techniek voor patiënt, arts en familieleden krijgt. Kwantitatief onderzoek geeft inzicht in de omvang en determinanten van een probleem, kwalitatief onderzoek in de betekenis en inhoud ervan; kwantitatief onderzoek geeft informatie over de grootte van de behoefte aan zorg in de palliatieve fase, kwalitatief onderzoek in het hoe en wat van de gewenste en noodzakelijke zorg. Kwantitatief onderzoek laat de frequentie van opvattingen over leven en sterven zien, kwalitatief onderzoek gaat meer 'de diepte in', is gericht op de aard van de onderlinge samenhang van de verschillende opvattingen van mensen.

Clark (1997) noemt in een overzichtsartikel vier terreinen waar een kwalitatieve benadering inzicht zou kunnen verschaffen: de bepaling van zorgbehoeften, de planning van zorgvoorzieningen, de evaluatie van zorg en kwaliteitsbewaking, en ten slotte culturele, sociologische en ethische problemen.

Kwalitatief onderzoek is zelden hypothesetoetsend, maar doorgaans meer exploratief en hypothesevormend van aard. Critici van kwalitatieve benaderingen benadrukken steeds weer het gevaar van subjectiviteit. In de methodologie van het kwalitatieve onderzoek zijn daarvoor verschillende remedies ontwikkeld: bijvoorbeeld de onafhankelijke analyse door meerdere onderzoekers, automatisering van het analyseproces, en het checken van resultaten bij de onderzochten ('member-check'). Resultaten van kwalitatief onderzoek zijn meestal niet generaliseerbaar op de manier waarop resultaten van kwantitatief onderzoek dat zijn. Er bestaan geen methoden om betrouwbaarheidsintervallen te berekenen of om p-waarden vast te stellen. Over de vraag of resultaten van kwalitatief onderzoek dan op een andere manier generaliseerbaar zijn, is veel gedebatteerd. Het zou te ver voeren dat debat hier uitgebreid te beschrijven, maar het staat buiten kijf dat ook de kwalitatieve onderzoeker, alleen al door zijn resultaten te publiceren, enige mate van bruikbaarheid voor anderen nastreeft.

Net als bij kwantitatief onderzoek is ook voor kwalitatief onderzoek een uitgebreide methodologische literatuur aanwezig (Denzin 1994). Een van de bekendste daarvan is de zogenoemde grounded-theorybenadering van Glaser en Strauss, die een aantal richtlijnen omvat voor het verzamelen, analyseren en coderen van kwalitatief verzamelde gegevens. Een van de regels van deze methodiek is dat moet worden doorgegaan met het verzamelen van gegevens totdat (naar het oordeel van meerdere onderzoekers) geen nieuwe gegevens meer worden gevonden die voor de theorie van belang zijn ('theoretische verzadiging') (Strauss 1990).

Kwalitatief onderzoek is vaak zeer arbeidsintensief door de hoge eisen die worden gesteld aan het vastleggen van de gegevens in zogenoemde transcripten. Er zijn verschillende designs voor kwalitatief onderzoek, die allemaal hun waarde kunnen hebben in het onderzoek in de palliatieve zorg:

- open interviews;
- semi-gestructureerde interviews;
- groepsinterviews;
- observatie;
- participerende observatie.

Bij niet-gestructureerde of open interviews zijn de gespreksonderwerpen van tevoren globaal vastgelegd. Deze vorm van onderzoek is zeer geschikt voor een eerste inventarisatie van een gebied van onderzoek. In de palliatieve zorg zou daarbij gedacht kunnen worden aan vragen over opvattingen rond waardig en onwaardig sterven. Semi-gestructureerde interviews bevatten ofwel een open gedeelte en een gestructureerd deel, ofwel maken gebruik van een 'topiclist' waarin de belangrijk geachte vragen aan de orde komen, zonder dat deze geheel zijn voorgestructureerd. De term wordt ook gebruikt voor interviews die gedeeltelijk open vragen en gedeeltelijk kwantitatieve vragen bevatten. Interviews worden doorgaans getranscribeerd, dat wil zeggen exact uitgeschreven (soms inclusief pauzes en interjecties) en kunnen worden geanalyseerd met behulp van geautomatiseerde instrumenten. In Nederland is vooral het programma Kwalitan, ontwikkeld aan de Katholieke Universiteit Nijmegen, daarvoor bekend geworden, in de Angelsaksische literatuur bestaan er enkele tientallen van dergelijke instrumenten; de bekendste daarvan zijn Atlas en NVivo (vroeger NUD*IST).

Een veelgebruikte methode bij kwalitatief onderzoek is de zogenoemde focusgroepmethode. Hierbij wordt niet één individu ondervraagd, maar een onderwerp in een groep betrokkenen, bijvoorbeeld artsen, besproken. Doel hierbij is meestal een inventarisatie te maken van de verschillen in waarden en normen binnen een groep, en van vragen waarover consensus bestaat of gemakkelijk te bereiken valt versus vragen waarbij dat niet het geval is.

Een heel andere benadering in het kwalitatieve onderzoek is (participerende) observatie. Bij deze werkwijze, die ontwikkeld is in de antropologie, is de onderzoeker gedurende een periode aanwezig in een instelling, bijvoorbeeld in een verpleeghuis, en observeert hoe mensen omgaan met elkaar en met de wereld (bijvoorbeeld apparatuur) om hen heen, wie welke rol heeft, en dergelijke. De observator houdt een logboek bij waarin de details van gebeurtenissen, conversaties en dergelijke worden vastgelegd. Strikt genomen zeggen observaties uitsluitend iets over de betreffende instelling gedurende de observatieperiode, maar doorgaans is er een grotere diepgang en precisie te bereiken dan met behulp van minder individuele methoden.

Bij participerende observatie is de observator tijdelijk, en tot op zekere hoogte, deel van het zorgteam en doet hij al observerend mee in de dagelijkse zorg. De mate waarin de observator participeert is verschillend en kan ook tijdens een onderzoeksproject veranderen – soms gaat het om een arts of verpleegkundige die gewoon meedraait en daarnaast observeert, en soms om een onderzoeker (antropoloog of socioloog) die niet meer doet dan hand- en spandiensten verlenen. Enige mate van participatie heeft het voordeel dat de verstorende invloed van de aanwezigheid van een 'vreemdeling' kan worden verminderd. Als nadeel wordt soms genoemd dat de onderzoeker weinig distantie houdt ten opzichte van het object van onderzoek – het is natuurlijk de vraag hoe erg dat is. Observatie als methode kan, vooral wanneer het gaat om terminale patiënten, ethische problemen met zich meebrengen, zoals inbreuk op de privacy.

Een terrein waar kwalitatief onderzoek zijn nut bewezen heeft, is dat van de communicatie, zowel tussen patiënten, families en hulpverleners als tussen hulpverleners onderling. De kwaliteit van de communicatie rond bijvoorbeeld het slechte nieuws dat de ziekte ongeneeslijk is, bepaalt in hoge mate de kwaliteit van de zorg. De laatste jaren is een aantal kwalitatieve studies naar communicatieprocessen verschenen, die meestal gebaseerd zijn op participerende observatie. Een voorbeeld is het onderzoek van The (1999), die in een kliniek voor longziekten de communicatie bij patiënten met kleincellig bronchuscarcinoom onderzocht en vooral grote discrepanties vond tussen de opvattingen van artsen over de inhoud van hun informatie en wat daarvan bij de patiënt was overgekomen.

Kwalitatief onderzoek in de palliatieve zorg heeft zich tot nu toe onder andere gericht op de voorkeuren van patiënten ten aanzien van de inhoud en de vorm van de zorg. Daarnaast wordt een belangrijk gebied van kwalitatief onderzoek gevormd door de opvattingen van patiënten over hun kwaliteit van leven en van sterven. Wat beschouwen patiënten die weten dat ze binnen afzienbare tijd gaan overlijden en hun naasten als belangrijke elementen van goed leven in de tijd die hen rest, en wat beschouwen zij als een goede manier van sterven? In hoeverre zijn dergelijke opvattingen te meten met de (kwantitatieve) kwaliteit-van-levenlijsten die wij nu kennen? Hier ligt een terrein van onderzoek braak.

12.5.3 Klinische experimenten: het toetsen van de waarde van behandelingen

In de geneeskunde geldt het gecontroleerde gerandomiseerde experiment als de gouden standaard voor het bewijzen van de effectiviteit en/of de doelmatigheid van een behandeling. De term 'gecontroleerd' betekent dat het effect van de behandeling bij de behandelde groep wordt vergeleken met het verloop van de klachten bij een vergelijkbare, maar niet op dezelfde wijze behandelde groep, de controlegroep. Daarbij wordt ofwel vergeleken met een placebo, ofwel met een andere behandeling, bijvoorbeeld de tot dan toe algemeen gebruikelijke. Placebocontrole geldt als beter dan het eenvoudigweg niet toedienen van een middel, omdat daardoor het psychologische effect van het slikken van een middel bij beide groepen een evengrote rol speelt en dus de resultaten niet meer kan beïnvloeden. Indien mogelijk (bijvoorbeeld bij geneesmiddelenonderzoek) wordt het onderzoek dubbelblind uitgevoerd, dat wil zeggen dat noch de patiënt, noch de onderzoeker of de arts weten of de experimentele of de controlebehandeling is toegediend. Voor een volledige beschrijving van de opzet van dergelijke onderzoeken wordt naar specifieke literatuur verwezen (Vandenbroucke 1990; Bouter 2001; Sackett 1995).

Een voorbeeld van een recent placebogecontroleerd gerandomiseerd experiment bij patiënten die palliatief behandeld werden, betreft het effect van megestrolacetaat (een progestativum) op de kwaliteit van leven en de voedingstoestand van patiënten met vergevorderde kanker die niet op endocriene behandeling reageerden (Beller 1997). In dit onderzoek werd het effect van twee doseringen van het geneesmiddel vergeleken met dat van een placebo, waarbij de voedingstoestand en de kwaliteit van leven werden gemeten op het moment van randomisering en na vier, acht en twaalf weken. Van de 260 gerandomiseerde patiënten konden 103 op het laatste punt nog aan de metingen meedoen. Ondanks deze grote uitval was men in staat een klinisch belangrijk en statistisch significant effect op de kwaliteit van leven vast te stellen, zonder dat de voedingstoestand significant verbeterde. De voornaamste lessen uit dit onderzoek zijn dat patiënten blijkbaar een placebogecontroleerd onderzoek accepteerden (er waren zeer weinig weigeringen) en dat in deze patiëntengroep een follow-up-duur van drie maanden al een zeer aanzienlijk verlies van patiënten betekent.

Een voorbeeld van een onderzoek waarbij geen placebo werd gebruikt, maar de effecten van verschillende middelen gerandomiseerd vergeleken werden, is een in 1998 gepubliceerde studie naar de effectiviteit en bijwerkingen van drie middelen (en combinaties daarvan) tegen braken bij mensen met kanker in een vergevorderd stadium (Mystakidou 1998). De onderzoekers randomiseerden in totaal 280 patiënten, bij wie het braken niet werd veroorzaakt door darmobstructie, medicatie, hersenmetastasen of elektrolytstoornissen, naar een van zeven verschillende behandelingsmogelijkheden. Iedere behandelarm had dus ongeveer 40 patiënten. De onderzoekers analyseerden het effect van de verschillende behandelingsvormen op misselijkheid en braken, waarbij zij pas van een positief effect spraken als beide symptomen geheel verdwenen. Zij vonden een groot aantal statistisch significante verschillen, waarbij het middel tropisetron uiteindelijk het beste resultaat bleek te hebben. Hoewel op de opzet van het onderzoek kritiek mogelijk is, blijkt wel dat voor het vinden van significante verschillen geen enorme groepen patiënten per behandelingsarm nodig waren als de verschillen tussen de effecten maar groot genoeg zijn.

12.5.4 N=1-studies

Toch vragen klinische experimenten meestal aanzienlijke aantallen patiënten. Dit kan in de palliatieve zorg problematisch zijn. N=1-experimenten worden uitgevoerd op één patiënt en hebben een zeer beperkte reikwijdte, maar kunnen zinvol zijn. In de N=1-studie wordt bij één patiënt door een arts een dubbelblind experiment uitgevoerd. Het klassieke voorbeeld is wanneer het onduidelijk is of een patiënt een bepaalde medicatie nog nodig heeft, maar stoppen waarschijnlijk negatieve gevolgen zal hebben door het wegvallen van het placebo-effect. De patiënt krijgt dan medicatie waarvan hij niet weet of er een werkzame stof in zit, en de arts weet dat evenmin. Een derde (bijvoorbeeld een apotheker) heeft de sleutel, en na het voltooien van het experiment wordt nagegaan of symptoomschommelingen overeenkomen met wisselingen in medicatie. Vanzelfsprekend kan een dergelijke studie ook worden ondernomen wanneer de vraag is of een patiënt juist een behandeling zou moeten starten.

De N=1-studie geeft strikt genomen slechts informatie over de individuele patiënt en kan een instrument zijn om de behandeling te rationaliseren – het kan ook hypothesen voor verder onderzoek opleveren (de heuristische functie). Er lijkt speciaal in de palliatieve zorg een plaats voor dit soort onderzoek, vanwege het grote aantal ernstige symptomen waarvoor geen bewezen effectieve behandelingen bestaan. Een voorbeeld is het N=1-onderzoek van Bruera en anderen over het gebruik van zuurstof bij ademnood (Bruera 1992). Daarin werd bij een dyspnoïsche patiënte zesmaal at random zuurstof of lucht door een neusmasker toegediend, waarbij zowel de patiënte als de arts van tevoren niet wist wat zij kreeg. Na iedere toediening gedurende vijf minuten gaf zij op een visueel-analoge schaal de mate van ademnood aan; verder moesten zowel de patiënte als de onderzoeker 'raden' of er zuurstof of lucht was toegediend. Zuurstof bleek bij deze patiënte een duidelijk beter effect op de ademnood te hebben; zowel patiënte als arts wist vijf van de zes keer wanneer zij zuurstof had gehad.

12.6 ZORGONDERZOEK

12.6.1 Zorgbehoeften en zorggebruik

Onderzoek naar de prevalentie van symptomen en problemen, zoals beschreven in paragraaf 12.5.1, zegt niet alles over de zorgbehoeften van patiënten in de terminale fase. De aanwezigheid van symptomen leidt bij de een wel en bij de ander niet tot een behoefte aan zorg (zie hoofdstuk 2 voor het verschil tussen tekorten en zorgbehoeften). Daarbij is de betekenis die klachten en symptomen voor mensen hebben van groot belang, zeker in de terminale fase. Dit is de belangrijkste reden waarom onderzoek naar behoeften zeker gedeeltelijk kwalitatief van aard moet zijn: alleen door zorgvuldig onderzoek met kwalitatieve methoden zoals diepte-interviews of participerende observaties valt inzicht te verwerven in het belang en de betekenis die mensen hechten aan wat hen in de laatste maanden van hun leven overkomt.

Een voorbeeld van zulk onderzoek is de kwalitatieve studie naar opvattingen over een goede dood bij 18 patiënten en hulpverleners in een Engelse palliatieve zorgunit (Payne 1996). Aan patiënten werd de vraag gesteld of zij konden zeggen wat ze een goede dood zouden vinden; hun antwoorden werden vergeleken met die van hun meest directe hulpverleners. Voor de meeste patiënten was *rustig* overlijden het belangrijkste kenmerk van een goede dood. Hulpverleners daarentegen hechtten meer belang aan de afwezigheid van pijn en acceptatie door de familie.

Een van de meest onderzochte aspecten van de zorg in de terminale fase is de plaats waar mensen overlijden. In een recent onderzoek van het NIVEL blijkt dat ongeveer tweederde van de mensen die aan kanker overlijden, thuis sterven (Francke 2000). Een groter percentage is tijdens een groot deel van de laatste fase van hun leven thuis. Verschillende onderzoeken hebben nagegaan wat determinanten van thuis dan wel elders overlijden waren. In een Canadees onderzoek bleek de wens van de patiënt de belangrijkste voorspeller te zijn van de plaats waar deze overleed (McWhinney 1995). 39% van de patiënten wilde beslist thuis overlijden, en 16% alleen onder voorwaarde van goede steun van de familie. In een recent Italiaans onderzoek bleek de aanwezigheid van adequate mantelzorg veruit de belangrijkste factor in de mogelijkheid om thuis te sterven (De Conno 1996).

Een ander belangrijk terrein van kwantitatief en kwalitatief zorgonderzoek, begonnen in Nederland, maar inmiddels ook internationaal geworden, bestrijkt het gebied van de medische beslissingen rond het levenseinde: euthanasie, hulp bij zelfdoding, verhoging van opiaatdoseringen met mogelijk levensbekortend effect en het staken of niet beginnen van een behandeling (Van der Maas 1996; Pool 1996).

12.6.2 Evaluatie van zorg

Verschillende typen zorgvernieuwingen zijn in de afgelopen decennia ontwikkeld: hospices, consultatieteams, deskundigheidsbevorderingsprogramma's, dagbehandeling, specialistische consulten aan huis. Evaluatie van dergelijke vernieuwingen kan plaatsvinden op proces- en op uitkomstniveau. Evaluatie op *procesniveau* omvat doorgaans een beschrijving van alles wat nodig was om een voorziening tot stand te brengen, de mate van gebruik van de geëvalueerde voorziening, de mate waarin gemaakte afspraken zijn nagekomen, de tevredenheid van betrokken hulpverleners, de uitvoerbaarheid van de gemaakte afspraken, de bereikbaarheid en dergelijke.

Evaluatie op *uitkomstniveau* is de afgelopen jaren in toenemende mate uitgevoerd. Een eerste uitkomstmaat is de tevredenheid van patiënten over de voorziening. Ook op dit gebied is een belangrijk deel van het onderzoek kwalitatief van aard, bijvoorbeeld het onderzoek van Field naar tevredenheid van terminale patiënten met de geleverde zorg in een Engels hospice (Field 1994). Er bestaan, voorzover bekend, tot nu toe geen voorbeelden van gecombineerd kwantitatief en kwalitatief zorgonderzoek.

Hoe moeilijk een wetenschappelijke evaluatie van een zorgvernieuwing op het niveau van uitkomsten bij de patiënt kan zijn blijkt uit de rapportage van McWhinney en anderen (1994) over een mislukte evaluatie van een ondersteuningsteam voor de thuiszorg. Patiënten werden gerandomiseerd: de hulpverleners van de interventiegroep konden meteen gebruikmaken van het ondersteuningsteam, die van de controlegroep pas na een maand. De groepen werden na een maand vergeleken, waarbij pijn, misselijkheid en kwaliteit van leven van zowel patiënten als informele verzorgers de uitkomstmaten waren. Het onderzoek strandde op een combinatie van factoren: de instroom van patiënten verliep langzaam, patiënten overleden voordat de onderzoeksperiode van een maand voorbij was en de compliance met het invullen van de vragenlijsten was laag. Door deze factoren werd het benodigde aantal patiënten niet bereikt. De auteurs concluderen dat de evaluatie van zorgprogramma's voor deze groep patiënten meerdere methoden tegelijk moet gebruiken: gecontroleerde trials, kwalitatief onderzoek en programma's voor onderlinge toetsing van hulpverleners.

Hoewel veel mensen huiverig zijn voor het idee dat de kosten van palliatieve zorg een rol kunnen spelen bij de evaluatie ervan, is het aantal kosten-effectiviteitsstudies op dit gebied langzaam aan het groeien. In een klein aantal evaluatieonderzoeken van zorgvernieuwingen is een economische evaluatie gedaan, vrijwel steeds in de vorm van vergelijkend kostenonderzoek. Een voorbeeld is een recent Italiaans onderzoek naar de kosten van thuiszorg voor terminale patiënten (Maltoni 1997). Hierbij worden vooral directe kosten (kosten van artsen en verpleegkundigen) berekend en afgezet tegen een van de kwaliteit-van-levenscores. Economisch onderzoek stuit in de palliatieve zorg op belangrijke problemen: veel palliatieve zorg wordt verleend door niet-betaalde vrijwilligers en familieleden en is moeilijk in geld uit te drukken; onderzoek naar kosten-effectiviteit wordt bovendien bemoeilijkt door het al genoemde gebrek aan goede maten voor effectiviteit.

12.7 CONCLUSIE

Dit hoofdstuk heeft in kort bestek een overzicht willen geven van typen onderzoek in de palliatieve zorg, van methoden en meetinstrumenten, en van specifieke methodische en ethische problemen. Wetenschappelijk onderzoek in de palliatieve zorg onderscheidt zich wel en niet van onderzoek in andere gebieden van de gezondheidszorg. Het onderscheidt zich *wel* door een aantal specifieke ethische problemen en door het relatief grote belang van kwalitatieve methoden, het onderscheidt zich *niet* doordat de methodologie van kwantitatief onderzoek dezelfde is en ook het beschrijvende onderzoek niet wezenlijk anders is dan in de curatieve geneeskunde.

De belangrijkste boodschap van dit hoofdstuk is echter dat er een grote behoefte bestaat aan goed opgezet onderzoek, zowel kwalitatief als kwantitatief (en liefst samen) in dit gebied, waar we nog zoveel niet weten.

Tabel 12.1   Uitkomstmaten: bron, validering, vertaling

Naam	Bron	Gevalideerd	NL-vertaling	Vertaling gevalideerd
McGill Pain Questionnaire	Melzack R. In: **Pain** (1987), 30, pp. 191-7.	ja	nee	
Brief Pain Inventory (BPI)	Daut, R.I., C.S. Cleeland & R.C. Flanery In: **Pain** (1983), 17, pp. 197-210.	ja	?	
Memorial Pain Assessment Card	Fishman, B., S. Pasternak & L.S. Wallenstein In: **Cancer** (1987), 60, pp. 1151-8.	ja	nee	
Rotterdamse symptoomlijst	De Haes, J.C., F.C. van Knippenberg & J.P. Neijt In: **Br J Cancer** (1990), 62(6), pp. 1034-8.	ja	ja	ja
Edmonton Symptom Assessment Schedule (ESAS)	Bruera, E., N. Kuehn, M.J. Miller et al. In: **J Pall Care** 1991;7(2):6-9.	ja	ja	nee
EORTC-QLQ30	Aaronson, N.K., S. Ahmedzai, B. Bergman B, et al. In: **J Nat Cancer Inst** (1993) 85, pp. 365-76.	ja	ja	ja

Naam	Bron	Gevalideerd	NL-vertaling	Vertaling geva-lideerd
McGill Quality of Life	Cohen, S.R., B.M. Mount, E. Bruera et al. In: Pall Med (1997) 11, pp. 3-20.	ja	ja	nee
Edmonton Functional Assessment Tool	Kaasa, T., J. Loomis, K. Gillis et al. In: J Pain Sympt Man (1997), 13(1), pp. 10-9.	ja	nee	
Euroqol	Uyl-de Groot, C.A., F.F. Rutten & G.J. Bonsel In: Eur J Cancer (1994), 30A(1), pp 111-7.	ja	ja	ja
Spitzer Uniscale	Spitzer, W.O., A.J. Dobson et al. In: J Chronic Disease (1981), 34, pp. 585-597	ja	nee	
Support Team Assessment Schedule	Higginson, I.J. & M. McCarthy In: Palliat Med (1993), 7(3), pp. 219-28	ja	ja	nee

LITERATUUR

Altman, D.G., J. Whitehead, M.K. Parmar et al., 'Randomised consent designs in cancer clinical trials'. In: Eur J Cancer (1995), 31A(12), pp. 1934-44.

Beller, E., M. Tattersall, T. Lumkey et al., 'Improved quality of life with megestrol acetate in endocrine-insensitive advanced cancer: a randomised placebo-controlled trial'. In: Ann Oncology (1997), 8(3), pp. 277-83.

Bouter, L.M. & M.C.J.M. van Dongen, Epidemiologisch onderzoek: opzet en interpretatie. Bohn Stafleu Van Loghum, Houten (2001).

Brinkman-Woltjer, L.F.J., J.B. Vermorken, C.J. van Groeningen, H.E. Gall & H.M. Pinedo, 'Fase I-onderzoek als niet-therapeutisch experiment in de oncologie'. In: Ned T Geneesk (1988), 132(51), pp. 2321-5.

Bruera, E., N. Kuehn, M.J. Miller, P. Selmser & K. MacMillan, 'The Edmonton Symptom Assessment Scale (ESAS): a simple method for the assessment of palliative care patients'. In: J Pall Care (1991), 7(2), pp. 6-9.

Bruera, E., T. Schoeller & T. MacEachern, 'Symptomatic benefit of supplemental oxygen in hypoxemic patients with terminal cancer: the use of the N of 1 randomized controlled trial'. In: J Pain Sympt Man (1992), 7(6), pp. 365-8.

Clark, D., 'What is qualitative research and what can it contribute to palliative care?' In: Pall Med (1997), 11, pp. 159-66.

Cohen, S.R., B.M. Mount, E. Bruera et al., 'Validity of the McGill Quality of Life Questionnaire in the palliative care setting: a multi-centre Canadian study demonstrating the importance of the existential domain'. In: Pall Med (1997), 11, pp. 3-20.

Corner, J., 'Is There a Research Paradigm for Palliative Care?' In: Pall Med (1996), 10, pp. 201-8.

Coyle, N., J. Adelhardt, K.M. Foley & R.K. Portenoy, 'Character of Terminal Illness in the Advanced Cancer Patient: Pain and Other Symptoms During the Last Four Weeks of Life'. In: J Pain Sympt Man (1990), 5(2), pp. 83-93.

De Raeve, L., 'Ethical Issues in Palliative Care Research'. In: Pall Med (1994), 8, pp. 298-305.

De Conno, F., A. Caraceni, L. Groff, C. Brunelli, I. Donati et al., 'Effect of Home Care on the Place of Death of Advanced Cancer Patients'. In: *Eur J Cancer* (1996), 32A(7), pp. 1142-7.

Denzin, N.K. & Y.S. Lincoln, *Handbook of qualitative research*. Sage, London (1994).

Doyle, D., G.W.C. Hanks & N. MacDonald, *Oxford textbook of palliative care*. 2nd edition. Oxford University Press, Oxford (1998).

Edwards, S.J.L., D.A. Braunholtz, R.J. Lilford & A.J. Stevens, 'Ethical issues in the design and conduct of cluster randomised controlled trials'. In: *BMJ* (1999), 318, pp. 1407-1409.

Field, D., 'Client Satisfaction with Terminal Care'. In: *Progress Pall Care* (1994), 2, pp. 228-32.

Francke, A.L. & D.L. Willems, *Palliatieve zorg vandaag en morgen*. Elsevier, Maarssen (2000).

Freedman, B., 'Equipoise and the ethics of clinical research'. In: *N Engl J Med* (1987), 317(3), pp. 141-5.

Gattera, J.A., B.G. Charles, G.M. Williams, J.D. Cavenagh, B.A. Smithurst et al., 'A Retrospective Study of Risk Factors of Akathisia in Terminally Ill Patients'. In: *J Pain Sympt Man* (1994), 9(7), pp. 454-61.

Higginson, I.J. & M. McCarthy, 'Validity of the support team assessment schedule: do staffs' ratings reflect those made by patients or their families?' In: *Palliat Med* (1993), 7(3), pp.219-28.

Keeley, D., 'Editorial. Rigorous assessment of palliative care revisited'. In: *B Med J* (1999), 319, pp.1447-8.

Kirkham, S.R., J. Abel, 'Placebo/controlled trials in palliative care: the argument against'. In: *Pall Med* (1997), 11, pp. 489-92.

Maas, P.J. van der, G. van der Wal, I. Haverkate, C.L.M. de Graaff, J.G.C. Kester et al., 'Euthanasia, Physician-assisted Suicide, and Other Medical Decisions Involving the End of Life in the Netherlands 1990-1995'. In: *N Engl J Med* (1996), 335, pp. 1699-705.

Maltoni, M., C. Travaglini, M. Santi, O. Nanni, E. Scarpi et al., 'Evaluation of the Cost of Home Care for Terminally Ill Cancer Patients'. In: *Supp Care Cancer* (1997), 5(5), pp. 396-401.

Mays, N. & C. Pope, *Qualitative Research in Health Care*. BMJ Publishing Group, London 1996.

McWhinney, I.R., M.J. Bass & V. Orr, 'Factors Associated with Location of Death (Home or Hospital) of Patients Referred to a Palliative Care Team'. In: *Can Med Assoc J* (1995), 152(3), pp. 361-7.

McWhinney, I.R., M.J. Bass & A. Donner, 'Evaluation of a Palliative Care Service: Problems and Pitfalls'. In: *Brit Med J* (1994), 309(6965), pp. 1340-2.

Morgan, D.L., 'Practical strategies for combining qualitative and quantitative methods: applications to health research'. In: *Qual Health Res* (1998), 8(3), pp. 362-76.

Mystakidou, K., S. Befon, C. Liossi & L. Vlachos, 'Comparison of the efficacy and safety of tropisetron, metoclopramide, and chlorpromazine in the treatment of emesis associated with far advanced cancer'. In: *Cancer* (1998), 83(6), pp. 1214-23.

Payne, S.A. & A. Langley-Evans, 'Perceptions of a 'Good' Death: a Comparative Study of the Views of Hospice Staff and Patients'. In: *Pall Med* (1996), 10, pp. 307-12.

Pool, R., *Vragen om te sterven; euthanasie in een Nederlands ziekenhuis*. Wyt, Rotterdam 1996.

Randall, F., R.S. Downie, *Palliative Care Ethics. A good companion*. Oxford University Press, Oxford 1998.

Rinck, G.C., G.A. van den Bos, J. Kleijnen, H.J. de Haes, E. Schadé et al., 'Methodologic Issues in Effectiveness Research on Palliative Cancer Care: A Systematic Review'. In: *J Clin Oncol* (1997), 15(4), pp. 1697-707.

Robbins, M., *Evaluating Palliative Care. Establishing the Evidence Base*. Oxford University Press, Oxford/New York (1997).

Sackett, D.L., *Clinical epidemiology: a basic science for clinical medicine*. Little, Brown and Comp, Boston (1995).

Sloan, J.A., C.L. Loprinzi, S.A. Kuross et al., 'Randomized comparison of four tools measuring overall quality of life in patients with advanced cancer'. In: *J Clin Onc* (1998), 16(11), pp. 3662-73.

Sprangers, M.A., 'Response-shift Bias: a Challenge to the Assessment of Patients' Quality of Life in Cancer Clinical Trials'. In: *Cancer Treatment Rev* (1996), 22 Suppl A, pp. 55-62.

Strauss, A. & J. Corbin, *Basics of qualitative research: grounded theory, procedures and techniques.* Sage, London (1990).

Streiner, D.L. & G.R. Norman, *Health Measure Scales. A Practical Guide to their Development and Use.* Oxford University Press, Oxford/New York (1991).

The, B.A.M., *Palliatieve behandeling en communicatie. Een onderzoek naar het optimisme op herstel van longkankerpatiënten.* Proefschrift. Bohn Stafleu Van Loghum, Houten (1999).

Twycross, R., J. Harcourt & S. Bergl, 'A Survey of Pain in Patients with Advanced Cancer'. In: *J Pain Sympt Man* (1996), 12(5), pp. 273-82.

Vainio, A. & A. Auvinen, 'Prevalence of Symptoms among Patients with Advanced Cancer: an International Collaborative Study'. In: *J Pain Sympt Man* (1996), 12(1), pp. 3-10.

Vandenbroucke, J.P. & A. Hofman, Grondslagen der epidemiologie. Bunge, Utrecht 1990.

Wilkie, P., 'Ethical issues in qualitative research in palliative care'. In: *Pall Med* (1997), 11, pp. 321-4.

Word Medical Association. *Declaration of Helsinki Fernay-Voltaire.* WMA (1989).

Zelen, M.A., 'A new design for randomized controlled trials'. In: *N Engl J Med* (1979), 300, pp. 1242-5.

Bijlage 1 Visueel analoge schaal (VAS)

VOORBEELD VAN EEN VISUEEL ANALOGE SCHAAL OM DE MATE VAN PIJN DAN WEL DE MATE VAN LIJDEN IN BEELD TE BRENGEN

0 =   geen pijn, geen lijden, goede kwaliteit van leven
10 =   ondraaglijke pijn, onacceptabel lijden, geen kwaliteit van leven meer

De 'gezichtjes' ('smilies') corresponderen steeds met de getallen 0, 2, 4, 6, 8, 10. De patiënt hoeft dus geen score aan te geven, maar kan het 'gezichtje' aanwijzen dat representatief is voor zijn gevoel van (on)welbevinden op dat moment.

Het is aan te bevelen de patiënt dagelijks te vragen hoe hij zich voelt en een overzicht van scores gedurende een week bij te houden op basis waarvan beleid, zorg en begeleiding kunnen worden aangepast.

Eventueel kan de mate van effectiviteit van ingezette interventies eveneens op deze manier worden gescoord. Tevredenheid over de interventie correspondeert dan met een blij gezicht, ontevredenheid met het terneergeslagen gezicht.

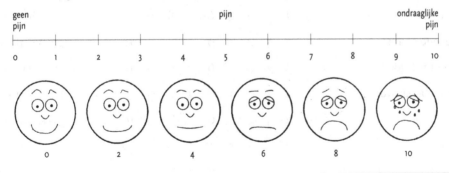

datum	maandag	dinsdag	woensdag	donderdag	vrijdag	zaterdag	zondag	totaal
score								
datum	maandag	dinsdag	woensdag	donderdag	vrijdag	zaterdag	zondag	totaal
score								

Bijlage 2 Klachtendagboek

Naam: _____

Datum en tijd van invullen: _____

0 = best denkbare situatie ofwel **afwezigheid** van klacht/gevoel
10 = slechts denkbare situatie ofwel **voortdurende aanwezigheid** van klacht/gevoel

geen pijn	0	1	2	3	4	5	6	7	8	9	10	veel pijn
ben actief	0	1	2	3	4	5	6	7	8	9	10	ben niet actief
niet misselijk	0	1	2	3	4	5	6	7	8	9	10	erg misselijk
niet somber	0	1	2	3	4	5	6	7	8	9	10	erg somber
niet angstig	0	1	2	3	4	5	6	7	8	9	10	erg angstig
niet duf	0	1	2	3	4	5	6	7	8	9	10	erg duf
goede eetlust	0	1	2	3	4	5	6	7	8	9	10	geen eetlust
voel me goed	0	1	2	3	4	5	6	7	8	9	10	voel me slecht
niet benauwd	0	1	2	3	4	5	6	7	8	9	10	erg benauwd
slaap goed	0	1	2	3	4	5	6	7	8	9	10	slaap slecht
niet moe	0	1	2	3	4	5	6	7	8	9	10	erg moe
geen obstipatie	0	1	2	3	4	5	6	7	8	9	10	obstipatie
niet verward	0	1	2	3	4	5	6	7	8	9	10	erg verward
...	0	1	2	3	4	5	6	7	8	9	10	...

Naam: _____

Startdatum: _____

Score	dag 1		dag 2		dag 3		dag 4		dag 5		dag 6		dag 7	
Tijdstip														
Symptoom														
Pijn														
Activiteit														
Misselijkheid														
Somberheid														
Angst														
Dufheid														
Eetlust														
Welzijn														
Benauwdheid														
Nachtrust														
Vermoeidheid														
Obstipatie														
Verwardheid														

Richtlijn voor het gebruik van het 'klachtendagboek'

Algemeen

Voor veel patiënten in de palliatieve fase is het van belang goed in kaart te brengen welke hun klachten zijn, wat de aard en intensiteit ervan is (variaties) en welke de effecten zijn van ingezette interventies.

Een eenvoudig hulpmiddel hierbij is het klachtendagboek. In het klachtendagboek kan de patiënt zelf tweemaal per dag op een numerieke schaal de aanwezigheid en intensiteit van de klachten scoren. Indien de patiënt niet in staat is getalsmatige scores te geven aan klachten zijn ook varianten met respectievelijk een visueel analoge schaal of afbeelding van 'smilies' mogelijk. Voor ondersteuning bij gebruik kan uiteraard een beroep op het palliatieteam worden gedaan.

1   Doel van het klachtendagboek:
   □   meer inzicht krijgen in de aard en intensiteit van de door de patiënt ervaren klachten;
   □   de patiënt actief betrekken bij het in kaart brengen van het verloop van zijn klachten;
   □   leidt tot structurele aandacht voor de klachten;
   □   hulpmiddel in de communicatie tussen patiënt en hulpverleners over de ervaren klachten;
   □   kan inzicht geven in de relatie tussen de diverse klachten op lichamelijk, psychisch emotioneel, psychisch cognitief, sociaal en levensbeschouwelijk gebied;
   □   de effectiviteit van de ingezette interventies kunnen beoordelen.

2   Opzet van het klachtendagboek:
   □   met een cijfer geeft de patiënt aan in welke mate hij 'last' ervaart van de klacht;
   □   standaard wordt gevraagd naar 13 van de meest voorkomende klachten;
   □   afhankelijk van de bestaande klachten kunnen items toegevoegd worden zoals: hoesten, slijm, concentratie, afhankelijkheid, mobiliteit;
   □   aanpassing is mogelijk als het de voorkeur heeft om slechts enkele klachten te scoren; bijvoorbeeld bij de klacht pijn, als het gaat om inzicht te krijgen ten aanzien van de pijnscore op diverse plaatsen.

3   Werkwijze van het klachtendagboek:
   □   de klachten moeten 2 x daags gescoord worden, bij voorkeur op eenzelfde moment van de dag, 's ochtends en 's avonds; hierbij gaat het om de beoordeling van het symptoom over de afgelopen uren;

☐   bij voorkeur vult de patiënt de scores zelf in, eventueel met hulp van familie en/of verpleegkundige;

☐   op bijgevoegde scorelijst kunnen de scores ingevuld worden.

Bronnen:

Het klachtendagboek is een bewerking van de Edmonton Symptom Assessment System (ESAS).

Bruera E. Cancer Treatment Riviews (1996)22 (Supplement A). 3-12. U.B. Saunders Company Ltd.

Bijlage 3 Pijnanamnese

Instructie pijnanamnese

In de anamnese worden aan pijn vijf dimensies onderscheiden:

1 pathofysiologische dimensie
2 sensorische dimensie
3 affectieve dimensie
4 cognitieve dimensie
5 gedragsdimensie

Voor elke dimensie worden gegevens verzameld. Voor de sensorische, affectieve, cognitieve en gedragsdimensie zijn dat ook getallen. Zo is het mogelijk in kaart te brengen waar pijn voor last zorgt en in welke mate.

Bij de pathofysiologische dimensie is het aan te raden de patiënt zelf de figuur te laten intekenen: de pijnbron(nen) bijvoorbeeld in rood en de uitstraling in blauw. Ervaring leert dat de patiënt dan gemakkelijker over pijn praat.

De pijnanamnese kan door behandelaar of patiënt ingevuld worden.

Door de anamnese af te nemen en scores met elkaar te vergelijken krijgt het behandelend team inzicht op welke dimensie het accent van de behandeling moet liggen en is een integraal plan van aanpak mogelijk.

Pijnanamnese

1 *Pathofysiologische dimensie*

1.1 Waar heeft u pijn? (geef de plaats(en) van de pijn aan in rood met nummer, de eventuele uitstraling in blauw)

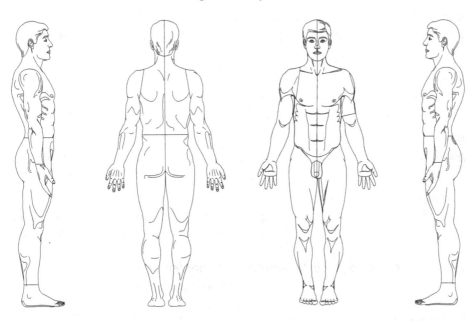

De volgende vragen dient u te beantwoorden voor de verschillende plaatsen van de pijn die u in de figuur met nummers aangegeven heeft. U kunt de vragen met deze nummers beantwoorden.

1.2 Weet u hoe uw pijn genoemd wordt door uw behandelaars?
□ botpijn   nummer(s): _____
□ zenuwpijn of neuropathische pijn   nummer(s): _____
□ nociceptieve pijn   nummer(s): _____
□ spierpijn   nummer(s): _____
□ onbekend   nummer(s): _____
□ anders: _____   nummer(s): _____

1.3 Sinds wanneer heeft u last van de pijn
nummer 1:   _____
nummer 2:   _____

nummer 3: _____

nummer 4: _____

2 *Sensorische dimensie*

2.1 Hoe erg is de hevigste pijn? (cijfer omcirkelen)

nummer 1:

geen pijn   0 1 2 3 4 5 6 7 8 9 10   ergste pijn ooit ervaren

nummer 2:

geen pijn   0 1 2 3 4 5 6 7 8 9 10   ergste pijn ooit ervaren

nummer 3:

geen pijn   0 1 2 3 4 5 6 7 8 9 10   ergste pijn ooit ervaren

nummer 4:

geen pijn   0 1 2 3 4 5 6 7 8 9 10   ergste pijn ooit ervaren

2.2 Hoe voelt de pijn aan? (meerdere antwoorden mogelijk)

nummer van de pijn

☐ dof   _____

☐ brandend   _____

☐ zeurend   _____

☐ krampend   _____

☐ snijdend   _____

☐ schietend   _____

☐ stekend   _____

☐ kloppend   _____

☐ prikkend   _____

☐ drukkend   _____

☐ anders: _____

2.3 Hoe is het verloop van de pijn over de dag?

nummer van de pijn

☐ pijn verloopt in aanvallen   _____

☐ pijn is wisselend maar nooit helemaal weg   _____

☐ pijn is steeds even erg aanwezig (verder naar 2.5)   _____

2.4 Wanneer op de dag is de pijn het hevigst?

nummer van de pijn

- [ ] 's ochtends   _____
- [ ] 's middags   _____
- [ ] 's avonds   _____
- [ ] 's nachts   _____
- [ ] niet gebonden aan enig dagdeel   _____

2.5 Waardoor kunt u zelf de pijn beïnvloeden?

nummer van de pijn

- [ ] warmte   _____
- [ ] rusten   _____
- [ ] koude   _____
- [ ] borrel   _____
- [ ] afleiding door gesprekken   _____
- [ ] in beweging blijven   _____
- [ ] afleiding door activiteiten   _____
- [ ] bepaalde bewegingen   _____
- [ ] mezelf toespreken   _____
- [ ] houding veranderen   _____
- [ ] piekeren   _____
- [ ] bepaalde houdingen   _____
- [ ] humor   _____
- [ ] pijn is niet te beïnvloeden   _____
- [ ] medicatie   _____
- [ ] muziek   _____
- [ ] hardheid/zachtheid stoel/bed   _____
- [ ] licht of donker   _____
- [ ] frisse lucht   _____
- [ ] anders _____   _____

3 *Affectieve dimensie*

3.1 In hoeverre verontrust de pijn u of wordt u er bang van?
(cijfer omcirkelen)

nummer 1:
helemaal niet   0 1 2 3 4 5 6 7 8 9 10   heel erg

nummer 2:
helemaal niet   0 1 2 3 4 5 6 7 8 9 10   heel erg

nummer 3:
helemaal niet   o   1   2   3   4   5   6   7   8   9   10   heel erg

nummer 4:
helemaal niet   o   1   2   3   4   5   6   7   8   9   10   heel erg

3.2   In hoeverre wordt u door de pijn prikkelbaar? (cijfer omcirkelen)

nummer 1:
helemaal niet   o   1   2   3   4   5   6   7   8   9   10   heel erg

nummer 2:
helemaal niet   o   1   2   3   4   5   6   7   8   9   10   heel erg

nummer 3:
helemaal niet   o   1   2   3   4   5   6   7   8   9   10   heel erg

nummer 4:
helemaal niet   o   1   2   3   4   5   6   7   8   9   10   heel erg

3.3   In hoeverre wordt u somber van de pijn? (cijfer omcirkelen)

nummer 1:
helemaal niet   o   1   2   3   4   5   6   7   8   9   10   heel erg

nummer 2:
helemaal niet   o   1   2   3   4   5   6   7   8   9   10   heel erg

nummer 3:
helemaal niet   o   1   2   3   4   5   6   7   8   9   10   heel erg

nummer 4:
helemaal niet   o   1   2   3   4   5   6   7   8   9   10   heel erg

3.4   In hoeverre tobt u over de pijn?

nummer 1:
tob niet   o   1   2   3   4   5   6   7   8   9   10   tob voortdurend

nummer 2:
tob niet   o   1   2   3   4   5   6   7   8   9   10   tob voortdurend

nummer 3:
tob niet   o   1   2   3   4   5   6   7   8   9   10   tob voortdurend

nummer 4:
tob niet   o   1   2   3   4   5   6   7   8   9   10   tob voortdurend

4 *Cognitieve dimensie*

4.1 Waardoor wordt volgens u de pijn veroorzaakt? (geef zo mogelijk per pijnnummer aan)

_____

_____

_____

4.2 In hoeverre neemt de pijn uw aandacht in beslag?

nummer 1:
denk er nooit aan   0 1 2 3 4 5 6 7 8 9 10   denk nergens
                                                              anders aan

nummer 2:
denk er nooit aan   0 1 2 3 4 5 6 7 8 9 10   denk nergens
                                                              anders aan

nummer 3:
denk er nooit aan   0 1 2 3 4 5 6 7 8 9 10   denk nergens
                                                              anders aan

nummer 4:
denk er nooit aan   0 1 2 3 4 5 6 7 8 9 10   denk nergens
                                                              anders aan

5 *Gedragsdimensie*

5.1 In hoeverre belemmert de pijn u in het dagelijkse doen en laten, zoals in werk, hobby's, huishouden, wassen, aankleden en dergelijke?

nummer 1:
geen belemmering   0 1 2 3 4 5 6 7 8 9 10   geheel belemmerd

nummer 2:
geen belemmering   0 1 2 3 4 5 6 7 8 9 10   geheel belemmerd

nummer 3:
geen belemmering   0 1 2 3 4 5 6 7 8 9 10   geheel belemmerd

nummer 4:
geen belemmmering 0 1 2 3 4 5 6 7 8 9 10   geheel belemmerd

5.2 Heeft u hulp bij de verzorging nodig? (bijvoorbeeld hulp bij het wassen, bij het verzorgen van wonden)

☐ nee (ga door naar vraag 5.3)
☐ zo ja, in hoeverre beïnvloedt de verzorging die u krijgt van anderen uw pijn?
(zo mogelijk per pijnnummer benoemen)
☐ geen invloed
☐ wel invloed: ☐ pijn (nummer ___) neemt toe door: _____
                 ☐ pijn (nummer ___) neemt af door: _____

5.3 Medicatie
Heeft u medicijnen voorgeschreven gekregen tegen de pijn?
☐ nee, waarom niet? (ga verder naar 5.4)
☐ ja, welke?

_____

Neemt u de medicatie op de voorgeschreven tijden in?
☐ ja
☐ zo nee, waarom niet? _____

Helpen de voorgeschreven medicijnen?
helemaal niet   0 1 2 3 4 5 6 7 8 9 10   heel goed

Heeft u last van de bijwerkingen van die medicijnen?
☐ nee
☐ ja, wat voor last? _____

Zijn er andere middelen, bijvoorbeeld homeopathische middelen of acupunctuur,
waarvan u gebruikmaakt tegen de pijn? _____
Helpen deze middelen? _____

5.4 Slaap
Heeft u door uw pijnklachten problemen om in slaap te komen?
☐ nee
☐ ja, soms
☐ altijd

Wordt u 's nachts wakker door de pijn?
☐ nee

☐ zo ja, valt u daarna weer in slaap? ☐ nee
☐ ja

Gebruikt u iets om in slaap te komen of dóór te slapen?
☐ nee
☐ ja, wat? _____

Wordt u uitgerust wakker?
☐ nee
☐ ja

Slaapt u overdag?
☐ nee
☐ ja

5.5 Praten
Praat u over uw pijn?
☐ zo nee, heeft u behoefte om over uw pijn te praten en met wie vooral? _____
☐ ja, met wie vooral? _____

In hoeverre helpt erover praten u tegen de pijn?
helemaal niet   0   1   2   3   4   5   6   7   8   9   10   heel goed

5.6 Sociale contacten
Is uw relatie met partner en/of kinderen, vrienden en kennissen veranderd doordat u pijn heeft?
☐ nee
☐ ja, hoe _____

6 *Kwaliteit van pijnbestrijding*

Hoe beoordeelt u het effect van alles wat gedaan wordt en/of wat u zelf doet om uw pijn(en) te bestrijden? (bijvoorbeeld medicatie, ontspanningsoefeningen, koude toevoegen)?
geen effect   0   1   2   3   4   5   6   7   8   9   10   heel goed effect

Alles bij elkaar genomen: hoe ervaart u uw kwaliteit van leven met deze pijn(en)?
heel slecht   0   1   2   3   4   5   6   7   8   9   10   heel goed

Bron: Palliatieteam AZU 1998, gebaseerd op McGill painquestionnaire, pijninterview IKMN en pijnteam AZU.

Bijlage 4 Edmonton Symptom Assessment Scale (ESAS)

Symptom Invullijst (SIL)

Naam patiënt: _____

Kamer: _____

Datum: _____

Ingevuld door:
1 Patiënt
2 Patiënt met familie
3 Patiënt met verpleegkundige
4 Verpleegkundige
5 Patiënt met lid palliatieteam

geen pijn	|__|__|__|__|__|__|__|__|__|	veel pijn
erg actief	|__|__|__|__|__|__|__|__|__|	niet actief
niet misselijk	|__|__|__|__|__|__|__|__|__|	erg misselijk
niet depressief	|__|__|__|__|__|__|__|__|__|	erg depressief
niet angstig	|__|__|__|__|__|__|__|__|__|	erg angstig
niet duf	|__|__|__|__|__|__|__|__|__|	erg duf
goede eetlust	|__|__|__|__|__|__|__|__|__|	geen eetlust
voel me goed	|__|__|__|__|__|__|__|__|__|	voel me slecht
niet benauwd	|__|__|__|__|__|__|__|__|__|	erg benauwd
...	|__|__|__|__|__|__|__|__|__|	...

Naam: _____

Startdatum: _____

O = Ochtend, A = Avond

Score	dag 1		dag 2		dag 3		dag 4		dag 5		dag 6		dag 7	
	O	A	O	A	O	A	O	A	O	A	O	A	O	A
Symptoom														
pijn														
activiteit														
misselijkheid														
depressie														
angst														
sufheid														
eetlust														
welzijn														
benauwdheid														

Bron: Bruera E. Cancer Treatment Riviews (1996)22 (Supplement A), 3-12. U.B. Saunders Company Ltd.

Bijlage 5 H.A.D.

Het is bekend dat emoties bij de meeste ziekten een belangrijke rol spelen. Wanneer uw dokter weet hoe u zich voelt, zal deze beter in staat zijn u te helpen.

Deze vragenlijst dient als hulpmiddel voor uw dokter om te weten te komen hoe u zich voelt. Lees iedere vraag goed door en geef uw antwoord aan met een kruisje in het hokje dat het beste weergeeft hoe u zich gedurende **de afgelopen week** gevoeld heeft.

Denk niet te lang na over uw antwoord. Het gaat bij al deze uitspraken om uw eigen indruk. Er bestaan geen foute antwoorden, elk antwoord is goed, zolang het maar uw eigen indruk weergeeft.

Ik voel me gespannen.
☐ Meestal
☐ Vaak
☐ Af en toe, soms
☐ Helemaal niet

Ik geniet nog steeds van de dingen waar ik vroeger van genoot.
☐ Zeker zoveel
☐ Wel wat minder
☐ Duidelijk minder
☐ Eigenlijk nauwelijks nog

Ik heb een soort angstgevoel alsof er iets vreselijks zal gebeuren.
☐ Jazeker, en vrij goed
☐ Ja, maar niet zo erg
☐ Een beetje, maar het hindert me niet
☐ Helemaal niet

Ik kan best lachen en de dingen van de vrolijke kant zien.
- ☐ Net zoveel als vroeger
- ☐ Nu wel wat minder
- ☐ Duidelijk minder
- ☐ Helemaal niet

Ik maak me vaak ongerust.
- ☐ Heel erg vaak
- ☐ Vaak
- ☐ Af en toe, maar niet zo vaak
- ☐ Heel soms

Ik voel me opgewekt.
- ☐ Helemaal niet
- ☐ Heel af en toe
- ☐ Soms
- ☐ Meestal

Ik kan best rustig zitten en me ontspannen.
- ☐ Jazeker
- ☐ Meestal
- ☐ Af en toe
- ☐ Helemaal niet

Ik heb het gevoel dat alles moeizamer gaat.
- ☐ Bijna altijd
- ☐ Heel vaak
- ☐ Soms
- ☐ Helemaal niet

Ik heb een soort angstig, gespannen gevoel in mijn buik.
- ☐ Helemaal niet
- ☐ Soms
- ☐ Vrij vaak
- ☐ Heel vaak

Het interesseert me niet meer hoe ik eruitzie.
- ☐ Inderdaad, helemaal niet meer
- ☐ Niet meer zoveel als eigenlijk zou moeten
- ☐ Het interesseert me wel, maar iets minder dan vroeger
- ☐ Het interesseert me nog net zoveel als vroeger

Ik ben onrustig en voel dat ik iets te doen moet hebben.
☐ Inderdaad, heel duidelijk
☐ Duidelijk
☐ Enigszins
☐ Helemaal niet

Ik verheug me van tevoren op dingen die komen gaan.
☐ Net zoveel als vroeger
☐ Een beetje minder dan vroeger
☐ Veel minder dan vroeger
☐ Bijna nooit

Ik raak plotseling in paniek.
☐ Inderdaad, zeer vaak
☐ Tamelijk vaak
☐ Soms
☐ Helemaal nooit

Ik kan van een goed boek genieten, of van een radio- of televisieprogramma.
☐ Vaak
☐ Tamelijk vaak
☐ Af en toe
☐ Heel zelden

Wilt u controleren of u alle vragen beantwoord heeft?

Bron: A.S. Zigmond en R.P. Snaith. Acta psychiatr. Scand. 1983, 67:361-367, adapted and translated, with permission, by dr. B. Bonke and drs. A.W. Serlie.

Bijlage 6 Support Team Assessment Schedule (STAS)

Naam patiënt: _____

Nummer patiënt: _____

Datum: _____

Ingevuld door: _____

STAS-items	score
Behandeling van de pijn	
Behandeling van andere symptomen	
Ongerustheid/angst patiënt	
Ongerustheid/angst naaste	
Inzicht patiënt	
Inzicht naaste	
Levensbeschouwing	
Communicatie tussen patiënt en naaste	
Uitwisselen van informatie hulpverleners	
Volledigheid van informeren	
Totaal 10 kern-items	
Te regelen zaken	
Praktische hulp	
Financiële zaken	
Verloren tijd	
Onmacht hulpverleners	

STAS-items	score
Advies aan hulpverleners	
Totaal 16 items	

Noteer 9 als u niet in staat bent om voor een bepaald item de score vast te stellen. De betreffende score ontbreekt.

Noteer 8 als een bepaald item niet van toepassing is (bijvoorbeeld ongerustheid/angst van de naaste wanneer er geen naaste is die de patiënt verzorgt); het item **kan** dus niet gescoord worden.

Noteer 7 voor alle items indien u geen contact heeft gehad met de patiënt en naaste(n) in de betreffende week.

Behandeling van de pijn
Effect van pijn op de patiënt

o = Geen.

1 = Van tijd tot tijd of licht zeurende enkelvoudige pijn.
De patiënt doet geen moeite ervan af te komen.

2 = Matige last, af en toe slechte dagen, de pijn beperkt sommige activiteiten die nog mogelijk zouden zijn in dit stadium van de ziekte.

3 = Ernstige pijn die dikwijls aanwezig is. Activiteiten en concentratie worden duidelijk negatief beïnvloed door de pijn.

4 = Ernstige en ononderbroken overweldigende pijn. Patiënt is niet in staat om aan iets anders te denken.

Behandeling van andere symptomen
Effect van andere symptomen, klachten op de patiënt (m.u.v. pijn)

o = Geen.

1 = Eén of enkele klachten, van tijd tot tijd, dan wel voortdurend zeurend. De patiënt wordt niet gehinderd in zijn/haar dagelijkse activiteiten en doet geen moeite om ervan af te komen.

2 = Matige last, af en toe slechte dagen, die nog mogelijk zouden zijn in dit stadium van de ziekte.

3 = Ernstige klachten die dikwijls aanwezig zijn. Activiteiten en concentratie worden duidelijk negatief beïnvloed door de klachten.

4 = Ernstige en ononderbroken overweldigende klachten. Patiënt is niet in staat om aan iets anders te denken.

Ongerustheid/angst van de patiënt

o = De patiënt is niet ongerust.

1 = De patiënt is soms ongerust. Er is geen sprake van lichamelijke klachten of verandering van gedrag door ongerustheid.

2 = De patiënt is vaak ongerust. Er is soms sprake van lichamelijke klachten of verandering van gedrag door ongerustheid.

3 = De patiënt is vaak angstig. Lichamelijke klachten en verandering van gedrag
door de angst zijn vaak waarneembaar.

4 = De patiënt is volledig en continu door angst bevangen. De patiënt is niet meer
in staat om aan iets anders te denken.

Ongerustheid/angst van de naaste

Naaste(n) = naaste verzorger(s) van de patiënt. Geef onder opmerkingen aan om wie
het gaat, bijvoorbeeld ouders, kind(eren), partner, vrienden.

NB Dit kan in de loop der tijd veranderen. Eventuele veranderingen onder opmerkingen vermelden.

o = De naaste is niet ongerust.

1 = De naaste is soms ongerust. Er is geen sprake van lichamelijke klachten of verandering van gedrag door ongerustheid.

2 = De naaste is vaak ongerust. Er is soms sprake van lichamelijke klachten of verandering van gedrag door ongerustheid.

3 = De naaste is vaak angstig. Lichamelijke klachten en verandering van gedrag
door de angst zijn vaak waarneembaar.

4 = De naaste is volledig en continu door angst bevangen. De naaste is niet meer in
staat om aan iets anders te denken.

Inzicht van de patiënt

De mate waarin de patiënt zich bewust is dat hij/zij (binnenkort) zal overlijden.
Indien de patiënt wilsonbekwaam is dient men hier een '9' in te vullen.

o = De patiënt is volledig op de hoogte dat hij/zij (binnenkort) zal overlijden en
handelt overeenkomstig.

1 = De patiënt weet dat hij/zij (binnenkort) zal overlijden maar over- of onderschat
de levensverwachting.

2 = De patiënt twijfelt of hij/zij zal genezen of nog lang te leven heeft. Bijvoorbeeld:
'Sommige mensen die dit hebben overlijden, misschien ik ook binnenkort'.

3 = De patiënt is niet realistisch over de levensverwachting. Bijvoorbeeld: de patiënt denkt dat hij nog langdurig zal leven terwijl de levensverwachting slechts
drie maanden is.

4 = De patiënt verwacht volledig te genezen.

Inzicht van de naaste

De mate waarin de naaste zich bewust is dat de patiënt (binnenkort) zal overlijden.

o = De naaste is volledig op de hoogte dat de patiënt (binnenkort) zal overlijden en handelt overeenkomstig.

1 = De naaste weet dat de patiënt (binnenkort) zal overlijden maar over- of onderschat de levensverwachting.

2 = De naaste twijfelt of patiënt zal genezen of nog lang te leven heeft. Bijvoorbeeld: 'Sommige mensen die dit hebben overlijden, misschien hij/zij ook binnenkort'.

3 = De naaste is niet realistisch over de levensverwachting. Bijvoorbeeld: de naaste denkt dat de patiënt nog langdurig zal leven terwijl de levensverwachting slechts drie maanden is.

4 = De naaste verwacht dat de patiënt volledig zal genezen.

Levensbeschouwing

o = De patiënt vindt steun in zijn/haar geloof of levensvisie en is daardoor rustig.

1 = De patiënt vindt meestal steun in zijn/haar geloof of levensvisie en is daardoor slechts af en toe onrustig.

2 = De patiënt vindt soms wel soms geen steun van zijn/haar geloof of levensvisie en is daardoor regelmatig onrustig.

3 = De patiënt ervaart geen steun van zijn/haar geloof of levensvisie en is daardoor vaak onrustig.

4 = Zijn/haar geloof of levensvisie biedt totaal geen houvast. De patiënt is daardoor zeer onrustig.

Communicatie tussen patiënt en naaste

Diepgang en openheid van de communicatie over de gevolgen van de ziekte tussen patiënt en naaste(n).

Naaste = de naaste verzorger(s) van de patiënt. Dit kan in de loop der tijd veranderen. Eventuele veranderingen onder opmerkingen vermelden. Onder opmerkingen ook vermelden op wie de score betrekking heeft.

o = De communicatie over de gevolgen van de ziekte is steeds open en eerlijk.

1 = De communicatie over de gevolgen van de ziekte is meestal open en eerlijk. Soms worden bepaalde zaken door patiënt of naaste(n) achtergehouden.

2 = De gevolgen van de ziekte worden wel besproken, maar niet in al hun consequenties, dus niet volledig, er zijn taboes.

3 = De communicatie over de gevolgen van de ziekte verloopt zeer stroef, de patiënt en naaste(n) lopen op hun tenen.

4 = Er wordt komedie gespeeld.

Uitwisselen van informatie tussen hulpverleners

De snelheid, nauwkeurigheid en diepgang van het uitwisselen van informatie tussen hulpverleners waardoor patiënt en naaste(n) problemen ondervinden.

Vermeld onder opmerkingen om welke hulpverleners het gaat.

o = Het uitwisselen van informatie tussen alle betrokken hulpverleners is tijdig, juist en voldoende gedetailleerd.

1 = Het uitwisselen van informatie tussen de belangrijkste hulpverleners is tijdig, juist en voldoende gedetailleerd. Kleine onnauwkeurigheden of lichte vertraging treden op in de uitwisseling van informatie met de overige hulpverleners.

2 = Er is alleen uitwisseling van informatie tussen de belangrijkste hulpverleners. De berichtgeving is enigszins vertraagd (een dag) en betreft alleen de belangrijkste wijzigingen in de behandeling.

3 = Het duurt enkele dagen tot een week voordat de belangrijkste hulpverleners op de hoogte zijn van de belangrijke veranderingen in de behandeling.

4 = Er is sprake van een sterk vertraagde of zelfs geen uitwisseling van informatie. De belangrijkste hulpverleners zijn niet op de hoogte wie de patiënt wanneer bezoekt.

Glossarium

Actieve zorg Het tegenovergestelde van reactieve zorg waarbij louter gereageerd wordt op vragen en problemen wanneer deze zich voordoen. De situatie voor patiënt, naasten en hulpverleners kenmerkt zich door een groot aantal onduidelijkheden en onzekerheden waardoor de zorg en behandeling minder goed te plannen zijn en er een groot risico bestaat voor de patiënt en naasten hun autonomie te verliezen. Actieve zorg is zorg waarin geanticipeerd wordt op mogelijke nieuwe zorgvragen en/of problemen met het doel de zieke mens zoveel mogelijk in de gelegenheid te stellen de eigen autonomie te behouden. Door het aanreiken van informatie en het bespreekbaar maken van mogelijke problemen kan de zorg zoveel mogelijk overeenkomstig de wensen van de patiënt en naasten worden aangeboden en gepland. Een gevoel van waardigheid, veiligheid, vertrouwen, rust en ruimte behoren tot de uitkomsten van actieve zorg.

Common terminal pathway Verwijst naar het proces van veelal op elkaar gelijkende problemen dat, onafhankelijk van de primaire diagnose, doorgemaakt wordt door alle zieke mensen in de laatste dagen en uren voor het sterven. Veelvoorkomende problemen zijn: pijn, dyspneu, verwardheid (stil of onrustig terminaal delier), angst en gebruik van overlijdensstrategieën (gedrag dat zich kenmerkt door loslaten van het leven). Daarnaast verwijst het begrip naar de fysiologische overeenkomsten ofwel de onafwendbare kenmerken van het naderend sterven die progressief optreden, zoals: verminderde behoefte aan eten en drinken, verminderde uitscheiding, oppervlakkiger wordende ademhaling, dalende lichaamstemperatuur, afnemende behoefte aan contact en bewustzijnsdaling.

Concept van waardig sterven Verwijst naar een wijze van overlijden die zoveel mogelijk rekening houdt met de persoonlijke wensen en behoeften van de zieke mens, waarbij het bewaken van de persoonlijke integriteit boven alles staat. Het arrangeren van alle zorg en voorwaarden die nodig zijn om iemand, met de beperkingen van de gegeven situatie en/of locatie, te helpen overlijden zoals dat past bij zijn wijze van het geleefde leven is de uitwerking ervan.

Gespecialiseerde psychosociale hulpverlening Zorg door psychosociale hulpverleners (onder andere maatschappelijk werkenden, psychologen, psychotherapeuten, psychiaters) die zich hebben gespecialiseerd in zorg voor en behandeling van mensen met specifieke psychosociale problematiek. Er kan alleen gesproken worden over gespecialiseerde psychosociale hulpverlening voor een specifieke patiëntencategorie wanneer de eigen beroepsgroep de specialisatie (met daarbijhorende training) als zodanig erkent (bijvoorbeeld de Nederlandse Vereniging voor Psychosociale Oncologie). Er bestaat in Nederland geen beroepsvereniging die zich specifiek richt op problematiek in de palliatieve fase.

Informele zorg Alle niet-professionele zorg, ook wel mantelzorg genoemd. Directe naasten (partner, ouders en/of kinderen), vrienden, kennissen, buren, (oud)collega's maar ook georganiseerde groepen van vrijwilligers (bijvoorbeeld Vrijwilligers Terminale Zorg, buddy's) worden tot deze onmisbare groep zorgenden gerekend. Palliatieve zorg thuis is onmogelijk wanneer er geen of nauwelijks informele zorg aanwezig, dan wel beschikbaar is.

Interdisciplinaire samenwerking Een vorm van samenwerking die veel kenmerken heeft van de multidisciplinaire/multiprofessionele samenwerking maar extra eisen stelt aan deze wijze waarop met elkaar wordt gecommuniceerd. De identiteit van het behandelend team als team is groter dan de individuele professionele betrokkenheid, het team formuleert gezamenlijke doelstellingen in de zorg en het interactieproces is essentieel voor de kwaliteit ervan. De zieke mens en naasten worden door een interdisciplinair team beschouwd als partner in het zorgproces.

Kwaliteit van leven Concept dat verwijst naar het geheel van kwantitatieve en kwalitatieve dimensies van het leven van de mens. Het meten van kwaliteit van leven is uitermate moeilijk in de palliatieve fase. De basis wordt bepaald door het lichamelijk, psychisch (inclusief spiritualiteit) en sociaal functioneren. Daarnaast moet de aandacht uitgaan naar lichamelijk ongemak, de (potentiële) aanwezigheid van symptomen, bijwerkingen van de behandeling, het zelfbeeld en existentiële problematiek. Het leven is meer dan de som der delen, zo ook de kwaliteit ervan in de palliatieve fase. Voor het meten van de kwaliteit van leven van de zieke mens in de palliatieve fase kan gebruikgemaakt worden van ziektespecifieke en/of algemene kenmerken van het concept kwaliteit van leven. Er zijn veel verschillende instrumenten beschikbaar (weinig ervan zijn specifiek gericht op de palliatieve fase), de keuze ervan wordt vaak bepaald door de doelstelling van het gebruik.

Levensverkortend handelen Het opzettelijk gebruiken van interventies die de levensduur verkorten met het doel het lijden te verlichten.

Overlevingsstrategieën Gedragswijzen of gedragingen die gekozen worden door de mens in de palliatieve fase om de ziekte, de behandeling en de gevolgen daarvan hanteerbaar te maken in het eigen dagelijks leven en de toekomst.

Overlevingsstrategieën kunnen vanuit verschillende invalshoeken worden benaderd. Cultuur, levensovertuiging en religie, leeftijd, sociale omgeving en persoonlijke ontwikkeling (zelfverwezenlijking) zijn elementen die van invloed zijn op de keuze c.q. het gebruik van specifieke strategieën. Verdriet, somberheid, ontkenning, angst, woede en hoop kunnen een uiting zijn van het zoeken naar de hanteerbaarheid van de gegeven situatie; het aanhalen van oude banden, het oppakken van een studie en/of het investeren in bestaande relaties zijn voorbeelden van een praktische 'uitwerking' daarvan.

Overlijdensstrategieën Gedragswijzen of gedragingen die door mensen die het sterven als zeer nabij ervaren, worden gebruikt om het leven 'los te laten'. De keuzen die mensen in een eerdere fase van hun ziekteproces hebben gemaakt om de situatie hanteerbaar te maken zijn vaak bepalend voor de keuzen in die allerlaatste fase. In de praktijk is te zien dat de zieke selectiever wordt in het 'toelaten' van mensen in zijn directe omgeving, prioriteiten worden gesteld in datgene wat nog gedaan moet worden, er is sprake van anticiperende rouw door bijvoorbeeld de voorbereiding van zorg rondom het overlijden en de uitvaart, gesprekken over het voorbije leven, het eventuele leven na de dood en de voorbereiding van daadwerkelijk afscheid van dierbare bezittingen, gebeurtenissen en mensen.

Palliatieve zorg Alle maatregelen die worden genomen om het lijden te verlichten van mensen die het sterven als een realiteit onder ogen moeten zien. Lijden wordt breed opgevat en omvat derhalve lichamelijke en functionele, psychische, sociale en existentiële (spirituele) aspecten van het leven. Het proces van palliatieve zorg kenmerkt zich door een actieve, totale en integrale benadering die is toegespitst op de persoonlijke wensen en situatie van de zieke mens en zijn naasten. Alle zorg is gericht op het bieden van ondersteuning ten behoeve van het handhaven van de maximaal haalbare kwaliteit van leven en/of sterven. Ondersteuning bij het hanteren van verliezen neemt een centrale plaats in. Continuïteit en coördinatie van de zorg zijn van het grootste belang. Palliatieve terminale zorg is van toepassing in het allerlaatste deel van het leven.

Palliatieve fase De fase van het ziekte- en behandelingsproces vanaf het moment dat de levensbedreigende ziekte niet meer curatief behandeld kan worden. De palliatieve fase kan enkele weken tot jaren in beslag nemen. In de palliatieve fase is ruimte voor een scala aan mogelijkheden van zorg en behandeling mits deze op basis van de uitgangspunten van goede palliatieve zorg aan de patiënt worden aangeboden. Gedacht moet worden aan palliatieve chemotherapie, radiotherapie, hormonale therapie, complementaire zorg- en behandelmodaliteiten en/of een combinatie daarvan.

Preventieve palliatie Alle zorg voor een patiënt in de palliatieve fase die gericht is op het voorkomen van nieuwe en/of andere problemen naast de reeds aanwezige problematiek. Het anticiperend denken en handelen is noodzakelijk ten einde crisissituaties zoveel mogelijk te voorkomen en vormt een van de kernprincipes van het concept palliatieve zorg.

Stervensscenario Een 'model' dat als abstractie van de werkelijkheid wordt gebruikt om de wijze van overlijden en de daarbij optredende problemen met een grote mate van waarschijnlijkheid te voorspellen. Patiënt, naasten en hulpverleners kunnen op die manier streven naar een maximaal haalbare voorbereiding op het proces van het sterven. Het stervensscenario wordt bepaald door de primaire diagnose en/of door specifieke problemen die gedurende het voortschrijdende ziekteproces zijn opgetreden. Er zijn scenario's te onderscheiden die voortkomen uit een acute of crisissituatie bijvoorbeeld ten gevolge van een massale bloeding of een hypercalciëmie. Andere mogelijke scenario's komen voort uit de voortschrijdende processen zoals hart-, lever- of nierfalen. Ook is een scenario van overlijden ten gevolge van de gevolgen van de behandeling/bestrijding van ondraaglijk lijden denkbaar, zoals de bestrijding van pijn en/of benauwdheid.

Symptoommonitoring Verwijst naar een toetsbaar systeem voor de bewaking van het optreden, de ernst en intensiteit van symptomen bij patiënten in de palliatieve fase. Het meten van de effectiviteit van de ingezette interventies op een speciaal daartoe ontwikkeld registratieformulier (bijvoorbeeld een klachtendagboek) behoort hier ook toe. Een gestructureerde bewaking van de aanwezigheid van symptomen en het inzichtelijk maken van eventuele onderlinge relaties geeft de mogelijkheid zorg op maat te bieden.

Symptoommanagement Het geheel van maatregelen dat erop is gericht de symptomen van de ziekte en/of behandeling te 'controleren'. De doelstelling is het zoveel mogelijk beheersen van problemen teneinde de zieke de gelegenheid te geven de grip op het eigen leven waar mogelijk te behouden. Symptoommanagement omvat activiteiten met betrekking tot voorlichting, informatie en preventie, bestrijding en behandeling, monitoring en registratie, effectevaluatie en bijstelling van het ingezette beleid. Er wordt actief rekening gehouden met de verschillende symptoomdimensies: voorkomen (occurence, etiology, signs), beleving (experience, symptoms) en totaal ervaren ongemak (distress). De wensen, behoeften en mogelijkheden van de patiënt zijn richtinggevend voor het aanbod van de zorg en behandeling.

Symptoompalliatie Alle maatregelen die worden ondernomen om de lichamelijke gevolgen van de voortschrijdende ziekte en/of de behandeling daarvan te bestrijden zonder dat direct aandacht wordt besteed aan de gevolgen op psychisch, existentieel en sociaal gebied.

Terminale fase Het allerlaatste deel van de palliatieve fase. In de terminale fase zijn de kenmerken van het sterven zichtbaar en onafwendbaar. Meestal betreft dit een periode van maximaal zes weken.

Transities Begrip dat gebruikt wordt om de overgang van de ene zorglocatie naar de andere aan te duiden, bijvoorbeeld van thuis naar ziekenhuis en weer terug. Een goede overdracht van gegevens over de patiënt en de wijze waarop zorg, behandeling en ondersteuning worden geboden op de diverse locaties zijn van het allergrootste belang om coördinatie en continuïteit van zorg te garanderen.

Tumorpalliatie Totale behandeling die erop is gericht de tumor en de gevolgen daarvan terug te dringen zonder dat direct aandacht wordt besteed aan andere aspecten van palliatieve zorg.

Uitkomstcriteria of uitkomstmaten Alle effecten die aan te wijzen zijn als resultaat van ingezette zorg of behandeling met de bedoeling een oordeel te kunnen geven over de kwaliteit van de geleverde zorg in relatie tot de wensen, zorgproblemen en zorgbehoeften van de betreffende patiënt. In de palliatieve zorg moet nog veel onderzoek worden gedaan naar uitkomstcriteria die bepalend zijn voor de kwaliteit van de palliatieve zorg op de verschillende zorglocaties.

Waarschijnlijkheidsdiagnose Een werkhypothese die wordt gebruikt teneinde interventies te bepalen in een situatie waarin het onmogelijk is, door gebrek aan toestemming van de patiënt, tijd en/of diagnostische mogelijkheden, de juiste diagnose te stellen. Ook in de palliatieve zorg is 'treat the cause before treating the symptom' de leidraad.

Zorgbehoeften Verwijzen naar zorgvragen, ofwel datgene waarin de zieke mens gehoord wil worden door derden dan wel (professionele) hulpverleners ten einde alle problemen en bedreigingen te kunnen hanteren en zijn kwaliteit van leven in de palliatieve fase op een maximaal haalbaar niveau te kunnen handhaven. Er zijn verschillende dimensies of niveaus van zorgbehoeften te onderscheiden die verwijzen naar: preventie van verlies, therapie en existentiële dan wel spirituele zorg.

Zorgproblemen Zorgproblemen verwijzen naar *zorgtekorten*, ofwel datgene waarin de patiënt ondersteund moet worden door derden dan wel (professionele) hulpverleners. Op basis van de indeling van de Stuurgroep Toekomstscenario's Gezondheids-zorg zijn zorgtekorten op vier terreinen te onderscheiden. Tekorten op medisch ter-rein, op het gebied van de psychische redzaamheid (acceptatie en coping), op het ge-bied van de mantelzorg en op het gebied van de dagelijkse lichamelijke verzorging. De complexiteit van de benodigde zorg is af te leiden uit het aantal gebieden waarop een zorgtekort bestaat.

Register

Printed in the United States
By Bookmasters